산업보건학 개론

원정일·이승길

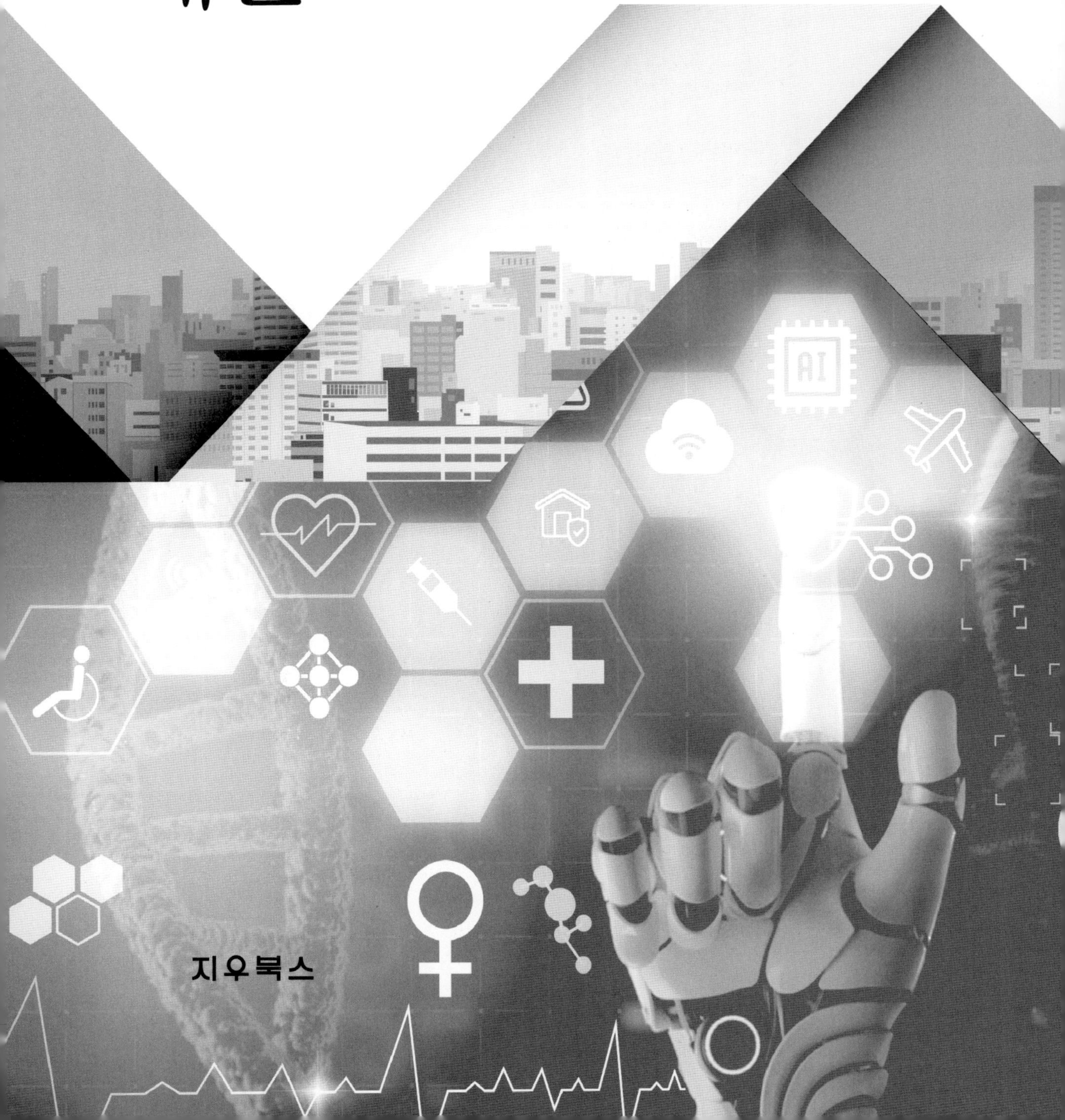

지우북스

머리말

우리나라는 급속한 경제성장과 산업구조의 고도화에 따라 사업장에서 화학물질의 사용이 급격히 증가되어 왔으나 기업의 비용부담 능력의 부족 및 직업병 예방 기술의 낙후 등으로 인하여 많은 사업장에서 유기화합물·중금속 등 화학적 요인과 소음·고열 등 물리적 요인, 단순반복작업이나 중량물취급 등 인간공학적 요인에 의한 직업병 발생이 심각한 사회 문제로 대두되고 있을 뿐만 아니라, 경제적·사회적 변천에 따른 근로자 자신의 건강보호에 대한 욕구가 증대됨으로써 최근 산업위생에 대한 관심이 매우 높아지고 있는 실정에 있습니다.

또한, 고용노동부에서는 전문 인력 활성화를 위해 산업안전보건법상의 보건관리자 자격제도의 변화 및 건설업의 보건관리자로 산업위생관리사 고용의무화, 병원 등 서비스업종에 산업위생관리사의 보건관리자 채용 확대 등 수요의 급속한 증가로 취업기회가 확대될 것으로 전망됩니다.

본 교재의 개발목적은 국가직무능력표준(NCS) 분류체계인 대분류 23. 환경·에너지·안전, 중분류 6. 산업안전, 소분류 2. 산업보건관리, 세 분류 01. 산업보건관리 및 02. 근로자 작업환경관리의 전문 인력 양성을 위해 능력단위인 유해요인조사, 작업환경측정, 작업환경평가, 근골격계질환 예방관리, 석면관리의 능력단위요소별 수행준거에 따른 교육을 위해 산업체들의 요구강화 및 기초실무부터 응용실무까지 정리한 교재로써 학생들의 요구, 그리고 수요자인 학생들의 수준에 적합한 교재 개발을 위해 편집되었습니다.

본 교재의 특징은 저자가 대학에서 다년 간 학생들의 강의를 통해 단원별 필요한 내용의 강의노트 형식으로 요약 정리하였고, 각 단원별 학습목표를 정하고 학습목표의 순서대로 내용 및 실전문제를 정리하여 학습효과를 극대화하였습니다.

또한, 산업위생분야에 첫발을 내고자 하는 수험생들에게 체계적인 학습을 통한 지식을 함양하고 더 나아가 국가기술자격 시험을 대비하는 수험자의 입장에서 기 출제되었거나 출제빈도가 높은 문제에 따라 별표 1개부터 별표 3개로 중요도를 구분하여 제시하였으며, 반복적으로 출제문제를 풀면 자연적으로 이론이 이해되도록 하는 「문제 접근식 이론 이해법」을 적용하였습니다.

끝으로 이 교재를 학습함으로써 산업위생관리 분야의 현장맞춤형 전문 인력으로서의 자질을 함양하고 전문 지식과 기술을 습득하는 데 좋은 밑거름이 되길 바랍니다.

저자 원정일

E-mail : wonji@cpu.ac.kr

목차

Chapter 08 산업보건의 허용기준 255

Chapter 09 입자상 물질 303

Chapter 10 석면(石綿, Asbestos) 333

Chapter 15 인간공학 487

Chapter 1

산업보건

학습목표

1. WHO와 ILO에서 정한 산업보건의 정의
2. 산업보건의 목표 . 목적
3. 산업보건 관리업무의 영역
4. 산업보건의 범위
5. 산업보건의 학문적 분류

1 서론

국제노동기구(ILO)와 세계보건기구(WHO)에서는 '모든 직업에서 일하는 근로자들의 육체적·정신적·사회적 건강을 유지·증진시키며, 작업조건으로 인한 질병을 예방하고, 건강에 유해한 취업을 방지하며, 근로자를 생리적으로나 심리적으로 적합한 작업환경에 배치하여 일하도록 하는 것'으로 산업보건을 정의하고 있다.

또한 ILO에서는 산업보건사업의 권장목표를 다음의 3가지로 제시했다. ① 노동과 노동조건으로 인해 일어날 수 있는 건강장해로부터 근로자를 보호하고, ② 작업에 있어서 근로자들의 정신적·육체적 적응, 특히 채용 시 적정배치에 기여하며, ③ 근로자의 정신적·육체적 안녕의 상태를 최대한으로 유지·증진시키는 데 기여한다.

한국의 산업안전보건법 제1조에는 '산업재해를 예방하고 쾌적한 작업환경을 조성함으로써 근로자의 안전과 보건을 유지·증진함을 목적으로 한다'라고 규정하고 있다. 산업보건사업은 산업보건의·산업보건지도사·산업위생관리기사·산업간호사가 보건관리·건강관리·환경관리·작업관리 사업을 진행한다.

보건관리란 보건계획·기록보존·통계작성·위원회참여·보건교육·건강상담·일반보건위생관리지도·사업장순시 등의 관리를 말하며, 건강관리란 채용, 정기 및 특수건강진단, 사후관리, 구급조치와 1차 진료 등을 말한다.

환경관리란 유해인자와 물질의 파악과 대책 등을 말하고, 작업관리란 시설물 점검, 작업방법과 공정의 인간공학적 조사와 개선, 작업시간과 휴식시간, 교대제 연구 등의 관리를 말한다. 한국의 산업보건사업 조직에는 정부 행정조직인 고용노동부 산하 지방청, 공공조직인 산업안전보건공단, 민간조직인 대한산업보건협회 등이 있다. 산업안전보건법은 1981년 제정되고 1990년 1월 13일 전문이 개정된 이래 1995년, 1996년 및 2016년 일부 개정되어 현재 시행되고 있다(보건관리자 교육자료, 안전보건공단, 2000).

2 산업보건의 중요성

① 국가적으로 경제 규모와 산업규모의 증가 : 국가 경제 및 기술의 발달

② 노동력과 근로자에 대한 새로운 개념의 정립 : 노동은 인간능력의 한계로 작용하여 근로자의 건강보호가 중요하게 됨

③ 작업과 건강장해에 대한 새로운 인식증가 : 근로자의 건강보호 및 건강증진이 노동력을 향상시킴

3 산업보건의 정의

1950년 WHO와 ILO의 산업보건 합동 위원회 규정

「모든 작업에 종사하는 근로자의 육체적, 정신적 사회복지를 최고도로 유지·증진시키고 작업조건에 의한 질병을 예방하고 건강에 위험을 주는 작업에 취업시키지 않도록 하여 작업자를 생리적으로나 심리적으로 적합한 작업환경에 배치하여 취업시키는 일」

모든 작업이라 함은 과거에는 광업·제조업·건설업 등이 중심이 되었으나 최근에는 서비스업의 발달과 생명보건의료분야의 발전에 의해 산업보건의 관심이 광범위하게 넓어지고 있다.

※ 작업을 사람에게 적합하게 하여 각 개인을 그 직무에 적응시키는 일이다. : 적정한 배치
※ 생리 : 생활하는 습성이나 본능, 심리 : 마음의 작용과 의식상태

4 산업보건의 목표

- 모든 근로자들의 신체적, 정신적, 사회적 안녕 상태를 최고도로 유지·증진(건강관리)
- 작업조건으로 인한 건강 위해 예방(작업관리)
- 유해인자의 폭로로부터 근로자의 건강 보호(작업환경관리)
- 생리적, 심리적으로 적성에 맞는 작업환경에서 일하도록 배치하는 것(재생산성 확보 : 기업관리)

1) 목적

근로자의 건강과 생명을 위협하는 모든 요소를 제거하거나, 예방법을 강구하여 생산력을 높이고, 또 생산 때문에 생기는 체력의 소모나 피로의 합리적 회복을 도모하는 과학이다.

2) 산업보건관리의 원칙

① 근로자를 작업환경 또는 유해물질로부터 보호
② 적정 배치를 돕고 근로자들의 건강과 안전에 위험이 없이 효용성을 발휘할 수 있도록 신체적, 정신적, 심리적 능력을 보전
③ 적당한 의료 혜택과 직업성 질환 및 부상에 대한 재활
④ 건강을 유지하도록 지도

5 산업보건업무의 영역 ★★

① 건강관리 : 육체적, 정신적, 사회적 안녕 유지
② 작업관리 : 작업조건으로 인한 질병발생 예방
③ 환경관리 : 유해한 작업환경의 취업방지
④ 기업관리 : 근로자를 생리적, 심리적으로 적합한 적성배치(생산성 향상)

6 산업보건의 학문적 분류

1) 학문적 배경

작업환경(Work Environmental)의 과제는 산업사회에 있어서의 건강과 질병을 다루는 것

① 산업위생(Industrial Hygiene) 또는 직업위생(Occupational Hygiene)이라는 학문적 용어를 사용
② 또한 작업환경을 포괄적, 종합적인 넓은 의미의 보건사업의 한 분야로서 산업보건(Industrial Health) 또는 직업보건(Occupational Health)이라는 학문적 용어 사용

Work Environmental

- Industrial Hygiene
- Occupational Hygiene

Industrial Health = 한국, 미국 등 구미
Occupational Health = 영국 등 유럽

2) 산업보건의 학문 영역 구분

① 산업의학(Industrial Medicine) : 의사
  - 근로자의 건강 증진, 질병의 진단, 재활을 하는 학문
② 산업위생(Industrial Hygiene) : 공학 전공자
  - 근로자의 건강 보호를 위해 쾌적한 작업환경을 공학적으로 연구하는 학문
③ 산업간호(Industrial nurse) : 간호사
  - 근로자의 건강 증진을 위해 1차 보건관리를 제공하는 학문
④ 인간공학(Ergonomic) : 인간공학 전공자
  - 인간과 직업, 기계, 환경, 노동(work)의 관계를 과학적으로 연구하는 학문
  - 최근에 직업병 질환자의 다량 발생에 따라 사회적으로 문제화되고 있음

- 단순 반복 작업, 불량한 작업조건, 중량물 취급 등에 의해 발생될 수 있는 근골격계질환을 예방하는 학문으로 발전

⇒ 이외에도 산업심리학, 환경공학, 안전공학, 역학과 통계학 등이 서로 연계하여 산업보건 업무를 수행

※ Sanitation(위생)과의 구분 : 불특정 다수인의 이용시설에서 식중독, 감염병 등의 예방을 위한 구충, 구서, 방역 등의 업무

학습문제

01 다음의 내용은 산업보건에 관한 ILO-WHO합동위원회가 1950년에 채택한 것이다. (   ) 속에 들어가는 말을 올바르게 배열한 것은 어느 것인가? ★

> 산업보건의 목표는
> 「모든 산업에서 일하는 사람들의 (   ), (   ) 및 (   ) 건강을 최고도로 유지 증진시킬 것, 근로조건에 기인하는 건강에 불리한 여러 조건에서 고용 중의 근로자를 보호할 것, 근로자의 (   ) 및 (   ) 적성에 적합한 작업환경에 근로자를 배치할 것」 등이다.

① 정신적, 신체적, 심리적, 생리적, 사회적
② 신체적, 정신적, 사회적, 생리학적, 심리학적
③ 정신적, 생리학적, 사회적, 심리학적, 신체적
④ 신체적, 정신적, 생리학적, 심리학적, 사회적

(해설) 1950년 산업보건에 관한 ILO-WHO 합동위원회는 산업보건의 목표를 다음과 같이 채택하였다. 「모든 직업에서 일하는 사람들의 신체적, 정신적 및 사회적 건강을 최고도로 유지 증진시킬 것, 노동(근로)조건에 기인한 건강위해를 예방할 것, 건강에 불리한 제 조건에서 고용 중인 근로자를 보호할 것, 근로자의 생리학적 및 심리학적 특징과 장점에 적합한 환경에 근로자를 배치, 유지할 것, 이것을 요약하면 작업을 인간에게 적합하도록 배치하고, 인간이 일에 적응되도록 도모하는 것이다」이 문장의 구성을 보면 전단에서는 근로자의 건강상태, 중단에서는 작업 상태, 후단에서는 환경상태로 구분하여 각각 목표를 열거하고 있다.

02 국제노동기구(ILO)와 세계보건기구(WHO)에서 정한 산업보건의 정의를 올바르게 설명한 것은 어느 것인가? ★★

① 모든 직업인의 육체적, 정신적 건강을 최고도로 유지, 증진시키는 데 있다.
② 모든 직업인의 육체적 건강만을 최고도로 증진시키는데 있다.
③ 불량한 환경 하에서 근로자의 정신적, 육체적 건강을 최고도로 증진, 유지시키는 것이다.
④ 모든 직업인의 육체적, 정신적, 사회적 건강을 최고도로 유지, 증진시키며, 유해인자로부터 근로자를 보호함을 포함하고 있다.

03 WHO와 ILO의 산업보건에 대한 정의에서 모든 직업인의 무엇을 고도로 유지시키는 데 있다고 보는가?

① 육체적 건강 ② 육체적, 정신적 건강
③ 육체적, 정신적, 사회적 건강 ④ 체격과 체력

04 산업보건의 목표 중 가장 타당한 것은? ★

① 모든 근로자의 신체적 건강과 쾌적한 환경을 조성하는 것
② 모든 근로자의 신체적, 정신적 건강을 최고도로 증진·유지시키는 것
③ 모든 근로자의 신체적 발육, 질병예방, 생명연장 및 육체적·정신적 효율을 증진시키는 것
④ 모든 근로자의 신체적, 정신적, 또는 사회복지를 최고도로 증진·유지시키는 것

05 산업보건을 협의로 해석할 때의 목표란 무엇인가?

① 신체적·정신적 및 사회적으로 완전히 양호한 상태이고 질병이 없으며 허약하지 않게 하는 것이다.
② 인종·종교·정치적 신념·경제적 조건 및 사회적 조건의 차별 없이 모든 사람이 기본적 인권으로 향유하는 것이다.
③ 직업성 질환과 재해를 방지하고 쾌적한 작업장을 조성하여 작업자로 하여금 보다 높은 건강 상태를 확보하게 하는 것이다.
④ 작업자의 건강은 평화와 안전이 기초이므로 개인과 국가의 협력에 의하여 평화의 기반인 국민의 건강을 달성하는 것이다.

해설 ①, ②, ④는 모두 건강에 대한 WHO의 헌장(1984)이며, ③은 도달할 수 있는 최고수준의 건강을 향유하는 것의 정의이다.

06 산업보건의 목적이 아닌 것은?

① 모든 근로자의 신체적, 정신적, 사회적 복지향상과 건강유지
② 작업환경으로부터 생기는 건강장애 예방
③ 근로자를 근로조건의 위해로부터 보호
④ 정밀건강진단

07 1950년 ILO/WHO의 산업보건합동위원회는 산업보건의 목표를 정의하였다. 다음 중 ILO/WHO의 정의에 적합지 아니한 사항은 어느 것인가?

① 모든 직업에 종사하는 사람의 육체적·정신적 및 사회적 복지를 최고도로 증진하고 유지하는 일
② 작업조건에 기인하는 질병을 방지하는 일
③ 건강에 부적절한 모든 조건에 대하여 작업자를 보호하는 일
④ 작업자의 인간공학적 특성에 적절한 작업환경에 작업자를 배치하는 일

해설 작업자의 생리적·심리적 특성에 적절한 작업환경에 작업자를 배치하는 일이다. 이러한 4가지의 정의를 요약하여, 작업을 인간에게 적합하게 하는 일 및 각각의 작업자로 하여금 각자의 작업에 적응되도록 하는 일로 결론짓고 있다.

08 산업보건관리의 목적에 해당되지 않는 것은?

① 직업병 및 산업재해의 치료
② 산업피로 예방 및 작업능률 향상
③ 직업병 및 산업재해 예방
④ 근로 작업환경의 개선

09 1985년 국제노동기구(ILO)에서 제시된 산업보건관리 업무를 크게 4가지로 구분하고 있다. 다음 중 해당되지 않는 것은? ★★

① 작업관리 ② 환경관리
③ 건강관리 ④ 환자관리

10 다음 중 산업보건의 업무내용과 밀접한 관계가 있는 것은?

① 외상이나 질병을 예방하는 것
② 응급의료 조치를 취하는 것
③ 효율적인 적성배치와 교대근무를 하는 것
④ 건강증진과 보건교육을 통해서 근로자의 건강을 유지시키는 것

11 산업보건의 범위(대상)와 거리가 먼 것은?

① 연소·부녀자 보호 ② 작업장 내·외의 환경관리
③ 피로와 재해방지 ④ 보호구 개발과 착용

해설 산업보건의 범위는 근로자가 근무하는 작업장 내의 환경을 관리한다.

12 산업보건의 학문 영역으로 비교적 거리가 먼 것은? ★★

① 산업의학 ② 산업위생학
③ 산업간호학 ④ 산업환경학

13 근로자 건강보호의 목적으로 수행되는 산업보건 분야의 정의에 대한 내용이다. 전문 분야별 정의가 올바르게 연결된 것은? ★

① 산업의학 : 근로자의 건강과 안전을 연구하는 학문
② 인간공학 : 인간과 직업, 기계, 환경, 노동의 관계를 인문사회학적으로 연구하는 학문
③ 산업위생학 : 근로자의 건강과 쾌적한 작업환경을 공학적으로 연구하는 학문
④ 산업간호학 : 근로자의 건강증진, 질병의 예방과 치료, 재활을 연구하는 학문

14 다음 중 설명이 틀린 것은?

① 산업위생은 작업장 내·외에서 근로자들의 작업환경관리와 대책 등을 취급한다.
② 산업생리학은 작업장에서 일어나는 생리학적 문제를 취급한다.
③ 산업심리학은 근로자의 정신능력을 평가하는 방법을 취급한다.
④ 산업병리학은 화학적 및 물리적 요인에 의한 직업성 질환을 취급한다.

정답 1. ② 2. ④ 3. ③ 4. ④ 5. ③ 6. ④ 7. ④ 8. ① 9. ④ 10. ④
11. ② 12. ④ 13. ③ 14. ①

Chapter 2

산업위생의 개념

학습목표

1. 산업위생의 중요성
2. 산업위생의 정의
3. 산업위생의 목적
4. 산업위생의 기본적 과제
5. 산업위생의 윤리 강령
6. 산업위생관리
7. 산업위생과 관련된 외국의 기관
8. 산업안전보건법에서의 산업위생관리

1 산업위생의 중요성

① 노동인구의 증가 : 산업혁명 이후 공업의 발달에 따라 제조업이 증가되어 근로자가 유해요인에 노출됨
② 노동력의 확보 : 숙련공의 확보를 위해 인력관리가 중요하게 작용, 숙련공은 기업자산의 일부를 차지함
③ 시대적 변화에 따른 근로자의 권익보호 : 건강보호는 인권보호 차원으로 작용함

2 산업위생의 정의

(American Industrial Hygiene Association : AIHA, 미국산업위생협회)

「Industrial Hygiene is that science and art devoted to the anticipation, recognition, evaluation, and control of those environmental factors or stresses arising in or from the workplace that may cause sickness, impaired health and well-being, or significant discomfort and inefficiency among workers or among the citizens of the community.」

「산업위생이란, 근로자나 일반 대중에게 질병, 건강장애와 안녕 방해, 심각한 불쾌감 및 능률 저하 등을 초래하는 작업환경 요인과 스트레스를 예측(또는 인지), 측정, 평가하고 관리하는 과학과 기술이다.」

3 산업위생의 적용대상

산업위생활동의 궁극적인 목적은 근로자와 일반대중의 건강을 보호하는 것이다. 따라서 산업위생의 대상은 사업장에서 일하는 사람들 뿐만 아니라 서비스업, 농업, 수산업 등 근로활동을 하는 모든 사람들을 포함한다. 또한 일반대중도 사업장에서 이루어지는 생산 활동으로 인해 일반 환경으로 발생되는 유해인자에 노출되므로 대상에 포함된다.

산업위생의 대상을 과거에는 산업장 내 근로자로 한정하였으나 점차 산업의 종류가 다양하게 변화함으로 사무직 종사자를 포함하는 모든 직업인을 대상으로 하게 되었고, 최근에는 좀 더 범위를 넓혀 일반 대중까지도 포함하게 되었다. 따라서 산업위생(Industrial Hygiene)이라는 용어와 직업위생(Occupational Hygiene)이라는 용어가 혼용되어 사용하고 있다.

▌**연습** 1 직업병, 공해병, 감염병의 차이를 구분해봅시다 : 관련법령, 관리전담부처, 발생원, 원인물질, 피해대상 및 경로, 관리대책, 책임소재 등

4 질병 예방을 위한 건강상의 영향

일을 하면서 혹은 생활을 하면서 일어날 수 있는 건강상의 장애를 어느 정도까지 예방해야 하는가? 유해인자에 전혀 노출되지 않고 생활하고 일하는 것은 불가능하다. 다행히 우리 인체는 외부의 유해인자에 대해서 어느 정도 방어할 수 있는 작동기전을 가지고 있다.

1) 비가역적인 영향

비가역적(irreversible)인 건강상의 영향은 다시 회복할 수 없는 상태로써 인체의 조직이나 기관이 기능상의 장애가 일어난 경우이다. 비가역적인 건강상의 장애는 진폐증, 소음성난청, 각종 암 등이다. 산업위생활동에 있어서 어떤 유해인자에 대한 노출로 인해서 일어날 수 있는 비가역적인 영향을 예방하는 것은 당연하다.

2) 가역적인 영향

가역적(reversible)인 건강상의 영향은 인체의 방어기전에 의해 다시 회복할 수 있는 상태를 말한다. 어떠한 유해인자에 노출됨으로써 나타날 수 있는 불쾌감, 작업에 영향을 주는 바람직하지 않은 상태, 작업능률을 저하시키는 상황 등이다. 그리고 경제적, 기술적인 가능성이 뒷받침된다면 유해인자에 대한 노출은 가능한 최소화할수록 좋다. 왜냐하면 개개인의 유해인자에 대한 감수성이나 현재까지의 과학기술로서 인지할 수 없는 미세한 영향 등에 대한 평가의 한계 등이 존재하기 때문이다. 산업이 발달하고 생활수준이 향상되면서 유해인자에 대한 노출은 저농도에 의한 장기적인 노출이 증가하게 된다. 가능하면 유해인자에 대한 노출을 억제하여 인식하지 못하는 바람직하지 않은 건강상의 영향도 예방하는 것이 중요하다.

※ 유해인자에 대한 감수성 : 건강의 유해요인에 대한 저항력이 없으며 취약한 특성으로 인해 건강이 악화될 우려가 있는 상태로 외부자극을 받아들여 인체가 느끼는 상태

5 산업위생의 활동

1) 예측(anticipation)

산업위생 활동에서 처음으로 요구되는 활동이 예측이다. 기존의 작업환경 및 조건은 물론이고 새로운 물질·작업공정·기계의 도입, 새로운 제품의 생산 및 부산물의 산출로 인한 근로자들의 건강장애 및 영향을 사전에 예측하여야 한다.

2) 인식 또는 인지(recognition)

현재의 상황에서 존재 혹은 잠재하고 있는 유해인자의 파악이다. 유해인자는 물리, 화학, 생물, 인간공학적 인자로 구분할 수 있으며, 인지는 이들 특성을 구체적으로 파악하는 것으로서 위해도 평가(risk assessment)가 이루어져야 한다.

3) 측정 및 평가(evaluation)

측정이란 작업환경이나 조건의 유해 정도를 구체적으로 정성적 또는 정량적으로 계측하는 것을 말한다. 측정은 간단한 기계조작에 의한 직독식 방법에서부터 고도의 기술이 요구되는 기기분석까지 다양하다. 어떤 방법을 사용하든지 기본적인 물리, 화학, 생물 또는 미생물학적인 지식이 요구된다. 특히, 공기 중 유해한 화학물질의 측정에 있어서는 정확한 공기시료의 채취(sampling)가 중요하다.

평가는 과학적인 방법을 이용해서 유해인자에 대한 양(amount), 정도(degree)가 근로자들의 건강에 어떤 영향을 미칠 것인지를 판단하는 의사결정단계로서 넓은 의미에서는 측정까지지도 포함시킨다. 유해정도는 관찰, 인터뷰, 측정에 의해 이루어지며 이렇게 얻어진 값들을 우리나라 고용노동부의 노출기준, 미국 ACGIH의 TLVs, OSHA의 PELs, NIOSH의 RELs, 영국 HSE의 WELs, 일본의 관리농도, 기타 문헌 값들과 비교해 보는 것이며 평가에 필요한 주요 과정의 요약은 다음과 같다.

① 예비조사의 목적과 범위의 결정
② 현장조사로 정량적인 유해인자의 양 측정
③ 시료의 채취와 분석
④ 노출정도를 노출기준과 통계적인 근거로 비교하여 초과여부의 판정

4) 관리(control)

관리란 유해인자로부터 근로자를 보호하는 모든 수단을 의미한다. 관리는 크게 공학적인 관리, 행정적인 관리, 개인보호장구에 의한 관리로 구분할 수 있다. 공학적 관리에는 대체, 격리, 밀폐, 환기방법이 있으며 가장 먼저 시행해야 한다. 행정적인 관리는 작업시간·작업배치의 조정, 근로자에 대한 교육 등이 해당된다. 개인보호구에 의한 관리는 호흡용 보호구(방진·방독·송기마스크)에 의한 관리가 가장 중요하며 보호의, 보호장갑, 안전화, 안전벨트 등이 여기에 해당되고 공학적, 행정적인 관리와 병행해야 한다.

6 유해인자의 분류

1) 개요

사람이 일하는 장소나 생활하는 장소에는 항상 건강에 나쁜 영향을 초래하는 다양한 유해인자가 존재한다. 작업공정, 작업내용, 작업환경 등에 따라 발생되는 유해인자는 다르며, 이러한 유해인자는 크게 물리적, 화학적, 생물학적, 인간공학적(작업적), 사회심리적 유해인자로 분류한다.

산업위생이라 함은

• 작업장에서 원료 Input ——————→ 제품 Output
△△△
중간단계

⇒ 이 과정에서 발생하여 근로자의 건강에 영향을 미치는 유해인자를 찾아내고(인지) → 측정, 평가하여 → 작업환경 개선을 통해 → 근로자에게 쾌적한 작업환경을 제공하는 학문

• 근로자의 건강에 나쁜 영향을 초래하는 요인 즉 작업환경관리가 필요한 유해인자의 종류는 물리적 유해인자, 화학적 유해인자, 생물학적 유해인자, 인간공학적 유해인자, 사회·심리적 유해인자의 5가지로 구분한다.

2) 물리적 유해인자 : 에너지 상태로 인체에 노출됨

유해인자는 물리적 특성(열, 압력 등)으로 이루어진 것으로, 소음, 진동, 전리방사선, 비전리방사선, 온열, 이상기압 등이 있다. 이러한 물리적 인자들은 사업장뿐만 아니라 일반 환경이나 가정에서도 쉽게 발생되는 것들이다. 이 중에서도 특히 소음은 가장 흔한 경우로써 산업위생 전문가 활동의 20% 이상이 소음과 관련되어 있다.

① Noise(소음)

프레스기 등 반복되는 85 dB(A) 이상의 소음에 폭로됨으로써 청신경이 손상을 받아 "소음성 난청"이 발생됨

② Vibration(진동)

(ㄱ) 전신진동 : 교통차량, 선박, 항공기 등의 승무원이나 조종사 등이 폭로되어 다리를 통해 전신으로 퍼짐

(ㄴ) 국소진동 : 벌목 작업 시 사용하는 chain saw, 광산의 착암기 등의 사용에 의해 손, 발 등 특정부위에 전파되어 수지의 감각이 마비되거나 창백하게 되는 white finger(백랍병) 발생

③ Radiation(**방사선**)

㈀ Ionizing radiation(전리방사선) : X선, α, β, γ선, 중성자선 등으로 투과력이 커서 인체 장기에 침투 가능

㈁ Non-ionizing radiation(비전리방사선) : ultraviolet(자외선), visible radiation(가시광선), infrared rays(적외선), laser광선, ultrasound(초음파) 등으로 투과력이 작아 인체 장기에 영향을 미치지는 않지만 피부 장해나 백내장, 전광성안염 등 눈에 장해 유발

④ Heat(**고열**)

주물공장의 용해로 등 고온 물체를 취급하는 작업장에서 신체의 체온균형이 파괴되어 열경련, 열사병 등 열중증 발생

⑤ Cold(**한냉**)

식품제조업의 냉동실, 얼음제조, 겨울철 옥외 작업 등에서 동상과 같은 건강장해 발생

⑥ Abnormal pressure(**이상기압**)

㈀ 고기압 : 강바닥의 교각을 세우는 작업, 광산의 수직갱 작업, 지하철 등의 잠수, 잠함작업 등 고압환경의 작업에서 순환기 장해나 조직의 손상을 초래하는 잠함병 발생

㈁ 저기압 : 3,000 m 이상의 높은 장소에서 근무하는 비행기 탑승 종사자(조종사, 안내원), 전문등산인 등 저압환경에서 기압의 저하와 더불어 공기 중 산소부족 상태를 초래하는 고산병 발생

3) 화학적 유해인자 : 화학물질을 제조, 취급과정 중 화학물질이 gas, vapor, mist, fume, dust 등의 상태로 발생되어 근로자의 호흡기, 소화기, 피부로 폭로된다.

유해인자가 화학적인 특성을 가지고 있는 것은 먼지(분진), 금속, 유기용제, 산 및 알칼리 등이며, 사람들이 사용하고 있는 대부분의 제품들은 화학적 성분으로 구성되어 있다. 공식적인 통계는 없지만 산업위생 전문가들은 대부분의 시간이 화학적 유해인자들을 다루는데 사용하고 있다고 할 정도로 가장 흔한 인자이다. 물리적 유해인자나 생물학적 유해인자에 비해 종류가 다양하고, 많은 인자를 가지고 있으며 미국의 사업장에서는 약 7만여 종의 화학물질이 사용되고 있다고 보고하고 있다.

화학적 특성에 따라 무기화학물질(금속 등), 무기가스, 유기화학물질로 분류하고, 용도에 따라 유기용제, 단량체(monomers, 각종 수지를 만드는 원료), 농약 등으로 구분하기도 한다.

① Organic solvent(유기화합물)

thinner와 같이 어떤 물질을 녹이는 성질을 가지고 있는 용제로 400여 종이 있음

(ㄱ) Benzene : 조혈기관장해, 백혈구 감소 등 백혈병 유발.

(ㄴ) Toluene : 중추신경 장해

(ㄷ) *n*-Hexane : 다발성 말초신경 장해

(ㄹ) Methyl alcohol : 공업용 알코올로 사용, 시신경장해

(ㅁ) Carbon disulfide : 급성마비, 신경장해

② Acid(산)

황산, 염산, 질산 등 → 치아산식증

③ Alkyl(알칼리)

수산화나트륨(NaOH), 수산화칼륨(KOH) 등 → 피부염

④ Metal(금속)

금속 중에서도 비중이 "4" 이상인 비교적 무거운 금속(중금속)이 문제

(ㄱ) 호흡기를 통해 흡입 → 체액에 용해 → 표적 장기에 침투

(ㄴ) 납(Pb), 수은(Hg), 망간(Mn), 크롬(Cr), 카드뮴(cd) 등

⑤ Dust(분진)

고체물질에 연마, 분쇄, 절단 등의 기계적 작용을 가하여 발생된 고체 미립자가 공기 중에 부유한 것

(ㄱ) 석탄광산, 연탄공장 등에서 발생하는 진폐증의 일종인 석탄공폐증

(ㄴ) Asbestos(석면) : 석면사 제조, 브레이크라이닝 제조공정에서 발생하는 석면폐증, 폐암, 악성중피종

4) 생물학적 유해인자 : 바이러스, 리케차 등 세균이 원인

건강에 장해를 초래하는 원인 인자의 특성이 생물학적인 것으로써 박테리아, 리케차, 바이러스, 균 등이 있다. 종종 화학적 유해인자와 중복되는 부분도 있으나 구분의 기준은 유해인자의 모양, 특징에 따라 구분되며, 사람에 의해서 생물체의 근원으로부터 농축되거나 정제되지 않았던 유기체(살아있거나 죽은)에 의한 질병은 생물학적 유해인자들(Biological agents)이다. 예를 들면, 제약회사에서 곰팡이나 진균으로부터 농축되고, 정제된 페니실린 등의 근원은 생물학적 유해인자이지만 인간의 활동에 의해 다시 제조된 것은 화학적 유해인자이다. 생물학적 유해인자는 농부, 도살장, 가축이나 애완용동물을 기르는 곳, 고기포

장, 위생업 종사자, 병원 등에서 흔하게 존재하며 사업장에서는 절삭유를 사용하는 기계 가공공정, 방직업, 폐수처리장 등에서 노출된다.

- 결핵요양소 근무자 → "결핵균"에 이완, 목장근무자(목동) → 인수공통감염병 - 잠사공장 여공의 손 → 무좀

※ 최근 사무실 등 실내오염에 의해 호흡기 질환 야기 : 냉, 난방설비의 청소 불량으로 미생물이 존재하여 가동 시 공기 중에 비산(낙하 균)하여 담배 연기와 더불어 "빌딩 증후군(Sick building syndrome)"의 원인으로 작용함

5) 인간공학적 유해인자(작업적 요인) : 작업 자세 불량, 중량물 취급(요통)

인간공학적 유해인자는 인간의 특성, 능력 및 생활과 직업적 환경에 적용된 한계점을 포함한다. 이상적인 최적의 조건은 기구, 기계, 작업과 환경의 적합한 설계를 통해 수행능력과 효율성을 증진시키는 것이다.

특수한 인간적 인자는 심리학적 가능성, 생리적인 특질(인체 측정학)과 능력(생체 역학) 및 사회 심리학적 문제를 포함한다. 피로, 권태, 직업적 스트레스, 조심, 정신적(기억/회상) 능력/한계, 24시간 주기리듬, 감각능력, 인체 측정학과 생체 역학적 속성, 그리고 동료, 노동관리 또는 조직의 분위기 등의 변수들이 직업적 환경에서 바람직하지 못한 조건에 기여할 수 있는 많은 인자들 중의 바로 몇 가지에 해당된다.

사업장과 관련된 몇몇의 인자들은 기계, 기구, 도구 및 직업적 환경에서 발견되는 요인과 디자인에 연관된 위험을 포함할 수 있다. 혼란한 화면 표시(게이지), 작동하는 데 과도한 힘을 요구하는 제어, 서투른 몸 자세 또는 위치를 사용자가 취하도록 요구하는 손 도구, 과도하게 무거운 물건, 또는 불합리한 빈도, 기간, 속도나 이동거리의 요구와 함께 손으로 취급하는 물질들이 인간공학적 문제에 관련된 직업적 원인을 평가할 때 관심있는 많은 변수들 중의 바로 몇 가지에 해당된다.

끝으로 물리적, 화학적, 생물학적 유해인자에 대한 노출은 전체적으로 볼 때 인간공학적인 시각에서 접근할 필요가 있다. 심한 온도, 습도, 조명, 소음과 공기오염물질을 포함한 환경적 요인은 직업적 환경에서 관찰된 인간공학적 문제를 안고 있다고 할 수 있다. 예를 들면, 높은 습도를 가진 과도하게 높은 작업장의 온도는 건강에 관련된 문제를 야기할 수 있으며, 어두운 장소에서 밝은 환경으로 이동할 때 빛과 시력의 적응은 안전에 관련된 문제를 야기할 수 있다.

① VDT(Visual Display Terminal : 시각표시 단말장치) 등 : 유해광선이나 작업자세 및 작업강도가 원인

② 근골격계질환 : 근골격계 부담 작업을 반복적, 장기적으로 수행하여 발생되는 질환

③ 근골격계 부담 작업 : 부적절한 작업자세, 반복적인 작업자세, 강한 힘을 요구하는 작업, 중량물 들기 작업, 접촉스트레스 발생작업, 진동공구를 취급하는 작업

6) 사회·심리적 유해인자 : 스트레스(stress)

감정노동이라 함은 작업상 고객을 대할 때 자신의 감정이 즐겁거나, 슬프거나 화나는 상황이 있더라도 사업장(회사)에서 요구하는 감정과 표현을 고객에게 보여주는 등의 고객 응대 업무

① 직무

인터넷, TV, 홈쇼핑, 보험회사 등에서 전화상담, 판매, 관리 등 대상 관리를 주로 하는 업무

② 특성

(ㄱ) 임시근로자, 시간제 및 장시간 근로자의 근무비율이 높음

(ㄴ) 건강과 안전에 관한 정보 제공 경험이 낮음

(ㄷ) 직장 내에서 마음을 나눌 동료가 부족하고 화가 난 고객을 응대해야 하는 경우가 많음

(ㄹ) 언어 폭력, 성적 관심과 폭력, 위협의 경험, 성희롱 경험이 잦음

③ 건강에 미치는 영향

(ㄱ) 탈진증후군 : 업무과중으로 인해 마음이 완전히 녹초가 되어 버리는 현상

(ㄴ) 심리적 변화 : 우울증, 불안증, 적응장해 등 비정상적인 심리변화

(ㄷ) 뇌·심혈관계질환 : 자율신경계인 교감/비교감신경계의 부조화 발생

(ㄹ) 근골격계질환 : 정신적 긴장으로 인한 어깨, 요통 등 발생

❒ 표 2-1 작업환경요인이 건강에 미치는 영향

작업환경요인		건강장해의 종류	대상 작업의 예
화학적 인자 (유해물질)	광물성분진	진폐증	광업, 요업, 주조, 건설업
	방사성물질	전리방사선장해	방사선물질취급
	특정 화학물질	산업중독, 직업성 암, 피부장해	염료공업 등 제조업, 도금업, 건설업
	중금속	산업중독, 직업성 암, 피부장해	축전지제조, 제련업, 라이닝, 요업, 건설업
	일반분진	진폐증, 산업중독, 피부장해	방적, 제지, 화학공업
	유기화합물	유기용제중독, 피부장해, 산업중독	인쇄, 도장, 도료, 접착 화학공업 등 제조업, 광업
	유해가스	산업중독	인쇄, 도장, 도료, 접착 화학공업 등 제조업, 광업
	산소결핍 등	산소결핍증 등	건설, 화학공업, 지하실, 음식료품제조업

작업환경요인		건강장해의 종류	대상 작업의 예
물리적 인자 (유해에너지)	이상온습도, 복사열, 기류	열중증, 동상	로 앞 작업, 열처리, 냉동실작업
	이상기압	잠수병, 잠함병, 고산병	잠수, 압기공사, 고소건설
	불량조명(가시광선)	안구피로, 근시	정밀작업, 사무작업
	소음	소음성난청, 정신피로, 정서불안정	프레스, 방적기, 건설, 금속가공
	초음파	귀 울림, 두통, 구토	초음파세정, 초음파용착
	국소진동	진동 장해(백랍병)	착암기, 체인 톱, 진동공구취급
	레이져광선	망막손상, 실명	통신, 측량, 금속가공, 재단
	적외선	백내장	용해로, 건조로
	마이크로파	백내장, 체온상승, 조직괴사	레이더, 통신, 비닐용착
	자외선	홍반, 전광성 각막염	용접, 살균등, 복사기
	전리방사선(X선, 알파, 베타, 감마선 등)	전리방사선장해	의료, 비파괴검사
생물학적 인자	세균, 기생충, 쥐, 곤충	감염증, 식중독	모든 작업
	알레르겐	직업성 알레르기 병	화학공업, 농림축산업
사회심리적 인자 및 인간공학적 인자	근로조건	정신피로, 정서불안정	모든 작업
	대인관계	심인성질병	모든 작업
	중량물취급	요통, 근골격계 장해	중량물 취급 작업, 근골격계 취급 작업

❒ 표 2-2 주요 유해인자 발생 직종 및 직업성질환

유해인자 종류	직종	직업병
1. 납 중독	축전지, 인쇄, 납 제련, 케이블 제조 작업자	골수침입, 빈혈, 소화기장해, 전신, 신경장해
2. 수은 중독	형광등, 온도계, 전기분해, 농약제조 작업자	구내염, 설사, 손 떨림증, 무뇨증, 피부염, 정신장해
3. 망간 중독	제강 공, 용접봉제조, 용접작업	신경염, 신장염, 피부점막의 염증, 중추신경장해
4. 크롬, 니켈, 알루미늄 중독	도금, 제련작업자	피부점막의 궤양, 폐암
5. 금속 증기 중독	제련소작업자	발열, 소화기질환, 신경염, 피부염
6. 비소 중독	농약제조 또는 살포자	발열, 소화기질환, 피부염
7. 인 중독	살충제, 살서제작업자	약골, 괴저, 소화기장해
8.질산증기, 아황산가스 중독	셀룰로이드, 표백, 제지, 비료	치아 산식증, 순환기장해, 천식, 폐부종
9.황화수소, 이황화탄소 중독	인조견사, 셀로판작업자	급성마비, 두통, 불면증, 신경증상
10. 일산화탄소 중독	화부, 가열공	질식, 시신경장해, 심장장해
11. 청산화물 중독	석탄가스공업, 도금공	안질환, 호흡기질환
12. 산, 알칼리 가스 및 증기 중독	각종 화학공업작업자	피부염, 궤양, 호흡기질환

유해인자 종류	직종	직업병
13. 유기용제 중독	탈지, 세척, 도료, 용매작업	조혈장해, 재생불량성 빈혈, 백혈병, 피부질환, 마비, 간 장해, 심장장해, 호흡장해
14. 타르, 매연, 핏치, 아스팔트, 광물유, 파라핀 중독	석탄 및 석유제품 제조 작업자	피부염, 피부암
15. 분진 중독		
① 무기 분진 • 유리규산(SiO_2) • 석탄, 석면	채석공, 채광부 요업, 연마공, 야금공	비가역적(교원성) 진폐증, 석면폐증, 폐암, 악성중피종
② 유기분진 면 분진, 곡분, 목재 분, 동물의 모발, 골분 및 배설물 등	방직공, 제분공, 제재공, 골분제조공	가역적(비교원성) 진폐증
③ 금속분진 유독성 무기 금속분진	제련공, 화학공	금속 종류별 건강 장해 : 전신 중독성 장해

7 산업위생의 목적

① 작업조건관리(Working condition control)

(ㄱ) 작업조건에 의해서 건강을 해치지 않도록 예방

(ㄴ) 작업시간, 교대제, 작업강도(Working intensity), 작업자세 등

② 작업환경관리(Working environment control)

(ㄱ) 근로자가 취업하는 동안 건강을 해칠 유해인자의 폭로로부터 보호

(ㄴ) 근로자의 건강과 환경관리를 위해 사업주에게 법적 책임을 부여

(ㄷ) 작업환경관리가 직업병의 중추적 역할

③ 인간공학적 관리(Ergonomic or Human engineering control)

(ㄱ) 정신적, 육체적 적성에 맞는 직종에 배치

(ㄴ) 사고를 예방하고 작업능률을 최대로 극대화

8 산업위생의 기본적 과제 및 임무

① 산업위생이 요망하는 노동환경이나 작업조건의 문제를 기술적으로 어떻게 실천하느냐에 있으므로 근로자의 질병에 관여하는 산업의학과 노동환경의 기술이 긴밀하게 협동함으로써 그 향상이 계획되는 것

(ㄱ) 작업능력의 신장과 저하에 따르는 작업조건의 연구 : 작업시간, 교대제, 작업강도 등 적정조절

(ㄴ) 작업능력의 신장과 저하에 따르는 정신적 조건의 연구 : 고용불안, 업무과중, 감정노동 등 스트레스를 유발할 수 있는 요인 제거

(ㄷ) 작업환경에 의한 신체적 영향과 최적 환경의 연구

(ㄹ) 노동력의 재생산과 사회 경제적 조건의 연구

② 생산노동의 기술에 인간이 심리적, 생리적으로 적응하지 못하여 나타나는 건강장해를 고찰하기 위하여 작업환경에 의한 인간의 생리적 현상을 파악하여, 인간의 작업능력과 건강을 저해하는 모든 요인을 검토하고 건강을 유지·증진시키기 위한 모든 노력이 산업위생의 주된 임무이다. 산업노동에 따르는 질병만이 아니라 인간의 기능향상의 한계와 작업조건에 따르는 인간의 적응 범위를 기본으로 하여 산업기술이 요구하는 작업조건을 가능한 한 인간이 적응할 수 있도록 개선하는 방법을 연구하고 실천함으로써 근로자들의 노동에 의한 건강장해를 미리 예방하여 노동 생산성을 높여 건전한 산업을 발전시키는데 있다.

9 산업위생 전문가의 윤리강령

(미국산업위생학술원 : American Academy of Industrial Hygiene)

근로자 개인의 생활과 건강 그리고 복지가 산업위생 전문가의 전문적 판단에 의해 크게 좌우될 수 있다는 점을 인식하고 원칙에 따라 객관적인 태도로 전문성을 발휘해야 할 책임 부여

※ 기업주와 근로자 사이에서 엄격한 중립을 지킴

① 전문가로서의 책임

(ㄱ) 성실성과 학문적 실력에서 최고의 수준을 유지한다.

(ㄴ) 과학적 방법의 적용과 자료의 해석에서 객관성을 유지한다.

(ㄷ) 전문 분야로서의 산업위생을 학문적으로 발전시킨다.

(ㄹ) 근로자, 사회 및 전문 직종의 이익을 위해 과학적 지식을 공개하고 발표한다.

(ㅁ) 기업체의 기밀은 누설하지 않는다.

(ㅂ) 전문적 판단이 타협에 의해 좌우될 수 있거나 이해관계가 있는 상황에는 개입하지 않는다.

② 근로자에 대한 책임

(ㄱ) 근로자의 건강 보호가 산업위생 전문가의 1차적인 책임이라는 것을 인식한다.

(ㄴ) 근로자와 기타 여러 사람의 건강과 안녕이 산업위생 전문가의 판단에 의하여 좌우된다는 것을 깨닫고, 유해요인의 측정, 평가 및 관리에 있어서 외부의 압력에 굴하지 않고 중립적 태도를 취한다.

(ㄷ) 위험요소와 예방조치에 관하여 근로자와 상담한다.

③ 기업주와 고객에 대한 책임

(ㄱ) 쾌적한 작업환경을 만들기 위하여 산업위생의 이론을 적용하고 책임있게 행동한다.

(ㄴ) 신뢰를 존중하여 정직하게 권고하고 결과와 개선점을 정확히 보고한다.

(ㄷ) 결과와 결론을 뒷받침할 수 있도록 기록을 유지하고 산업위생 사업을 전문가답게 운영, 관리한다.

(ㄹ) 궁극적 책임은 기업주와 고객보다는 근로자의 건강보호에 있다.

④ 일반대중에 대한 책임

(ㄱ) 일반대중에 관한 사항은 정직하게 발표한다.

(ㄴ) 적절하고도 확실한 사실을 근거로 전문적인 견해를 발표한다.

10 산업위생관리

① 공학적 관리 : 발생원에서 유해물질을 직접 제거
물질의 대체(대치, 변경), 공정의 변경, 격리, 환기

② 행정적 관리 : 작업변경, 작업시간단축

③ 개인보호관리 : 차음보호구, 호흡용 마스크 등 개인보호장구 착용

11 산업위생과 관련된 외국기관 및 학술지

① 미국산업위생협회(American Industrial Hygiene Association : AIHA)
미국산업위생협회지(American Industrial Hygiene Association Journal)

② 영국산업위생학회(British Occupational Hygiene Society : BOHS)
산업위생연보(Annals of Occupational Hygiene)

③ 한국산업보건학회 : 한국산업보건학회지

④ 미국정부산업위생전문가협의회(American Conference of Governmental Industrial Hygienists : ACGIH)

(ㄱ) 화학물질과 물리적 인자에 대한 허용기준 및 생물학적 노출기준(Threshold Limit Values for Chemical Substances and Physical Agents and Biological Exposure Indices)

(ㄴ) 산업환기(Industrial Ventilation)

(ㄷ) 응용직업 및 환경위생(Applied Occupational and Environment Hygiene)

(ㄹ) 허용기준(TLVs) 제·개정 등

⑤ 미국산업안전보건청(Occupational Safety & Health Administration : OSHA)
미국 노동성 산하기관으로 산업안전보건법에 대한 관리·감독기관

⑥ 국립산업안전보건연구원(National Institute for Occupational Safety& Health : NIOSH)

미국 보건후생성 산하의 산업안전보건 관련 국립연구소
⑦ 일본 후생노동성 및 일본 산업위생학회

12 산업안전보건법에서의 산업위생관리

1) 사업장 내에서의 산업보건 관리체제

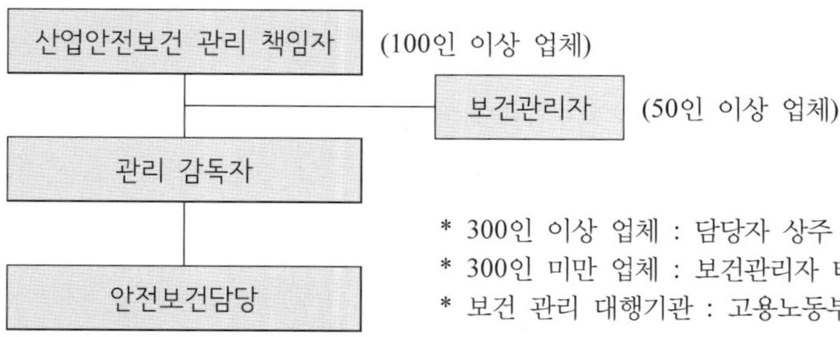

* 300인 이상 업체 : 담당자 상주
* 300인 미만 업체 : 보건관리자 타 업무 겸직 가능
* 보건 관리 대행기관 : 고용노동부지정(180여개)

2) 보건관리자의 자격

① 의료법에 의한 의사
② 의료법에 의한 간호사
③ 산업보건지도사
④ 국가기술 자격법에 의한 산업위생관리기사 또는 환경관리기사(대기분야 가능) 이상의 자격을 취득한 사람
⑤ 국가기술 자격법에 의한 산업위생관리산업기사 또는 환경관리산업기사(대기분야 가능) 이상의 자격을 취득한 사람
⑥ 고등교육법에 의한 전문대학 또는 이와 동등 이상의 학교에서 산업보건 또는 산업위생 관련학과를 졸업한 사람
⑦ 고등교육법에 의한 전문대학 또는 이와 같은 수준 이상의 학교에서 보건위생 관련학과를 졸업한 사람으로서 산업보건위생에 관한 학과목을 12학점 이상 수료한 사람

3) 보건관리자의 직무내용

① 산업안전보건위원회에서 심의·의결한 직무, 안전보건관리규정 및 취업규칙에서 정한 직무
② 보호구 중 보건에 관련되는 보호구의 구입 시 적격품의 선정
③ 물질안전보건자료(Material Safety Data Sheets : MSDS)의 게시 또는 비치
④ 산업보건의의 직무(의료법에 의한 의사에 한한다)
(ㄱ) 건강진단 실시 결과의 검토 및 그 결과에 따른 작업배치, 작업전환, 근로시간의 단축

등 근로자의 건강보호 조치

(ㄴ) 근로자의 건강장해의 원인조사와 재발방지를 위한 의학적 조치

(ㄷ) 기타 근로자의 건강유지와 증진을 위하여 필요한 의학적 조치에 관하여 고용노동부 장관이 정하는 사항

⑤ 근로자의 건강상담·보건교육 및 건강증진 지도

⑥ 당해 사업장의 근로자 보호를 위한 다음 항목의 조치에 해당하는 의료행위(의료법에 의한 의사 및 간호사에 한한다)

(ㄱ) 외상 등 흔히 볼 수 있는 환자의 치료

(ㄴ) 응급을 요하는 자에 대한 응급처치

(ㄷ) 상병의 악화방지를 위한 처치

(ㄹ) 건강진단 결과 발견된 질병자의 요양지도 및 관리

(ㅁ) (ㄱ) 내지 (ㄹ)의 의료행위에 따르는 의약품의 투여

⑦ 작업장에서 사용되는 전체 환기장치 및 국소배기장치 등에 관한 설비의 점검과 작업방법의 공학적인 개선, 지도

⑧ 사업장 순회점검, 지도 및 조치의 건의

⑨ 직업병 발생의 원인조사 및 대책수립

⑩ 법 또는 법에 의한 명령이나 안전보건관리규정 및 취업규칙 중 보건에 관한 사항을 위반한 근로자에 대한 조치의 건의

⑪ 기타 근로자의 건강관리 또는 작업환경의 개선 및 유지·관리에 관하여 고용노동부 장관이 정하는 사항

학습문제

01 산업위생이란 근로자나 일반대중에게 질병, 건강장애나 안녕방해, 심각한 불쾌감 및 능률저하 등을 초래하는 작업환경 요인과 스트레스를 ( ), ( ), ( )하고 ( )하는 과학과 기술이다. 미국산업위생협회(AIHA)의 산업위생 정의에 빈칸의 내용이 알맞게 연결된 것은? ★★★

① 예측, 측정, 평가, 관리 ② 예방, 평가, 관리, 측정
③ 예방, 치료, 재활, 보상 ④ 치료, 재활, 관리, 보상

02 다음은 산업위생의 정의이다. 틀린 것은 어느 것인가?

① 근로자와 일반대중에 대한 건강장애를 예방한다.
② 유해요인을 인지, 예측, 측정, 평가하는 학문이다.
③ 직업병을 판정하는 분야도 포함된다.
④ 작업환경측정과 산업환기는 산업위생의 중요한 분야이다.

해설 직업병을 판정하는 분야는 산업의학 분야임

03 다음의 내용은 산업위생 전문가의 활동에 대한 것이다. 산업위생의 정의에 포함되지 않는 것은 어느 것인가?

① 안산공단 주변지역 주민의 건강의식에 대한 설문을 조사한다.
② 원진레이온 공장에서 발생한 직업병의 사회적인 영향에 대하여 조사한다.
③ 지하상가에서 눈 따가움에 대한 원인을 조사한다.
④ 여천공단 지역주민의 혈액을 직접 채취하고 혈액 중의 중금속을 분석한다.

해설 혈액의 채취는 간호사나 산업의학전문의가 해야 할 활동임

04 다음 중 산업위생의 정의에 포함되지 않는 용어는 어느 것인가? ★★

① 인식(Recognition, 인지) ② 예측(Anticipation)
③ 평가(Evaluation) ④ 환기(Ventilation)

해설 환기는 산업위생의 활동의 하나이지만 정의에는 포함되지 않는다. 이러한 활동은 관리(Control혹은 대책)의 한 분야에 포함된다.

05 다음 중 산업위생의 정의에 대한 설명 중 옳지 않은 것은?

① 모든 근로자를 대상으로 하지만 작업을 사람에 적응시키지는 않는다.
② 작업 자체를 사람에게 적응시키는 것이다.

③ 건강 증진과 노동 생산성을 향상시키는 것이다.
④ 산업 기술이 요구하는 노동 조건을 인간에게 적합하도록 하는 것이다.

06 산업위생에 대한 설명 중에 잘못된 것은 어느 것인가? ★

① 근로자의 정신능력을 평가하기 위해 산업심리학을 취급한다.
② 적성에 적합한 작업환경에 배치되도록 생리학적 이론이 뒷받침된다.
③ 근로자의 건강장해를 고찰하고 작업환경에 의한 인간의 생리적 현상을 규명하는 학문이다.
④ 작업장 이외에서 근로자들의 작업환경관리와 대책을 취급한다.

(해설) 산업위생은 작업장 내의 작업환경관리를 대상으로 한다.

07 산업위생의 중요성을 설명한 것 중 틀린 것은?

① 노동인구의 증가
② 노동인력관리의 필요성 증대
③ 근로자의 권익보호
④ 산업재해 예방 및 치료

08 산업위생에 대한 설명 중 잘못된 것은?

① 근로자의 정신능력을 평가하기 위해 산업심리학을 취급한다.
② 적성에 맞는 작업 환경에 배치되도록 생리학적 이론이 뒷받침된다.
③ 유해 환경의 영향과 대책을 연구함에 있어 독성 연구가 필수적이다.
④ 작업장 내·외에서 근로자들의 작업환경 관리와 대책을 취급한다.

(해설) 산업위생은 작업장 내의 환경 관리를 대상으로 한다.

09 산업위생의 영역을 잘못 설명한 것은 어느 것인가? ★★

① 근로자의 권익 보호
② 노동환경을 무시한 산업의학의 중점연구
③ 새로운 생산기술이 인체에 미치는 영향에 관한 연구
④ 작업환경의 부적응과 산업 정신위생에 대한 대책

10 산업위생의 기본적인 과제 중 틀린 것은?

① 작업환경의 유해물질이 대기오염에 미치는 연구
② 작업환경에 의한 신체적 영향과 최적 환경의 연구
③ 노동 재생산과 사회경제적 조건의 연구
④ 작업능력의 신장과 저하에 따른 작업조건과 정신적 조건의 연구

(해설) 산업위생의 기본적인 과제
㉠ 작업능력의 신장과 저하에 따르는 작업 조건의 연구
㉡ 작업능력의 신장과 저하에 따르는 정신적 조건의 연구

㉢ 작업환경에 의한 신체적 영향과 최적 환경의 연구
㉣ 노동력의 재생산과 사회경제적 조건의 연구

11 산업위생의 기본적인 과제라고 할 수 없는 것은?

① 작업조건의 연구
② 신체적 조건의 연구
③ 최적 환경의 연구
④ 사회 경제적 조건의 연구

12 산업위생의 기본적 과제로서 거리가 먼 사항은 어느 것인가?

① 작업능력의 신장과 저하에 수반되는 작업환경의 연구
② 작업능력의 신장과 저하에 수반되는 정신적 조건의 연구
③ 작업환경이 미치는 신체적 영향연구 및 최적 환경의 연구
④ 노동력의 확대재생산 및 사회경제적 조건의 연구

해설 작업환경의 연구처럼 광범위한 것이 아니고 작업조건에 대한 연구처럼 실질적 과제임

13 산업위생의 미래 과제가 아닌 것은 다음 중 어느 것인가? ★★★

① 기술혁신에 의한 정신적 부담과 긴장의 과학적인 평가
② 중년 및 고령자의 심신특성과 노동적성 문제
③ 작업 및 생활환경에 있어서의 부적응과 산업정신 위생
④ 상해, 질병방지를 위한 규제기준의 강화

14 산업위생의 목적에 관한 설명 중에서 적당치 아니한 사항은 어느 것인가?

① 작업환경의 개선이나 건강진단의 실시 등에 의하여 직장에서 근로자의 건강을 확보하고 쾌적한 작업환경을 조성하는 것이다.
② 작업방법, 휴식, 수면, 급식내용 등에 관하여 생산관리 측면에서 본 악조건을 발견하고 적정한 대책을 강구하여 근로자의 건강증진을 도모하는 것이다.
③ 인간공학적 작업환경개선, 적성배치, 건강상담 등을 적극적으로 수행하여 근로자의 건강을 유지하고 보전하는 것이다.
④ 모든 작업장에서 일하는 사람의 신체적, 정신적 및 사회적 건강을 보다 향상시키고 유지하는 것이다.

해설 산업위생이란 건강관리측면에서 악조건을 발견하는 것이다.

15 산업위생관리의 목적에 속하지 않는 것은? ★

① 작업자의 건강보호 및 생산성의 향상
② 작업환경 및 작업조건의 인간공학적 개선
③ 작업환경의 개선 및 직업병의 근원적 예방
④ 직업성 질병 및 재해성 질병의 판정과 보상

(해설) 직업병의 판정과 보상업무에 관하여서도 산업위생관리자가 관여하지만 관리의 목적은 아니다.

16 산업위생의 목적이 아닌 것은?

① 직업병 예방
② 직업병 치료
③ 근로자의 작업환경 개선
④ 산업피로 예방으로 작업능률 향상

17 산업위생분야가 중점을 두어야 하는 구체적 과제를 열거하였다. 옳지 못한 것은?

① 기술혁신으로 인한 육체적인 부담과 스트레스의 인간공학적 평가
② 산업의 고도화에 수반되는 신규 화학물질의 위해성 평가 및 대책
③ 고령 작업자 및 여성 작업자의 신체적·정신적 특성과 작업적용
④ 신기술 및 첨단기술이 작업자의 인체에 미치는 영향과 대책

(해설) 산업위생분야가 중점을 두어야 하는 구체적인 과제로는 ②, ③, ④ 외에
㉠ 기술혁신으로 인한 정신적인 부담과 긴장의 과학적인 평가
㉡ 작업 및 생활환경에 있어서의 부적응과 산업정신위생
㉢ 노동시간 단축(주 5일 근무제)과 건강
㉣ 교대제와 생체리듬

18 산업위생을 협의로 해석할 때의 목표란 무엇인가?

① 근로자의 건강은 평화와 안전의 기초이므로 개인과 국가의 협력에 의하여 평화의 기반인 국민의 건강을 달성하는 것이다.
② 직업성 질환과 재해를 방지하고 쾌적한 작업장을 조성하여 작업자로 하여금 보다 높은 건강상태를 확보하게 하는 것이다.
③ 신체적·정신적 및 사회적으로 완전히 양호한 상태이고 질병이 없으며 허약하게 하지 않게 하는 것이다.
④ 인종·종교·정치적 신념·경제적 조건 및 사회적 조건의 차별 없이 모든 사람이 기본적 인권으로 향유하는 것이다.

19 산업위생관리에 관한 다음의 기술 중 적합지 아니한 사항은 어느 것인가?

① 산업위생관리자의 구체적 직무는 총괄관리, 작업관리, 건강관리, 작업환경관리 및 산업위생교육 등의 5가지이다.
② 작업관리의 내용으로서는 작업방법의 개선, 작업부하대책, 보호구대책 등이다.
③ 피로가 현저한 작업 및 스트레스가 현저한 직무의 관리는 생산관리의 한 측면이다.
④ 직업성 요통(작업요통)의 예방에는 충실한 산업위생교육도 중요한 요인으로 작용한다.

(해설) 피로, 스트레스 등의 직무관리는 작업관리에 속한다.

20 미국 산업위생 학술원(American Academy of Industrial Hygiene)에서 산업위생 분야에 종사하는 사람들이 반드시 지켜야 할 윤리강령 중 전문가로서의 책임부분에 해당되지 않는 것은? ★

① 성실성과 학문적 실력에서 최고의 수준을 유지한다.
② 과학적 방법의 적용과 자료의 해석에서 객관성을 유지한다.
③ 전문 분야로서의 산업위생을 학문적으로 발전시킨다.
④ 근로자, 사회 및 전문직종의 이익을 위해 과학적 지식을 비공개하고 발표하지 않는다.

21 미국 산업위생 학술원에서 정한 산업위생전문가의 근로자에 대한 책임 부분이 아닌 것은?

① 근로자의 건강보호가 산업위생 전문가의 1차적인 책임이라는 것을 인식한다.
② 근로자와 기타 여러 사람의 건강과 안녕이 산업위생 전문가의 판단에 의하여 좌우되는 것을 깨닫고 위험요인의 측정, 평가 및 관리에 있어서 외부의 압력에 굴하지 않고 중립적 태도를 취한다.
③ 위험요소와 예방조치에 관하여 근로자와 상담한다.
④ 기업주와 고객에 대하여 책임있게 행동한다.

22 미국 산업위생 학술원에서 정한 산업위생분야 종사자가 기업주나 고객에 대한 책임부분이라고 볼 수 없는 것은?

① 쾌적한 작업환경을 만들기 위하여 산업위생의 이론을 적용하고 책임있게 행동한다.
② 신뢰를 바탕으로 권고하지 않더라도 개선점을 본인들이 스스로 알아서 한다.
③ 결과와 결론을 뒷받침할 수 있도록 기록을 유지하고 산업위생 사업을 전문가답게 운영, 관리한다.
④ 궁극적 책임은 기업주와 고객보다 근로자의 건강보호에 있다.

23 다음 중 산업위생과 직접적인 관련이 없는 기관은 어느 것인가? ★★★

① Occupational Safety and Health Administration(OSHA)
② American Conference of Governmental Industrial Hygienists(ACGIH)
③ Environmental Protection Agency(EPA)
④ National Institute for Occupational Safety and Health(NIOSH)

해설 EPA는 미국환경보호청이다.

24 다음 중 산업보건과 직접적인 관련이 없는 것은 어느 것인가?

① OSHA ② ACGIH
③ EPA ④ NIOSH

해설 ① Occupational Safety and Health Administration
② American Conference of Governmental Industrial Hygienists
③ Environmental Protection Agency
④ National Institute for Occupational Safety and Health

25 산업보건과 관계가 있거나 협력하는 연구기관 중 미국의 연구기관이 아닌 것은?

① NIOSH　② AIHA
③ OSHA　④ BOHS

(해설) AIHA : American Industrial Hygiene Association, 미국산업위생협회
BOHS : British Occupational Hygiene Society, 영국산업위생학회

26 산업안전보건법상 작업장에서 작업환경측정과 개선을 담당하는 전문가는? ★★

① 배출관리담당자　② 보건관리자
③ 산업보건의　④ 안전관리자

(해설) 산업안전보건법 제6조에 보건관리자로 하여금 사업장에서 작업환경 측정과 개선을 담당케 명시하고 있다.

27 사업장에서 보건관리자의 직무가 아닌 것은 다음 중 어느 것인가?

① 3차 진료에 대한 계획수립과 노사 문제에 관한 사항
② 부상자, 질환자, 사망자 및 결근, 이동에 관한 통계 작성
③ 유해 작업조건 및 환경에 대한 점검 및 개선에 대한 건의
④ 건강이상자의 조기 발견과 사후조치 강구

28 사업장 보건관리자의 임무가 아닌 것은?

① 환경관리　② 신체검사 및 보건감사
③ 생산설비의 변경　④ 직업병의 진단 및 치료

29 산업위생관리기사인 보건관리자가 사업장관리를 위해 고려해야 할 사항과 거리가 먼 것은 다음 중 어느 것인가?

① 작업공정에 대해 파악
② 작업환경측정 및 평가
③ 원동기 및 동력 전도장치의 안전에 관한 사항을 점검
④ 근로조건이나 시설의 개선 등을 조언

30 우리나라에서 근로자 건강에 대한 책임은 누구에게 있는가?

① 보건관리자　② 고용주
③ 근로자 자신　④ 고용노동부 근로감독관

31 안전보건관리규정에 포함할 사항이 아닌 것은?

① 안전보건관리 조직과 직무사항
② 안전보건교육 사항
③ 작업장의 사고조사 및 대책수립에 관한 사항
④ 안전계획실시 보완에 관한 사항

32 사업장의 작업환경관리에서 공장의 입지조건으로 적합지 못한 것은?

① 안전과 보건적 문제 ② 근로능력 문제
③ 생산성 향상 문제 ④ 적절한 기후 문제

해설 공장의 입지조건
㉠ 안전과 보건적 문제로 폭발, 화재, 오수 및 폐기물처리, 소음 등 공해방지대책이 되어 있어야 한다.
㉡ 근로능력문제로 주거, 교통수단, 보건시설, 여가전용시설 등이 구비되어 있어야 한다.
㉢ 생산성 향상 문제로 부지, 용수, 운반, 기후 등의 조건이 충족되어 있어야 한다.

정답

1. ①	2. ③	3. ④	4. ④	5. ①	6. ④	7. ④	8. ④	9. ②	10. ①
11. ②	12. ①	13. ④	14. ②	15. ④	16. ②	17. ①	18. ②	19. ③	20. ④
21. ④	22. ②	23. ③	24. ③	25. ④	26. ②	27. ①	28. ④	29. ③	30. ②
31. ④	32. ④								

과년도 출제 및 예상문제

01 다음 중 미국산업위생협회(AIHA)의 산업위생에 대한 정의로 가장 적합한 것은?

① 근로자나 일반대중의 육체적, 정신적, 사회적 건강을 고도로 유지 증진시키는 과학과 기술
② 작업조건으로 인하여 근로자에게 발생할 수 있는 질병을 근본적으로 예방하고 치료하는 학문과 기술
③ 근로자나 일반대중에게 질병, 건강장애와 안녕, 방해 심각한 불쾌감 및 능률 저하 등을 초래하는 작업환경 요인과 스트레스를 예측, 측정, 평가하고 관리하는 과학과 기술
④ 근로자나 일반대중에게 육체적, 생리적, 심리적으로 최적의 환경을 제공하여 최고의 작업능률을 높이기 위한 과학과 기술

02 미국 산업위생사협회(AIHA)에서는 산업위생의 정의를 다음과 같이 정하였다. 다음 중 빈칸에 들어갈 내용이 아닌 것은?

「사업장에서 일하는 근로자에게 건강장해를 주거나, 스트레스를 주거나, 안녕을 저해하는 유해한 물질이나 작업공정을 예측, ( )하고, ( )하여 ( )함으로써 근로자에게 쾌적한 작업환경을 제공하도록 하는 과학기술이다.」

① 인지(recognition)
② 측정평가(evaluation)
③ 제어(control)
④ 치료(medical treatment)

03 다음 산업위생에 관한 설명 중 거리가 먼 것은?

① 작업장 내외에서 근로자의 작업환경관리 및 대책을 다룬다.
② 새로운 생산기술과 이로 인한 인체의 영향을 다룬다.
③ 유해 작업장에 대한 평가와 대책을 수립한다.
④ 작업장에서 근로자의 정신위생에 관한 대책을 수립한다.

해설 산업위생의 영역은 원칙적으로 작업장 내로 국한한다.

04 다음 산업위생의 기본과제와 거리가 먼 것은?

① 노동력의 재생산성과 사회경제적 조건의 연구
② 작업환경과 신체조건과의 최적 환경연구
③ 작업능력의 신장과 저하에 따르는 정신적 조건의 연구
④ 작업환경상의 유해물질이 대기에 미치는 영향

해설 일반 대기오염에 관한 사항은 작업환경이 아닌 일반 환경오염으로 본다.

05 다음 중 산업보건관련기관의 명칭이 잘못 짝지어진 것은?

① 미국산업위생협회 – AIHA ② 영국산업위생학회 – BOHS
③ 미국산업안전보건청 – OSHA ④ 미국산업위생전문가협의회 – NIOSH

06 산업위생분야에 관련된 단체와 약자를 잘못 짝지은 것은?

① NIOSH : 미국국립산업안전보건연구원 ② ACGIH : 미국산업위생전문가협의회
③ OSHA : 미국산업안전보건청 ④ BOHS : 영국산업안전학회

07 다음 산업보건과 직접적인 관련이 없는 기관은?

① ACGIH ② OSHA ③ NIOSH ④ EPA

해설 EPA(Environment Protection Agency) : 미국 환경보호청

08 국제노동기구(ILO)와 세계보건기구(WHO)에서 정한 산업위생의 정의로서 바른 것은?

① 작업환경에서 근로자의 신체적 혹은 정신적 건강을 유지하는 것이다.
② 열악한 작업환경 속에서 근로자의 건강을 유지하는 것이다.
③ 근로자를 직업에 적응시키는 것이다.
④ 근로자가 직업에 임함에 있어서 신체적, 정신적 뿐만 아니라 사회적으로 건강을 최고도로 유지하는 것이다.

정답 1. ③ 2. ④ 3. ① 4. ④ 5. ④ 6. ④ 7. ④ 8. ④

Chapter 3

산업위생의 역사

학습목표

1. 외국의 역사에 대한 이해
2. 주요인물 및 업적
3. 한국의 역사에 대한 이해
4. 직업병 발생으로 본 산업위생의 변천

1 외국의 산업위생 역사

- 오늘날 산업발전의 역사는 일(근로)하는 사람들의 건강의 희생으로 이루어진 건강의 투쟁사라고 말할 수 있음
  - 고대, 즉 이집트 및 로마시대의 피라미드나 스핑크스는 10만여 명의 노동자(노예)가 30년간 사역하면서 만들었음
  - 이와 같이 각종 노동에 종사함으로써 일하는 사람들은 많은 위험과 질병에 걸려왔으며 이에 따른 근로자의 건강보호뿐만 아니라 건강증진을 위한 노력은 인류의 역사 속에 산업의 발전과 더불어 꾸준히 이어지고 있음
- 산업위생의 역사는 20세기 이전(1800년대) 과 20세기 이후(1900년대)로 구분할 수 있음
  - 20세기 이전 : 근로자 건강보호에 대해 무관심
  - 20세기 이후 : 영국, 미국을 중심으로 근로자 건강보호에 대한 법령 제정 등 관심 대두

1) 선사시대(수렵, 석기시대)

인류의 발전은 도구의 사용으로 시작되었으며, 나무를 다듬어 창을 만들고 손돌을 사용해서 물건을 부수었다.

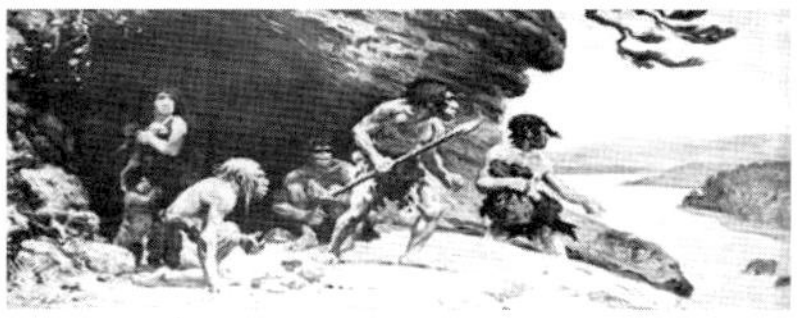

야생들소를 수렵하는 원시인들

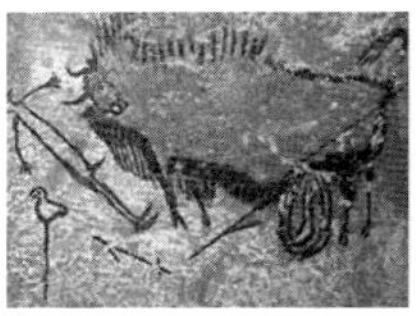

들소와 싸우다가 쓰러진 사람
(프랑스 동굴벽화)

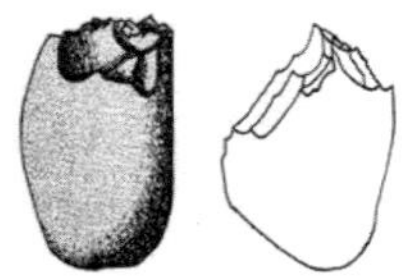

남아프리카 Transvaal에서
발견된 석기

2) 고대(400 B.C~A.D 500)

① 고대 문화의 발상

(ㄱ) 메소포타미아, 이집트, 인디아, 중국들의 고대문화는 큰 강 유역에서 발생하였으며, 농사와 건축은 노예들에 의해 이루어졌다. 인간은 새로운 도구를 만들어 또 다른 일거리를 만들어 나갔다.

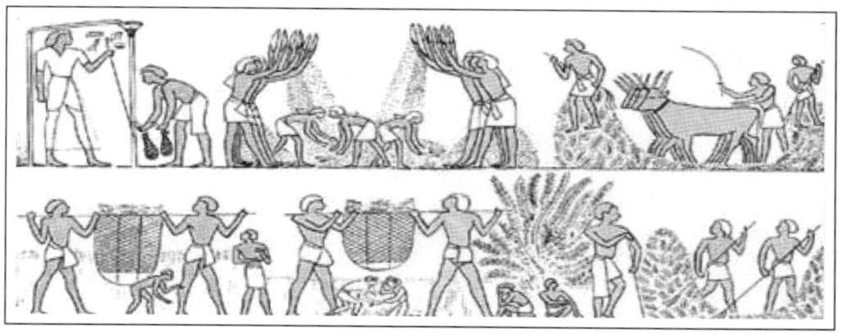

(ㄴ) 일찍이 채광과 야금기술에 의해 금속공예품과 무기가 만들어졌으며, 귀금속과 청동시대를 거치면서 철은 부강국의 원동력이 되었다. 당시 이집트 제20대 왕조(1100 B.C)의 미이라에서 진폐증이 관찰되었으며, 공예가 발전함에 따라 위대한 작품들이 탄생하였다. 그러나 노예와 직인들은 천민이었기 때문에 질병과 빈곤에 허덕였다.

※ 야금기술 : 광석에서 금속을 추출, 정련하여 사용목적에 적합한 형상을 만드는 기술(창, 칼, 방패 등)

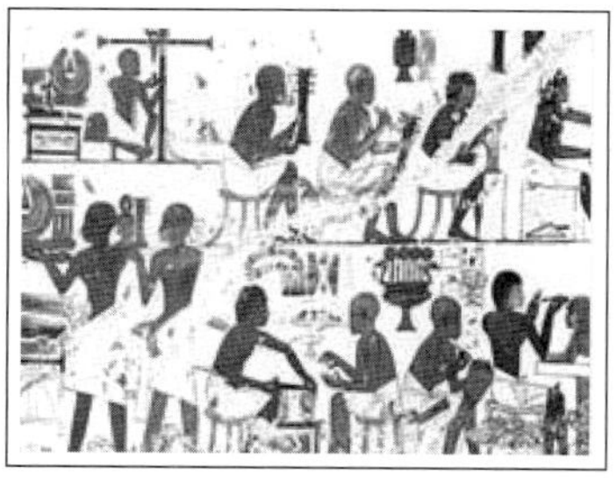

이집트 고대 공예도

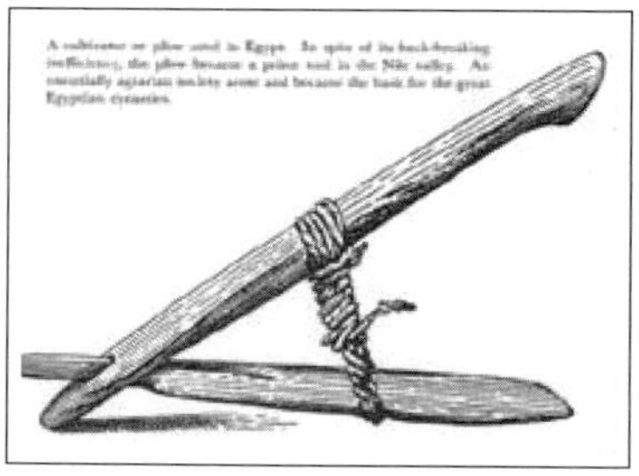

이집트 고대 농기구

② 고대의 학자들

(ㄱ) Hippocrates(B.C 4세기 : 그리스 의사) : 희랍의 의성으로 질병이 기후, 물, 영양, 노동과 관계가 있음을 기술

- 광부들과 야금가들이 납에 노출되어 건강장애를 입고 있다고 발표
- 역사상 최초로 기록된 직업병 : 납중독

(ㄴ) Pliny the Elder(A.D 23～79 : 로마학자)

- 아연과 황을 취급할 때 나타나는 위험을 기술
- 진사(辰砂 : 적색의 황화수은)의 정련 근로자에게 동물의 방광막을 보호구로 사용할 것을 언급
- 먼지와 납 흄(fume)에 노출되는 근로자는 방광막을 보호 마스크로 사용할 것을 주장

(ㄷ) Galen(A.D 2세기 : 그리스 의사) : 2세기 희랍의사로 해부와 병원론에 관한 저서에서 여러 직업병에 대해 기술

- 해부학과 병리학에 많은 이론을 발표

- 구리광산 광부들에 대한 산(酸) 미스트의 유해성을 제시하였으나 해결책은 밝혀내지 못함

(ㄹ) Ulrich Ellenbog(1440～1499)

금속의 유해성을 알아내고 팸플릿을 만들어 납과 수은 중독의 증상을 기술하고 예방 조치를 제시(1473년)

(ㅁ) Plinius Secundus(A.D 23～79)

- 납 중독의 증상을 자세히 보고(위스키 담는 크리스털 병에 스테아린산납 포함) : 잇몸에 연선, 경련발작, 복부산통, 말기에는 신부전증으로 사망
- 방진마스크(동물의 방광을 안면에 씌우는 것)를 고안

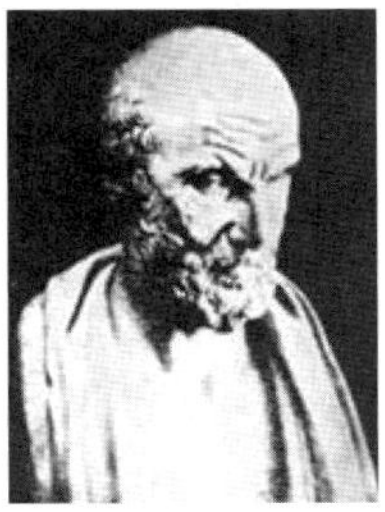

Hippocrates (460～370 B.C)

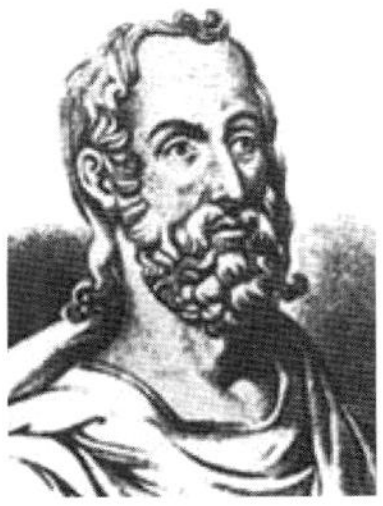

Plinius Secundus (A.C 23～79)

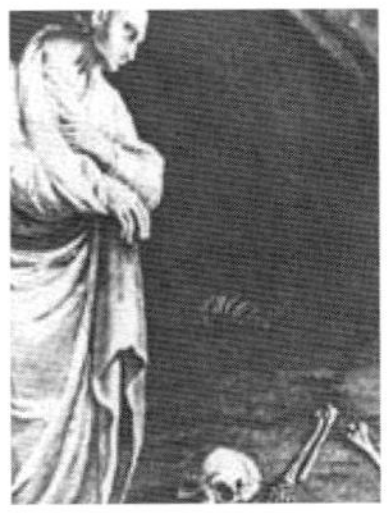

Galen (A.D 100)

3) 중세기(500～1500)

① 많은 영토를 가진 대지주가 경제기반을 다졌던 봉건제도 사회에서 농노는 소작인으로서 땅에 묶이고, 직인들은 각종 수공업으로 가내공업에 종사하였다. 금속으로 색칠된 사본이 나오면서 당시 집필자들은 연(납)과 수은중독이 발생했을 것으로 추측할 수 있다.

② 10세기 이후는 자작농가도 나오고 금속공예 직물공업이 발달하면서 상업과 무역이 활발해졌으며, 상인과 기공들은 전문성을 가지고 조합을 조직하였다. 금속의 수요가 증가하면서 지하채광에 인한 광부들의 건강장애가 주목을 끌게 되었다.

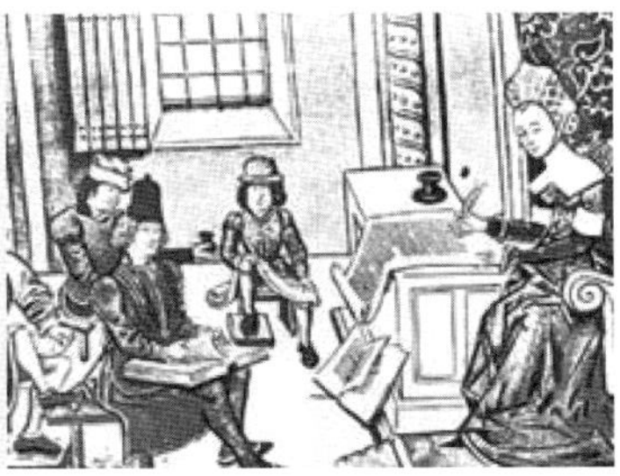

중세기의 사본작업

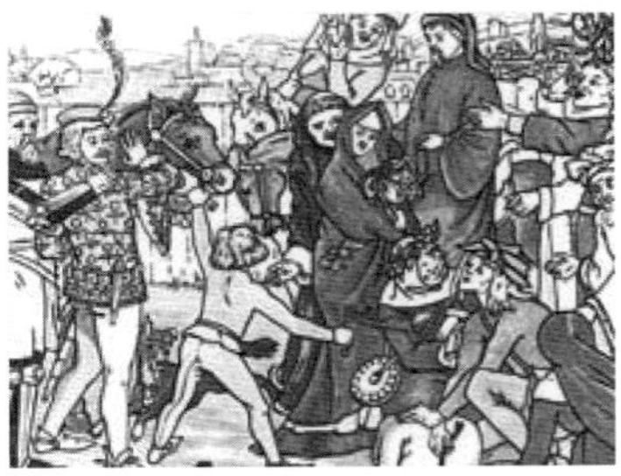

중세기의 직인들(1340～1400Chaucer작)

③ 중세기 의학

중세기 의학은 희랍과 아랍의학의 답습으로 새로운 발전은 없었다. 그리스도의 박애 정신에 입각하여 10세기 전·후 수도원에 많은 요양소가 세워졌다. 중세기의 가장 큰 보건문제는 인구밀집과 비위생적 환경에서 발생되는 전염병의 유행이었다. 유럽의 흑사병은 1348년에 시작되어 17세기 초까지 유럽 인구의 1/4를 앗아갔다. 이로써 방역법이 생겨나게 되었다.

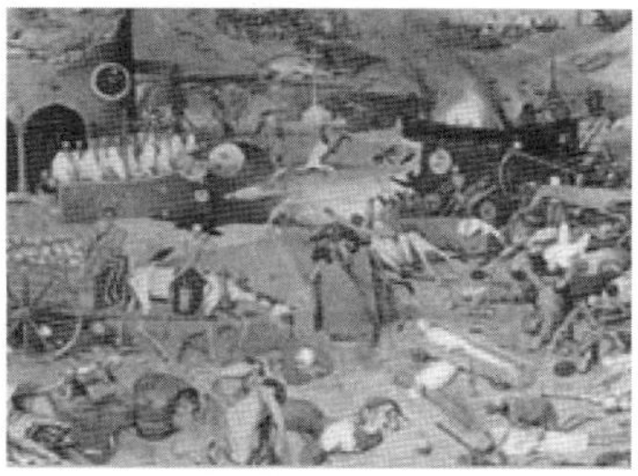

중세기 수도원병원(WHO, Geneva소장)

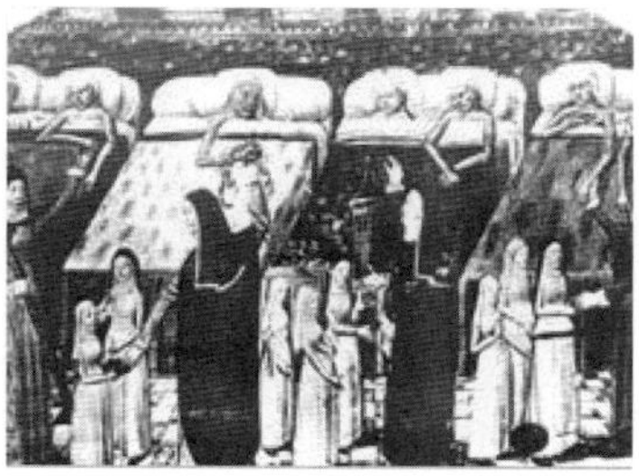

유럽을 휩쓴 흑사병(Madrid 박물관 소장)

4) 르네상스(1500~1600)

15세기말 문예부흥이 시작되면서 인쇄술이 널리 전파되었다. 신대륙이 발견되고 이에 대한 조사탐구에 열중하게 되었다. 17세기, 생산기술의 발전은 가내공업에서 공장으로 형태가 바뀌어졌으며 이 시기에 각종 금속의 수요에 따라 새로운 제련법이 개발되었다.

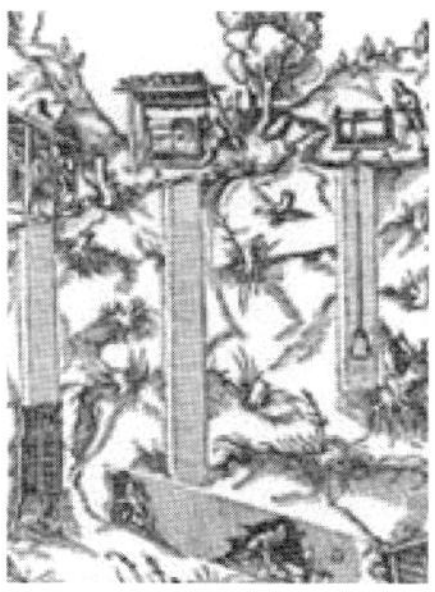

Agricola가 그린 광산단면도

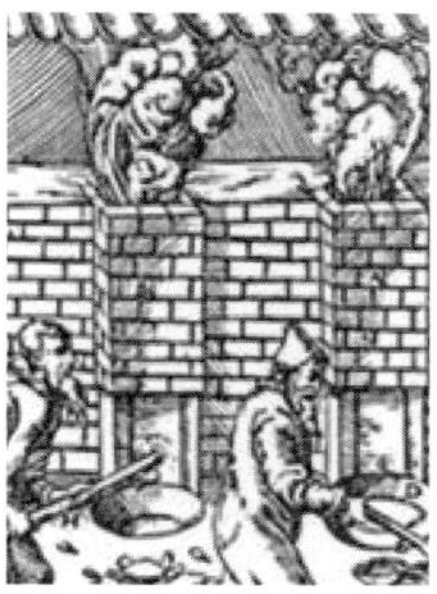

Philippus A. Paracelsus

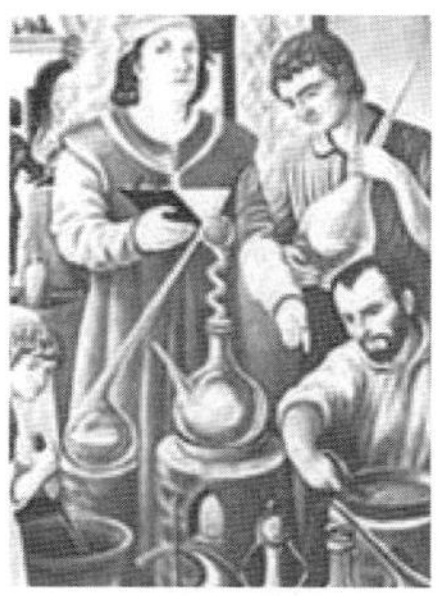

당시의 제련업

① 산업보건의 시조

산업보건의 시조로 불리우는 Bernardino Ramazzini(1633-1714)는 Galileo, Newton들과 함께 17세기의 뛰어난 과학자이며 의사이다. 이탈리아 Modema와 Padua의 대학교수로서 광부, 농부, 어부, 석공을 위시하여 군인, 선원, 수도자 그리고 장의사에서 염하는 사람들까지 모든 직업군에서 오는 질병에 대하여 14권에 걸친 불굴의 대서 "직업인의 질병"(1713)을 발간하였으며, 이 책은 오늘날까지 귀중한 문헌이 되고 있다.

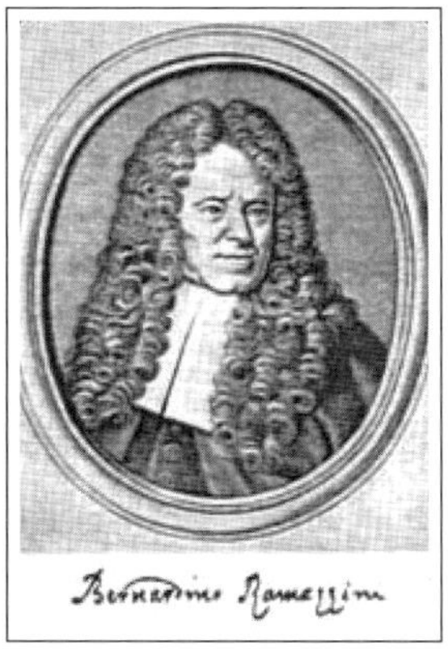

Bernardino Ramazzini (1633~1714)

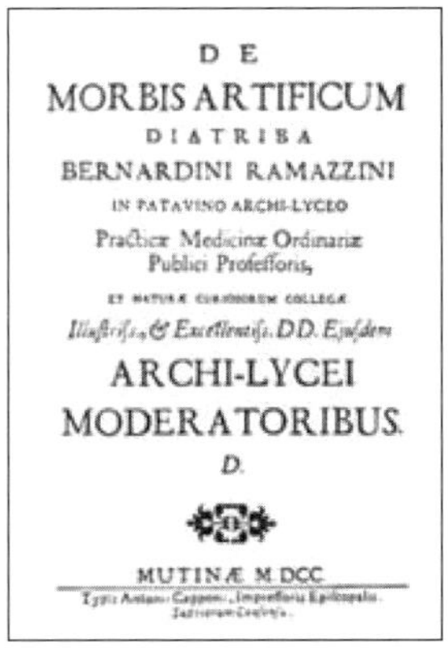

DE
MORBIS ARTIFICUM
DIATRIBA
BERNARDINI RAMAZZINI
IN PATAVINO ARCHI-LYCEO
Practicæ Medicinæ Ordinariæ
Publici Professoris,
ET NATURÆ CURIOSORUM COLLEGÆ
ARCHI-LYCEI
MODERATORIBUS.
D.
MUTINÆ M.DCC.

De Morbis Aritificum Diatriba 표지

(ㄱ) Bernardino Ramazzini(1633~1714 : 이탈리아 의사, Padua 대학교수)

- Father of Industrial Health, 산업보건의 시조
- "De Morbis Artificum Diatriba"(직업인의 질병) 발간 : 광부, 어부, 농부, 초자공, 세탁부, 선원, 도자기공, 군인, 수도자, 장의사에 이르기까지 직업으로 발생하는 질병을 자세히 기술
- 광부들의 생체시료 검사를 통하여 규폐증을 병리학적 용어로 기술
- 직업병의 원인을 2가지로 구분
  - 작업장에서 사용하는 유해물질(산업위생으로 발전)
  - 근로자들의 불안전한 작업 자세나 과격한 동작(인간공학으로 발전)
- 작업환경이 환자의 건강에 영향을 미치므로 "당신의 직업은 무엇입니까?"를 먼저 질문.
- 예방보다 치료에 중점을 두었다는 비판

(ㄴ) Agricola(독일의사, 광물학자)

- 광산에서 환기의 필요성 주장, 규폐증 발생 보고

(ㄷ) Philipus A. Paracelsus(스위스의 화학자, 의사, 물리학 교수)

- 광산광부들의 호흡기 질환인 천식증 보고
- 10년 동안 제련소에서 근무하면서 질병을 관찰하고 저서 발간(on the Miners sickness and other Miners diseases)

5) 산업혁명(1760~1830)

① 증기기관의 발명(1711)으로 기계 시대가 막을 열었고, 자동차와 기선은 운송의 혁명

을, 모르스 부호를 이용한 전신은 원거리 통신의 혁명을 가져왔다. 인공조명은 후에 전기를 만들어 냈으며, 미국에서는 새로운 농기구의 개발로 대량의 면화를 생산하여 방직공업이 일어났으며 철도로 수송하게 되었다.

② 산업혁명의 원동력은 에너지, 엔진, 수송으로 이루어졌다. 그러나 당시 기간산업이었던 광산에서는 금속, 석탄, 암석분진으로 진폐증과 금속중독증이 급증하였다.

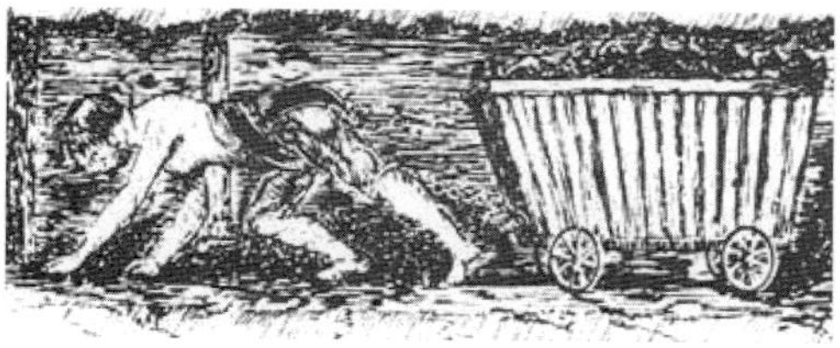
광산갱내에서 일하고 있는 미국여자광부

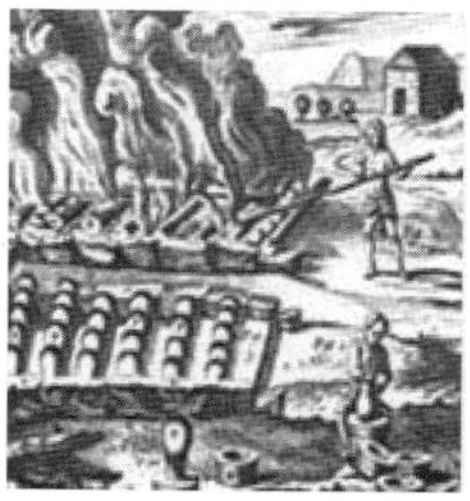
유독한 수은을 증류하고 있는 프랑스 노동자들

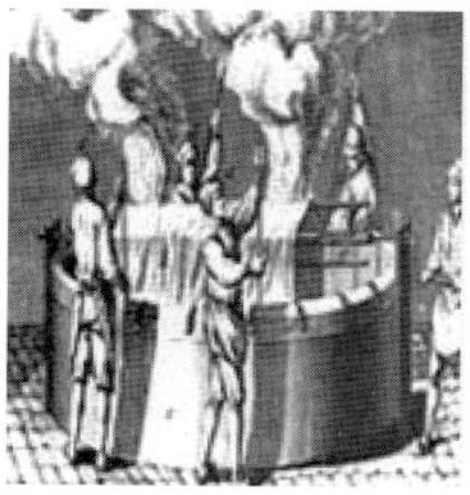
방진마스크 없이 일하는 선반공들

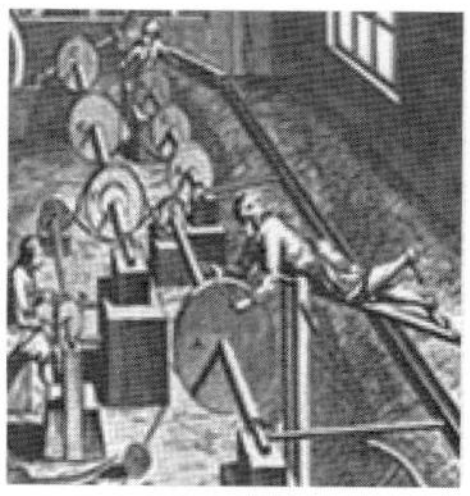
독성증기를 흡입하며 일하는 염색공들

③ 산업혁명의 희생

1760년부터 1830년 사이 영국, 유럽, 미국 등에서는 산업혁명이 이루어진다. 이와 함께 공장을 중심으로 비위생적인 빈민지대가 생겨났고, 공장지대에서는 전염병과 재해 그리고 직업병이 빈발하였다. 그로 인해 노동자와 그 가족들의 사망과 질병자수는 급격히 증가하였으며 노동자들은 공장을 도살장으로 생각하게 되었다.

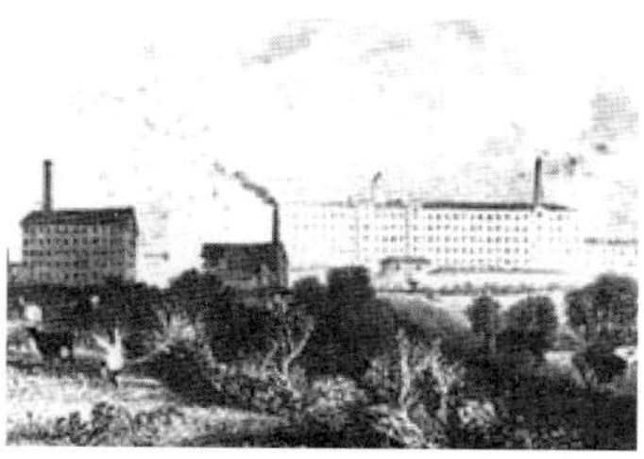
새로 세워진 공장들과 빈민지역 대기는 매연으로 오염

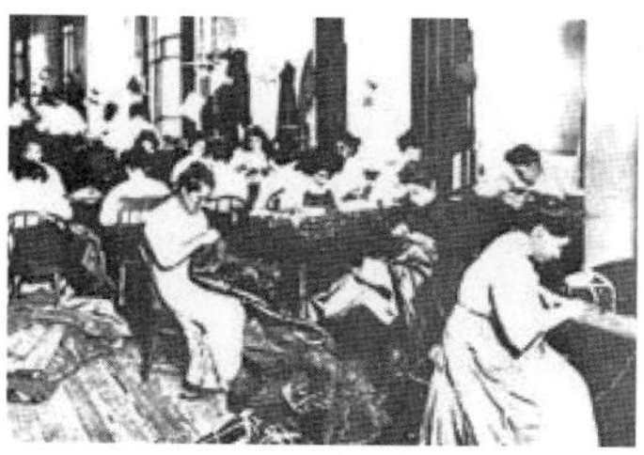
미국의 영세 봉제공장 여기에는 환기창이나 비상구도 없다.

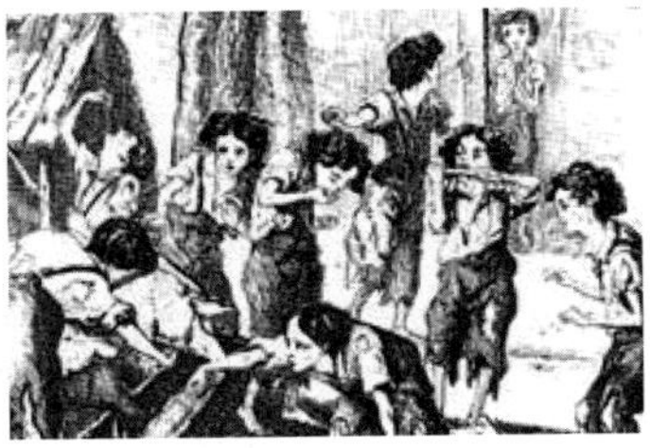

공장에서 일하는 어린이들
아무런 교육이나 복지시설이 없다.

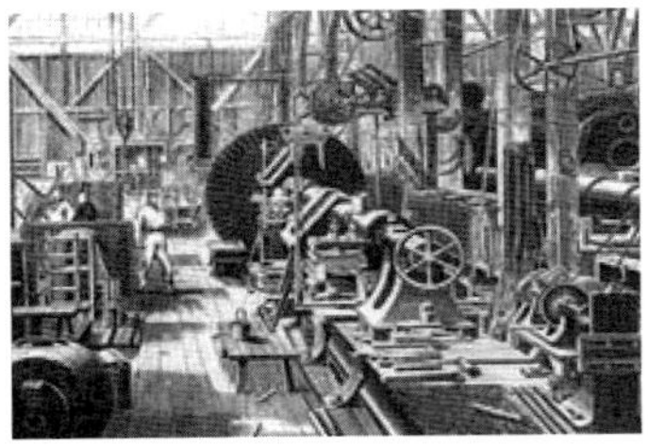

위험이 그대로 노출되어 있는 공장시설

6) 19세기(1800~1900)

① 최초의 노동법

산업혁명 당시 노동자들의 건강은 매우 비참하였다. 그리하여 영국에서는 1788년 노동법규로 연통청소법이 나왔고, 1802년 "Health and Morals of Apprentices Act"를 제정하였으며, 1833년에는 최초의 공장법이 공포되었다. 이로써 주 48시간 이상의 노동제한과 9세 이하의 소년고용금지와 노동감독관 배치 등이 규정되었다.

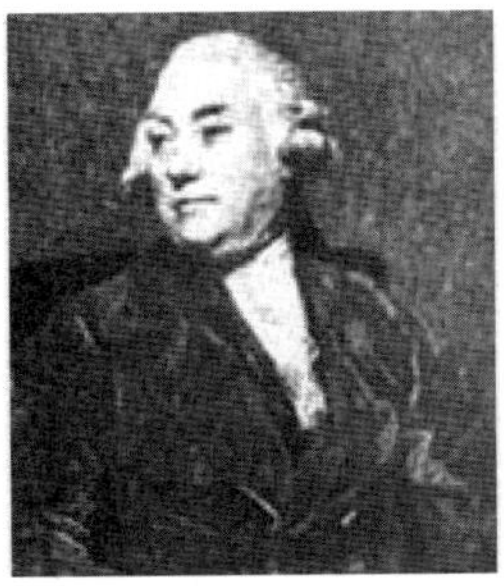

Percivall Pott

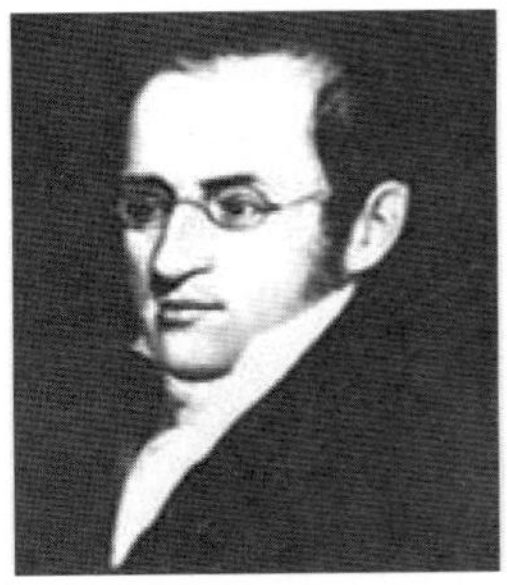

Charles Thackrah

㈀ Percivall pott(1713~1788 : 영국의 외과의사)
- 어린이 굴뚝청소부의 음낭암(scrotal cancer) 발견 : 원인물질 '검댕(soot)' 규명
  ※ 분석기술의 발전 : 다핵방향족 탕화수소(PAHs)가 원인
- 최초의 직업성 암(음낭암) 보고(1775년)
- 굴뚝청소부법(Chimney - Sweepers Act) 통과, 영국(1788년)

㈁ 도제건강 및 도덕법(Health and Morals of Apprentices Act) 제정, 영국(1802년)
- Robert Peel경이 법 제정에 주도적 역할
- 산업위생의 원리를 적용한 최초의 법률로 인정
- 법 집행의 감시제도가 없어서 효과를 거두지 못함

② 산업혁명 이후~19세기까지 영국의 산업위생

㈀ 면방직 공장 규제법(Act for the Regulation of Cotton Mills and Factories) 제정
법 집행의 감시제도가 없어서 효과를 거두지 못함

㈁ 공장법(Factories Act)
- 산업보건에 관한 법률로 실제 효과를 거둔 최초의 법(1833년)
- 재해 원인의 개선보다는 보상에 치중
- 법의 내용 요약
  - 감독관을 임명하여 공장을 감독
  - 작업할 수 있는 연령을 13세 이상으로 제한
  - 18세 미만 근로자의 야간작업 금지
  - 주간 작업시간을 48시간으로 제한
  - 근로자에게 교육을 시키도록 의무화

※ 독일의 정치가 Bismark : 공장재해보험(사회보장제도)의 창시자

㈂ '1847년 공장 법' : 안전관리를 위해 기계에 울타리(fence)를 설치

㈃ '1864년 공장 법'
- 산업위생에 관한 최초의 법률
- 먼지, 가스 및 기타 오염물질을 희석하도록 요구
- 오늘날 전체 환기(general ventilation) 또는 희석환기(dilution ventilation)의 시초

㈄ '1878년 공장 법'
- 유해먼지를 송풍기로 배출(exhaust)하도록 요구
- 오늘날 국소 배기(local exhaust ventilation)의 시초

③ 현대의학의 공로자들

일찍이 프랑스의 Claude Bernard(1813~1878)은 실험의학의 기초를, 독일의 Ruddf Virchow은 세포병리학의 체계를 세워 질병의 체계적 분류를 이룩하였고, 19세기 후반에는 각종 병원체가 발견되었다. 그중에서 프랑스의 Louis Pasteur와 독일의 Robert Koch의 공적은 혁혁하다. 그 후 전염병이 크게 유행해도 무력하였던 예방의학은 미생물학의 발전과 아울러 독일의 Max von Pettenkofer에 의하여 실험(환경)위생학으로서의 기초가 세워졌다.

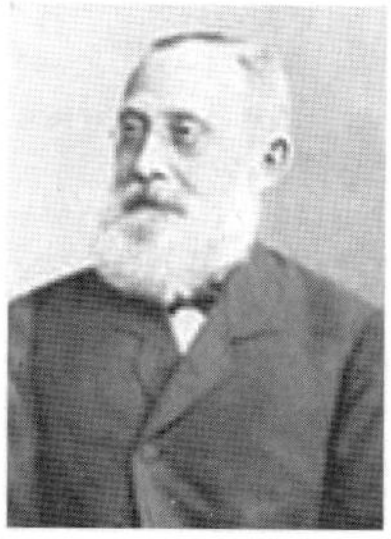
Rudolph Virchow

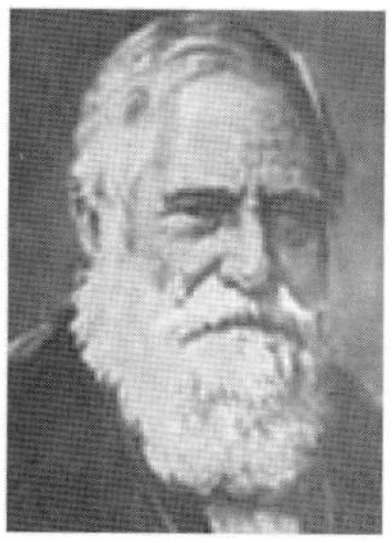
Max von Pettenkofer

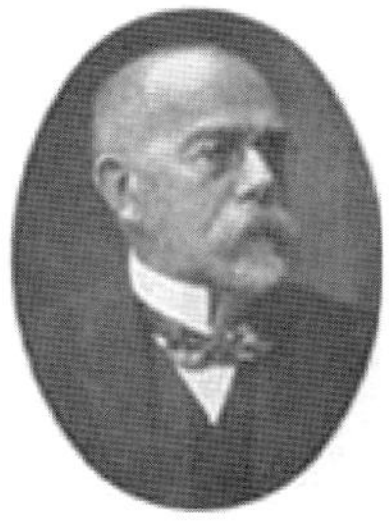
Robert Koch

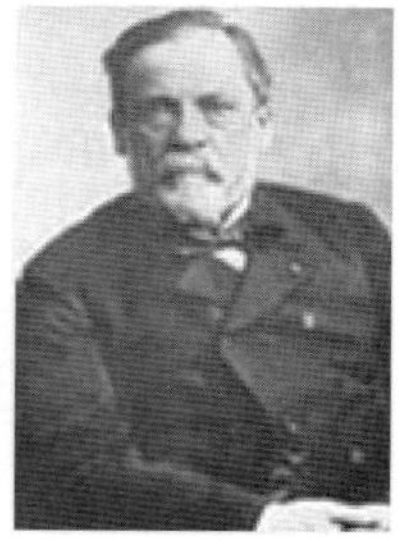
Louis Pasteur

④ 과학기술의 발전과 사회발전

19세기 후반에는 과학과 기술의 발전 속에서 Nobel에 의한 다이너마이트(1860)와 Thomas Edison에 의한 전기의 발명은(1882) 산업에 커다란 혁명을 가져왔다. 전기용접공법과 착암기의 발병, 유기화학, 합성화학의 발전으로 벤젠이 발명되고, 금속분야에서 알루미늄이 발견되면서 이들 화합물로 인한 건강장애가 생겨나기 시작했다. 사회발전은 산업발전보다 언제나 뒤떨어져서, 노동자 계급이 탄생되고 노동조합이 형성됨에 따라 노사분규로 폭동이 일어났고 자본주의에 대항하여 공산당선언(1848)이 나오게 된다. 국민의 건강은 공중의 책임이라는 개념이 생겨남에 따라, 영국에서는 1848년 공중보건법이 제정되는 한편, 독일의 재상 비스마르크는 노동자질병보험법(1883)과 공장재해보험법(1884)을 제정하여 사회보장제도의 기초를 만들었다.

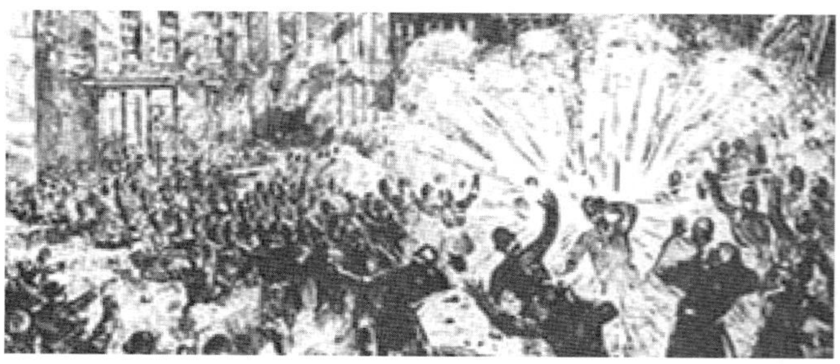
미국 시카고 Haymarket에서 일어난 노동자 폭동(1886)

⑤ 직업병 규정

영국은 1895년 직업병 신고제를 제정하였고, ILO는 1925년 협약 18조로 3가지 직업병을 규정하였다. 1980년 현재 ILO는 협약 121조로 29군의 직업병 표를 제정하고 있다.

⑥ 연 중독

1990년 이후 연은 가장 중요한 공업중독이었는데, 이에 관한 연구로 Sir Thomas Oilver (영국), Meillere(프랑스), Teleky(독일), Alice Hamilton(미국)의 공헌이 컸다.

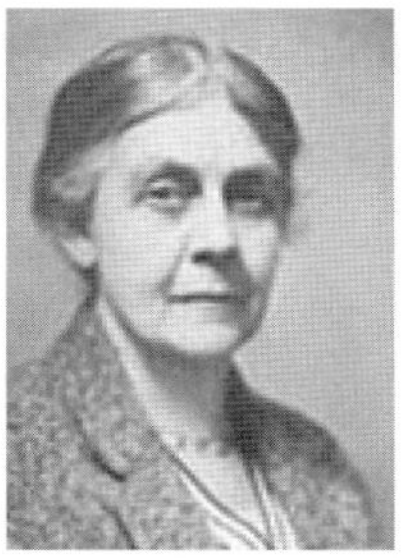

Alice Hamilton 미국산업의학의 창시자

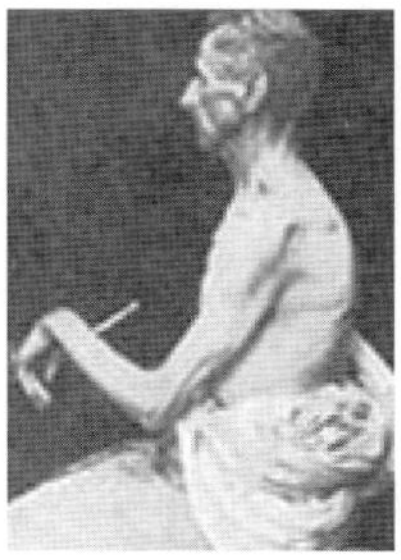

만성 연 중독으로 인한 상지마비

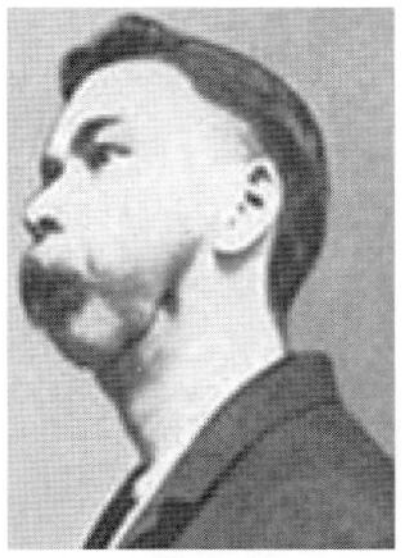

인 중독으로 온 하악골 괴저

7) 20세기의 산업위생 : 영국과 미국을 중심으로

① 영국의 '1901년 공장법'에서 산업보건 분야 조사결과 업적

(ㄱ) 도자기 공장에서의 호흡기 질환
(ㄴ) 모자 제조공장에서의 수은 중독
(ㄷ) 성냥 공장에서의 황린(黃燐)노출에 의한 턱뼈의 괴사(壞死) : 'phossy jaw'
(ㄹ) 납, 인, 비소, 탄저병 등의 독성에 대해 감독관에게 보고할 것
(ㅁ) 의학의 발달로 급성 직업병, 폐의 섬유 화 및 석면폐 등과 같은 만성 질병도 찾아낼 수 있었다.

② 영국

산업안전보건법(Health and Safety at Work, etc. Act : 1974) 제정

③ Thomas Legge(1863~1932) : 영국 최초의 의사감독관(1898)

저서 Industrial Maladies에서 직업병예방의 격언으로 1. 경영자 책임원칙 2. 환경관리 우선원칙 3. 고용자에 위험통지 의무원칙 등을 제시하였다. Wilhelm C. Rontogen X-선 흉부촬영(1913)으로 진폐증진단에 획기적 계기가 마련되었다.

④ 미국 제1차 세계대전(1914~1918) : 산업위생 발전의 기초

(ㄱ) Holland 터널공사(1920) : 환기시설 설계
(ㄴ) 공중보건성(Public Health Service)의 산업위생국(Industrial Hygiene Division, 1940)

으로 개편 : 산업위생국(Office of Industrial Hygiene and Sanitation, 1914)
(ㄷ) 제2차 세계대전 이후 : 산업위생의 주도권은 영국에서 미국으로 이동
(ㄹ) 산업안전보건법(Occupational Safety and Health Act, 1970) 공포
(ㅁ) 국립산업안전보건연구원(National Institute for Occupational Safety & Health; NIOSH)
(ㅂ) 산업안전보건청(Occupational Safety and Health Administration; OSHA)

⑤ Alice Hamilton(1869~1970 : 미국 의사)
(ㄱ) 미국 최초의 산업위생 전문가 : 미국 산업보건의 선구자
(ㄴ) 납 공장 조사(1910)를 시작으로 40년간 산업장의 직업병 발견과 작업환경 개선에 노력 : 레이온 공장-이황화탄소 중독, 구리광산-규폐증, 수은광산-수은중독 등
(ㄷ) 대량생산 기술과 대기업의 성장으로 공장 기계시설 등이 확장되었고 노동자들은 장시간 노동이 요구되어 노·사간의 분규가 자주 일어났다. 1911년 미국의 기계기술자 F. W. Tayler가 발표한 "과학적 경영원리" 논문을 계기로 노동생리학과 산업심리학의 연구가 시작되었다. 1914년에 시작된 제1차 세계대전에서는 군수노동자의 노동능률향상을 위하여 영국에 Health of Munition Workers Committee가 설치되었으며, 후에 Industrial Fatigue Research Board로 개칭되었다. 점차 산업의학은 직업병예방에 성과를 거두기 시작하였으며 다이너마이트와 햄머 드릴로 인한 광산분진의 대량 발생은 습식착암기와 국소배기장치, 방진마스크로써 억제되었다.

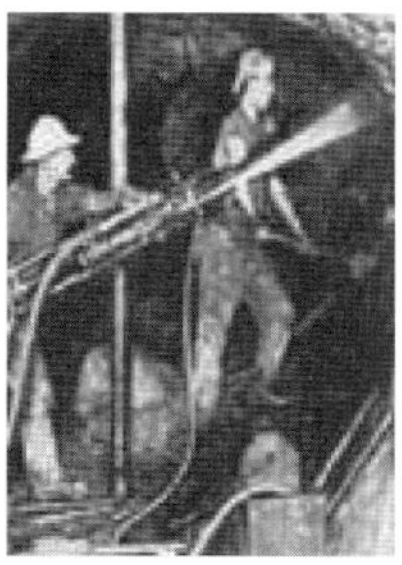
습식착암기 출현 (1902)

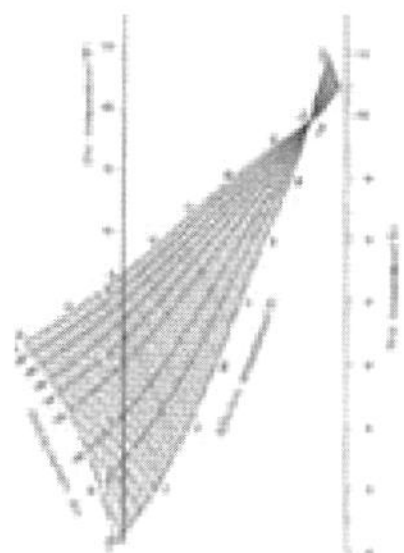
Yaguloglou의 감각온도 표

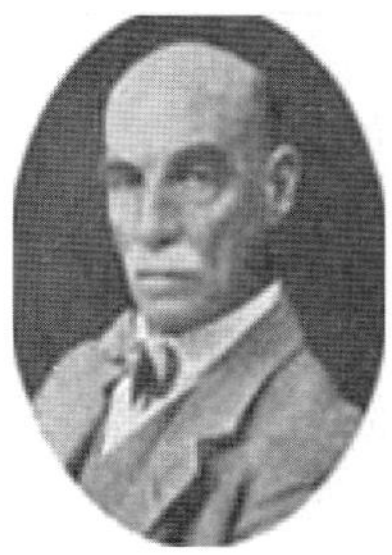
Thomas Legge

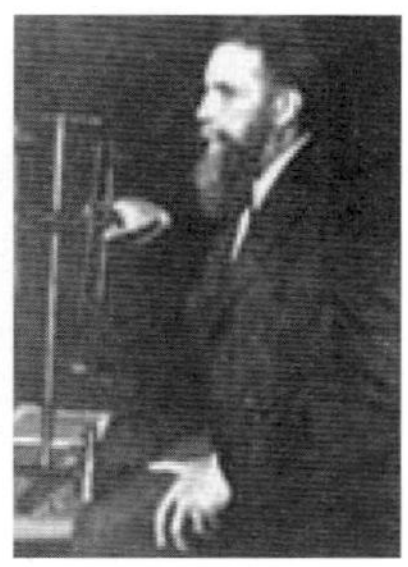
Wilhelm C.Rontogen X-선 발견 (1895)

⑥ 1950~1960년대
(ㄱ) ILO/WHO 공동위원회에서 제정한 산업보건의 정의
모든 직업에서 일하는 근로자들의 육체적, 정신적, 그리고 사회적 건강을 고도로 유지증진시키며, 작업조건으로 인한 질병을 예방하고 건강에 유해한 취업을 방지하며, 근로자를 생리적, 심리적으로 적합한 작업환경에 배치하여 일하도록 하는 것으로써, 작업이 인간에게 그리고 일하는 사람이 그 직무에 적합하도록 마련하는 것으로 요약된다.

⑦ 1960년대

컴퓨터의 발명과 로켓의 발사로 우주과학의 시대가 열린다. 우주과학은 극한 환경의 극복과 작업적성의 성공으로 온 산업보건의 일대 개가이다. 한편 디지털 혁명으로 기계는 극도로 정밀화되어 유해물의 측정과 허용기준도 엄격해졌다.

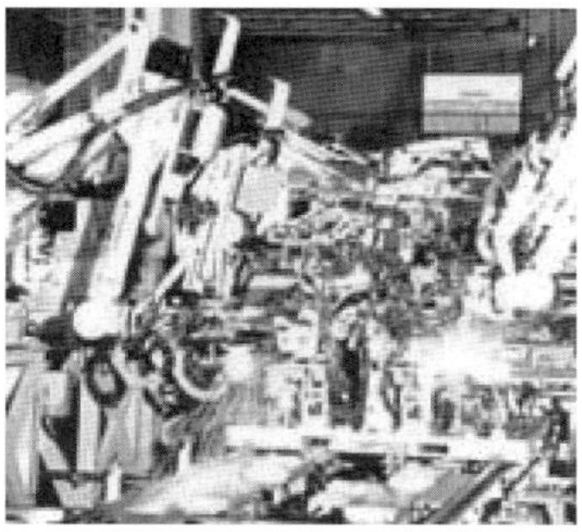

자동차공장의 기계자동화 작업

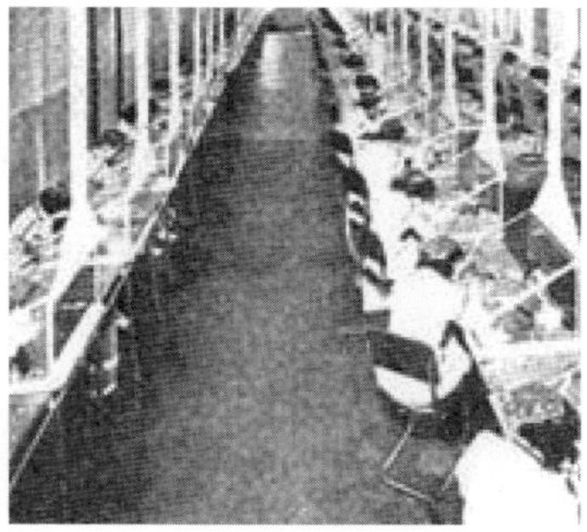

조립공장의 분업화작업

⑧ 1970년대

1970년대 보건에 관한 3대 UN/WHO회의 개최

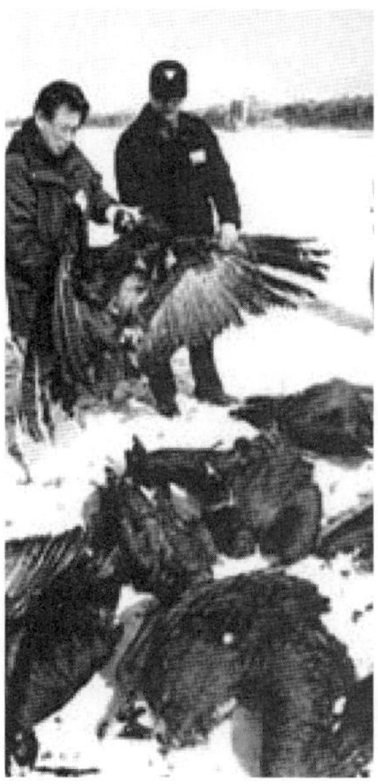

환경회의(1972)

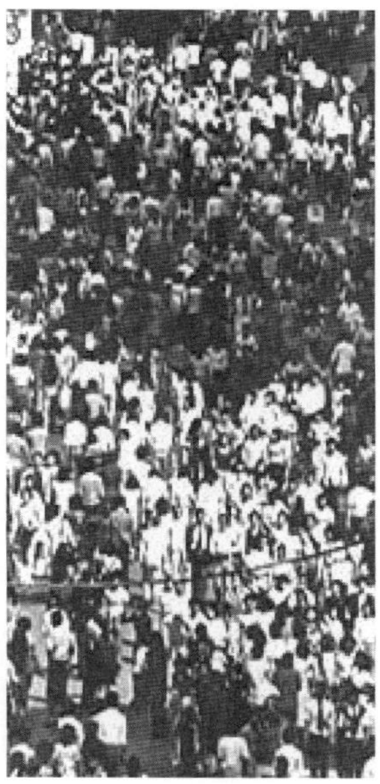

인구회의(1974)

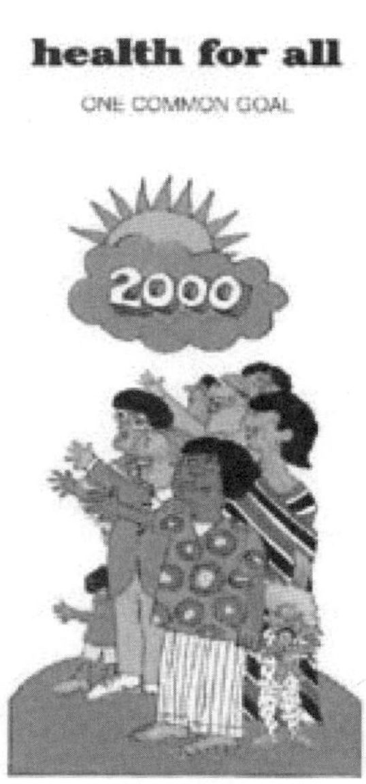

1차 보건의료회의(1976)

⑨ 1980년대~1990년대

(ㄱ) 2차 세계대전을 전후하여 살충제, 항생제와 새로운 백신 개발로 많은 전염병과 기생충 질환이 종식됨으로써 평균수명이 50~60세에서 70~80세로 연장, 성인병관리가 중요하게 되었으며 1980년대부터는 건강증진(THP)운동이 시작되었다. 한편 컴퓨터 칩의 개발과 함께 월드 와이드 웹(www)의 internet은 정보산업에 놀라운 혁명을 가져왔다.

(ㄴ) 1960년대에 시작된 유전공학의 발전은 복제동물 생산에까지 성공하고, 유전자구조(genom)의 해독으로 질병치료에 새로운 장을 열어가고 있다.

→ WHO 전략수립[1990~1995] : WHO는 산업보건의 목표로서 소외된 특수집단 노동자(중소기업 노동자, 부녀자, 연소자, 노인, 외국인근로자, 장애인)의 보건관리와 새로운 기술개발에 주력하고 있다.

→ 국제기준 설정[ISO] : ISO는 산업안전보건기준 14000, 16000을 발표하고 그 기준에 의하도록 OECD, WTO와 협약을 맺고 있다.

⑩ 외국 산업위생역사의 변천 요약

인 물	시 대	업 적
히포크라테스 (Hippocrates)	B.C 4세기	그리스 의사, 광산에서의 납중독 보고
플리니디엘더 (Pliny the Elder)	1세기	로마학자, 아연, 황의 유해성 주장 : 먼지 방지용 마스크로 동물의 방광을 사용토록 권장함
갈렌 (Galen)	2세기	그리스 의사, 구리 광산에서의 산(酸) 증기의 위험성 보고
없음 (암흑시대)	12, 13세기 중세 봉건시대	산업보건개선 부진, 직업병연구 부진
아그리콜라 (Georgius Agricola)	1494~1555년	독일 의사, 광물학자로 저서 『광물에 대하여(De Re Metalica)』(1556)를 남김 : 광산의 환기와 마스크 사용을 권장, 먼지에 의한 규폐증을 기록
라마찌니 (Bernardino Ramazzini)	1700년	이탈리아 의사, '산업보건의 시조'로 불리며, 저서 「직업인의 질병(De Morbis Artificum Diatriba)」이 있음
베이커 경 (sir George Baker)	18세기	영국인, 사이다 공장에서 납에 의한 복통 발표
포트 (Percival pott)	18세기	영국 의사, 굴뚝의 검댕과 음낭 암의 관계를 밝힘 : '굴뚝 청소부 법'(1788) 제정
엘리스 해밀턴 (Alice Hamilton)	20세기	미국 여의사, 유해물질노출과 질병의 관계규명 : 미국 최초의 '산업위생학자 및 산업의학자'로서 인정받음

2 한국의 산업위생 역사 (산업보건역사총람, 대한산업보건협회, 2000년 자료 인용)

1) 고대

중국의 수 및 당나라의 한의학이 중심이었으며 아라비아 의학이 전래되었다. 신라, 가야시대에는 이미 주철, 유리 공예가 이루어져 진폐증 발생을 추측할 수 있다.

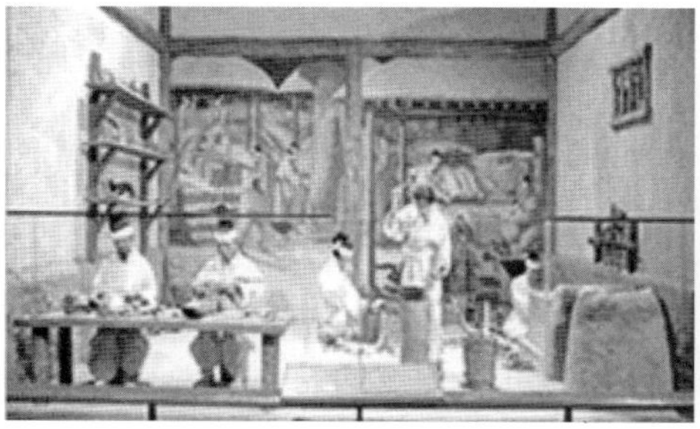

가야시대 주철 공방 모형도
[국립민속박물관 소장]

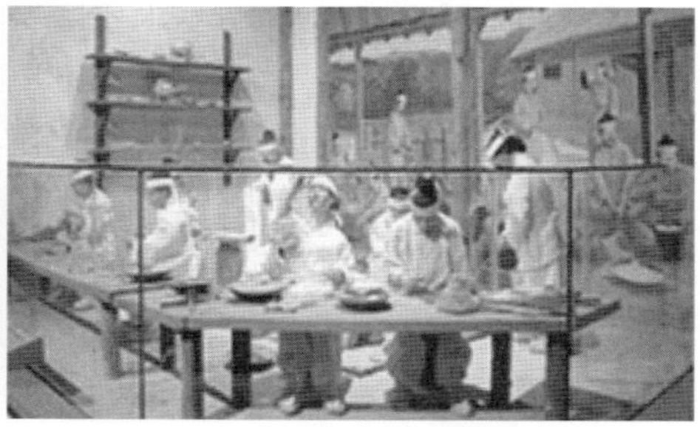

신라시대의 유리, 금속공방 모형도
[국립민속박물관 소장]

2) 고려시대

당 및 송나라의 한의학에 인도, 아라비아 의학지식이 도입되고, 고려후반에는 지국산약제가 개발되고 향약구급방이 발간되었다.

3) 조선시대

① 세종대왕은 향약자립정책으로 향약집성방을 편찬
② 선조의 지시로 허준은 한국의 전통의서인 동의보감 25권을 발간
③ 헌종 원년 정약용은 중국에서 우두접종법을 도입
④ 고종 16년 지석영이 일본에서 종두를 들여와 예방접종을 널리 실시
⑤ 조선시대 한국은 봉건사회로서 노동자는 평민과 노비에 속하였으므로 이들의 질병과 보건에 관한 기록은 찾아보기 어렵다.

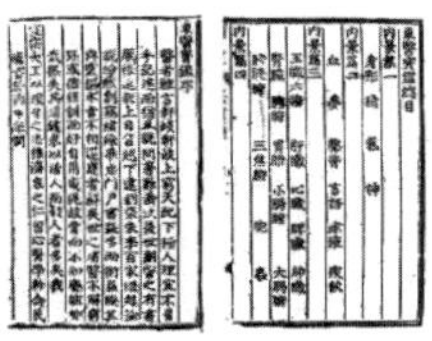

동의보감 총목

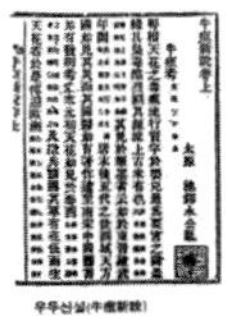

지석영의 우두신설

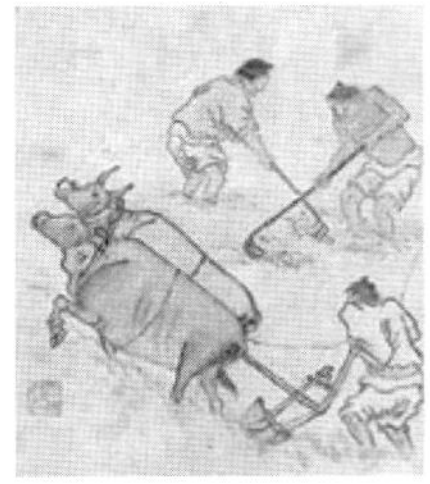

논갈이

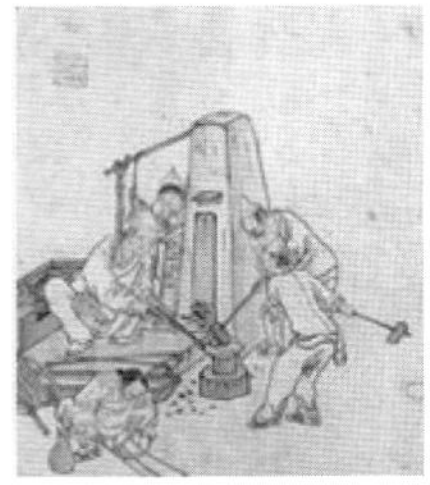

대장간

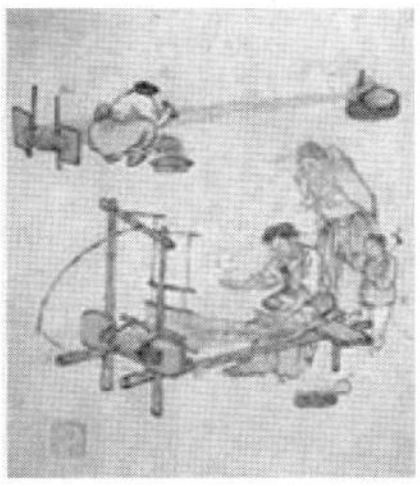

길쌈

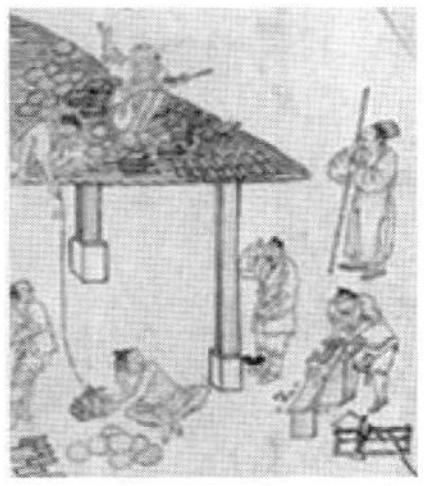

기와이기

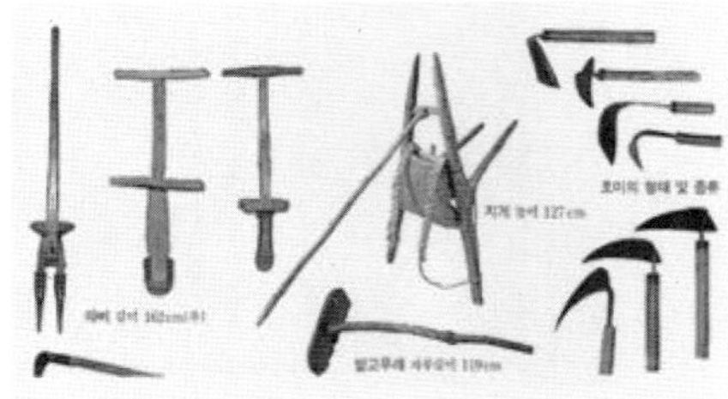

농기구들

조선시대 노동하는 사람들의 풍속도[국립중앙박물관 소장]

4) 일제시대

① 군수공업 위주로 이루어진 자원개발경찰위생행정으로 노동법은 단지 1942년에 제정된 광부노무부조규칙만이 있었다.

② 산업재해와 직업병 보고

③ 광산재해(1930) 전매공장재해(1937)

④ 텅스텐 광산과 제조업의 진폐증(1938, 1939)

⑤ 철교가설 공사자의 잠함병(1938, 1941)

⑥ 1939년부터 징용으로 젊은이들이 동원되어 광산과 공장에서 진폐증을 위시하여 많은 상병에 이환되었다.

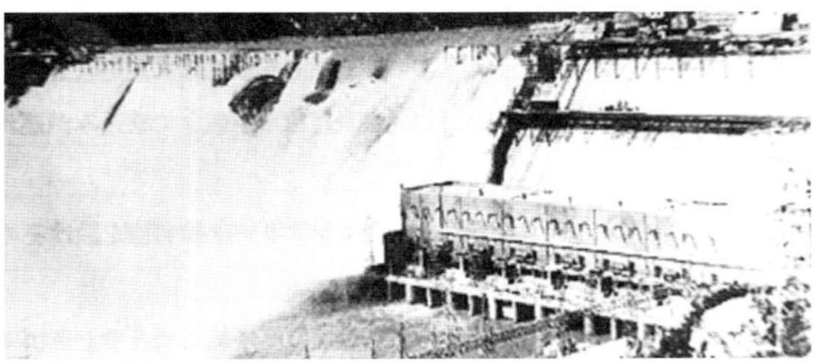

일제시대 국내최대 압록강 수풍댐 수력발전소 [54만 kW]

5) 건국시대 : 군정에서~건국까지(1945~1950)

① 1945년 미군정 시 상무부 광공국에 노동과 설치
② 1946년 최고 노동시간 법, 미성년자 노동보호법 제정
③ 1948년 대한민국 정부수립
④ 1949년 대한산업보건협회 창립(6.25로 해산)

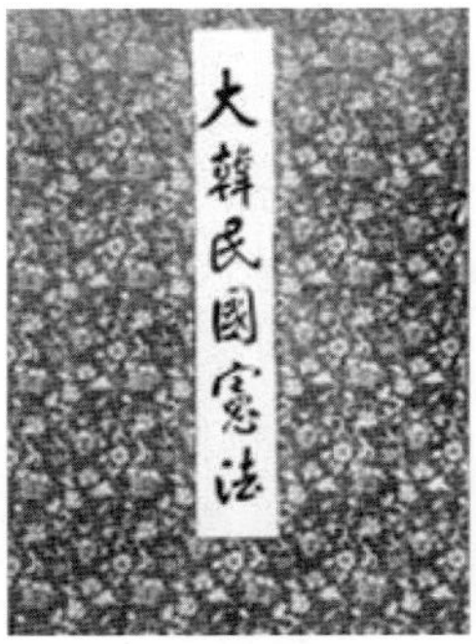

대한민국 헌법표지

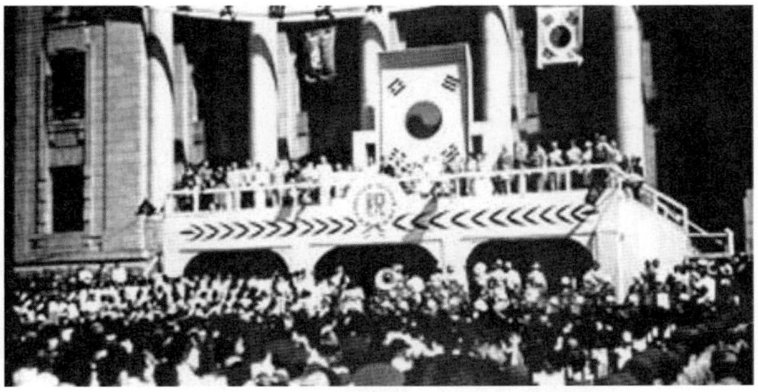
대한민국 정부 수립

6) 1950년대

① 1952년 대한석탄공사 의무실 설치, 조선방직공장 부속병원에 검사실 설치
② 1953년 근로기준법 제정, 노동조합법 제정, 노동위원회 설치
③ 1954년 근로기준법 시행령 제정, 업무상 질병규정
④ 1955년 보건사회부에 노동국 설치, 장성병원에 중앙실험실 설치
⑤ 1957년 시도에 근로감독관 임명(55명)

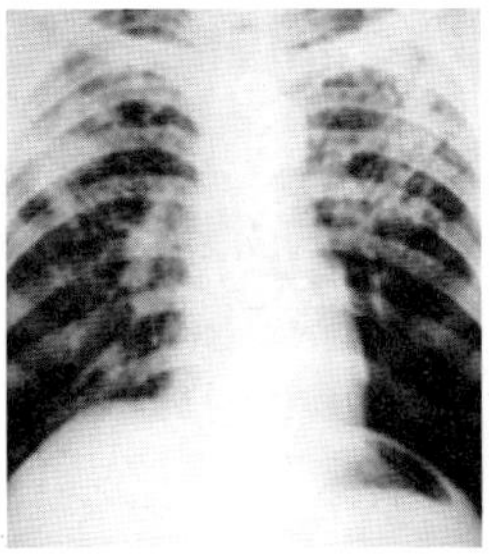
광부에서 발견된 진폐증 X-선 사진

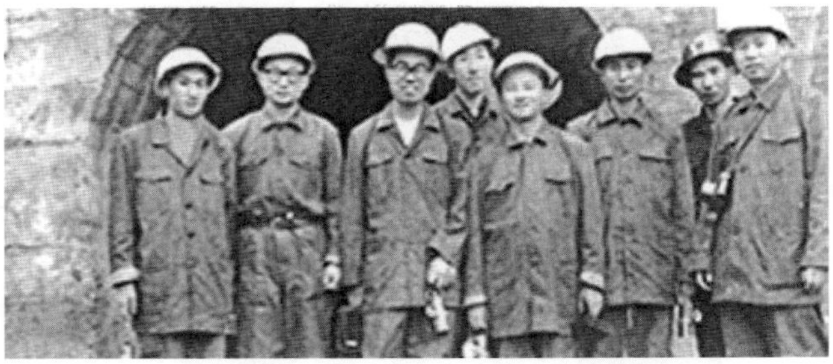
장성광업소 작업환경조사반 [1956]

7) 1960년대 : 경제개발과 산업보건행정의 시작

① 1961년 근로보건관리규정 제정, 산업안전보건위원회 설치, 의사보건관리자 선임규정 제정

② 1962년 근로보건관리규정 시행세칙 제정, 보건관리자 및 요원 훈련 및 근로자 정기건강진단 시작

③ 1963년 노동청 신설, 산업재해보상보험법 제정

④ 1968년 산업재해예방 강조 주간 설정

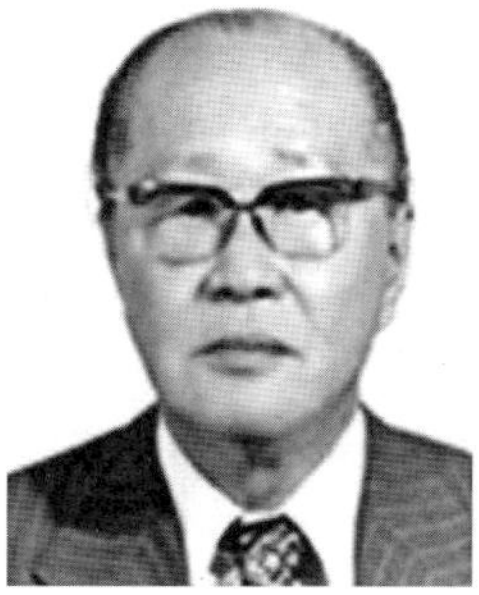

협회초대회장/최영태박사

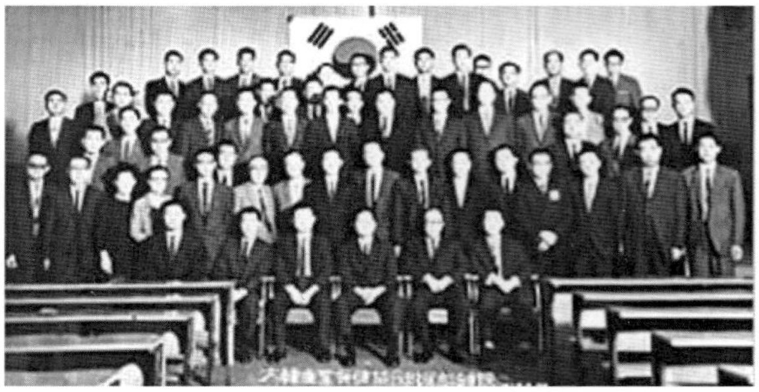

제1회 사업장 보건관리교육수료자(1963)

산업보건 분야의 발전

(ㄱ) 1962년 가톨릭대학교 산업의학연구소 설립

(ㄴ) 1963년 대한산업보건협회 창립

(ㄷ) 1964년 대한산업안전협회 설립

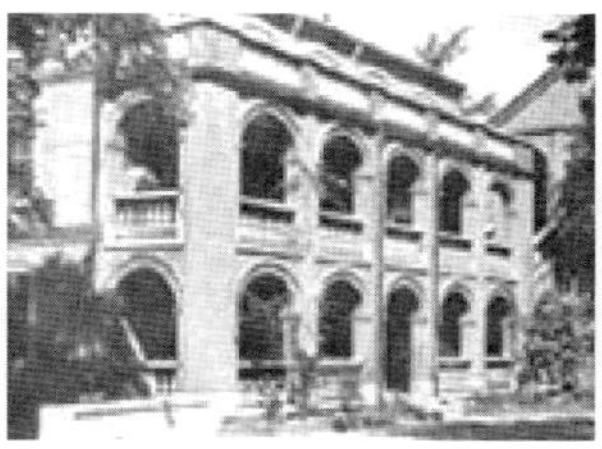

대한산업보건협회 창립(1963)

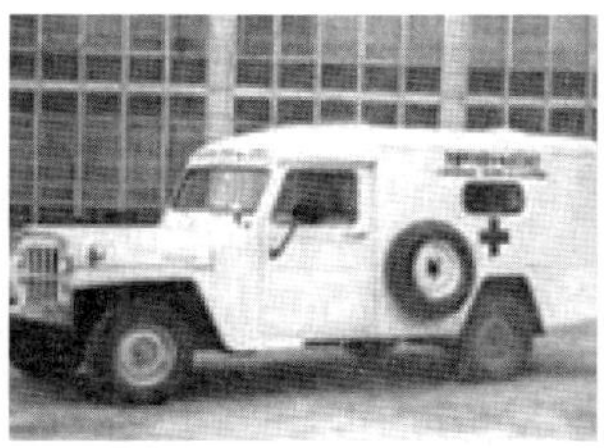

사업장 건강진단 순회 차(1963)

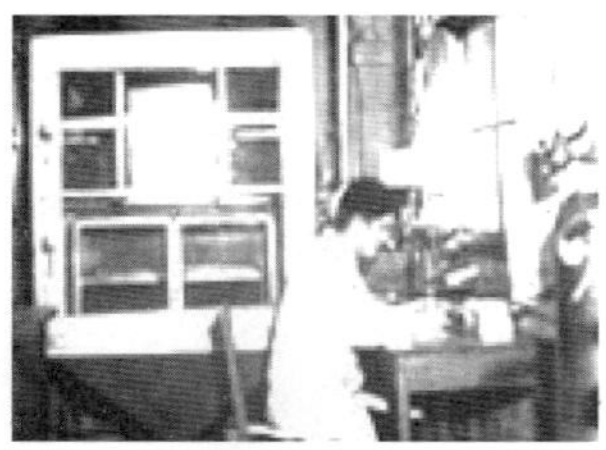

실험동물용 분진함(1964)

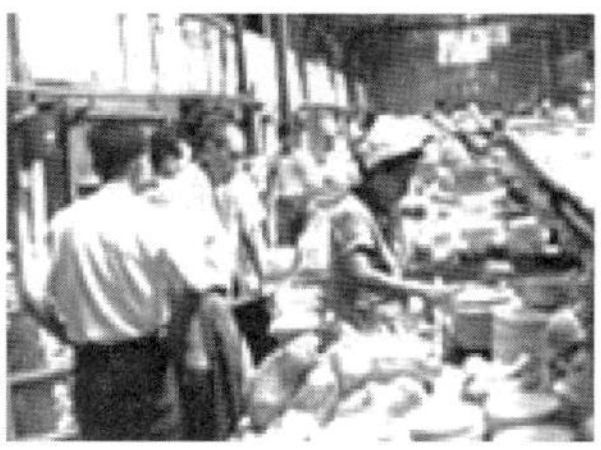

도자기공장 환경조사(1966)

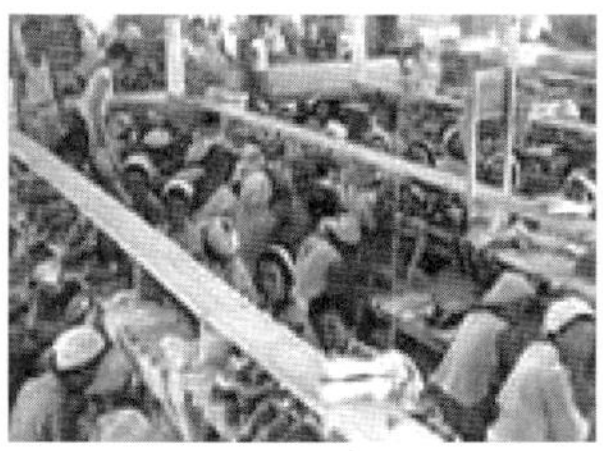

유기용제 중독-고무신공장

8) 1970년대 : 집단보건관리제도 출범

① 1970년 청계상가 평화봉제공장 전태일 분신자살사건 발생
② 1971년 대한산업보건협회 근로복지의원 개설
③ 1972년 직업병 특수건강진단제도 수립
④ 1974년 제 1회 예방의학전문의시험 실시
⑤ 1977년 직장의료보험 시작, 국립노동과학연구소 설립, 근로복지공사 설립

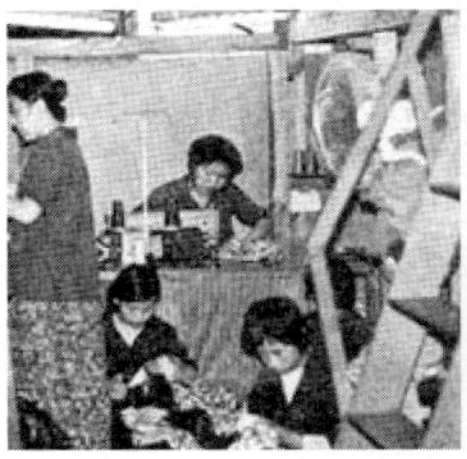

1970년 초
노동환경조건 열악했던
청계천 상가의 봉제공장

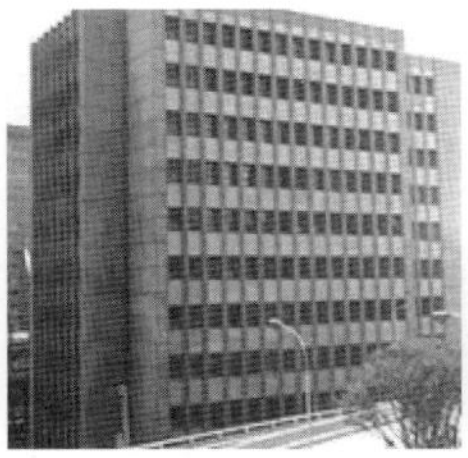

1971
우리나라 최초로 설립된
가톨릭 의대 산재병원

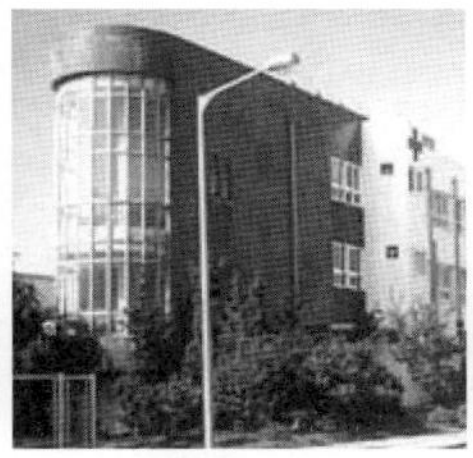

1971
마산 수출 공업단지 설립된
집단보건관리를 위한
산업보건센터

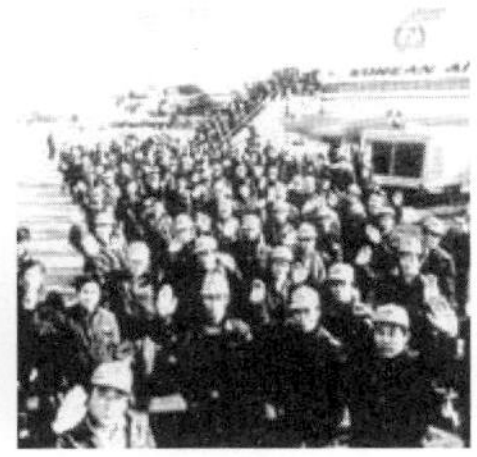

1974
중동건설 위하여 출발하는
해외근로자들

① 1971년 가톨릭의대 산업재해병원 개원
② 1972년 한강성심병원 의과학 클리닉 신설
③ 1973년 대한산업보건협회 공단지역 내 산업보건센터 설립
④ 1976년 경북의대 산업보건연구소 개설, 한국환경기술연구소 개설
⑤ 1978년 연대의대 산업보건연구소 개설
⑥ 1979년 인제대학교 산업의학연구소 개설
⑦ 1979년 제9차 아세아산업보건 총회 및 학회 서울 개최(회장 최영태, 사무총장 조규상)

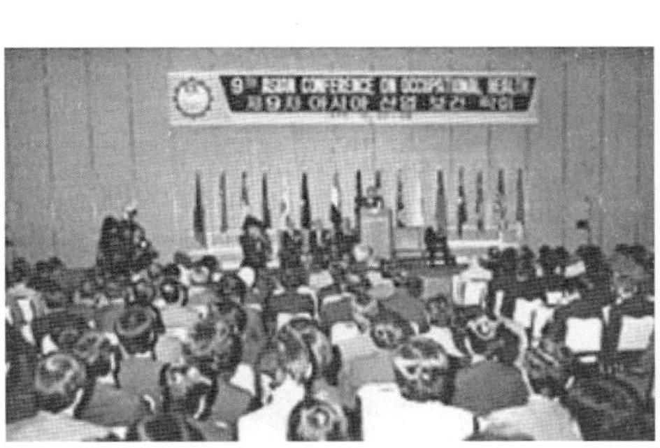

제9차 아세아산업보건학회(1979)

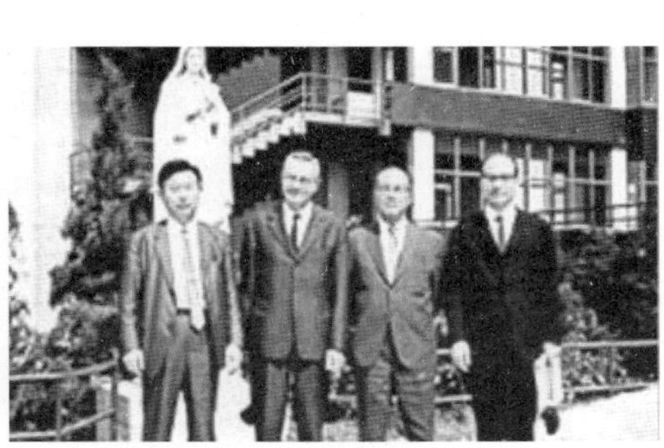

ILO/WHO 본부 산업보건국장들의 방한

9) 1980년대 : 사회복지와 민주화 정책의 발전

① 관련행정

(ㄱ) 1981년 노동청이 노동부로 승격, 산업안전보건법 제정

(ㄴ) 1982년 산업안전보건법 시행령, 시행규칙 제정

(ㄷ) 1983년 특수건강진단기관 지정제 실시

(ㄹ) 1984년 근로복지공사 신설, 진폐예방법 제정

(ㅁ) 1985년 노동부 특수건강진단방법 및 직업병 인정기준 발간

(ㅂ) 1985년 전 국민 의료보험 실시

(ㅅ) 1985년 노동부 산업안전국과 산업보건과 신설

(ㅇ) 1987년 일반건강진단기관 지정제 실시, 보건관리대행기관 지정제 실시, 한국산업안전공단 설립, 노동부 지방노동청 설치

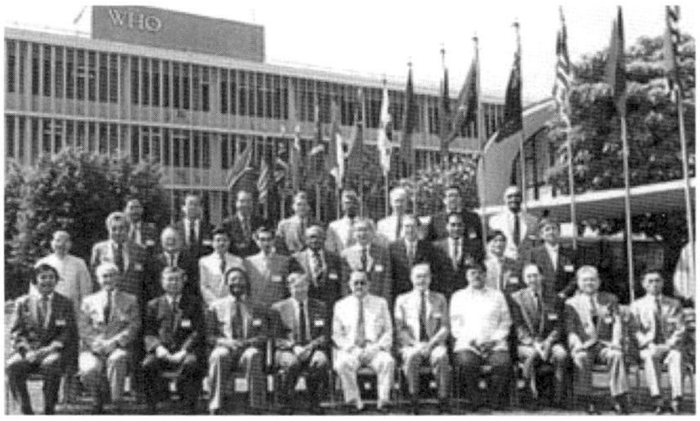

WHO/WPRO 학술자문위 사업보건사업 중요과제로 채택(1987)

② 산업보건 분야

(ㄱ) 1981년 노동청이 노동부로 승격, 산업안전보건법 제정

(ㄴ) 1987년 WHO/WPRO 자문위원회에서 산업보건사업 정식 채택

(ㄷ) 1982년 대한인간공학회 창립

(ㄹ) 1986년 한국산업안전학회 창립

(ㅁ) 1988년 대한산업의학회 창립, 노동과 건강연구회 발족

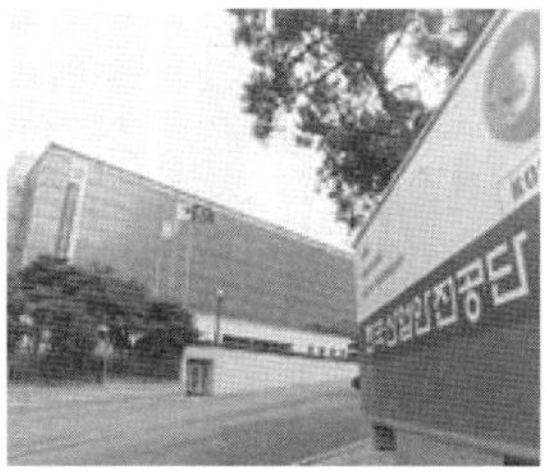

한국산업안전공단 창설(1987)

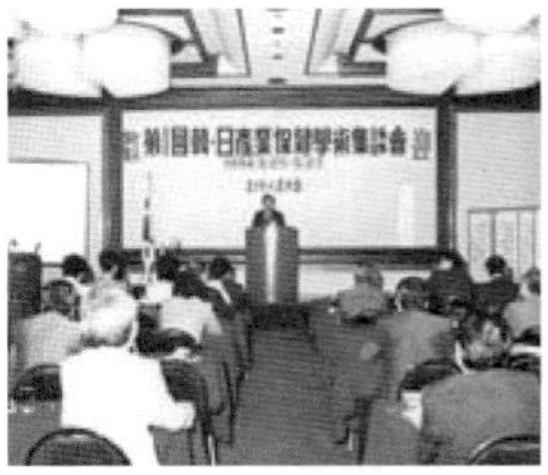

제1회 한일산업보건학술집담회(1984)

③ 산업보건기관 개설

(ㄱ) 1983년 순천향대학교 산업의학연구소 개소, 연세대학 인천산업병원 개원

(ㄴ) 1986년 노동자를 위한 구로의원 개원

(ㄷ) 1988년 연세대학교 원주의대 직업의학연구소 개소

(ㄹ) 1989년 경상대학교 산업의학연구소 개소

10) 1990년대 : 집단보건관리제도 출범

① 사회상황

(ㄱ) 1994년 성수대교 붕괴, 아현동 도시가스폭발사고 발생

(ㄴ) 1995년 삼풍백화점 붕괴사건, 대구지하철공사장 가스폭발사고 발생

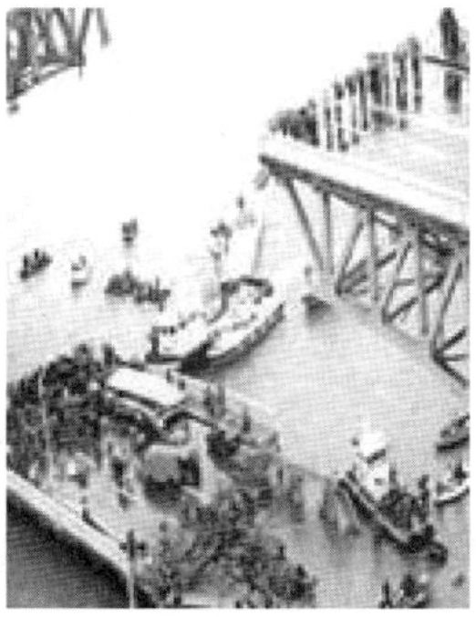

성수대교붕괴(1994)

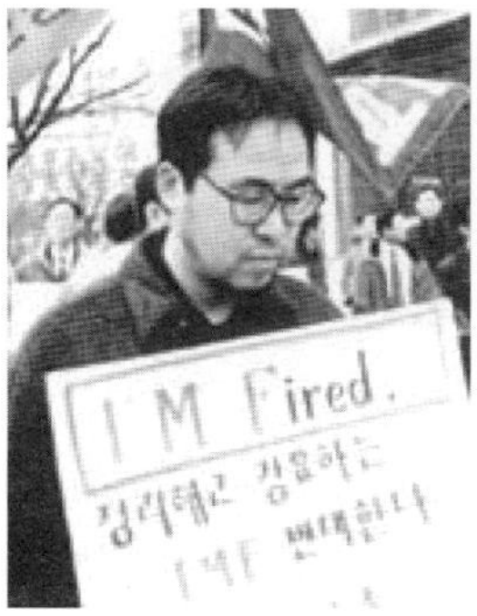

IMF로 대량 실업자 발생

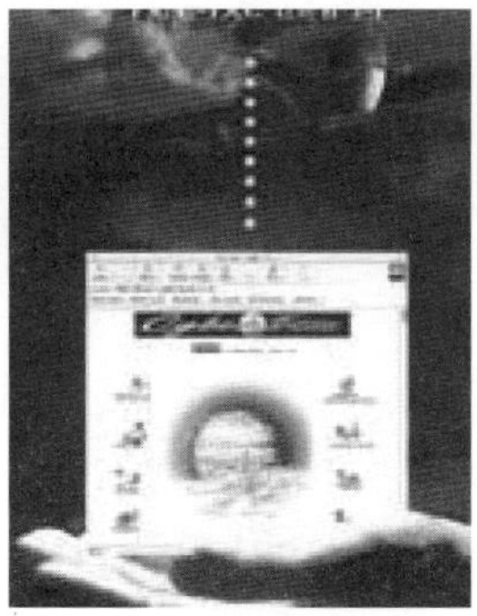

정보화시대 개막

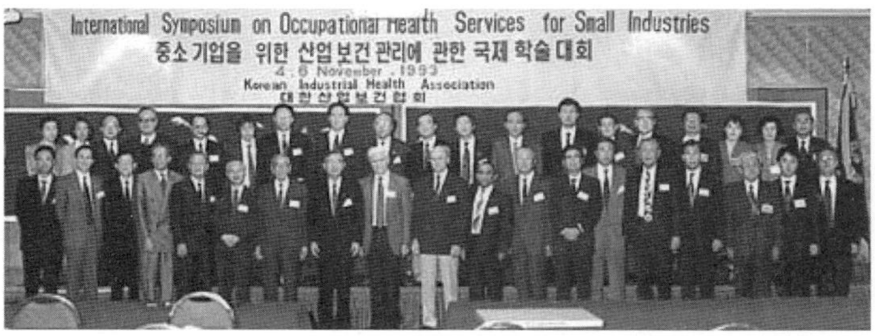

ILO/WHO 후원으로 대한산업보건협회 30주년기념 국제학회개최(1993)

② 산업보건 분야

(ㄱ) 1990년 한국산업위생학회, 한국산업간호학회 창립, 동아대학 산업의학연구소 개소
※ 한국산업위생학회는 학술산업보건학회로 명칭 변경

(ㄴ) 1991년 가톨릭대학교 산업보건대학원 개원

(ㄷ) 1992년 가천의대 산업의학연구소 개소

(ㄹ) 1993년 대한산업보건협회 산업보건연구소 개소

(ㅁ) 1994년 한국산업간호협회, 한국보호구협회 창립

(ㅂ) 1996년 원진 노동환경 건강연구소 개소

3 한국의 산업보건 관계법령 및 조직

1) 관계법령

① 1953년 : 근로기준법 제정(근로자의 안전보건의 기초)

② 1961년 : 근로보건관리 규칙으로 보건관리자에 대한 배치, 자격, 보건기준 명시

③ 1962년 : 근로기준법 시행령 제정, 근로보건관리 규칙 세부세칙

(ㄱ) 근로시간은 휴식시간을 제외한 8시간, 1주 44시간 초과할 수 없다. 단, 당사자 간의 합의에 의해 1주일에 12시간 한도로 연장 근로할 수 있다.

(ㄴ) 13세 미만 자는 근로자로 채용할 수 없다.

(ㄷ) 여자와 18세 미만 자는 도덕 상 또는 보건 상 위해·위험한 사업에 사용하지 못한다.

④ 1963년 : 산업재해보상보호법(우리나라 최초의 강제 보험법)
근로자가 일하다가 사망, 부상, 직업병에 걸렸을 때 국가가 보상

⑤ 1981년 : 산업안전보건법 제정 공포(1981. 12. 31 법률 제3532호)

⑥ 1982년 : 산업안전보건법 시행(1982. 7. 1)

(ㄱ) 산업안전보건법 시행규칙 제정(1982. 8. 9 대통령령 제10889호)

(ㄴ) 산업안전보건법 시행규칙 제정(1982. 10. 29 노동부령 제17호)

⑦ 1983년 : 근로자 건강진단 관리 규정 제정

⑧ 1984년 : 진폐예방법

⑨ 1986년 : 유해물질의 허용농도 제정

⑩ 1990년 : 산업안전보건법 전문 개정(1990. 1. 13 법률 제4220호)

(ㄱ) 산업안전보건법 시행령 전문 개정(1990. 7. 14 대통령령 제13053호)

(ㄴ) 산업안전보건법 시행규칙 전문 개정(1990. 8. 11 노동부령 제63호)

(ㄷ) 산업보건기준에 관한 규칙 제정

(ㄹ) 국소배기장치에 관한 기준 제정

(ㅁ) 안전·보건관리대행 및 재해 예방 전문기관 관리규정 제정

⑪ 1992년 : 작업환경측정 실시규정 제정

(ㄱ) 작업환경 측정기관에 대한 정도관리규정 제정 : 한국산업안전보건공단 산업보건연

구원 주관

㈏ 근로자 건강진단 실시기준 제정

⑫ 1994년 : 유해인자별 특수 검진 전문 연구기관 지정·육성에 관한 규정 제정

⑬ 1997년 : 영상표시단말기(VDT) 취급근로자 작업관리 지침 제정
진폐 건강진단기관 정도관리 실시기준 제정

2) 관련조직

① 정부조직

㈎ 노동청이 노동부로 승격(각 지방사무소에 산업안전과 설치)

㈏ 노동부 산업안전과가 산업안전국으로 승격

㈐ 노동부 지방사무소 : 근로감독관(사법경찰권)

② 국영조직

㈎ 근로복지공사(1977) : 근로자 치료 및 재활

㈏ 국립노동과학연구소 : 1977년 발족, 1989년 폐지

㈐ 한국산업안전공단(1987) : 한국 산업안전공단법에 의해 설립

③ 민간조직

㈎ 대한산업보건협회(1963)
- 특수건강진단 기술협의회
- 일반건강진단 기술협의회
- 작업환경측정 기술협의회
- 보건진단 협의회

㈏ 한국산업위생협회(2003)

㈐ 한국산업간호협회(1994)

㈑ 각 대학의 연구소
- 가톨릭 산업의학연구소(1962)
- 고려대학교 환경의학연구소(1973)
- 연세대학교 산업보건연구소(1978)
- 인제대학교 산업의학연구소(1979)
- 순천향대학교 산업의학연구소(1983)
- 서울대학교 보건대학원 산업보건연구실(1985)
- 동아대학교 산업의학연구소(1990)

㈒ 각 종합병원의 산업보건센터 또는 건강관리센터

㈓ 대기업의 환경안전관리실 또는 부속의원 등

㈔ 유해인자별 작업환경 전문연구기관
- 납, 수은, 카드뮴, 망간, 크롬 등의 중금속

- 석면, C.O.E(Cokes Oven Emission), T.D.I(Toluene-2,4-diisocyanate) 등
- 조선업(소음, 용접흄, 철분 등 복합 유해인자 다량 보유) 등 기타 특수 업종

4 직업병 발생으로 본 산업위생의 변천

- 환경문제 : 일본의 1950년대
  - 수은(Hg) : 미나마타병 ⇒ 약 1,200여 명 중독
  - 카드뮴(Cd) : 이따이이따이병 ⇒ 약 1,000명 중독
- 안전문제 : 1984년 인도 보팔시
  MIC(Methyl isocyanate) 누출사고 : 지역주민 약 25,000여 명 이상 사망
- 보건문제 : 경기도 미금시 원진레이온
  이황화탄소(CS_2) 중독 : '87년부터 '93년 중국 동북부 공업도시인 단둥으로 방사기계를 매각할 때까지 직업병자 1000여 명 발생, 이중 100여 명 사망 ⇒ 국내외적으로 집단적인 직업병 발생으로는 최대 규모

1) 직업병 발생 변천

① 일제시대

(ㄱ) 광부들의 재해보상목적 : 광부노무부조 규칙

- 근로자 건강을 사업주가 자율적으로 관리토록 규정 : 사업장내의 취업 규칙은 가식적임

② 8.15 해방 후 군 정하

(ㄱ) "최고노동시간법(50시간 초과 금지)"과 "부녀연소자보호법(18세 미만 연소자 취업 금지)" 규정

- 노동력 관리에 필요한 기준에 불과

③ 1950년대

(ㄱ) 1953년 산업보건에 관한 기본 법령인 근로기준법 제정

- 여자와 연소자의 근로에 있어 특별히 보호하기 위한 목적
- "안전과 보건"에 대한 10개 조항이 확대되어 특조법인 "산업안전보건법"으로 발전

(ㄴ) 1954년 최초의 직업병인 진폐증 보고

- 일본 탄광에서 근무하다 이병한 광부들 집단 발생

※ 최영태 박사 : 세브란스 의전교수, 미생물학 전공, 대한석탄공사 의무실에서 보건관리

자로 근무하면서 광산근로자들의 진폐증 예방에 노력 ⇒ 진폐증에 국한된 질병 치료

④ 1960년대

㈀ 정부 주도 하에 경제개발 시작 : 무연탄 등 광업, 방직공장, 시멘트 및 비료공장 중심
- 이 공장들이 부속병원을 설치하여 진료 및 간단한 채용 시 검사 실시

㈁ 직업병 발생 사례
- 기계 세척제 및 고무 공장에서 접착제 사용 : 함연 가솔린 중독
- 서울시내 300여개 사업장 37,000여 명 건강진단 실시 결과, 약 80% 근로자가 정신신경 증상 등 여러 가지 증상 호소

※ 함연 가솔린 : 휘발유+유기연(4알킬연, 4메틸연)을 첨가한 용제로 중추신경계에 장해 유발

- 내연기관에 연료로 사용하는 휘발유에 엔진의 성능 향상을 위해 중추신경계에 장해를 초래하는 유기연을 첨가한 용제로 선진국에서는 취급 시 주의사항을 법률로 규정.

⑤ 1970년대

㈀ 청계천변 피복의류 소매상가 중심의 노동조합 결성 : 복지시설 요구
- '72년에 마산 수출 자유지역 내에 근로자 복지의원 설립

※ 대부분 일본기업으로 우리나라 산업보건의 모체가 되었음

㈁ 직업병 발생사례
- 운동화 제조공장의 신발밑창 접착근로자 37명 중 22명이 *n*-헥산에 의한 다발성 신경염 발생

⇒ 급속한 산업경제 개발 우선 원칙에 의해 산업보건은 뒷전

⑥ 1980년대

㈀ '81년 산업안전보건법 제정 공포, 노동청 → 노동부로 승격
- 근로 감독 행정의 본격화

㈁ 근로자들의 인식변화와 직업병에 대한 사회적 관심 고조
- 특히 '87년 6.29선언 이후 급속도로 전개된 민주화 추세와 정부의 강력 통제 하에 억압받던 노동자들의 불만 분출
- 거의 모든 업종 및 지역에서 노사분규 폭발적 발생
- 이로 인해 근로 복지문제의 중요성을 인식하고 여러 가지 직업병 사건 발생계기

※ 대표적 직업병 발생사례
- '84년의 연(납) 중독
  - 폐기한 축전지 재생공장에서 폐축전지를 녹여서 납을 분리하여 덩어리 상태로 만

드는 13개 사업장 근로자 225명 중 29%(65명)가 손·발 저림, 심한 복통호소

- 반월공단 내 납덩어리를 녹여(Pb-(가열 + O_2) → PbO) 분말상태인 도자기유약 원료 등으로 사용하는 리사지 제조업체에서 1개월 동안 실습 생활하던 공고생 8명에게 발생. 연 중독·연 취급업체에 대한 집단 보건관리제도 실시 : 순천향대 의과대학

• '87년 수은 중독

- 경기도 이천 소재 형광등 제조업체에서 형광등에 수은을 주입하는 진공 배기 공정에서 근로자 25명 중 18명이 구내염, 손떨림 증상 등 만성 수은중독 발생
- 전국 18개 수은취급 사업장 134명 근로자 수은중독 검사 실시
  ○ 수은 중독자가 검사대상의 20.1%인 27명 발생
  ○ 공기 중 수은농도는 노출기준(0.05 mg/m^3)의 2배 이상 초과
  ○ 수은 취급업체에 대한 집단보건관리 : 고려대 의과대학
  ⇒ '88년 5월 온도계 제조회사인 협성계공의 15살 문○○ 군이 입사 2개월 만에 수은중독으로 사망하여 그에 대한 언론의 집중보도

• '88년 크롬 중독

- 바다 낚시「릴」제조업체에서 릴 표면을 크롬 도금하는 작업자에게서 비중격 연골에 구멍이 생기는 비중격 천공증 발생
- 전국 58개 크롬 도금사업장 633명 근로자 크롬중독검사 실시·비중격 천공 등 크롬중독자가 검사대상의 41.9%인 265명 발생

• '88년 망간 중독

- 용접봉의 피막원료 제조과정에서 망간 덩어리를 분쇄하여 물에 넣고 양잿물(CN)과 빙초산 혼합하는 작업자에게 보행 및 언어장해, 수전증 등 파킨슨씨 증후군 발생

2) 주요 직업병 사례

① 원진레이온의 이황화탄소(CS_2) 중독

(ㄱ) 배경

• 5.16 군사정부 시 제1차 경제개발 5개년 계획에 따른 전략산업 집중육성 방침
- 일본 도레이 레온사에서 1956년도 제작, 사용하던 방사기계 차관자금으로 도입
- 1966년부터 인견사 본격 생산, 섬유산업 발전

(ㄴ) 문제의 작업

• 이황화탄소 용액으로 녹인 펄프를 이용, 인조견사를 생산하는 방사과 등에서 이황화탄소 폭로에 의한 다발성 말초신경염 등의 질병자 발생
- 그 때까지 직업병자 1,000여 명 발생, 그중 100여 명 사망 직업병자 계속 발생

㈐ 사건 발생에 따른 변화

- '90년 산업안전보건법 전면개정 : 직업병 예방을 위해 산업위생관리 중요성 인식
  - 노동부 내 산업보건과에서 산업위생과 독립 신설(IMF로 재통합 : 산업보건환경과)
- '91년 직업병 종합대책 5개년 계획을 수립하여 대통령에게 보고
  - 산업위생 발전에 지대한 공헌
- 사법부의 산업재해보상 판례의 변화
  - 회사측에 직업병보상 책임부여

  ⇒ 산재보험금 지급 : 700억원 이상으로 1인당 2억 6천여만 원

  ※ 원진레이온의 이황화탄소(CS_2) 중독사건은 선진국에서 후진국에게 공해산업의 전수에 따른 직업병 발생 사례로 일본, 한국, 중국에서 문제가 발생되고 있음

② LG전자 부품(주) 여성근로자 집단 생리불순 사건

㈎ 사건개요

- 경남 양산소재 LG전자부품(주) 텍트 스위치 제조공정
  - 세척용제로 프레온 사용, 오존층파괴 등 환경문제 발생
  - '94년 6월부터 일본 동종업종에서 세척제로 사용한 2-브로모프로판이 주성분인 Solvent 5200으로 교체 후 여성근로자에게 집단적으로 생리불순이 발생하여 중단을 호소

㈏ 사건발단

- '95년 초 근로자 2명 재생불량성 빈혈로 회사 퇴사, 일부 근로자 신체반점 및 감기증상 장기화 등 자각증상 호소 ⇒ 개인질병으로 간주
- '95년 7월 일부 근로자들 간의 대화 중 생리중단 및 생리불순 등 동일 증상 발견
  - 부산일보, KBS, MBC 등에서 대대적인 사건 보도로 확산

㈐ 역학조사 결과

- 텍트 스위치 근로자 총 33명 중 난소기능 저하 17명, 정자생성세포기능 저하 6명 등 총 23명 건강장해
  - 이중 7명은 골수기능저하소견 동시 나타남.

㈑ 발생원인

- 위험물질인 2-브로모프로판에 대한 유해성 정보인지 부족
- 건강진단 미실시, 작업환경관리 부실 등 예방조치 미비

㈒ 보상

- 근로자 1인당 약 2억원 보상과 피해자 평생 건강보호 약속 → 사업주 구속

※ 직접손실보다 간접손실이 더 큰 사건

③ 트리클로로에틸렌(TCE)중독 사망사고

㈀ 사건개요

- 2015.6.2.(화) 07:39분경 경기도 안산 소재 의료용 금속부품을 도장하는 사업장에서 소속 근로자 2명이 트리클로로에틸렌(TCE) 세척조 내부에서 청소작업을 하다가 세척조에 잔류하고 있던 고농도의 TCE 증기에 중독, 사망한 재해임

※ 생명에 즉시 위험한 농도(IDLH; Immediately Dangerous To Life or Health Concentration) : TCE 1,000 ppm

㈁ 재해발생원인

- 환기가 불충분한 세척조 내부에서 작업
  - 특별 관리물질인 TCE를 취급하는 작업장에는 국소배기장치 등을 설치하여야 하나 설치하지 않았고, 청소작업 시작 전 환기팬 등을 이용하여 세척조 내부를 충분히 환기시키지 않아 TCE 세척조 내부에 고농도의 TCE 증기가 체류되어 있었음
- 송기마스크 등 개인보호구 미착용
  - 유기화합물을 넣었던 탱크 내부에서의 세척업무를 하는 경우에는 송기마스크를 지급·착용하여야 하나 송기마스크의 미지급 및 미착용하여 TCE 증기가 호흡기로 흡입되었음

㈂ TCE(CCl_2CHCl)의 특성 및 건강영향

- 용도 : 금속 기계부품의 탈지 세정제나 페인트의 신나 등 용제로 사용
- 일반적 특성 : 무색의 달콤한 냄새가 나는 액체
- 유해·위험성
  - 간 : 고농도 또는 반복 노출 시 간조직의 괴사 발생
  - 피부 : 피부 노출 또는 접촉 시 홍반, 벗겨짐, 수포 등이 발생
  - 호흡기계 : 호흡곤란, 폐부종 발생
  - 중추신경계 : 피로, 현기증, 두통, 기억력 저하, 집중력 장애, 시력장애 등 발생

㈃ 최근 TCE에 의한 국내·외 직업성 질환 사례

- 니켈 도금 작업장의 도금 및 세척작업 근로자 1명이 입사 1개월 후에 TCE에 의해 피부에 발진이 일어나고 입안이 허는 증상이 나타나 스티븐스-존슨 증후군(SJS) 또는 독성표피융해괴사증(TNE) 의심 하에 치료 중 전신 표피박탈의 피부병변과 그에 합병된 진균성 폐렴으로 사망
- 스테인리스 강판 가공업체의 TCE 세척작업 근로자 1명이 입사 1개월 후에 열을 동반한 기침과 온몸이 붓고 피부가 벗겨지는 증상의 괴사성 폐렴과 TCE 민감성 증후군으로 사망
- 에어컨 부품 가공 업체의 TCE세척작업 근로자 1명이 입사 1개월 후에 전신의 홍반

및 양측 하지의 부종성 자반, 얼굴과 상지의 심한 피부 박탈과 경한 황달 소견의 전신성 접촉피부염(박탈형)과 독성 간염이 발생

• 싱가포르의 트랜지스터 제조 공장의 TCE 세척작업 근로자 2명이 입사 약 3주 후에 다발성홍반양상의 병변 및 황달 등 간기능 저하 발생

• 싱가포르의 소형 금속부품 제조업체의 일부만 폐쇄된 TCE 탱크가 있는 작업장에서 금속 분말을 계측하는 작업 근로자 1명이 입사 약 3주 후에 다형홍반성 병변으로 사망

(ㅁ) 스티븐스존슨 증후군(독성 간염 및 피부질환)

• 피부에 작은 홍반이 여러 개 생기다가 이것이 수포로 바뀌고 심한 경우 피부가 벗겨지며 독성 간염에 의한 간 괴사가 발생한다. 이 상태에서 잘 치료하지 않으면 사망률이 높음

- 또한 노출된 후 2~3주까지는 증상이 잘 나타나지 않아 진단이 어려움

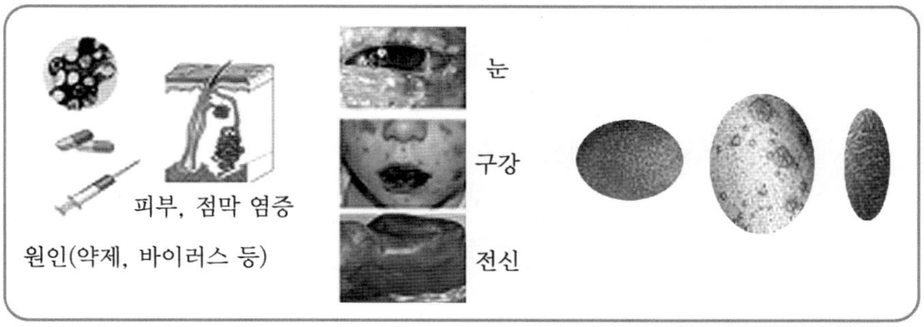

스티븐스존슨 증후군

(ㅂ) 건강장해 예방조치

• 작업장의 충분한 환기 실시

- TCE를 취급하는 작업장에는 밀폐설비나 국소배기장치의 설치 및 가동

• 특수건강진단 및 작업환경측정 실시

- 간담도계, 심혈관계, 신경계, 눈 및 피부 점막 검사(특수건강진단)를 정기적으로 실시 6개월에 1회 이상 작업환경측정 실시(노출기준 50 ppm → 25 ppm으로 개정)

• 작업관리 및 보호구 착용 등

- 방독마스크(유기가스용), 불침투성 보호복, 보호장갑, 보호장화 등 개인보호구 착용

※ 유기화합물을 넣었던 탱크 내부에서의 세척 및 페인트칠 업무 등의 경우에는 송기마스크 지급·착용

- 특별 관리물질 취급일지 작성 및 TCE가 특별 관리물질(발암성)임을 근로자에게 고지

- 취급 작업장 내 MSDS 게시·비치, 용기·포장 등에 경고표지 부착

- 취급 근로자에 대한 MSDS(물질 특성 및 인체에 미치는 영향 등) 교육 실시

④ 메탄올(메틸알코올)급성중독 발생

㈀ 사건개요

- 2016년 2월 삼성전자의 3차 하청업체인 경기도 부천 소재 핸드폰 부품을 생산하는 사업장 2개소에서 근로자 4명이 CNC 절삭작업과 검사작업을 하다가 고농도의 메탄올 증기를 흡입하여 급성중독 발생
- CNC 설비에서 알루미늄 가공 시 발생하는 열을 식히는 용도로 사용. 100% 메탄올 용액을 분사하는 공간에서 1일 12시간 근무하면서 작업 15일만에 시력손상 발생
- 초기에는 심한 두통과 구역질 증상이 있었다가 악화되어 현재 시력이 손상됨
- 시신경 손상이 메탄올이 원인이라는 것을 파악하는데 1년 반 이상이 걸림

㈁ 재해발생 원인

- 환기가 불충분한 CNC가공공정에서 작업
  - 메탄올을 취급하는 CNC가공공정에 국소배기장치가 설치되어 있었으나 효율이 매우 낮았고 에어건으로 제품표면의 이물질인 알루미늄 칩 및 메탄올을 제거하는 작업 등으로 인해 메탄올 증기가 작업장 내부로 확산·체류하였음
- 송기마스크 등 개인보호구 미지급
  - 작업장 내 고농도의 메탄올 증기가 존재하는 상황에서 호흡용보호구인 송기마스크를 미지급·미착용 함으로써 메탄올 증기를 그대로 흡입함

㈂ 메탄올(CH_3OH, CAS No : 67-56-1)의 특성 및 건강영향

- 용도 : 포름알데히드 제조, 화공약품, 용제 및 연료로 사용
- 일반적 특성 : 코를 찌르는 듯한 알코올 냄새가 나는 무색의 인화성 액체
- 노출경로 : 흡입, 피부흡수
- 유해·위험성 : 고 인화성 액체 및 증기, 눈에 심한 자극 및 호흡기계 자극을 일으킬 수 있음, 졸음 또는 현기증을 일으킬 수 있음

  태아 또는 생식능력에 손상을 일으킬 수 있으며, 장기간 또는 반복적 노출 되면 신체 중 중추신경계 및 시신경에 손상 유발.

㈃ 메탄올에 의한 건강장해 예방조치

- 저 독성물질로 대체 : 메탄올의 대체물질인 에탄올로 대체
- 작업장의 충분한 환기 실시
  - 메탄올을 취급하는 작업장에는 밀폐설비나 국소배기장치를 설치 및 가동
- 특수건강진단 및 작업환경측정 실시
  - 신경계 및 눈·피부·비강·인두의 점막자극 검사(특수건강진단)를 정기적으로 실시
  - 6개월에 1회 이상 작업환경측정을 실시하여 노출기준 이내로 관리(노출기준

TWA 200 ppm, STEL 250 ppm)

• 작업관리 및 보호구 착용 등
  - 송기마스크, 보안경, 불침투성 보호복, 보호장갑, 보호장화 등 개인 보호구 착용
  - 취급 작업장 내 물질안전보건자료(MSDS) 게시·비치, 용기·포장 등에 경고표시 부착
  - 취급 근로자에 대한 MSDS 내용 중 물질특성 및 인체에 미치는 영향 등에 대해 교육 실시

3) 최근 직업병 발생동향

① 직업병 발생 추세

(ㄱ) 1990년대 업무상 질병자 발생현황

항 목	'95년	'96년	'97년	'98년
계	1,120	1,435	1,424	1,288
진폐	465	365	419	305
난청	153	163	284	232
뇌혈관질환 및 심장질환	202	252	343	436
신체에 과도한 부담을 주는 작업	128	345	133	72
직업성 요통	104	161	88	51
유기용제	6	24	10	7
석면	2	2	1	-
벤젠	1	2	1	2
진동장해	4	4	9	3
연	23	11	9	5
크롬	5	7	4	16
이황화탄소	3	3	54	82
기타	24	96	69	77

(ㄴ) 2000년대 업무상 질병자 발생현황(2010년~2015년)

항목 \ 년도	2010년	2011년	2012년	2013년	2014년	2015년
계	7,803(817)	7,247(731)	7,472(730)	7,627(839)	7,678(858)	7,919(855)
진폐	931(401)	1,018(379)	897(333)	816(379)	1,019(409)	1,125(427)
난청	266(0)	268(0)	275(0)	259(0)	278(0)	372(0)
금속·중금속 중독	6(4)	2(1)	3(1)	2(0)	0(0)	14(1)
유기용제 또는 유기화합물 중독	25(1)	9(5)	9(8)	4(4)	8(7)	6(6)
특정 화학물질 또는 기타화학물질 중독	35(13)	44(16)	39(22)	22(16)	46(23)	35(16)
직업병 기타	313(28)	251(29)	277(46)	304(67)	381(68)	407(64)
뇌심혈관계질환	638(354)	526(278)	579(301)	684(348)	676(318)	634(293)
신체 부담 작업	1,292(0)	1,161(0)	1,438(0)	1,622(0)	1,853(0)	2,180(0)
요통(사고 성 요통 포함)	4,008(0)	3,724(0)	3,792(0)	3,696(0)	3,321(0)	3,033(0)
작업관련성 질병 기타	202(0)	192(0)	163(19)	211(25)	96(33)	113(48)

※ 계 : 질병자(사망자) 수

※ 항목 : 2015년에는 유기화합물, 기타 화학물질 중독으로 구분

※ 업무상질병자란 근로복지공단에서 산재보상지급이 결정된 자이며, 산재보상 인정 범위가 확대됨에 따라 예방목적에 적합한 통계를 산출하기 위하여 '99년부터 업무상 질병을 아래와 같이 「직업병」과 「작업관련성 질병」으로 구분

- 직업병 : 작업환경 중 유해인자와 관련성이 뚜렷한 질병(진폐, 난청, 금속 및 중금속중독, 유기용제중독, 특정 화학물질 중독 등)
- 직업병 기타 : 물리적 인자, 이상기압, 진동장애, 세균바이러스, 직업성암, 직업성 피부질환 등
- 작업관련성 질병 : 업무적 요인과 개인질병 등 업무외적 요인이 복합적으로 적용하여 발생하는 질병(뇌·심혈관질환, 신체 부담 작업, 요통 등)
- 작업관련성 질병 기타 : 과로, 스트레스, 간질환, 정신질환 등으로 인한 질환 등

㈐ 최근의 업무상 질병자 발생현황(2016년 이후)

항목 \ 년도	2016년	2017년	2018년	2019년	2020년
계	7,876 (808)	9,183 (993)	11,473 (1,171)	15,195 (1,165)	15,996 (1,180)
진폐	1,418(368)	1,553(439)	1,415(455)	1,467(402)	1,288(412)
난청	472(0)	1,051(0)	1,414(0)	1,986(0)	2,711(0)
금속중금속 중독	1(1)	19(1)	2(1)	9(2)	16(4)
유기용제 또는 유기화합물 중독	8(7)	16(6)	12(6)	19(12)	15(9)
특정 화학물질 또는 기타화학물질 중독	30(16)	69(27)	84(27)	128(47)	104(39)
직업병 기타	305(86)	346(109)	405(139)	426(144)	650(185)
뇌심혈관계 질환	587(300)	775(354)	1,153(457)	1,460(503)	1,167(463)
신체 부담 작업	2,098(0)	2,436(0)	3,322(0)	4,988(0)	5,252(0)
요통(사고 성 요통 포함)	2,737(0)	2,638(0)	3,281(0)	4,276(0)	4,177(0)
근골격계질환 기타	112(0)	121(0)	112(0)	176(0)	172(0)
작업관련성 질병 기타	108(30)	159(57)	237(86)	260(55)	444(68)

(안전보건공단, 업무상 질병 발생 현황 자료 인용)

㈑ 최근의 주요 직업병 발생 사례

- 최근 조선업종 및 자동차 제조업체 도장작업과 조립금속 및 피혁제품 제조업의 유기용제 취급 근로자에게서 유해물질 중독으로 골수장해 및 중추신경계 장해자 발생과 간장질환 요관찰자가 증가
  - '97.5 (주)대우 양산공장의 배합 부서, 유기용제(N,N-디메틸포름아미드)취급 근로자가 전격성 간염으로 진단받고 사망
- VDT(영상표시단말기)취급 근로자 등 단순반복작업 근로자의 근골격계질환 발생 증가('93년 2명, '94년 20명, '95년 128명, '96년 301명 산재요양 인정)
- 용접작업 근로자의 망간 중독에 의한 중추 신경장해 발생(2명이 산재요양 인정)
- 통신선로 작업자와 주물공장 근로자에게 벤젠중독에 의한 백혈병 및 다발성 골수증 발생
- 석면포 설치 및 제거작업 경력자에게 악성중피종 발생
- 크롬에 의한 비강암 발생
- '98. 2월 : 금호타이어 광주공장에서 solvent 노출에 의한 백혈병의 전 단계인 골수이형성 증후군 발생

- '98. 3월 : 현대중공업 용접근로자 크롬에 의한 비중격 천공 발생
- '98. 5월 : 동원고무 폐타이어 재생작업자의 벤젠에 의한 발작성 혈색소 뇨증 발생
- '98. 12월 : 대구 비산 염색공단 내 나일론 염색공에게 벤지딘염산염에 의한 직업성 방광염 등 지속적인 화학물질 노출에 의한 직업병 발생
- '05. 1월 : 전자부품업체에서 노말헥산으로 세척작업을 하던 태국인 근로자 8명에게 다발성 신경성장해 발생
- '06. 5월 : 전자부품업체에서 트리클로로에틸렌(TCE)로 세척작업을 하던 근로자 중 4명 스티븐스존슨 증후군 발생
- '08. 2월 : 특수용 장갑 제조업체에서 디메틸포름아미드로 배합 및 코팅작업을 하던 외국인 근로자 3명에게 독성간염 발생
- '09. 8월 : 철도건설업체에서 개착터널 방수작업을 진행하는 도중 아스팔트 프라이머의 뿜칠 도포과정에서 발생된 톨루엔 등 유기용제 증기에 급성 중독되어 근로자 3명이 사망
- '15. 6월 : 경기도 안산 소재 의료용 금속부품을 소장하는 사업장에서 근로자 2명이 트리클로로에틸렌(TCE) 세척조 내부에서 청소작업을 하다가 세척조에 잔류하고 있던 고농도의 TCE 증기에 중독되어 사망
- '16. 2월 : 경기도 부천 소재 삼성전자 3차 하청업체인 휴대전화 부품공장에서 알루미늄 가공 기계의 열을 식히기 위해 사용된 메틸 알코올 증기에 의해 5명의 20대 파견 근로자 시신경 장해 발생

② 우리나라의 산업위생 변화

㈀ '80년대 이전 : 당시의 노동형태는 생계유지 목적

- 근로자는 해고 당할까봐 몸이 아파도 아프다고 할 수 없었으며 회사, 즉 고용주를 상대로 법정 투쟁을 하는 것은 거의 불가능한 사회 상황이었음

㈁ '80년대 중반 : '87년 6.29 선언 이후 언론의 자유, 노동운동의 활발한 전개에 의해 원진레이온의 이황화탄소 중독, 15세 문○○ 군의 입사 2개월만에 수은중독에 의한 사망 사고가 보도됨

- 직업병 문제가 사회의 커다란 이슈로 등장하면서 노·사·정 모두 산업보건의 중요성을 인식하게 되는 계기가 되었음
  그러나 '97년 IMF경제체제에 들어서면서 경제 우선주위에 밀려 근로자 건강 보호를 등한시함에 따라 근로자의 직업병 발생 증가
- 고용 및 임금형태의 변화에 따라, 즉 집단노사관계에서 → 개별노사관계로, 종신 고용제에서 → 자유고용제로 바뀜에 따라 근로자 개개인의 건강문제가 앞으로 노·사간 커다란 논쟁의 불씨로 작용할 가능성이 생김

③ 산업보건 여건 변화

(ㄱ) 산업화의 급속한 진전으로 사업장에서 취급하는 유해화학 물질의 사용량이 증가하고 종류도 다양화되고 있음

- 국내사용 화학물질은 51,000여 종(세계 10만여 종), 허용기준은 710종, 법상 규제물질은 116종임
- 소음성난청·진폐증의 분포 증가세는 감소하는 반면, 중금속·유기용제에 의한 중독이 증가하는 경향을 보임

(ㄴ) 생산 기술의 혁신에 따른 작업의 고도화 및 정보통신산업의 발달 그리고 서비스 산업의 비중이 증가하면서 인간공학적 요인에 의한 근골격계 장애 등 새로운 직업병 발생 증가하고 있음

(ㄷ) 노동인력의 중·고령화(50세 이상 '90년 7.3% → '96년 12.9%)로 건강취약 연령층의 증가 및 여성근로자의 취업이 확대('90년 7,509천명 47.0% → '95년 8,364천 명 48.3%)되어 각종 질병 발생 가능성이 높아지고 업무상 스트레스 가중 등 순환기·소화기 질환이 증가하고 있음

(ㄹ) 직업병 발생의 잠복기 경과와 노·사의 불만 표출 및 생활수준 향상으로 근로자의 건강보호에 대한 욕구가 증대되고 있어 노·사 간 단체협상 시 산업보건문제가 주요쟁점 사항으로 부각될 것으로 예상됨

학습문제

01 산업보건학의 시조라고 불리는 사람은 누구인가? ★★★

① Paracelsus ② M. V. Pettenkofer
③ Hippocrates ④ B. Ramazzini

해설 ①은 광부들의 천식증(호흡기 질환)을 기록하였다.
②는 환경위생학의 시조이다.
③은 질병이 직업과 관련되고, 특히 탄광에서 납중독을 기록하였다.

02 산업의학의 시조로 추앙되고 있는 사람은?

① Galen ② G. Agricola
③ B. Ramazzini ④ T. Percival

해설 Galen은 특정한 직업에 종사하는 사람은 특유한 질병이 생긴다는 것을 지적하였고, Agricola는 "De Re Metallica"라는 금속광산에 관한 논문기술. Ramazzini는 산업의학의 시조로 "직업인의 질병"이라는 책을 저술하였다. 최초의 공장의사였고, 이후 100년 뒤 최초 근로감독관인T.Percival은 근로자를 위한 보건사업을 최초로 실시하였다.

03 산업의학 및 산업위생학을 체계화시킨 사람은?

① J. P. Frank ② Hippocrates
③ Ramazzini ④ Max Von Pettenkoffer

해설 1700년 이태리 Padua 대학의 교수였던 Ramazzini는 직업인의 질병이라는 저서를 발행하여 산업의학 및 산업위생학을 체계화시켰다.

04 산업위생학의 창시자로서 「직업인의 질병」이라는 책을 저술한 사람은 누구인가? ★★

① Pettenkoffer ② Hippocrates
③ Winslow ④ Ramazzini

해설 Winslow는 환경온도에 따른 열교환 상태를 도표로 작성한 사람.

05 "노동자의 건강"이라는 저서에서 수공업 종사자의 질병을 상세히 기록한 사람은 누구인가?

① E. Chadwick ② Shattuck
③ A. Hamilton ④ B. Ramazzini

해설 De Morbis Artificum Diatriba(1713)은 총 14권으로 된 대저서이며, 산업혁명 이후에 많이 인용된 작품으로 Ramazzini가 기술하였다.

06 사회보장제도의 시초인 공장재해보험법과 노동자질병보호법을 창시한 사람은?

① Leonard Hill
② Cabolt
③ Villerme
④ Bismarck

07 산업보건을 위한 세계최초의 공장의사였던 사람은 누구인가?

① A. Hamilton
② T. Percival
③ Platerus
④ Hildanus

해설 ③과 ④는 중량운반자의 신체 장해를 연구한 사람이다.

08 1755년 연통 청소부 소년에게서 최초의 직업성 암을 보고한 사람은 누구인가? ★★★

① Percival Pott
② Bernardio Ramazzini
③ Hippocrates
④ Pettenkoffer

09 최초로 보고된 직업성 암은 다음 중 어느 것인가? ★

① 폐암
② 간암
③ 음낭암
④ 위암

해설 1755년 Percival pott가 연통청소부로 일하였던 10세 미만의 어린 노동자들에게서 음낭암을 발견하였다.

10 영국의 외과의사인 Percival Pott에 의해 최초로 보고된 음낭암의 원인물질은? ★

① 벤젠
② 검댕
③ 면
④ 오일

11 사업장에서 모성보호, 의학의 사회성 및 실험위생학과 각각 관계가 없는 사람은 누구인가?

① John Peter Frank
② Rudolf Virchow
③ Max Von Pettenkoffer
④ Percival Pott

해설 ④는 1755년에 영국 사람으로 연통 청소부에서 최초로 직업성 암인 음낭암을 발견하였다. 나머지는 모두 독일 사람이다.

12 노동생리와 환경위생, 즉 기온, 기습, 기류의 생체반응에 대해 저술을 남긴 사람은?

① A. Hamilton
② T. Percival
③ Loriga
④ Leonard Hill

해설 ③은 진동공구에 의한 수지(手指)의 Raynaud씨의 증상을 보고한 사람이다.

13 건강을 외부환경에 대한 내부 환경의 항상성(恒常性 ; homeostasis)을 주장한 사람은?

① Hippocrates ② Winslow
③ Ramazzini ④ Claud bernard

해설 ① Hippocrates : 건강을 환경과 체질간의 조화라고 주장
② Winslow : 공중보건의 정의를 말한 학자
③ Ramazzini : 직업인의 질병이라는 저서를 발행하여 산업의학 및 산업위생학을 체계화시킨 산업 위생학의 창시자

14 독일의 의사이며 광물학자로서 「광물에 대하여(De Re Metalica)」라는 저서를 남긴 사람은? ★

① Sir George Baker ② Georgius Agricola
③ Ulrich Ellenbog ④ Philippus Paracelsus

15 독을 동물독, 식물독 및 광물독으로 분류하여 독성학 연구의 기반을 다지는데 공헌한 사람은?

① Hippocrates ② Paracelsus
③ Disoscorides ④ Theophrastus

해설 Paracelsus는 독성학 연구에서 모든 화학물질은 독성을 갖고 있으며 중독을 일으키는 것은 단지 그 양(dose)에 달려있다고 주장

16 유해물질의 노출과 질병과의 관계를 규명한 20세기 미국 최초의 산업위생학자는? ★★★

① Hippocrates ② Galen
③ Bernadino, Ramazzini ④ Alice, Hamilton

17 노동자 계급의 위생상태 조사 보고를 저술하여 빈민법과 의료부조, 공중위생법의 기초를 세웠던 사람은 누구인가?

① Ed. Chadwick ② J. Graunt
③ Max Von Pettenkofer ④ Loriga

해설 Report on an inquiry into sanitary condition of the Labouring population of Great British(1842년)을 발표하고 1950년에 미국의 Shattuck에 큰 영향을 주었다. Loriga는 Raynaud씨 현상을 발표하였다.

18 뮌헨대학에서 위생학을 1866년에 개설하면서 환경위생학을 체계화시켰던 학자는 누구인가

① Pliny ② Stockhausen
③ Max Von Pettenkofer ④ Tayler

해설 ①은 제련분진을 막기 위해 방광으로 된 방진 마스크를 개발하였다.
②는 광산과 제련소에서 수은과 납중독을 보고하였다.

④는 1856년에 임금의 과학화를 시도하였다.

19 다음은 엘리스 헤밀턴에 대한 설명이다. 틀린 것은 어느 것인가? ★★★

① 이황화탄소 중독, 규폐증, 수은중독 등에 대해서 직접 조사했다.
② 20세기 초에 미국의 산업위생을 크게 발전시킨 여의사였다.
③ 미국의 산업재해보상법을 제정하는데 기여하였다.
④ 19세기 미국의 산업위생을 영국보다 발전하게 하는데 기여하였다.

해설 헤밀턴은 미국의 여의사이며, 19세기에는 영국이 미국보다 산업위생이 더 발달한 시기로 20세기 이후 미국이 산업안전보건청(OSHA)을 신설하면서 영국보다 산업위생을 더 발전시키는 계기가 되었다. 발전에 중추적인 역할을 한 사람이 헤밀턴이며, 그녀는 직접 사업장을 방문하여 유해 인자를 측정한 것으로 유명하다.

20 다음은 선진외국의 산업위생 역사에 대한 설명이다. 틀린 것은 어느 것인가? ★★

① 라마찌니는 산업위생의 시조로서 여러 업종에서 발생되는 직업병을 조사하였다.
② 헤밀턴은 20세기에 미국의 산업위생을 크게 발전시킨 여의사였다.
③ 인간공학 분야는 20세기 이전에는 전혀 언급되지 않았고 최근에 단순 반복 근로자에게서 발병하고 있다.
④ 19세기 영국의 산업위생을 발전시킨 계기는 공장법의 제정이었다.

해설 인간공학분야는 단순반복작업으로 인한 근·골격계의 건강이상을 초래하는 질병으로서 최근에 큰 문제가 되고 있는 분야이다. 그러나 인간공학분야는 20세기 이전에 이미 산업위생의 시조인 라마찌니에 의해서 원인과 대책 등이 언급되었다.

21 세계 최초로 근로자보호법을 제정한 나라는 다음 중 어느 나라인가? ★

① 미국 ② 프랑스
③ 독일 ④ 영국

해설 영국은 18세기 후반 산업혁명으로 인하여 노동문제가 표면화되고, 1802년 영국에서 세계 최초로 근로자보호법이라 할 수 있는 「Health and Morals of Apprentices Act」(1802)를 제정하였다.

22 산업재해보상법이 처음으로 입법화되어 업무상의 원인에 의한 신체적 손상에 대하여 보상하게 된 국가는?

① 독일 ② 영국
③ 미국 ④ 프랑스

해설 사회보장제도로 1844년 독일에서 시작되었다. 독일 정치가인 Bismark가 공장재해보험법과 노동자질병보험법을 창시하였음

23 1833년에 제정된 영국의 공장법(Factories Act)의 내용이라고 볼 수 없는 것은? ★★★

① 감독관을 임명하여 공장을 감독한다.
② 작업할 수 있는 연령을 13세 이상으로 제한한다.
③ 18세 미만 근로자의 야간작업을 금지한다.
④ 주간 작업시간을 40시간으로 제한한다.

24 우리나라 최초로 보고된 직업병과 보고된 연도가 알맞게 연결된 것은? ★★★

① 진폐증 - 1954년
② 연중독 - 1970년
③ 소음성난청 - 1954년
④ 이황화탄소중독 - 1980년

25 우리나라 최초의 직업병인 진폐증을 보고한 사람은? ★★

① 최영태
② 조규상
③ 이광묵
④ 백남원

26 우리나라에서 처음으로 규폐증 진단과 재해에 관해 연구한 시기는 언제인가?

① 1953년
② 1956년
③ 1959년
④ 1964년

27 우리나라의 산업위생활동이 가장 먼저 시행된 업종은 무엇이겠는가?

① 광업
② 수산업
③ 조선업
④ 화학공업

해설 대한석탄공사에서 1956년 진폐증관리를 시작한 것이 실질적인 최초의 활동이라고 할 수 있다.

28 작업환경측정기관의 분석능력에 대한 정도관리제도의 도입년도는? ★★★

① 1992년
② 1995년
③ 1990년
④ 1998년

29 작업환경측정기관에 대한 정도관리를 시행하는 기관은? ★★★

① 한국산업보건안전공단 산업안전보건연구원
② 근로복지공단
③ 산재의료 관리원
④ 시·도 보건환경 연구원

30 우리나라에서 처음으로 전국 사업장에 대해 작업환경조사와 근로자 건강진단을 실시한 연도는 다음 중 어느 것인가?

① 1961년
② 1962년
③ 1963년
④ 1964년

31 다음은 우리나라의 산업위생 역사를 설명한 것이다. 틀린 것으로만 조합된 것은 어느 것인가? ★★★

> ㉠ 원진레이온에서 발생한 직업병의 주요원인 인자는 이황화탄소였다.
> ㉡ 직업병이 사회의 문제화가 된 1990년대에 들어서야 작업환경측정은 처음으로 시작되었다.
> ㉢ 직업병은 단지 노·사간의 문제이고 사회, 경제적인 영향은 매우 적다고 할 수 있다.
> ㉣ 문송면 군에게 직업병을 야기한 원인 인자는 카드뮴과 수은이었다.

① ㉡, ㉢, ㉣　② ㉠, ㉡, ㉣
③ ㉠, ㉢, ㉣　④ 모두 틀림

해설 우리나라에서 작업환경측정은 직업병이 사회문제화 되기 훨씬 이전부터 시작되었다. 사업장에서 발생하는 직업병은 노·사간의 문제는 물론이고 이로 인한 사회, 경제적인 영향은 매우 크다고 할 수 있다. 문송면 군은 온도계·형광등 제조회사에서 수은에 노출되어 어린 나이에 직업병으로 사망했다.

32 원진레이온에서 직업병을 야기한 원인 인자는 다음 중 어느 것인가? ★

① 염산(HCl)　② 이황화탄소(CS_2)
③ 납　④ 카드뮴

해설 원진레이온은 인조섬유를 만드는 공정을 가지고 있으며, 여기에서 펄프를 녹이는 용매로 이황화탄소를 사용하였다. 근로자가 이황화탄소에 노출되어 현재까지 직업병으로 인정을 받은 수는 800여 명에 이르며, 사회적으로 문제가 되어 공장을 폐쇄하였고 현재 기계는 중국으로 수출되었다. 그러나 이황화탄소에 노출되었던 근로자의 직업병 발생은 계속되고 있다.

33 원진레이온에서 일어났던 직업병 사건에 대한 설명이다. 다음 중 틀린 것은 어느 것인가? ★★

① 원인 인자는 이황화탄소와 수은 등 유기용제와 중금속이었다.
② 기계는 중국으로 수출되었다.
③ 많은 근로자가 직업병으로 사망하였고, 현재에도 발생하고 있다.
④ 이황화탄소 중독만을 전문적으로 치료하는 병원이 설립되었다.

해설 원진레이온은 인조섬유를 만드는 공정을 가지고 있으며, 여기에서 펄프를 녹이는 용매로 이황화탄소를 사용하였다. 근로자가 이황화탄소에 노출되어 현재까지 직업병으로 인정을 받은 수는 800여 명에 이르며, 사회적으로 문제가 되어 공장을 폐쇄하였고 현재 기계는 중국으로 수출되었다. 그러나 이황화탄소에 노출되었던 근로자의 직업병 발생은 계속되고 있으며, 직업병환자의 산업재해기금으로 원진녹색병원이 설립되었다.

정답 1. ④　2. ③　3. ③　4. ④　5. ④　6. ④　7. ②　8. ①　9. ③　10. ②
11. ④　12. ④　13. ④　14. ②　15. ②　16. ④　17. ①　18. ③　19. ④　20. ③
21. ④　22. ①　23. ④　24. ①　25. ①　26. ②　27. ①　28. ①　29. ①　30. ③
31. ①　32. ②　33. ①

과년도 출제 및 예상문제

01 1700년 '직업인의 질병'을 발간하였으며 직업병의 원인을 크게 두 가지로 구분하여 하나는 작업장에서 사용하는 유해물질이고, 다른 하나는 근로자들의 불완전한 작업 자세나 동작이라고 한 사람은?

① Hippocrates ② Georgius Agricola
③ Percivall Pott ④ Bernardino Ramazzini

해설 ④ 직업인의 질병 책 발간, 산업보건 시조 : Ramazzini
① Hippocrates : 의성, 납중독(최초의 직업병)
② Agricola : 광산의 환기
③ Pott : 최초의 직업성 암(음낭암)발견. 원인물질은 검댕(Soot)으로 규명

02 20세기 초 미국의 산업보건 분야에서 크게 공헌한 선구자로서 1910년 납 공장에 대한 조사를 시작으로 40여 년간 각종 산업장을 다니면서 직업병의 발견과 작업환경 개선에 힘쓴 사람은?

① Sir George Baker ② Driller
③ Alice Hamilton ④ Ulrich Ellenberg

해설 ① Baker경은 사이다 공장의 납중독 발표
④ Ellenberg는 납, 수은 중독의 증상을 기술 : 팸플릿으로 제작

03 다음 중 산업위생의 역사적 인물과 업적을 잘못 연결한 것은?

① Galen → 광산에서의 산 증기 위험성 보고
② Sir George Baker → 사이다 공장에서 납에 의한 복통 발표
③ Robert Owen → 굴뚝청소부법의 제정에 기여
④ Alice Hamilton → 미국 최초의 산업위생학자이며 산업의학자로 인정받음

04 시대별 외국의 산업위생 역사에서 인물과 업적이 틀리게 연결된 것은?

① Pliny the Elder → 아연, 황의 유해성 주장 : 먼지방지용 마스크로 동물의 방광사용 권장
② Ulrich Ellenbog → 직업병과 위생에 관한 교육용 팜플렛 발간
③ Georgius Agricola → 광산 환기와 마스크 사용을 권장함(먼지에 의한 규폐증기록).
④ Sir george Baker → 유해물질 노출과 질병과의 관계 규명

05 역사상 최초로 기록된 직업병은?

① 납중독 ② 진폐증

③ 수은중독
④ 소음성난청

06 이탈리아의 의사인 Ramazzini는 1700년에 직업인의 질병(De Morbis Artificum Diatriba)을 발간하였는데, 이 사람이 제시한 직업병의 원인과 가장 거리가 먼 것은?

① 작업장에서 사용하는 유해물질
② 작업장을 관리하는 체계
③ 근로자들의 불안전한 작업 자세
④ 근로자들의 과격한 동작

07 다음 중 광산에서의 환기, 마스크 착용 및 규폐증 등 광산에 관련된 유해성을 언급한 〈광물에 대하여〉라는 저술을 남긴 사람은?

① Phillppus Paracelsus
② Georgius Agricola
③ Percival Pott
④ Bernardino Ramazzini

08 굴뚝 검댕과 음낭암의 관계를 밝혀내어 '굴뚝청소부법'을 제정토록한 사람은?

① Alice Hamilton
② Galen
③ Percival Pott
④ Ramazzini

09 1775년 영국에서 굴뚝청소부로 사역하였던 10세 미만의 어린이에게서 음낭암을 발견한 사람은?

① T.M Legge
② Galen
③ Coriga
④ Percival Pott

10 1775년 영국의 외과의사 Pott에 의해 최초의 직업성 암으로 보고되었고, 오늘날 검댕 속에 다환방향족 탄화수소가 원인인 것으로 밝혀진 질병은?

① 음낭암
② 중피종
③ 방광암
④ 폐암

11 영국의 외과의사인 Percival Pott에 의해 최초로 보고된 음낭 암의 원인물질은?

① 벤젠
② 검댕
③ 면
④ 납

12 1802년 산업위생의 원리를 적용한 최초의 법률로 인정받는 '도제 건강 및 도덕법' 제정의 주도적 역할을 한 사람은?

① Robert Peel
② Percival Pott
③ Alice Hamilton
④ Ulrich Ellenbog

13 다음 중 진동공구에 의한 수지의 레이노드(Raynaud)씨 현상을 1911년에 상세히 보고한 사람은?

① Loriga ② R. Cobolt

③ I. Cannon ④ A. Hamilton

14 1911년에 진동공구에 의한 수지의 레이노드씨 현상을 상세히 보고한 사람은?

① Loriga ② G. Agricola

③ Galen ④ Celsus

15 다음의 이 사람은 누구인가?

「이 사람은 미국의 여의사로서 현대적 의미의 최초 산업위생 전문가(혹은 최초 산업의학자)라고 하며 1910년 납 공장을 시작으로 40여년간 각종 직업병을 발견하고 작업환경개선에 힘썼으며 Harvard 대학 교수로 재직하였다. 그녀의 이름을 인용해 미국 Cincinnati에 있는 NIOSH 연구소를 일명 이 사람 연구소라고도 한다.」

① Berger ② Hamilton

③ Baker ④ Patty

16 직업과 질병의 상관관계를 예를 들었고 광산에서 납중독을 보고한 사람은?

① Percival Pott ② Larigo

③ Paracelsus ④ Hippocrates

17 노동자의 건강이라는 저서에서 수공업 종사자의 질병을 상세히 기록한 사람은 누구인가?

① B. Ramazzine ② R. Henry

③ A. Hamilton ④ K. Bismarck

18 산업보건을 위한 최초의 공장의사였던 사람은?

① A. Hamilton ② B. Ramazzine

③ T. Percival ④ K. Bismarck

19 유해물질 노출과 질병과의 관계를 규명한 20세기 미국최초의 산업위생학자는?

① Uirich Ellenbog ② Galen

③ George Baker ④ Alice Hamilton

20 산업보건에 관한 최초의 법률로서 1833년 제정되어 실제로 효과를 거둔 최초의 법인 공장법(Factories Act)은 어느 나라에서 제정되었는가?

① 독일 ② 영국
③ 미국 ④ 프랑스

21 다음 근로자의 근로조건에 관한 권고, 개선, 규제를 목적으로 설치된 국제기구는?

① 세계보건기구 ② 세계보건위원회
③ 국제노동기구 ④ 국제노동위원회

해설 ILO(International labor organization) : 국제노동기구(UN산하 전문기관)

22 우리나라 산업위생의 역사 중 가장 먼저 발생된 사건은?

① 공장보건위생법 제정 ② 작업환경측정 정도관리제도 도입
③ 근로기준법 공포 ④ 산업안전보건법 제정

23 우리나라 산업위생역사에서 중요한 원진레이온 공장에서의 집단적인 직업병 유발물질은 무엇인가?

① 이황화탄소(CS_2) ② 벤젠(Benzene)
③ 수은 ④ 디클로로메탄

24 우리나라 산업위생 분야의 발전에 큰 영향을 가져온 제도로 작업환경측정기관의 분석능력 향상에 중요한 역할을 한 것은?

① 기준실험 인정제도 ② 측정도 인증제도
③ 정도관리제도 ④ PAT Program

정답 1. ④ 2. ③ 3. ③ 4. ④ 5. ① 6. ② 7. ② 8. ③ 9. ④ 10. ①
11. ② 12. ② 13. ① 14. ① 15. ② 16. ④ 17. ① 18. ① 19. ④ 20. ②
21. ③ 22. ① 23. ① 24. ③

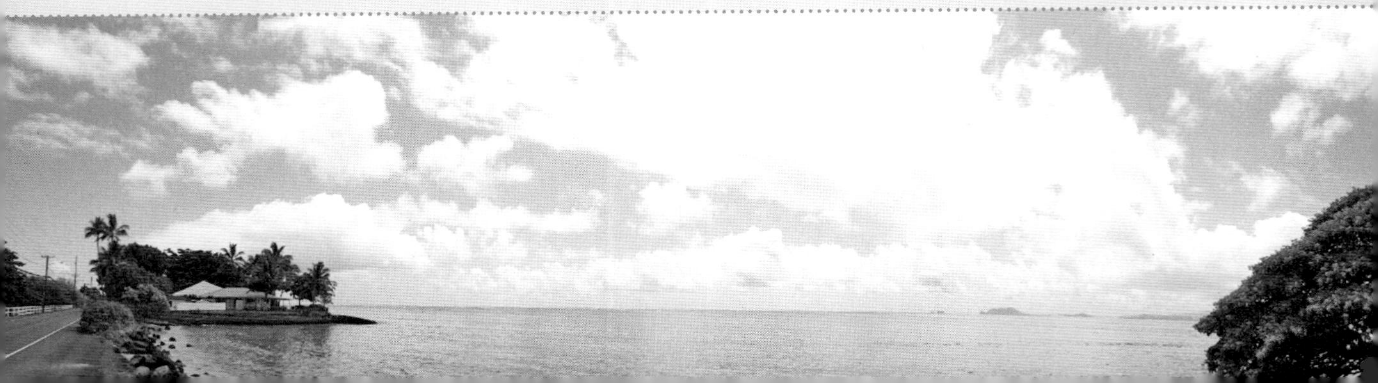

Chapter 4

직업병의 개념과 관리

학습목표

1. 직업병의 정의
2. 직업성질환의 범위
3. 직업성질환의 분류
4. 원인별로 분류한 직업성질환의 종류
5. 직업성질환의 진단과 인정
6. 직업성질환의 발생요인
7. 직업성질환의 예방 및 관리
8. 직업성질환의 보상

1 직업병(직업성 질환)의 정의

① 근로자가 장기간 유해한 작업환경 및 작업조건 하에서 어떤 직업에 종사함으로써 발생되는 질병

② 근로자의 작업환경이나 작업조건이 인체에 부적합해서 발생되는 질환

③ 어떤 직업에 종사하는 사람은 누구나 이완될 가능성이 있는 병

※ 근본적으로 근로자들은 건강해야 하며, 그 직장에 종사함으로써 질병에 걸려서는 아니되지만 사업장의 작업조건이나 작업환경이 인체에 적합하지 않기 때문에 여러 가지 직업성 질환이 일어나고 있다.

2 직업병 발생 경로

화학적 유해인자

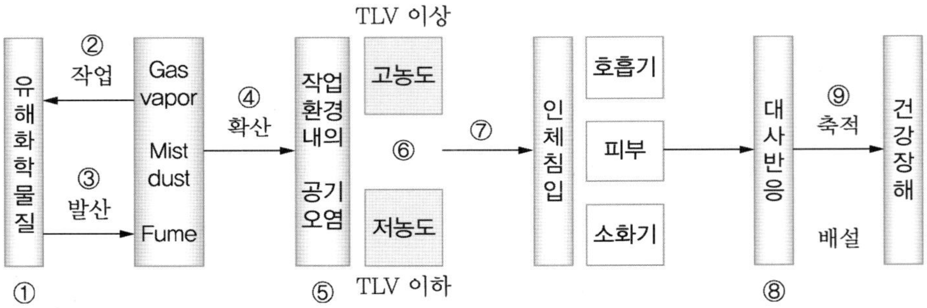

소음

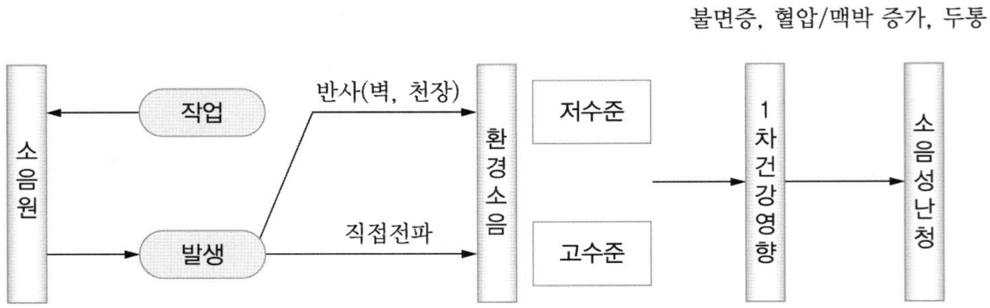

3 직업성 질환의 범위

직업성 질환으로 취급되는 것은 직업상 업무에 기인하여 1차적으로 발생하는 원발성 질환은 물론이고, 이 질환에 기인하여 속발하리라고 의학상 인정되는 질병(속발증)도 업무에 기인하지 않는다는 유력한 원인이 없는 한 직업상 질환으로 취급한다.

① 원발성 질환과 합병 작용하여 제2의 질환을 유발하는 경우 : 납 중독이 뇌의 중추신경계에 작용하여 고혈압을 동반하고 뇌심혈관계 질환이 발생
② 합병증이 원발성 질환과 불가분의 관계를 가지는 경우 : 석면폐증과 폐암, 진폐증과 폐결핵
③ 원발성 질환에서 떨어진 다른 부위에서 같은 원인에 의한 제2의 질환이 일어나는 경우는 직업성질환으로 취급한다. : 유기용제는 대부분 신장에 영향을 미치며 간장에도 영향을 미치는 경우

4 직업성 질환의 분류

직업성 질환은 그 발생상태 또는 성질에 따라 '재해성 질병'과 재해에 의하지 않고 업무에 수반되어 폭로되는 유해물질의 작용으로 급성 또는 만성적으로 발생하는 좁은 뜻에서의 '직업병'으로 나눌 수 있다.

1) 직업성 질환(업무상 상병)

① 재해성 질병

㈀ 재해성 외상 : 업무 중 재해가 부상으로 질병이 된 것

- 부상 직후의 신체 손상 또는 그 증상과 발생한 질병과의 사이에 부위적으로 또는 부상을 입은 기전으로 보아서 의학적인 관련성이 인정되어야 한다.
- 질병의 종류는 좌창, 절창, 열창, 좌상 또는 타박상, 염좌 등 부상의 성질로 보아서 의학적으로 타당하다고 인정되어야 하며, 질병 발생의 원인이 될 수 있을 정도의 것이라야 한다.
- 부상과 질병과의 사이에 시간적으로 보아 의학적인 인과관계가 인정되어야 한다.

㈁ 재해성 중독 : 업무 중 재해가 질병화 된 것

- 일산화탄소 그 밖의 유해한 가스에 의한 급성중독이나 급성 방사선 장해, 그 밖의 재해성 질환은 업무상의 재해라고 말할 수 있는 사건의 유무, 재해의 성질과 강도, 재해가 작용한 신체부위, 재해가 있은 후 발병할 때까지의 시간적인 관계 등을 종합하여 판단한다.

② 직업병

업무를 장기간 수행 시 유해환경요인(조건)에 의해 발생

(ㄱ) 보상의 대상이 되는 것(보상 가능)

- 진폐증, 소음성난청, 수은중독, 납중독, 벤젠중독, T.C.E 중독 등
- 4일 이상의 치료를 요하는 질병

(ㄴ) 보상의 대상이 되지 않는 것(보상 불가능)

- 직업병의 증상이 경증인 경우
- 직업에 기인성(起因性 : work-related disease)이 불충분한 경우

(ㄷ) 업무와 관련성이 불충분한 경우

- 음주가 습관화된 경우 : 간경화-간암
- 개인의 건강관리 부주의 : 고혈압, 당뇨

> ○ 근로기준법 제78조 : 업무상 부상, 질병에 대한 요양기준
> - 직업성 질환에 걸렸을 경우 "요양의 의무"를 진다.
> - 근로기준법 시행령 제54조 : 직업성 질환 38종 나열

2) 원인별 직업성 질환의 종류

① 물리적 인자(Physical factor)

물리적 원인		
원인	직종	직업병
기계적 부상	압연공, 병타공, 기계공	부상에 의한 질병
고열, 건열, 습열	화부, 제련공, 초자공, 도자기공	열사병, 열경련, 심장질환
한랭	제빙, 냉동, 겨울철의 옥외작업	동상
자극성 가스, 유해광선(적외선, 가시광선, 자외선)	초자공, 주물공, 제련공, 전기용접	안질환(결막염, 각막염, 백내장) 고열 또는 눈의 이물
전리방사선, 동위원소	의사, 간호사, 의료기사	피부염, 피부암, 백혈병
조명부족	시계공, 광부, 정밀기계공	근시, 안구진탕증
이상기압(저기압, 고기압)	잠수부, 조종사	잠함병, 고산병
육체적 작업	하역부, 운반부, 서서하는 작업	내장탈. 정맥류, 요통
진동	착암공, 재단공	관절염, 신경염, 수지혈관수축(Raynold병 : 백납병)
소음	조선공, 제관공, 금속공, 직포공	소음성 난청
손(手)작업	전신수, 타자수	활액낭염, 수지경련

② 화학적 인자(Chemical factor)

화학적 원인(공업중독)		
원인	직종	직업병
납	납축전지, 인쇄, 납제련, 케이블제조	골수침입, 빈혈, 소화기장해, 정신신경장해
수은	온도, 계기, 형광등, 뇌관, 전기분해, 농약제조	구내염, 설사, 수전증(手顫症), 무뇨증, 피부염, 정신장해
망간	제강공, 용접공	신경염, 신장염, 중추신경장해, 피부점막의 염증
크롬, 니켈, 알루미늄	도금, 제련	피부점막의 궤양, 폐암
금속증기	제련소	발열, 소화기질환, 신경염, 피부염
비소	농약	발열, 소화기질환, 피부염
인(황린)	살충제, 살서제	악골(顎骨)괴저, 소화기장해, 치아 산식증, 순환기장해, 천식,
아황산가스	셀룰로이드, 표백, 제지, 비료, 제련 폐부종	말초신경계 장해, 시신경계 장해
황화수소, 이황화탄소	인조견사, 셀로판	급성마비, 두통, 신경증상, 불면증
일산화탄소	화부, 가열공	질식, 시신경장해, 심장장해
시안화화합물	석탄가스공업, 도금공	안질환, 호흡기질환
산, 염기	각종 공업	피부염, 궤양, 호흡기질환
유기용제	탈지, 세척, 도료, 접착, 도장 등	조혈장해, 재생불능성 빈혈, 백혈병, 피부질환, 호흡장해, 간장해, 심장장해, 마비
타르, 매연, 아스팔트, 석탄 및 석유제품 제조, 핏치, 광유물, 파라핀	석유화학제품 제조업	피부염, 피부암

※ 화학적 인자의 발생 상태
(ㄱ) Gas : 자극성 gas, 부식성 gas, 질식성 gas
(ㄴ) Vapor : Aromatic, Aliphatic, Ketone, Alcohol, Aldehyde, Ether, Ester, 할로겐화탄화수소, 기타
(ㄷ) Mist : 산, 알칼리 등
(ㄹ) Fume : 대부분의 금속(수은 제외)

③ 생물학적 인자(Biological factor)

생물학적 원인		
원인	직종	직업병
병원체 오염에 의한 전염병 환자 및 세균 취급자	피혁제조, 축산, 도살, 수의, 제분	전염성 질환, 탄저병
동식물 취급	농부	마비저(馬鼻疽), 파상풍, 피부질환

④ **분진(Respirable Dust)에 의해서 생기는 진폐증**

: Mineral Dust, Asbestos, Cotton, 기타

분진		
원 인	직 종	직업병
무기분진 - 유리규산, 석탄, 석면	채석공, 채광부 요업, 연마공, 야금공	규폐증, 석면폐증, 탄폐증
유기분진 -면분진, 곡 분, 목재분	방직공, 제분공, 제재공, 골분재, 조공	면폐증, 농부폐증
금속분진 - 유독성 무기 금속분진	제련공, 화학공	금속열, 호흡기 질환, 폐암

5 직업성 질환의 진단과 인정

1) 진단목적

① 예방대책 수립

② 적절한 치료

③ 직업성 질환 여부 판정 - 직업병에 대한 사후조치

※ 근로자의 질병이 직업병일 경우 환자의 장해정도, 예후 등에 관한 의학적인 진단 근거를 제시하여 보상의 혜택을 받도록 한다.

2) 인정기준

① 작업내용의 파악 : 유해 작업의 정도

② 그 작업에 종사한 기간(근속연수)

③ 사용원료에 대한 유해성 유무 : 취급원료, 중간산물, 부산물 및 제품 자체 등의 유해성 유무와 그 정도

④ 공기 중의 유해물질 농도

⑤ 유해물질로 인한 중독증 또는 특유증상의 유무 : 의학적으로 특유한 증상 및 특징적 검사소견

⑥ 유해물질로 인한 임상검사 소견의 유무

⑦ Exposure로부터 발병되기까지 시간적 간격 및 증상의 경로

⑧ 발병전의 신체적 이상 또는 과거질병(기왕력)의 유무 판단

⑨ 비슷한 증상을 나타내면서도 업무에 기인하지 않은 다른 질환과의 상관성

⑩ 동일한 작업장에서 비슷한 증상을 나타내는 환자의 발생여부

※ 유해물질의 유해정도를 판단하는 기준

- Air : 유해요인에 노출된 근로자 평가의 간접적인 방법
- Body : Biological Exposure Index(BEI)의 생체 시료를 이용해서 환경 평가하는 방법 도입
- Absorption(흡수) → Accumulation(축적) → Poison(독성)

6 직업성 질환 발생요인

1) 직접요인

① 환경요인

(ㄱ) 대기조건의 변화 : 온도, 습도, 기류, 대기오염

(ㄴ) 물리적 요인 : 소음, 진동, 방사선, 고열 등

(ㄷ) 화학적 요인 : 가스, 증기, 흄, 미스트, 분진 등

② 작업요인

(ㄱ) 격렬한 근육운동

(ㄴ) 전신과 국소근육의 운동부족

(ㄷ) 고속도 작업, 이상 자세, 정신작업 등

2) 간접요인

① 환경요인

고온다습 : 화학적 유해물질 처리 시 질병발생 촉진

② 작업요인

작업강도, 작업시간, 작업방법

③ 개체요인

성별 차, 개인의 영양상태, 음식물의 내용, 공복 시, 알코올, 음료, 흡연 등

7 질병재해 발생현황 (2020년, 고용노동부 자료 인용)

1) 업종별

(명, %, ‱, %P, ‱P)

구분	2020. 1~12월			전년 동기			증감		증감률	
	근로자수	재해자수 (사망자)	재해율 (사망 만인율)	근로자수	재해자수 (사망자)	재해율 (사망 만인율)	재해자수 (사망자)	재해율 (사망 만인율)	재해자수 (사망자)	재해율 (사망 만인율)
총계	18,974,513	15,996	0.08	18,725,160	15,195	0.08	801	0.00	5.3	0.0
		1,180	0.62		1,165	0.62	15	0.00	1.3	0.0
광업	10,664	2,612	24.49	11,108	2,357	21.22	255	3.27	10.8	15.4
		416	390.10		389	350.20	27	39.90	6.9	11.4
제조업	4,012,541	5,713	0.14	4,045,048	5,590	0.14	123	0.00	2.2	0.0
		268	0.67		286	0.71	-18	-0.04	-6.3	-5.6
건설업	2,284,916	2,182	0.10	2,487,807	1,913	0.08	269	0.02	14.1	25.0
		109	0.48		89	0.36	20	0.12	22.5	33.3
전기·가스 수도업	79,034	18	0.02	76,687	14	0.02	4	0.00	28.6	0.0
		7	0.89		4	0.52	3	0.37	75.0	71.2
운수·창고 통신업	936,449	747	0.08	910,585	709	0.08	38	0.00	5.4	0.0
		83	0.89		94	1.03	-11	-0.14	-11.7	-13.6
임업	101,404	26	0.03	91,682	32	0.03	-6	0.00	-18.8	0.0
		1	0.10		1	0.11	0	-0.01	0.0	-9.1
기타의 사업	10,683,419	4,565	0.04	10,239,876	4,472	0.04	93	0.00	2.1	0.0
		277	0.26		288	0.28	-11	-0.02	-3.8	-7.1
기타	866,086	133	0.02	862,367	108	0.01	25	0.01	23.1	100.0
		19	0.22		14	0.16	5	0.06	35.7	37.5

※ 기타는 어업, 농업, 금융보험업임

2) 규모별

(명, %, ‱, %P, ‱P)

구분	2020. 1~12월			전년 동기			증감		증감률	
	근로자수	재해자수 (사망자)	재해율 (사망 만인율)	근로자수	재해자수 (사망자)	재해율 (사망 만인율)	재해자수 (사망자)	재해율 (사망 만인율)	재해자수 (사망자)	재해율 (사망 만인율)
총계	18,974,513	15,996	0.08	18,725,160	15,195	0.08	801	0.00	5.3	0.0
		1,180	0.62		1,165	0.62	15	0.00	1.3	0.0
5인 미만	3,005,960	2,703	0.09	2,996,744	2,651	0.09	52	0.00	2.0	0.0
		188	0.63		193	0.64	-5	-0.01	-2.6	-1.6
5인~49인	8,272,899	5,524	0.07	8,166,782	5,436	0.07	88	0.00	1.6	0.0
		401	0.48		392	0.48	9	0.00	2.3	0.0
50인~99인	1,979,709	1,394	0.07	1,942,824	1,275	0.07	119	0.00	9.3	0.0
		107	0.54		110	0.57	-3	-0.03	-2.7	-5.3
100인~299인	2,523,122	2,218	0.09	2,459,398	1,821	0.07	397	0.02	21.8	28.6
		182	0.72		163	0.66	19	0.06	11.7	9.1
300인~999인	1,708,100	2,300	0.13	1,679,624	2,175	0.13	125	0.00	5.7	0.0
		232	1.36		234	1.39	-2	-0.03	-0.9	-2.2
1,000인 이상	1,484,723	1,857	0.13	1,479,788	1,837	0.12	20	0.01	1.1	8.3
		70	0.47		73	0.49	-3	-0.02	-4.1	-4.1

3) 질병종류별

(명, %)

구분		직업병								작업관련성 질병						
		총계	소계	진폐	난청	금속 중금속 중독	유기 화합물 중독	기타 화학 물질 중독	기타	소계	뇌심 질환	근골격계질환				기타
												신체 부담 작업	요통	사고성 요통	기타	
2020. 1~12월	계	15,996	4,784	1,288	2,711	16	15	104	650	11,212	1,167	5,252	1,712	2,465	172	444
	요양자	14,816	4,135	876	2,711	12	6	65	465	10,681	704	5,252	1,712	2,465	172	376
	사망자	1,180	649	412	0	4	9	39	185	531	463	0	0	0	0	68
전년 동기	계	15,195	4,035	1,467	1,986	9	19	128	426	11,160	1,460	4,988	1,914	2,362	176	260
	요양자	14,030	3,428	1,065	1,986	7	7	81	282	10,602	957	4,988	1,914	2,362	176	205
	사망자	1,165	607	402	0	2	12	47	144	558	503	0	0	0	0	55
증감	계	801	749	-179	725	7	-4	-24	224	52	-293	264	-202	103	-4	184
	요양자	786	707	-189	725	5	-1	-16	183	79	-253	264	-202	103	-4	171
	사망자	15	42	10	0	2	-3	-8	41	-27	-40	0	0	0	0	13
증감율	계	5.3	18.6	-12.2	36.5	77.8	-21.1	-18.8	52.6	0.5	-20.1	5.3	-10.6	4.4	-2.3	70.8
	요양자	5.6	20.6	-17.7	36.5	71.4	-14.3	-19.8	64.9	0.7	-26.4	5.3	-10.6	4.4	-2.3	83.4
	사망자	1.3	6.9	2.5	0.0	100.0	-25.0	-17.0	28.5	-4.8	-8.0	0.0	0.0	0.0	0.0	23.6

※ 직업병 기타 : 물리적 인자, 이상기압, 진동장해, 직업성 암, 직업성 피부질환 등임

※ 작업관련성 질병 : 간질환, 정신질환 등임

4) 연령별

(명, %)

구분	2020. 1~12월		전년 동기		증감		증감 율	
	재해자수	사망자수	재해자수	사망자수	재해자수	사망자수	재해자수	사망자수
총계	15,996	1,180	15,195	1,165	801	15	5.3	1.3
18세 미만	0	0	0	0	0	0	0.0	0.0
18세 ~ 24세	112	1	117	2	-5	-1	-4.3	-50.0
25세 ~ 29세	419	12	383	12	36	0	9.4	0.0
30세 ~ 34세	553	32	562	23	-9	9	-1.6	39.1
35세 ~ 39세	917	47	939	53	-22	-6	-2.3	-11.3
40세 ~ 44세	1,187	83	1,158	89	29	-6	2.5	-6.7
45세 ~ 49세	1,559	118	1,542	135	17	-17	1.1	-12.6
50세 ~ 54세	1,901	147	1,948	135	-47	12	-2.4	8.9
55세 ~ 59세	2,343	171	2,361	174	-18	-3	-0.8	-1.7
60세 이상	7,005	569	6,185	542	820	27	13.3	5.0

5) 최근 5년 간 주요 유해인자의 직업병 발생 현황

	2015년	2016년	2017년	2018년	2019년	총계
이상기압	10	11	0	5	3	29
진동	176	14	0	13	4	207
이황화탄소(CS_2)	0	0	3	0	0	3
트리클로로에틸렌(TCE)	0	0	0	0	0	0
벤젠	4	1	2	6	5	18
연	0	0	0	0	0	0
수은	12	0	0	0	0	12
크롬	0	0	0	1	1	2
카드뮴	1	0	0	0	0	1
망간	0	0	1	0	0	1
감염성 질환	74	73	4	72	75	298
직업성 피부질환	18	15	0	16	26	75
직업성 암	42	63	96	98	113	412

8 직업성 질환의 예방

1) 예방대책

① 생산기술 및 작업환경을 개선하여 철저하게 관리하며 유해물질이 발산하는 것을 막아 안전하고 쾌적한 작업환경을 확립하여야 한다(작업환경관리).

② 근로자를 채용 시부터 의학적으로 관리하고, 유해물질로 인한 이상소견을 될수록 일찍 발견하여 적절한 조치를 강구하여야 한다(건강관리).

③ 개인위생관리를 철저히 하여 근로자가 유해물질에 폭로되어도 그 영향을 받지 않도록 하여야 한다(작업관리).

2) 구체적인 예방대책

① 대체(Substitution) ② 보호(Protection) ③ 점검(Inspection)

④ 청결(Cleanliness) ⑤ 교육(Education)

9 직업성 질환의 보상

1) 용어의 정의

① 직업병에 대한 보상을 청구할 때 적절한 용어의 사용이 중요

② 업무상 여부를 판정할 때 생기는 의견차이

기본적인 의학적 개념이 다르기 때문이기보다는 급성 또는 만성질환, 흡수 또는 중독, 이병, 장해 등의 용어를 잘못 사용하기 때문

2) 장해도

직업병에 의한 신체장해는 일시적 부분장해, 일시적 전신장해, 영구적 부분장해, 영구적 전신장해의 네 가지로 구분한다.

3) 발병시기

직업병은 재해성 질환과는 달리 어떤 유해요인에 장기간 노출되어 서서히 발병하는 것이므로 질병의 발생을 시간적으로 명확히 규정하기 어려운 특징이 있다. 따라서 법률로는 업무 기인성이 명확하면 반증이 없는 한 보상하도록 하고 있다. 실제로 언제부터 보상의 대상이 될 것인가가 문제가 되며, 일반적으로 의학상 요양을 필요로 하는 시기이고, 유해물질에 폭로되어 흡수작용을 하는 기간을 지나서 중독증상을 나타내어 요양을 필요로 하게 된 시기를 발생시기로 간주한다.

4) 인과관계

보상하여야 할 직업성 질환의 종류와 직종을 한정하여 법률로 규정 : 열거주의

① 법에 규정된 직업병인지 확인

② 직업에 특유하고 특징적인 질병인지 여부

③ 직업상 업무에 기인하거나 또는 업무를 수행하는 동안에 발생한 것인가를 확인

10 법적용어

1) 급성중독(Acute poisoning)

유해물질에 일시적으로 다량 폭로되어 발생하는 재해성 질환

2) 만성중독(Chronic poisoning)

임상증상이 가벼운 경우, 임상증세는 없어도 임상소견이 인정된 경우

3) 흡수중독(Absorption poisoning)

임상증상은 없어도 유해물질의 흡수량을 측정할 수 있을 경우

산업독성학

• 독성영향의 지속기간에 따른 분류
 ① 급성중독(Acute toxicity) : 일반적으로 단기간 내(1~14일)에 독성이 발생되는 것을 의미하며, 일종의 가역적인 영향을 미친다.
 ② 만성중독(Chronic toxicity) : 장기간(1년~일생)에 걸쳐서 독성이 발생되는 것을 의미하며, 일종의 비가역적인 영향을 미친다.
 ③ 준 급성독성(Subacute toxicity) : 14일 이상 90일 이내 혹은 1년 이내에 발생되는 독성을 의미한다.
• 독성의 작용부위에 따른 분류
 ① 국부독성(Local toxicity) : 독성물질(toxicant; 독물)과 생체시스템 사이에서 발생되는 폭로 혹은 독성작용이 국부적이다.
 ② 조직독성(Systemic toxicity) : 독성물질이 체내로 흡수되고 피의 흐름에 동반되어 당해 물질에 민감한 기관으로 이동하여 분포되므로 전신독성을 일으킨다.

11 주요 직업병 발생 사례

1) 원진레이온 이황화탄소 중독사건

① 들어가는 말

대부분의 교재에서나 또는 일상적으로 환경문제에 대해 예를 들어 설명할 때는 일본의 1950년대 수은에 의한 미나마타병과 카드뮴에 의한 이타이이타이병이 대표적이라 생각되며, 안전문제는 1984년 인도 보팔시의 MIC(Methyl Isocyanate)누출 사고를 들 수 있다.

또한 보건문제를 설명할 때는 1980년대 우리나라 최대의 직업병 문제였고, 지금까지도 중요한 문제로 남아있는 원진레이온 이황화탄소 중독이다. 직업병자의 수를 보더라도 세계적인 규모로 그 발생과정부터 회사의 폐업에 이르는 과정은 직업병 문제의 시작과 끝을 볼 수 있는 대표적인 사례이며, 사건자체가 우리나라 산업보건 정책 및 제도 전반에도 지대한 영향을 미쳤다고 할 수 있다.

따라서 지금은 폐쇄되어 볼 수 없는 원진레이온의 작업현장을 중심으로 당시의 열악한 작업환경을 재조명해 보며, 현재 운영되고 있는 산업위생분야의 정책 및 제도, 사회에 미치는 영향이 어떻게 변화되었는가를 정리하고자 하였다.

② 이황화탄소 중독의 순환

㈀ 1850년대 중반 이황화탄소 중독은 독일에서 최초로 발생한 이후 30년 주기로 반복되는 직업병이다.

- 고무공장의 풍선제조 공정에서 최초로 발생됨

㈁ 인견사 공장은 1890년대 독일에서 최초로 발생

㈂ 1920년대에 미국, 유럽에서 이황화탄소 중독자 발생되어 사회적 관심이 증폭되었으며 이들 국가에서는 작업환경개선에 많은 노력하였으나 제2차 세계대전으로 이황화탄소 중독 사건에 대한 관심이 소멸되었음

㈃ 1950년대 유럽과 일본에서 이황화탄소 중독자가 발생되어 작업환경개선과 해당 공장을 개발도상국에 이전하였으며, 미국의 설비는 중남미 지역으로, 일본의 설비는 한국과 대만으로 이전하였음

㈄ 1980년대 한국과 대만에서 이황화탄소 중독환자가 집단으로 발생

㈅ 1993년에 폐쇄된 한국의 원진레이온은 중국으로 이전하였으며 30년 주기로 발생되는 이황화탄소 중독의 비극이 2020년경 중국에서 다시 반복될 가능성이 있음

③ 이황화탄소의 인체에 미치는 영향

대표적 증상은 중추신경계 및 말초신경계질환, 망막혈관 손상, 심혈관계 및 뇌혈관계질환, 콩팥 손상에 의한 만성신부전증 등이며 유럽에서 최초로 발생 시는 신경질환이 주 증상이었다. 또한 일본은 망막혈관의 손상이 주 증상인 반면 한국은 신부전증과 고혈압 및 뇌혈관 질환이 주 증상으로 나타났다.

④ 주요 작업공정

㈀ 회사의 개요(1993년 폐업 이전) : 소재지는 경기도 미금시 도농동 1번지, 근로자수는 약 1,100명, 공장대지 면적 약 150,000평, 건물 규모는 약 40,000평, 업종은 인견사 제조업이었으며 회사 설립은 1959년 12월로 1979년 5월 부도가 발생하였으며, 1989년 1월부터 산업은행의 법정관리 대상이 되었다.

㈁ 제조 공정

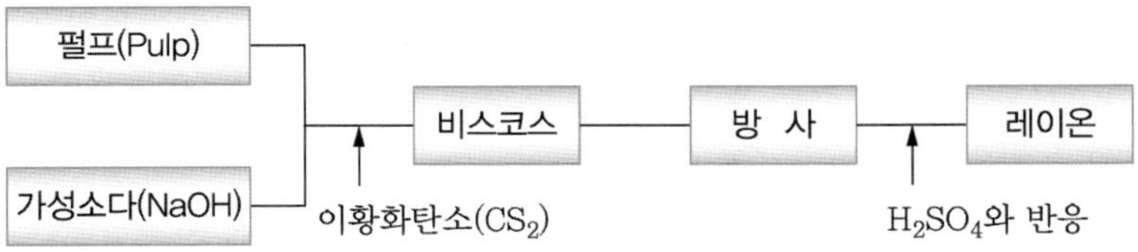

㈂ 작업공정도

이탄과 → 원액과 → 방사과 → 산회수과 → 정련과 → 포장 → 제품출하

㈃ 작업내용

- 이탄과 : 탄소와 유황을 이용하여 이황화탄소를 제조
- 원액과 : 펄프에 가성소다를 반응시켜 비스코스를 제조
- 방사과 : 황산에 비스코스 액을 방사 시켜 인견사를 생산
  - 기수 : 방사기의 황산액 속에서 분사되는 비스코스 원액으로부터 재생되는 실을 방사기에 걸어주고 완성된 케이크를 꺼내는 작업(도핑 작업)
  - 조장 : 도핑작업 중 방사기의 이상 발견 시 수리, 방사기 추의 중심을 잡아주는 작업 등 불규칙 작업
  - 순회 : 담당지역을 순회하면서 실이 엉키거나 끊어진 경우 불량한 케이크를 꺼내고 다시 실을 이어주는 작업
  - PM정비 : 방사기 하부의 회전모터 정비 또는 기계이상 발생 시 수리
  - 포장 : 방사기에서 완성된 케이크를 방사기 사이 통로에 두면 현장에서 직접 포장
  - 운반 : 포장된 케이크나 폐기된 케이크를 손수레에 실고 정련과로 운반
- 산회수과 : 무수망초산 생산 및 방사과로부터 황산용액을 회수하여 $ZnNO_2$로 산도를 조정한 후 방사과로 보내는 공정
- 정련과 : 방사과에서 운반된 케이크의 수세, 탈수, 건조, 약품처리(NaOH, 표백제등)
- 기타 : 공해설비과, 시험분석과, 계전과 등

⑤ 문제의 발단

㈀ 1977년 : 원진레이온 배출가스가 도농역의 각종 시설물을 부식시켜 안전을 위협한다는 보도.

㈁ 1981년 : 국립의료원에서 원진레이온 근로자 최초의 직업병으로 판정(진단명 : 아황산가스 중독)

㈂ 1987년 : 방사과에서 14~18년 동안 근무하고 퇴직한 4명의 근로자가 노동부 및 청와대에 진정서 제출

- 노동부 : 최초의 이황화탄소에 의한 직업병으로 인정
- 회사 : 4명에 대해 1인당 600만 원의 민사 배상금 지급

※ 이 사건을 계기로 방사과 근무자의 특수건강진단 및 작업환경측정 실시.

㈃ 1989년 : 이황화탄소 중독으로 요양 중인 근로자가 신부전증으로 사망하고 후 처리과 근로자는 고혈압과 뇌출혈로 사망

㈄ 1991년 : 이황화탄소 중독으로 입원 중이던 근로자가 뇌출혈로 사망하고 요양 중인 근로자가 연탄가스 자살 사건 발생

- 사회단체 인사가 참석한 가운데 직업병 인정 및 보상 문제에 대해 대대적인 시위
  - 김말용 의원을 단장으로 신민당 조사단과 국회의원으로 구성된 진상조사 위원회

구성

- 원진레이온(주) 관련 관계기관 회의를 개최하여 회사 처리방안 논의 및 회사 매각 후의 근로자 재취업 문제와 직업병 발생에 대한 보상 문제 등 근로자 보호 대책 강구

• 직업병 종합대책 5개년 계획을 수립하여 대통령보고.

(ㅂ) 1992년 8월 : 서울대보건대학원에서 원진레이온 이황화탄소 중독에 대한 역학조사 실시

• 결과 : 이황화탄소 중독자 42명, 중독 기준 미달자 85명으로 발표

(ㅅ) 1993년 5월 : 후처리과에서 15년간 근무한 근로자가 자택에서 비관 자살하는 사건 발생

• 부검 결과 : 이황화탄소 중독에 따른 우울증으로 사망 판정

(ㅇ) 1993년 7월 : 정부와 민자당의 당정 협의를 거쳐 폐쇄 결정

• 원진레이온 회사 설립 후 31년, 첫 직업병 환자 발생 후 15년 만에 폐쇄되었으며, 1999년 12월까지 총 837명이 직업병으로 진단을 받았으며, 이 중 50여 명이 사망

(ㅈ) 1994년 : 원진레이온의 공장 설비를 중국 동북부 공업도시인 단둥에 위치하고 있는 『화학섬유공사』에 매각

⑥ 산업위생 분야의 변화

(ㄱ) 90년 산업안전보건법의 전면 개정

• 정부의 책무(법 제4조)를 신설함으로서 노·사·정의 산업안전보건에 관한 책임과 의무를 분명히 하였고, 산업재해 예방기금을 설치하는 한편, 근로자의 안전과 보건에 관하여는 산업안전보건법이 정하는 바에 의하도록 근로기준법상의 안전과 보건에 관련되는 조문(법 제65조 내지 제73조)을 삭제 하는 등 전면 개정함으로써 독립 법으로서의 법제의 체계화를 기하였다.

• 산업보건과 관련되는 법의 주요 내용

- 『작업환경측정』의 용어에 대한 정의 신설(법 제2조)
- 보건관리자를 두는 제도를 유지하면서 『산업보건의』 제도 신설(법 제17조)
- 보건상의 유해 작업은 노동부장관의 인가를 받지 않고는 그 작업만을 분리하여 도급을 줄 수 없도록 함(법 제28조)
- 신규화학물질을 제조 또는 수입하는 자는 당해 신규화학물질의 명칭과 유해성 조사결과 보고서를 노동부장관에게 제출토록 함(법 제40조)
- 건강장해를 발생할 우려가 있는 일정한 업무에 종사하는 근로자에 대하여 이직 시에 건강관리 수첩을 교부함(법 제44조)
- 산업재해예방사업을 효율적으로 추진하는 데 소요되는 재원을 확보하기 위하여 산업재해예방기금을 설치·운영하도록 함(법 제53조)

• 시행령의 주요 내용
- 보건관리자, 산업보건의 자격과 직무, 선임하여야 할 사업의 규모 및 수를 정함(제17조~제22조)
- 보건관리자의 직무 중 의사와 간호사인 보건관리자의 소관 업무와 그 외의 보건관리자의 소관업무를 구분함(제17조)
- 근로자의 보건상 해로운 물질로서 제조 금지대상이 되는 물질과 제조 또는 사용허가를 받아야 할 물질의 범위를 정함(제29조~제30조)
- 명칭을 표시하여야 할 유해물질의 종류와 유해성 조사 제외 대상이 되는 화학물질의 종류를 정함(제31조~제32조)
- 1일 근로시간을 6시간으로 제한하는 유해 또는 위험한 작업을 정함(제33조)

• 시행규칙의 주요 내용
- 시행규칙 개정의 특색은 사업주가 강구하여야 할 조치와 근로자의 준수사항 및 각종 기술상의 지침 등을 정함에 있어 개정 전에는 이를 포괄적으로 규정하고 있었으나, 개정 시행규칙에서는 제1편의 총칙부분, 제2편의 안전기준 및 제3편의 보건기준을 분리하여 각각의 분야별 독립규정으로 제정함으로써 체제를 새롭게 정비하였다.

(ㄴ) 91년 직업병 종합대책 5개년 계획

• 근로자 건강관리의 내실화
- 사업장의 보건관리 체제 정립
  보건관리자의 직무개선, 사업장 자체 보건관리자 선임대상의 사업장 확대
- 건강진단제도의 합리적인 개선
  채용 시 건강진단의 수행, 검진대상자의 구체적 범위 설정, 일반건강진단 제도와 의료보험 제도의 일원화, 건강진단의 정도관리 제도시행
- 건강진단 사후관리 강화
  건강진단 결과의 개별 통보제 정착, 직업병 유소견자의 전산관리, 유해부서 종사자의 연장근로금지, 유해작업 근로자의 평생 건강관리
- 근로자의 건강보호 : 근로자 건강관리 방안 강구, 위생보호구의 착용 지도

• 작업환경관리의 전문성 제고
- 사업장 작업환경 실태 자료의 효율적 관리 : 사업장 작업환경 실태 센서스 실시
- 사업장 작업환경 관련 자료의 체계적 관리
  노동부, 산업안전공단, 지방노동관서로 연결되는 전산망 확대 구축
- 작업환경측정 기관의 지정 확대
  측정기관의 지정 요건을 완화(비영리법인 또는 의료법인 → 비영리법인 의료법인 또는 종합 병원급 의료기관)

- 작업환경 자체측정 제도 개선
  사업장 자체측정 활성화를 위해 기준완화 및 인센티브 부여
- 작업환경측정 기관 정도관리제 시행
- 작업환경측정 방법의 합리화
  단위작업장소를 측정지점으로 하는 측정방법, 평가기준 마련, 검지관 등 직독식 측정 방법의 제한, 개인시료 채취법의 도입 및 평가방법 마련
- 작업환경측정의 주기 조정
  측정결과 환경상태가 양호한 사업장에 대해서는 측정주기의 조정이나 일정기간 측정 면제
- 측정, 평가 결과의 행정관청에 보고 의무화
- 작업환경 설비 표준 모델의 개발 및 시범 사업장 선정
- 작업환경 시설개선업체 지도 육성 및 관리를 위해 업체의 등록제 실시

• 직업병 판정 및 치료의 합리화
- 업무상 재해 인정기준의 개정 : 직업병 인정 요인의 완화 및 이황화탄소 인정기준 등 마련
- 건강진단 실시 중 치료비 지급 방안 강구

• 산업보건 전문기구 및 인력 확충
- 산업보건연구원의 신설
  현 산업안전보건연구원 내 보건연구 부분과 근로복지공사 산하 직업병연구소의 통합
- 유해인자별 전문 측정기관 지정
- 산업의학 전문의 제도 신설 및 전문인력 양성을 위한 장학금 지급
- 노동부의 조직 보강
  산업보건지도관의 신설, 산업보건 분야 2개과 증설(산업보건과에서 산업위생과 및 유해물질 관리과의 독립신설), 산업안전보건 감독관 약 200명 증원, 산업안전공단의 조직 보강

㈐ 사법부의 산업재해 보상 판례의 변화
• 회사 측에 직업병에 대한 민사상의 보상 책임을 부여

⑦ 역사가 주는 교훈

㈀ 원진레이온은 1967년에 설립되어 1993년 폐쇄된 국내 유일의 인견사 생산업체로 근로자 수는 1970년대 3,000명, 1980년대 1,500명으로 감소되었으며 1987년은 1,440명, 1990년에는 1,684명, 1993년 7월 10일 폐업 당시에는 811명이 근무하고 있었다.

㈁ 회사에서 국가에 납부한 산재보험료는 1991년 9,200만 원, 1992년에는 1억 700만 원, 1993년에는 1억 2,000만 원을 납부하였으나 1993년 폐쇄 이후부터는 납부한 금액이

없다.

㈐ 2000년 원진레이온의 이황화탄소 중독에 따른 근로자에게 지급된 산재보험금액은 167억 원으로 매년 증가하여 2008년에는 307억 원을 지급하였다. 이는 전체 산재보상금액인 3조 4,000억 원의 약 1%를 차지하는 막대한 금액이다.

㈑ 2000년 이후 지급 금액은 2,118억 원이며 2008년 말까지 이황화탄소 중독 진단 자 950명 중에서 사망자 100명을 제외한 850명에 대한 보상비용을 지급하였으며 향후 지불비용을 감안하면 원진레이온 이황화탄소 중독으로 1조 원 이상의 산재보험료를 부담할 가능성이 있다.

⑧ 맺음말

산재보험료 납부 0원, 산재보상금액 307억 원으로, 3만 5,000여 명이 근무하는 현대자동차 다음으로 많은 산재보상금액을 지불받은 사업장으로 국내 유일의 인견사 제조업체인 원진레이온은 설립한 지 34년 만에 이황화탄소 중독에 의한 직업병 파동으로 폐쇄되었지만, 노·사·정 및 관련 전문가의 의식 변화 및 산업보건 분야 발전에 지대한 공헌을 하였을 뿐만 아니라 산업재해에 대한 대책이 수립되지 않는 고도성장이 어떤 결과를 낳는가에 대한 좋은 교훈을 던져 주었다. 발전이라는 것은 역사가 주는 교훈을 통해 똑같은 잘못을 범하지 않고 미연에 방지함으로써 이루어지는 것으로 이러한 가슴 아픈 사건을 통해서 작업환경관리의 중요성을 다시 한 번 인식하고, 전문적인 역량을 지속적으로 축적해나가야 할 것이다.

2) 외국인 근로자 노말헥산 중독사건

① 중독사건 경위

2004년 12월 중순경 앉은뱅이가 된 3명의 태국여성 안산 외국인 노동자센터에 다급한 도움요청이 있었다. 요지인 즉은 경기도 화성시 소재 ○○회사에서 3명의 태국 이주여성노동자들이 일하다 화학약품(노말 헥산)중독이 되어 하반신이 마비가 되었는데 당장 잠자고 머물 곳이 없다는 것이었다. 문제는 그 세 명이 걷지도 서지도 못하므로 도움이 절실히 필요한데 한글도 모르고 신체도 부자유한 이들 태국여성들을 받아줄 곳이 마땅히 없다는 것이었다.

② 발생개요

㈀ 경기도 화성시에 소재한 LCD, DVD 부품 제조업체인 (주)D에서

- 태국 여성근로자 5명이 세척제로 사용되는 유기용제(노말 헥산)에 중독, 하반신이 마비되는 "다발성신경장애"에 걸린 것으로 밝혀졌음

  ※ (주)D : 대표이사 송00, 경기도 화성군 소재, 근로자 수 52명(외국인 13명), 전자

부품제조업(LCD, DVD부품 제조)

㈏ 전자부품에 있는 이물질 제거작업에 종사했던 태국 근로자 8명 중 5명은 '04. 12. 20일부터 안산중앙병원에서 입원 치료 중이고,

- 3명은 '04. 12. 10일 본국으로 출국하였으나 국내 치료를 위해 '05. 1. 17일 재입국하여 안산중앙병원에서 입원 치료 중

  ※ 태국인 근로자 8명 중 7명은 불법체류자

노말 헥산(n-Hexane)이란?

- 유해성 : 주로 중추신경 등에 장애를 주는 무색의 유기용제
- 노출기준 : 50 ppm(산업안전보건법상 관리대상유해물질)
- 산업안전보건법상 조치 사항 : 작업환경측정 및 특수건강진단 실시, 물질안전보건자료(MSDS)비치, 국소배기장치 설치, 보호구 지급, 안전교육 실시 등

※ 노말 헥산에 의한 "다발성 신경장애" 발생 현황(총 5명) : '99년 한국타이어1명(타이어제조), '02년 동인화학 1명(자동차부품제조), (주)인지디스플레이(구, (주)소너스테크놀리지) 3명(전자부품제조)

③ 근무 환경

㈎ 회사명 : D 산업(업종 : LCD 플라스틱 사출), 회사 위치 : 경기도 화성시

㈏ 작업내용

플라스틱 제품(비디오 플레이어 앞부분 덮개)을 만드는 과정 중, 검사실에서 제품을 검사하고 흠이 있을 경우 약품으로 지워서 수정하는 작업('NAC 2'라는 약품을 1.5리터 콜라병을 잘라서 만든 통에 부어서 헝겊에 찍어 지우는 일)

㈐ 작업환경

검사실은 밀폐된 작은 공간에, 흰색 면 소재 작업복을 착용하고, 동일한 소재의 모자를 지급 받았으나 너무 더워서 거의 쓰지 않았음. 마스크도 거의 사용하지 않았으며, 보통 면장갑을 사용하거나 손바닥 부분에 고무가 입혀있는 면장갑을 가끔 사용하였으나 주로 맨손으로 일함(장갑은 1~2주에 1켤레 정도 지급함).

㈑ 근로시간

- 비자가 없는 사람
  - 오전 8 : 30~오후 5시 30분 : 평상근무, 오후 6 : 00~오후 10시 00분 : OT(초과)
  - 오후 10 : 00~그 이후(보통 12시) : 야근
- 비자가 있는 사람
  - 오전 8 : 30~오후 8시 00분 : 평상근무, 오후 8 : 00~오후 10시 00분 : OT
  - 오후 10 : 00~그 이후(보통 12시) : 야근

㈒ 휴식 및 휴일

- 휴식 : 2시간 노동에 10분 휴식, 점심시간 1시간, 저녁시간 30분

• 휴일 : 통상 한 달에 1일 정도

(ㅂ) 급여 : 2003년 당시 최저임금은 시급 2,510원

• 비자가 있는 사람(3명 : 2004년 9월경부터 인상됨, 그 이전에는 없는 사람과 동일)
  - 기본급 : 681,600원(이하 2004년 10월 모 여성 급여 기준)
  - 수당 : 잔업수당 70,290원, 주간특근 68,160원, 월차수당 22,720원, 기숙사비 20,000원
  - 공제 : 의료보험 21,050원, 국민연금 50,850원, 고용보험 4,100원
  - 지급총액 842,770원 공제액 96,000원 실수령액 746,770원

• 비자가 없는 사람(약 49명 / 관광비자로 입국해서 장기체류)
  - 수당 : 잔업수당 260,150원, 주간특근 56,250원, 야간특근 135,000원 식대 20,000원
  - 공제 : 없음
  - 지급총액 931,400원, 공제액 0원 실 수령액 931,400원

* 출퇴근 시간은 카드를 찍거나, 장부에 기록해서 회사 측에서 관리함. 노동자들은 자신의 근로시간 및 시간별 수당에 대해 정확히 아는 사람 없음

(ㅅ) 증상 및 경위

• 검사실이 원래는 개방되어 통기가 되는 곳이었다가 올 초부터 검사실을 따로 분리하는 공사를 시작함. 8월경 공사가 마무리 되었고 그때부터 환기가 전혀 안 되는 밀폐된 공간에서 일하기 시작함

• NAC 2라는 약품을 쓰는 과정에서 먼저 머리가 아프고 어지러운 증세가 나타남, 심한 경우 기절함(2차례 어이 씨 - 기절 한 후 다시 일어나서 일함)

• 그 후 무릎에 힘이 없고 팔 다리가 저리는 증상이 나타나고 점차 증세가 악화되어 자주 넘어지고 걷거나 일어설 수 없게 됨. 심한 경우(씨리난 씨) 하반신이 마비되고 두 팔도 사용하지 못함

• 초기에 자기에게만 나타나는 증상인 줄 알고, 병이 있다는 사실이 알려지면 퇴출당할까봐 말하지 않던 근로자들이 검사실 8명 전원에게 동일한 증상이 나타나는 것을 알게 됨

• 8명 전원이 일어나지 못하는 등 작업이 불가능해지자, 회사 측에서 이들을 한국인 기숙사동 방 한 칸으로 옮기도록 하고, 병원에 가지 못하게 하는 등 방치함. 급여도 지급 중지. 이 과정에서 2명(추언춈, 어이)이 회사 밖으로 나와 타 회사에 근무하는 태국인들의 도움으로 알게 됨

• 씨리난, 러짜나, 쌀라피 3명 '태국으로 간다고 하면 비행기 표를 끊어 주겠다'는 회사 측의 말에 태국으로 돌아감. 그때까지 한국인 기숙사동에서 방치된 채 다른 태국인들이 밥을 가져다주는 것을 먹는 등 비참한 생활을 함

- 2004년 12월 5일(일요일) 회사 밖으로 4명이 나옴
- 연락이 없던 회사 측에서 갑자기 전화 연락이 와서, 회사로 돌아오라는 통보를 받고 12월 7일 왈리 회사로 돌아감
- 12월 10일(금) 사측으로부터 당장 돌아오지 않으면 경찰에 신고하겠다는 위협을 받았고, 집주인(같은 회사에 근무하는 한국인)에게 사장이 태국인들을 내보내도록 압력을 넣음. 밤에 다른 곳으로 피신처 옮김
- 12월 11(토) 오후, 안산 외국인노동자센터로 장소를 옮기고, 즉시 회사를 방문하여 현장 조사함
- 12월 13일 4명이 안산중앙병원에 입원하고, 회사측에 남아 있던 나머지 사람도 입원

(ㅇ) 기타

- 태국으로 돌아간 씨리난 씨(하반신 마비, 양팔 사용 못함 : 누워서 지냄), 어린 아이와 시골집에서 살면서 병원에도 못 가는 형편. 한국과 한국인에 대한 분노와 회한 속에서 살고 있음
- 러짜나, 쌀라피 씨도 태국에서 귀국, 병원(정형외과)에 갔으나 원인을 알지 못해 적절한 치료를 받지 못하고 있음. 쌀라피 씨는 병원에서 디스크 수술을 하라고 권유했으나 병원비 부담이 커서 약만 먹고 있음. 걷지 못하고 누워서 지냄
- 한국 및 한국인에 대한 환멸감으로 센터 측의 치료 협조를 거부하고 조속히 귀국하려던 파타라완 씨, 현재 안산중앙병원에 입원해서 치료받고 있으며 매우 만족해 함
- D업체에 근무하던 다른 태국인들은, 위 8명의 증상과 회사 측의 대처하는 것을 보고 두려워서 대거 사직하고, 다른 곳으로 옮김. 현재 52명 중 18명 정도만 남아 있음
- 검사실에서 사용하던 [NAC 2]라는 약품은 이들의 발병 후 다른 것으로 바꾸고, 현재 검사실에서 태국인 및 한국인들이 같이 일하고 있음(12/11일 안산 외국인노동자센터에서 방문했을 때 뒤쪽 문 열고 작업 중이었음)

④ 발생원인

(ㄱ) 배기시설(국소배기장치)미설치, 호흡용 보호구 미착용 등 안전 보건상 적절한 조치 없이 장시간(1일 12시간 이상) 지속 근로함에 따라 유해물질(노말 헥산)에 과다 노출되어 발생된 것으로 추정

(ㄴ) 불법 취업인 사유로 특수건강진단 등을 미실시하여 질병 이환 가능성을 조기에 발견하지 못하였음

⑤ 그간의 노동부 조치사항

(ㄱ) 근로감독관이 산업안전보건공단 전문가와 합동조사반을 구성, (주)D에 대한 현장조사 실시('05.1.13)

(ㄴ) 노말 헥산에 대한 직업병 예방대책 수립, 시행('05.1.14)

- (주)D에 대한 역학조사 및 전국 노말 헥산 취급 사업장(367개소)에 대한 검찰합동 특별점검 실시 등

※ 역학조사를 통해 근로자 노출정도, 기타 유해물질의 영향 등을 종합평가하여 정확한 질병 발생원인 규명

(ㄷ) 노말 헥산 중독 사고에 대한 검찰 합동조사 실시('05.1.15~)

- 외국인 근로자 특수건강진단 미실시 등 산업안전보건법 위반 사항 적발 후 사업장 관계자(사업주, 공장장, 차장 등) 조사 실시

(ㄹ) 사업장에서 적발된 또 다른 불법취업 외국인 근로자 7명에 대해서는 출국을 일단 보류(법무부 협의)하고 임시건강진단 실시('05.1.15)

※ 검진결과 이상 없을 시 출국시키고, 이상 발견 시 요양 완치 후 출국 조치 예정

※ 적발된 불법체류 외국인 근로자 8명중 1명은 현재 사업장 무단이탈 상태

(ㅁ) 기 출국하였던 외국인 근로자 3명의 재입국 시, 입국 사증 발급 등의 편의를 제공해 주도록 법무부에 공문 요청('05.1.15)

(ㅂ) (주)D 사업주 등에 대한 행정 사법 조치

- 동사 대표이사(송○○) 및 공장장(이○○) 구속('05.1.21)
- 검찰 합동 특별점검 결과 지적된 산업안전보건법 위반사실에 대하여 과태료 부과 예정

- 자동도장라인과 국소배기장치 자체검사 미실시(산안법 제34조 제3항)
- 노말 헥산 취급 작업에 대한 안전담당자 미지정(산안법 제 14조 제1항)
- 노말 헥산 취급자 MSDS 교육 미실시(산안법 제41조 제2항)
- MSDS 자료(신나 등) 미비치(산안법 제41조 제1항)
- 정기검사(공기압축기 2대 등) 미실시(산안법 제36조 제1항)
- 건강진단 미실시(산안법 제43조)

⑥ 향후 노동부의 조치계획

(ㄱ) 노말 헥산 중독 외국인 근로자에 대한 조치

- 현재 입원 중인 5명과 재입국한 3명에 대한 의사소견서, 작업연관성 등을 조사하여 업무상질병 인정여부 조기 판정 및 치료

※ 5명에 대해서는 산재(업무상질병) 요양 승인('05.1.23)

(ㄴ) (주)동화디지탈이 위탁한 작업환경측정기관, 특수건강진단기관 및 안전보건대행기관에 대한 특별점검 실시('05.1.17~)

(ㄷ) 전국 노말 헥산 취급사업장(367개소)에 대한 검찰합동 특별점검 실시('05.1.17~2.5)

- 이와 병행하여 외국인 다수 고용 유해물질 사업장 1천개 소에 대한 추가 점검 확대 실시('05.1.18)

㈃ 직업병 발병 여부가 조기 인지될 경우 직업병으로 이환을 방지할 수 있는 점을 감안
- 발병 가능성이 높은 근로자가 특수건강진단 대상에서 누락되는 경우가 발생하지 않도록 사업장 관리, 감독 강화

㈄ 안전, 보건관리 대행기관의 업무수행이 부실하게 운영되지 않도록
- 대행 위탁사업장의 안전, 보건관리 실태를 우선 점검한 후 대행기관의 업무수행 실태를 파악하는, 크로스 체킹 형태의 점검 실시.

3) 삼성전자 백혈병 등 직업병 논란

① 삼성 반도체 직업병 사태 일지

2005년 6월 : 삼성전자 기흥 반도체 공장 여성노동자 황유미 씨, 급성 백혈병 진단
2007년 3월 : 황유미 씨 급성 백혈병으로 사망
2007년 6월 : 황유미 씨 부친 황상기 씨, 근로복지공단 평택지사에 산업재해보상보험 유족 급여 신청
2007년 11월 : '삼성반도체 집단 백혈병 진상규명과 노동기본권 확보를 위한 대책위원회'(반올림) 발족
2008년 4월 : 삼성 반도체 백혈병 피해자 4명, 집단 산업재해 신청
2008년 5월 : 노동부, 반도체 사업장 백혈병 발병과 화학물질 실태 조사
2009년 5월 : 근로복지공단, 자문의사협의회 개최 후 산업재해 불승인 처분
2009년 7월 : 백혈병 피해자, 산업재해 심사청구 제기
2010년 1월 : 황유미 씨 유족 등 백혈병 피해자 5명, 서울행정법원 소송 제기
2010년 7월 : 삼성전자, 미국 인바이론 사에 반도체 근무환경 재조사 의뢰
2010년 11월 : 백혈병 행정소송 첫 공개변론
2011년 6월 : 백혈병 행정소송 1심 선고. 황유미 씨 등 2명 산업재해 인정 판결
2011년 7월 : 인바이론 사 "반도체 - 백혈병 무관" 결론
2011년 7월 : 근로복지공단, 백혈병 행정소송 항소
2011년 8월 : 삼성전자, '퇴직 임직원 암 발병자 지원 제도' 마련
2012년 4월 : 근로복지공단, 삼성전자 온양 반도체 공장 여성노동자 재생불량성 빈혈 산업재해 판정
2012년 9월 : 삼성전자, 피해자 측에 법적 조정 제안
2012년 11월 : 삼성전자, DS부문 김종중 사장 명의로 대화 제의
2012년 12월 : 근로복지공단, 삼성전자 기흥 반도체 공장 여성노동자 유방암 산업재해 판정
2012년 12월 : 반올림, 김종중 사장 앞으로 대화수용 의사 밝히는 공문 발송

2013년 1월 : 반올림, 삼성전자에 공문서로 된 공식입장 촉구
2013년 1월 : 삼성전자, 반올림에 답변서 보냄
2013년 1월 : 반올림, 삼성전자 대화 제의 공식 수용
2013년 10월 : 서울행정법원, 삼성전자 기흥 반도체 공장 여성노동자 김경미 씨 백혈병 사망 산업재해 인정 판결
2013년 11월 : 근로복지공단, 삼성전자 화성 반도체 공장 노동자 재생불량성 빈혈 산업재해 판정
2013년 12월 : 삼성전자 - 반올림, 첫 본 협상
2014년 2월 : 황유미 씨의 실화를 소재로 한 영화 '또 하나의 약속' 개봉
2014년 4월 : 심상정 정의당 의원, '삼성전자 반도체 사업장 직업병 피해자 및 유족의 구제를 위한 결의안' 발의 계획 발표

② 사건개요

2007년 3월 6일 경기도 용인 삼성전자 반도체 기흥공장 여직원이었던 황유미(당시 22세) 씨가 급성백혈병으로 숨을 거뒀다. 황유미 씨는 기흥공장 3라인에서 오퍼레이터로 일한 지 1년 8개월 만인 2005년 6월 '급성 골수성 백혈병(혈액암)' 진단을 받았다. 유미 씨와 같은 공장에서 2인 1조로 일한 이숙영 씨(1997년 입사)도 서른 살의 나이로 2006년 7월 백혈병에 걸렸다는 진단을 받고 한 달 만에 숨졌다.

2007년 황유미 씨의 아버지 황상기 씨의 노력 끝에 2007년 11월 20일 노동·시민단체 20여 곳이 모여 '삼성반도체 집단 백혈병 진상규명 대책위원회'가 만들어졌다. 대책위는 반도체를 포함한 전자산업 분야 노동자들의 직업병 피해를 포괄하는 '반도체 노동자의 건강과 인권지킴이 반올림'으로 발전했다.

2010년 1월 황상기 씨는 삼성전자 반도체 공장에서 일하다가 백혈병 등 희귀병에 걸린 4명과 함께 근로복지공단을 상대로 산재를 인정해달라는 행정소송을 제기했다. 삼성전자는 '피고 보조참가인'으로 대형 로펌 변호사 6명을 동원해 소송에 관여했다. 2011년 6월 23일 서울 행정법원은 황유미, 이숙영 씨의 백혈병 사망을 산재로 인정했다. 근로복지공단은 항소했다.

논란이 커지자 2011년 7월 삼성전자는 미국 '인바이론'이라는 산업안전 컨설팅 전문업체에 의뢰한 자체 작업환경측정 연구 결과를 발표했다. 인바이론은 "근무자의 발암물질 노출과 백혈병 발병 사이의 상관은 없다"고 밝혔다. 삼성전자는 "객관성과 투명성이 보장된 조사"라고 강조했으나 이를 뒷받침할 데이터는 공개하지 않았다.

2012년 2월 6일 고용노동부 산하 산업안전보건연구원은 2009년부터 3년간의 조사를 바탕으로 '반도체 제조 사업장 정밀환경평가 연구' 결과를 발표했다. 이 조사에서 연구원은 "백혈병 유발 발암 물질인 벤젠, 포름알데히드, 전리방사선 등이 극미량 제2 부산물로

발생하고 폐암 유발인자로 알려진 비소도 노출기준 미만으로 발생한다"고 발표했다.

이 발표는 '노출허용기준에 미치지 않는다'는 단서를 달기는 했으나 반도체 생산과정에서 백혈병 유발 물질이 발생한다는 것을 확인하는 근거가 됐다.

③ 반올림 "전자산업 분야 제보자 362명 달해"

2015년 9월 기준, 반올림에 중증질환 발생을 제보한 삼성 계열사 전자산업 분야 노동자는 293명으로 이 중 사망자는 106명에 달한다. 사업장별로는 반도체 사업부 소속이 압도적으로 많고 LCD 사업부(현 삼성디스플레이)가 그 뒤를 잇는다. TV, 휴대폰 등 여타 전자제품 생산 사업부에서도 적지 않은 수의 사망자가 발생했다.

반올림에 제보한 삼성전자 반도체 사업부의 중증질환 발병 노동자는 182명으로 그 중 59명이 사망했다. LCD 사업부의 경우 총 35명의 제보 중 12명이 사망했다. 또 휴대폰, TV, 냉장고 등 전자제품 생산 파트에서도 23명이 제보해왔고 그중 13명이 사망했다.

이들이 앓은 질환을 보면 백혈병·재생불량성 빈혈 등 림프조혈계질환이 가장 많고 그 다음으로 뇌종양, 유방암 순이다. 또 유산과 불임, 기형아 출산 등의 사례도 다수 제보됐다.

삼성계열사뿐 아니라 하이닉스, LG전자, QTS, 아남반도체 등 전자산업 사업장에서도 69명의 제보자와 24명의 사망자가 나왔다. 이를 모두 합하면 전자산업 직업병으로 의심되는 중증질환 발병자는 총 362명으로 이중 130명이 사망했다.

❒ 2015년 9월 2일 기준, 삼성 직업병 피해자 현황 (반올림)

<table>
<tr><th rowspan="2"></th><th rowspan="2">회사(사업장)</th><th rowspan="2">생산제품</th><th colspan="2">제보현황(2015.9.2.)</th></tr>
<tr><th>제보</th><th>사망</th></tr>
<tr><td rowspan="9">삼성</td><td rowspan="4">삼성전자</td><td>반도체</td><td>182</td><td>59</td></tr>
<tr><td>LCD</td><td>35</td><td>12</td></tr>
<tr><td>삼성전자 DS부문 소계</td><td>217</td><td>71</td></tr>
<tr><td>휴대폰, TV, 냉장고 등 전자제품</td><td>23</td><td>13</td></tr>
<tr><td>삼성전기</td><td>전자부품</td><td>14</td><td>10</td></tr>
<tr><td>삼성SDI</td><td>CRT, LCD, 휴대폰 부품 등</td><td>36</td><td>10</td></tr>
<tr><td>테크윈, SDS 등</td><td>영상, 로봇, 정밀기기 등</td><td>3</td><td>2</td></tr>
<tr><td colspan="2">삼성 계열사(전자산업 분야) 소계</td><td>293</td><td>106</td></tr>
<tr><td colspan="2"></td><td></td><td></td></tr>
<tr><td>비삼성</td><td colspan="2">하이닉스, QTS, LG전자, 아남반도체 등</td><td>69</td><td>24</td></tr>
<tr><td colspan="3">총계</td><td>362</td><td>130</td></tr>
</table>

④ 재해자 산재 입증 책임

이들 중 산재인정을 받은 이는 극소수에 불과하다. 현재 알려진 근로복지공단의 산재 인정 건은 재생불량성 빈혈을 앓은 여성근로자(2012년 4월 인정)와 기흥 반도체 공장에서 근무하다 유방암으로 숨진 김모 씨(2012년 12월 인정), 매그나칩 반도체 공장에서 백혈병으로 사망한 김진기 씨(2013년 3월 인정) 등 4건에 불과하다.

현 산재보험 제도는 피해자가 직접 업무환경의 유해성은 물론 업무상 질병과의 의학적 인과관계를 증명해야하기 때문에 노동자에게 불리한 구조라는 비판이 많다. 특히 반도체 산업의 경우 설비, 화학 물질 등 업무환경에 대한 연구 자체가 거의 없고, 사측이 '영업비밀'을 내세워 밝히지 않는 부분도 많기 때문에 더욱 산재 인정을 받기 어렵다는 지적이 나온다.

또 백혈병과 뇌종양 등의 중증질환 발생기전 자체가 의학적으로 명확하게 밝혀지지 않았기 때문에 업무 관련성을 입증하기 어려운 것이 현실이다.

⑤ 법적소송

근로복지공단의 산재인정 거부 이후 법적 소송을 통해 산재를 확정받은 사례는 총 4건이다. 처음 삼성전자 반도체의 직업병 문제를 제기한 황상기 씨의 딸 황유미 씨와 이숙영 씨의 백혈병이 처음 문제제기로부터 7년 만인 2014년 8월 21일 서울고등법원의 항소심 판결에서 산업재해로 인정됐다.

또 1999년 삼성전자 반도체 기흥사업장에 입사해 4년 8개월간 근무하다 2008년 4월 급성 골수성백혈병이 발병한 김경미 씨(사망 당시 29세)도 고등법원에서 2015년 1월 25일 산재인정 판결을 받았다. 삼성전자 반도체 온양공장에서 일하다 뇌종양에 걸려 숨진 이윤정 씨(사망 당시 32세)와 재생불량성빈혈에 걸린 유명화 씨도 서울 행정법원에서 산재로 인정받았다. 유명화 씨에 대해서는 근로복지공단이 항소를 포기해 판결이 확정됐다.

이윤정씨의 판결의 경우 뇌종양을 삼성전자의 직업병으로 인정한 첫 판결이라는 점에서 주목을 받았다. 재판부는 "발병의 원인과 기제가 의학적·자연과학적으로 명백히 밝혀지지 않았다고 하더라도, 원고들이 근무하는 동안 작업 환경상의 유해 요소들에 일정기간 지속적·복합적으로 노출된 후 뇌종양이 발생하였으므로, 이런 질병의 발병과 업무 사이에 상당 인과관계가 있다고 볼 수 있다"고 판단했다. 근로복지공단이 항소한 상태다.

그러나 '입증 부족'으로 산재로 인정받지 못한 판결도 있다. 1996년부터 경기도 용인 기흥공장에서 LCD를 만들었던 한혜경 씨는 역시 뇌종양이 발생했으나 "납 등 유해물질에 노출됐을 가능성이 있다는 사정만으로 뇌종양을 재직중 업무로 인한 것으로 인정하기 어렵다"며 패소 판결을 받았고 대법원에서 확정됐다.

또한 1997년 삼성 반도체에 입사해 2004년 10월 백혈병 진단을 받고 2005년 7월 사망한 황민웅 씨의 아내 정애정 씨, 김은경(삼성반도체 온양공장 근무, 백혈병 투병) 씨, 송창호(삼성반도체 온양공장, 악성림프종 투병) 씨 등이 제기한 소송에서도 재판부는 "상당한 인과관계가 있다고 보기 어렵다"며 패소 판결했다. 이들은 항소한 상태다.

⑥ 삼성전자 공식 사과

2014년 5월 14일 삼성전자는 처음으로 공식 사과했다. 권오현 삼성전자 부회장은 서울 서초동 삼성전자 사옥에서 "백혈병 등 난치병에 걸려 투병하거나 사망한 직원들과 그 가족의 아픔과 어려움에 대해 소홀한 부분이 있었다"며 "진작 이 문제를 해결했어야 하는데 그렇지 못한 점 마음 아프게 생각하며 진심으로 사과드린다"고 밝혔다.

이어 권 부회장은 "이 문제를 성심성의껏 해결해 나가려고 한다"며 "지난달 9일 기자회견을 통해 제안한 내용을 전향적으로 수용하고 당사자와 가족에게 합당한 보상을 하겠다"라고 밝혔다. 이는 피해자 가족, 심상정 정의당 의원, 반올림 등이 2015년 4월 9일 국회에서 기자회견을 열어 보상방식 등을 제안한 것을 가리킨 말이다.

권 부회장은 "제안해 주신 바에 따라 어려움을 겪으신 당사자, 가족 등과 상의하여 공정하고 객관적인 제3의 중재기구가 구성되도록 하고 중재기구에서 보상기준과 대상 등 필요한 내용을 정하면 따르겠다"라고 밝혔다.

삼성 측은 공식 사과 이후인 2014년 7월 8일 직업병 피해자들과 근로복지공단 간의 요양 불승인 처분 취소 소송 전에 '피고보조인 참가'를 철회했다.

⑦ 조정위 '공익법인 설립' 권고

권오현 부회장의 사과 이후 삼성 직업병 피해자들을 대표한 반올림과 삼성전자 사이의 본격적인 협상이 시작됐다. 그러나 사과, 보상, 대책 이라는 세 의제를 두고 각각의 입장 차이가 커 타결을 이루지 못했다. 또 피해자 가족 일부가 당사자 보상 논의가 우선해야 한다고 주장하면서 별도로 삼성직업병가족대책위를 구성하면서 협상 주체가 갈렸다.

가족대책위는 제3의 조정위원회 구성을 제안했고, 삼성과 반올림이 이를 받아들이면서 조정위원회가 구성됐다. 조정위원회는 김지형 전 대법관과 정강자 인하대 법학전문대학원 초빙교수, 백도명 서울대 보건대학원 환경보건과 교수로 구성됐다. 조정위원회는 2014년 12월 9일부터 5차례의 조정기일을 가진 후 2015년 7월 23일 권고안을 내놓았다.

조정위는 "이번 조정 사안은 개인적 사안을 뛰어넘어 사회적 사안"이라며 보상과 재발방지에 초점을 맞춘 중재안을 내놓았다. △ 삼성전자가 1000억 원, 한국반도체 협회가 '적정 규모 액수'의 기부를 해서 공익법인을 설립할 것 △공익법인이 환경·안전·보건·관리 분야 등 전문가 3인을 옴부즈맨으로 임명해 삼성전자 사업장을 점검해 개선방안을 권고할 것 △피해자와 그 가족에 대한 삼성전자 대표이사의 공개 사과 등의 내용이었다.

조정위는 보상 대상자를 '삼성전자의 반도체 및 LCD 사업장에서의 생산 등 작업공정, 관련 시설의 설치·정비 및 수리 등 업무에 2011년 1월 1일 이전부터 일하기 시작한 근로자'로 정했다. 보상 대상 질병도 1군(백혈병, 재생불량성 빈혈, 유방암 등 업무연관성이 높다고 인정된 질병), 2군(뇌종양, 유산·불임 등 인과성이 충분하다고 볼 수 있는 질환),

3군(선천성 기형 등 차세대 질환, 다발성 경화증 등 희귀질환, 희귀암, 난소암) 등으로 나눠 설정했다.

⑧ 삼성, 독자적 보상절차 진행

반올림은 조정위의 권고안에 비교적 동의했지만 삼성전자와 가족대책위는 조정위의 중재안을 사실상 거부했다. 이어 삼성전자는 조정위원회가 제안한 공익법인 설립안을 거부하고 "1000억 원을 사내 기금으로 조성하겠다"며 독자적인 보상안을 내놓았다.

삼성전자가 2015년 8월 2일 발표한 보상안은 △독자적 보상위원회 설립 △보상금 지급과 예방활동, 연구활동 등을 위해 1000억 원을 사내에 기금으로 조성 △조정위가 권고한 보상 질병 12개 항목 중 유산·불임 군을 제외한 11개 항목의 보상 등이다.

삼성위원회는 9월 보상위원회를 설립하고 보상 신청을 받았다. 삼성전자에 따르면 2016년 1월 기준 반도체 사업장 및 협력업체 퇴직자 150여 명이 신청해 이중 100명 가량이 보상을 받았고, 삼성전자 대표이사 명의의 사과문이 전달된 것으로 알려졌다. 피해자들이 받은 보상금액이나 구체적인 기준 등은 공개되지 않았다.

반올림은 삼성이 조정위에 응하지 않고 독자 보상 절차를 강행하자 2015년 10월 7일부터 서울 서초구 삼성전자 본관 앞에서 노숙 농성에 들어갔다. 반올림은 "삼성이 하고 있는 보상은 삼성이 직접 대상을 심사하고 내용까지 정하는, 폐쇄적이고 일방적이며 한시적인 보상"이라며 "게다가 보상 대상에 있어서도 조정 권고안의 내용과 달리 질병의 종류, 발병 시기, 업무 내용 등으로 상당수 피해자들을 배제했다"라고 비판했다.

⑨ 재해예방 옴부즈맨 설치

2016년 1월 12일 삼성전자와 반올림, 가족대책위 등 3개 협상주체는 조정위원회가 권고한 재해 예방대책에 최종 합의했다. 조정위원회가 의견이 첨예하게 대립하는 '보상' 분야를 제외하고 '예방'에 초점을 맞춰 제안한 조정 권고안이 합의를 끌어낸 셈이다.

합의안은 직업병 발병을 예방하기 위한 외부 독립기구 옴부즈만 위원회를 설립하고, 향후 최장 6년 동안 삼성전자의 작업 환경 및 노동자 건강관리체계에 대한 종합 진단을 실시한다는 내용이다. 위원회는 작업환경 유해인자 실태 조사, 직업병 의심사례 심층조사, 직원들을 대상으로 한 심층 인터뷰 등을 진행하고 이를 토대로 개선안을 제시한 뒤 그 이행을 점검할 예정이다. 옴부즈맨 위원장에는 이철수 서울대 법학전문대학원 교수를 위촉했다.

삼성전자도 노동자를 위한 '건강지킴이센터'를 신설하는 등 내부 재해관리 시스템을 강화하기로 했다. 보건관리팀은 임직원 정기검진을 통해 고위험군 징후가 발생하면 맞춤형 진단과 치료에 나설 예정이다. 또한 사업장에서 사용되는 화학제품에 대해서도 무작위 샘플링 조사를 하기로 했다.

예방대책 합의는 조정 3의제인 사과, 보상, 재해예방대책 중 한 가지가 타결됐다는 점에서 의미 있는 합의로 부각됐다. 삼성전자는 "보상과 사과가 진행된 데 이어 가장 첨예하게 대립해 오던 예방 문제에 대해서까지 완전히 합의를 이뤘다"라고 자평했다. 반면 반올림은 "사과와 보상 문제는 삼성이 고수하는 독단적인 방식으로는 결코 해결될 수 없다"며 "삼성이 사과와 보상 논의에 적극 나서야 한다"라고 촉구했다.

학습문제

01 다음 중 작업장에서 발생한 유해물질의 인체 침입 경로가 아닌 것은?

① 호흡기　　② 생식기
③ 피부　　④ 소화기

02 1980년 이후 우리나라의 직업병 추이를 설명한 것이다. 다음 중 맞지 않는 것은 어느 것인가?

① 경제성장 과정에서 은폐되었던 직업병이 나타나기 시작했다.
② 업종별로는 광업, 중화학공업분야에서 뚜렷하다.
③ 생산시설이 부가가치가 높은 장치산업으로 전환되면서 신종 화학물질의 개발사용으로 신종 직업병의 출연이 나타났다.
④ 직업병 유 소견자별로 보았을 때 진폐가 차지하는 비율이 전체 직업병의 약 80% 이상을 차지한다.

해설 1989년 정부의 석탄합리화정책 이후 폐광산의 증가로 진폐증은 감소하는 반면 화학물질에 의한 직업병, 근골격계질환, 뇌심혈관계질환이 증가하고 있음

03 인체는 환경에서 오는 여러 자극(stressor)에 대하여 항상성을 유지하기 위하여 ( )하는 반응을 일으킨다. ( )안에 알맞은 말은 다음 중 어느 것인가? ★

① 적응(Adaptation)　　② 조화(Harmony)
③ 반응(Reaction)　　④ 정지(Stop)

해설 인체는 환경에서 오는 여러 자극(stressor)에 대하여 이에 적응(adaptation)하려는 반응을 일으킨다. 예컨대 더운 환경에서는 땀을 흘려 체열을 내리려고 하며, 추운 환경에서는 반대로 몸을 떨어 체열을 올린다. 노동을 할 때는 근육에서 소비된 산소를 보충하기 위하여 호흡이 빨라진다. 우리 생활환경에 있어서는 인간관계로 오는 정신적인 갈등도 많은데 이것은 정신건강적으로 조정해 나간다. 이렇게 인간은 여러 가지 변화되는 외부환경 속에서 놀랄 만큼 안정을 유지하고 있다.

04 다음의 설명 중에서 틀린 것은 어느 것인가?

① 열대사람은 한대지방 사람보다 체온의 방산을 위하여 한선(汗腺)이 잘 발달되어 있다.
② 고산지대 사람은 혈액 내 산소 섭취량을 늘리기 위해서 적혈구 수가 정상인보다 적다.
③ 음주 시 혈액내의 알코올 분해 작용은 더 강하다.
④ 인체가 병원균의 침범을 받으면 이에 대한 저항을 하려는 면역반응을 보인다.

해설 순화(馴化 : Acclimatization)에 대한 내용으로 고산지대 사람은 혈액내 산소 섭취량을 늘리기 위해서 적혈구 수가 정상인보다 많다.

05 건강을 외부환경의 내부 환경에 대한 항상성(恒常性 : Homeostasis)이라고 말한 학자는 다음 중 누구인가?

① Hippocrates　② Winslow
③ Ramazzini　④ Claud bemard

해설 ① Hippocrates : 건강을 환경과 체질간의 조화라고 주장, 납 중독 최초 발견
② Winslow : 공중보건의 정의를 말한 학자
③ Ramazzini : 직업인의 질병이라는 저서를 발행하여 산업의학 및 산업위생학을 체계화시킨 이탈리아의 교수

06 유해 작업환경요인 중 화학적 유해요인에 해당되는 것은? ★★

① 방사선　② 고온
③ 빛　④ 벤젠

07 다음 중 직업병을 일으키는 물리적인 유해요인과 관계가 없는 것은?

① 진동　② 자외선
③ 저온　④ 세균

08 다음 중 직업병을 일으키는 생물학적인 유해요인에 해당되지 않는 것은?

① 바이러스　② 세균
③ 진균　④ 청결

09 다음 중 화학물질에 의하여 발생하는 직업병이 아닌 것은 어느 것인가?

① 색소변경　② 알레르기
③ 동상　④ 궤양

10 직업성 질환을 정확하게 진단하는 기본적인 목표가 아닌 것은?

① 예방대책의 수립이다.　② 적절한 치료를 베푼다.
③ 적정한 보상을 한다.　④ 직업성 질환여부를 가려내는데 있다.

해설 직업성 질환을 일찍이 정확하게 진단하는 기본적인 목표는 예방대책을 수립하고, 적절한 치료를 베풀고, 직업성 질환여부를 가려내는데 있다.

11 유해물질의 독성을 결정하는 중요한 요소가 아닌 것은? ★★★

① 농도와 폭로시간　② 작업환경조건
③ 작업숙련도　④ 폭로경로

해설 Haber의 법칙인 $K = C$(Concentration)$\times t$(Time), 작업강도, 유해물질의 종류가 중요한 요소임

12 작업장에서 직업병발생과 장애정도에 영향을 미치는 요인에 대해 잘못 설명한 것은?

① 유해물질의 발생농도와 관계가 있다. ② 침입경로와 관련이 크다.
③ 작업강도와는 관계가 없다. ④ 대기환경의 조건도 영향을 미친다.

13 직업병의 발생요인이라고 할 수 없는 것은?

① 유해물질의 사용 ② 불규칙한 작업시간
③ 과도한 작업량 ④ 국소난방

14 직업병 발생에 관여하는 작업요인 중 잘못 설명된 것은?

① 교대제 근무에 대한 일주기 리듬의 생리적, 심리적 적응은 불완전하므로 경제적 이유 이외의 교대제는 금지
② 작업요인으로는 적성배치 이외에도 작업시간이나 교대제 등의 작업조건도 배려
③ 근로기준법상의 작업시간인 1일 8시간, 1주 40시간을 원칙으로 가급적 준수
④ 적성배치란 근로자의 생리적, 심리적 특성에 적합한 작업배치를 말함

15 직업병 발생의 직접적 요인 중 환경요인에 해당되지 않는 것은? ★

① 온도, 습도, 기류 등 대기조건의 변화 ② 소음, 진동 등 물리적 요인
③ 유기용제, 유해가스 등 화학적 요인 ④ 격렬한 근육운동

16 다음 중 화학물질에 의한 직업병 발생에 직접적으로 영향을 주는 요소라고 볼 수 없는 것은? ★

① 조명의 강도 ② 폭로시간
③ 유해물의 농도 ④ 침입경로

17 직업병 발생의 간접적 요인 중 개체요인을 잘못 설명한 것은? ★

① 직업병은 젊은 연령층에서 발병률이 높다.
② 진폐증, 직업성 암은 고령자에게 발병률이 높다.
③ 수은, 비소, 니코틴은 여성에게 감수성이 높은 유해물질이다.
④ 여성근로자의 월경 시 납(Pb), 유기염소에 노출되면 간 장애를 일으키기 쉽다.

18 개체요인과 질병발생의 설명으로 맞지 않는 것은?

① 일반적으로 젊은 층의 근로자에서 다발한다.
② 월경 시 간 기능 저하는 인이나 유기염소가 조장한다.

③ 수은, 비소, 니코틴 등은 남성 측에서 감수성이 높다.
④ 지방식은 인 중독을 높인다.

해설 알코올음료는 벤젠중독, 지방과다, 폐결핵은 잠함병과 규폐결핵의 발병을 촉진한다.

19 다음의 직업병 발생원인 중 부적당한 근로조건에 해당되는 것은?

① 근로시간
② 근로강도
③ 작업자세
④ 온·습도

20 다음 중 부적당한 작업환경에 해당되지 않는 것은?

① 소음·진동 발생
② 유해광선 발생
③ 작업방법의 부적당
④ 이상기압

21 직업성 변이(Occupational stigma)에 대한 내용이 올바르게 기술된 것은?

① 직업에 따라서 운동량의 변화가 일어나는 것
② 직업에 따라서 체온량에 변화가 일어나는 것
③ 직업에 따라서 신체 형태와 기능에 국소적 변화가 일어나는 것
④ 직업에 따라서 신체 활동에 변화가 일어나는 것

22 심리적 장해가 나타날 수 있는 취약한 개인집단이 아닌 것은?

① 인생의 재적응 시기에 있는 사람들
② 성격결함, 특히 강박관념 성향이 강한 사람들
③ 가정 문제가 복잡한 사람들
④ 자신의 최대능력에 도달하지 못한 사람들

해설 이미 자신의 최대 능력에 도달하여 있는 사람들이 취약 개인집단에 속한다.

23 다음의 직업병 중 발생빈도가 가장 높은 것은 어느 것인가?

① 직업성 난청
② 직업성 폐질환
③ 직업성 사지절단
④ 직업성 피부질환

해설 화학물질취급 등에 의해 다량 발생, oil mist, 도금공정의 크롬, 산 mist에 의한 직업성 피부질환

24 다음의 직업성 질병에 관한 설명 중에서 잘못된 것은?

① 고온 환경에서 작업하는 경우에는 열 중증에 걸리기 쉽다.
② 저온환경에서 작업하는 경우에는 동상이나 냉방병에 걸리기 쉽다.
③ 직업성 피부장해를 일으키는 유해물질은 극히 많지만 산류나 알칼리류에 의한 경우 많다.

④ 초자공이나 아크 용접공의 눈 장해 예방을 위하여서는 적외선을 차단하는 보호안경이 필요하다.

(해설) 아크 용접 시에는 강력한 자외선을 차단한다.

25 흡입된 분진이 폐 조직에 축적되어 병적인 변화를 일으키는 질환을 총괄적으로 무엇이라고 하는가?

① 진폐증(塵肺症)
② 면폐증(綿肺症)
③ 규폐증(硅肺症)
④ 석면폐증(石綿肺症)

(해설) ①은 ②, ③, ④를 포함한다.
진폐증(Pneumoconiosis)은 인류역사의 초기부터 있었지만 Zenker(1876)에 의해 명명된 것으로 분진이 많은 공기를 흡입하면 폐조직에 만성 범발성인 섬유증식이 생기고 심폐기능이 저하되는 증상을 말한다. 직종이나 성분에 따라 분류되지만 현재까지 약 30종으로 알려져 있다. 특히, 탄광에서탄소입자에 의해 일어나는 증상을 탄광부 진폐증이라고 한다.
③ 石粉肺症(chalicosis)의 일종임. 주로 유리규산(SiO_2)이 많으므로 규폐증이라 일컬어진다.

26 진폐증과 관계가 가장 적은 직업은 다음 중 어느 것인가?

① 채석공
② 광부
③ 페인트공
④ 돌 연마공

27 규폐증을 일으키는 원인물질과 가장 관계가 깊은 것은 다음 중 어느 것인가

① 일반 부유물질
② 매연
③ 암석 분진
④ 석탄 분진

(해설) 유리규산(SiO_2)에 의해 발병되며 분진의 크기가 0.5~5 μm(특히 1 μm 전후)인 것이 폐포에 잘 침착된다.

28 작업에 따른 발생유해인자와 직업병이 잘못 연결된 것은? ★★

① 방사선기사 – 방사선 – 불임증
② 초자공 – 적외선 – 백내장
③ 탈지작업 – 벤젠 – 간 장애
④ 인쇄소 주자공 – 연 – 빈혈

29 다음 중 작업공정과 질병간의 관계가 잘못 연결된 것은 어느 것인가?

① 체온계 제조공장 – 수은중독
② 판금공장 – 소음성난청
③ 용광로작업 – 열중증
④ 카드뮴제조공장 – 미나마다병

30 다음 직업에서 오는 직업병 중 틀린 점을 지적하라.

① 용접공 – 백내장
② 항공기 정비사 – 난청
③ 인쇄공 – 진폐
④ 도료공 – 빈혈

31 바른 조합으로 이루어진 것은?

㉠ 연 제련작업 - 복통(충수염과 같은)
㉡ 축전지 충전작업 - 치아 마모
㉢ 판금작업 - 요통
㉣ 체온계 제조 작업 - 산결증
㉤ Chrome 도금작업 - 취각 결손

① ㉠, ㉡, ㉢
② ㉠, ㉡, ㉤
③ ㉠, ㉣, ㉤
④ ㉡, ㉢, ㉣

32 다음 중 서로 관계없는 것으로 연결된 것은?

① 수은중독 - 체온계 제조공장
② 직업성난청 - 판금공장
③ 열중증 - 용광로 작업
④ 미나마다병 - 카드뮴

33 다음 중 직업병을 일으키는 요인이 잘못된 것은?

① 잠함병 - 고기압
② 고산병 - 저기압 환경
③ 미나마타병 - 수은
④ 피부암 - 적외선

34 원인물질과 직업성 질환의 연결이 잘못된 것은 어느 것인가?

① 방향족 아민, 석면 : 악성종양
② 소음폭로 : C5-dip 현상
③ 벤젠, 전리방사선 : 백혈구 감소
④ 진동 : 땀 손실

해설 C5-dip 현상은 소음성 난청이 4000 Hz에서 가장 많이 발생하는데 청력손실의 정도를 오디오그램에 표시한다. 진동은 골괴저(骨壞疽), Raynaud씨 증상을 유발한다.

35 다음 중 납 중독과 관계가 없는 직업은 어느 것인가?

① 식자공
② X-선 기사
③ 축전지 도포공
④ 활자조판 작업자

36 다음에 열거한 유해물질 중에서 신경계통을 침입하여 증상을 일으키는 휘발성 물질이 아닌 것은 어느 것인가?

① 4에틸 납
② 알데히드
③ 이황화탄소
④ 메틸알코올

해설 마취성 물질로 에테르, 케톤, 간 및 신장을 침입하는 물질에는 4염화탄소도 있다.

37 다음 중 이상기압과 관계가 없는 직업은 어느 것인가? ★

① 어부, 승려
② 교량공(해저 작업자)
③ 잠수부
④ 고산 등산가

38 방사선의 신체장애와 관계가 적은 것은 어느 것인가?

① 조혈기능 장애 ② 생식기능 장애
③ 호흡기능 장애 ④ 악성 신생물 유발

39 다음 중 비중격 천공의 증상을 일으키는 물질은? ★

① 수은 ② 연
③ 크롬 ④ 카드뮴

40 다음 설명 중 틀린 것은 어느 것인가? ★

① 여성이 납, 수은, 비소, 벤젠 등의 화학물질에 남성보다 민감하다.
② 초자류 공장에서는 소화기계질환이 많고 철강 등 중근 작업장에서는 순환기계 장해가 많다.
③ 탈륨(Thallium)을 제외하고는 연소 근로자가 성인에 비해 민감하다.
④ 3대 직업병이라고 하면 규폐증, 납중독, 벤젠 중독을 말한다.

해설 ③은 젊은 사람에서는 Lactoflavin이 많아 해독작용을 하기 때문이다. 근래의 우리나라 3대 직업병은 진폐, 요통, 난청이다.

41 다음에 열거한 직업병 중 작업요인을 잘못 설명한 것은?

① 정신작업 : 신경증, 위장계질환, 불면증 ② 이상자세 : 척추만곡증, 하지통
③ 근육작업 : 건초염, 수지경련, 신경증 ④ 타공작업 : 건초염, 견경완증후군

42 다음 중 직업성의 근골격계질환과 연관이 없는 작업은? ★★

① 키펀치작업 ② Chain saw에 의한 벌목작업
③ 전화교환작업 ④ 금전등록기의 계산작업

43 직업성 질환으로 주로 안구 진탕증을 초래하는 직업은?

① 광부 ② 항공사
③ 잠수부 ④ 초자공

44 직업병 발생 예방대책이라 할 수 없는 것은 어느 것인가? ★

① 근로자의 보호구 사용 ② 정기적인 예방접종
③ 작업방법 개선 ④ 작업장의 환기

45 직업병 발생의 예방대책과 가장 관계가 먼 것은? ★

① 작업장의 환기 ② 작업환경 개선

③ 근로시간의 적정화
④ 신체검사

46 직업병 예방을 위한 대책 중 옳지 않은 것은?

① 작업공정의 변경
② 유해물질 농도의 정기적 측정
③ 작업방법의 개선
④ 정기적인 신체검사

47 유해물질에 의한 직업병의 예방대책으로 볼 수 없는 것은?

① 위생보호구 착용
② 작업장 내의 환기
③ 정기적인 신체검사
④ 정기적인 예방접종

48 직업병 예방대책과 직접적인 관계가 없는 것은 어느 것인가?

① 고 임금 지급
② 시설, 공정의 대치
③ 보건 교육
④ 조직적인 감독

해설 직업병은 1차적으로 시설공정이나 작업조건이 검토되어야 하고, 그 다음으로 개체 요인을 체크해야한다.

49 직업병 예방 중에서 개인적인 관리에 속하지 않는 것은?

① 보호구
② 피부 세척제
③ 보호크림
④ 환경조절

50 다음 중 직업병 예방을 위한 근로자 대책에 속하지 않는 것은?

① 채용 시 신체검사
② 신체청결
③ 보호구 착용
④ 작업방법의 변경

51 다음의 직업병 예방대책 중 환경대책에 해당하는 것은? ★★

① 신체청결
② 작업장의 점검
③ 건강 장해자의 조기발견
④ 적정배치

52 작업장의 건강관리 목적을 열거하였다. 부적당한 사항은 어느 것인가?

① 업무에 의하지 아니하는 질병은 개인에게 맡기고 업무상 질병의 발생방지에 주력한다.
② 업무에 의하지 아니하는 질병에 대하여서도 업무수행으로 병세가 악화되지 않도록 한다.
③ 사업장에서나 기숙사에서도 전염병의 집단발생이 일어나지 않도록 하며, 심신을 건강하게 한다.
④ 업무상을 불문하고 작업자의 질병에 의한 결근이 일어나지 않도록 하며, 성인병의 예방에도 힘쓴다.

해설 업무상이 아닌 질병도 생산성에 영향을 미치므로 가능하면 방지하도록 한다.

53 사업장의 종합적 건강관리에 관한 설명이다. 적당치 아니한 사항은 어느 것인가?

① 신체와 정신이 조화되는 건강관리 및 작업조건과 생활조건을 동시에 고려하는 건강관리로 한다.
② 젊은이와 중·고령자 및 여성 등을 모두 포함하는 건강관리가 되게 한다.
③ 건강이상자의 질병관리가 아니라 건강한 작업자의 건강관리에 초점을 맞춘다.
④ 작업환경관리와 작업관리 및 건강관리를 동일선상에서 종합 관리하도록 한다.

해설 건강한 사람의 건강관리는 사회적 건강관리이며, 사업장에서는 건강의 유지나 보전이다.

54 사업장에서의 건강관리의 목적에는 작업자의 (A) 상태를 항상 관찰하고, 건강의 이상을 조기에 발견하며, 건강상태에 악영향을 미치는 (B)를 발견하여, 이에 대한 원인제거에 노력할 뿐만 아라 건강을 (C)하여 작업적응능력을 향상시키는 일까지 포함된다. 괄호 안에 알맞은 말은 어느 것인가?

	A	B	C		A	B	C
①	작업	작업방법	유지증진	②	건강	유해인자	유지증진
③	건강	유해인자	회복	④	작업	설비	회복

55 작업자의 건강진단에 관한 다음의 기술 중에서 적합지 아니한 사항은 어느 것인가?

① 유해업무의 건강진단은 당해 업무마다 정해진 진단항목에 의거하여 시행한다.
② 일반적으로 특수건강진단이라고 하는 것은 특정의 연령층 또는 여자에 대하여 시행하는 건강진단이다.
③ 유해업무의 건강진단결과에 따라 작업방법이나 작업환경의 개선 등을 검토한다.
④ 유해업무의 건강진단에 의하여서는 이상으로 판정된 자가 없어도 환경영향에 의하여 잠재적인 변화가 초래되기도 한다.

해설 특수건강진단은 특수 업무나 유해인자에 대하여 실시함이 원칙이다.

56 특수건강진단을 실시한 후의 조치에 관한 사항이다. 적합지 아니한 사항은 어느 것인가? ★

① 특수건강진단의 결과에 따라 취업금지에 해당되는 작업자에게는 특정의 작업만을 금지시키고 배치전환 등으로 다른 작업에 종사하게 하기도 한다.
② 특수건강진단의 결과에 따라 작업환경이나 작업방법과의 연관성을 검토하여야 하는 경우에는 작업환경측정결과나 작업분석결과를 검토 분석하여 연관성을 확인하고, 이를 작업환경 개선 등에 이용한다.
③ 특수건강진단의 결과로서 작업에 의한 건강장해를 발견한 경우에는 당해 작업자에 대하여 산업위생교육만을 실시한다.
④ 특수건강진단의 결과에 따라 직업성 질병의 발생이 판명되었거나 그러한 우려가 있는 경우에는 종합적인 재발방지대책을 수립한다.

해설 교육 외의 조치사항인 작업환경 개선, 작업방법의 변경, 작업부서 변경 등을 수행하여야 한다.

57 근로기준법에 규정된 업무상 질병의 범위가 아닌 것은 어느 것인가?

① 일사병, 열사병　　② 안구진탕증, 결막염
③ 가정에서 발생하는 부상　　④ 수지의 경련, 피부염

해설 ①은 고온환경, ②는 조명불량이나 유해광선, ④는 각종 금속성 흄(fume)과 타이피스트 등에서 발생할 수 있는 질병이다.

58 근로기준법에서 업무상 규정하고 있는 중독에 의한 질병과 관계가 적은 것은 어느 것인가? ★

① 황화수소(H_2S)　　② 아황산가스(SO_2)
③ 이황화탄소(CS_2)　　④ 이산화탄소(CO_2)

해설 이산화탄소는 실내공기오염의 지표가 되며 산소용적이 작아질 때 볼 수 있다.

정답

1. ②	2. ④	3. ①	4. ②	5. ④	6. ④	7. ④	8. ④	9. ③	10. ③
11. ③	12. ③	13. ④	14. ①	15. ④	16. ①	17. ④	18. ③	19. ④	20. ③
21. ③	22. ④	23. ④	24. ④	25. ①	26. ③	27. ③	28. ③	29. ④	30. ③
31. ②	32. ④	33. ④	34. ④	35. ②	36. ②	37. ①	38. ③	39. ③	40. ④
41. ③	42. ②	43. ①	44. ②	45. ④	46. ④	47. ④	48. ①	49. ④	50. ④
51. ②	52. ①	53. ③	54. ②	55. ②	56. ③	57. ③	58. ④		

과년도 출제 및 예상문제

01 다음은 직업병 발생에 대한 설명이다. 틀린 것은?

① 우리나라에서 처음으로 학계에 보고된 직업병은 진폐증이다.
② 남자가 수은, 비소, 니코틴 등의 화학물질에 여성보다 민감하다.
③ 일반적으로 직업병은 젊은 연령층에서 발병률이 높다.
④ 작업장의 환경은 직업병 발생과 증세의 악화를 조장하는 원인이 될 수 있다.

02 현재 우리나라에서 발생되고 있는 업무상 질병자수 중 가장 많은 발생건수를 차지하고 있는 질환은?

① 진폐 ② 요통
③ 뇌·심혈관질환 ④ 신체부담작업

해설 2015년 총직업병자수 7,919명 중에 진폐 1,125명, 뇌·심혈관계질환 634명, 신체부담작업 2,180명, 요통 3,033명임

03 어떤 근로자가 조혈장애, 재생 불량성 빈혈, 백혈병 등의 직업병 증세가 나타났다면 어떤 유해 원인물질을 취급했다고 추측할 수 있겠는가?

① 산·염기 ② 석면
③ 벤젠 ④ 황화수소

04 당뇨증이 있는 작업자에게 문제되는 작업은?

① 외상을 입기 쉬운 작업 ② 고열작업
③ 유해가스작업 ④ 정신적 긴장작업

05 특수 건강진단을 실시하지 않아도 되는 작업은?

① 소음 및 진동작업 ② 유기용제의 제조 및 취급 작업
③ 고온 및 저온작업 ④ 유해광선 작업

06 최근 우리나라에서 특수 건강진단을 통해 가장 많이 발생되고 있는 직업병 유소견자는?

① 진폐증 유소견자 ② 유기용제중독 유소견자
③ 소음성 난청 유소견자 ④ 피부염 유소견자

07 다음 직업병을 일으키는 원인을 잘못 연결한 것은?

① 참호족 - 저온환경　　② 잠함병 - 고압환경
③ 미나마타병 - 수은　　④ 피부암 - 적외선

해설 ④는 자외선

08 다음 공해병인 미나마타병을 일으킨 원인물질로 적당한 것은?

① 알킬수은　　② 금속수은
③ 무기수은　　④ 아말감

해설 미나마타병의 경우 유기수은 화합물에 의한 중독임

정답 1. ② 2. ② 3. ③ 4. ① 5. ③ 6. ③ 7. ④ 8. ①

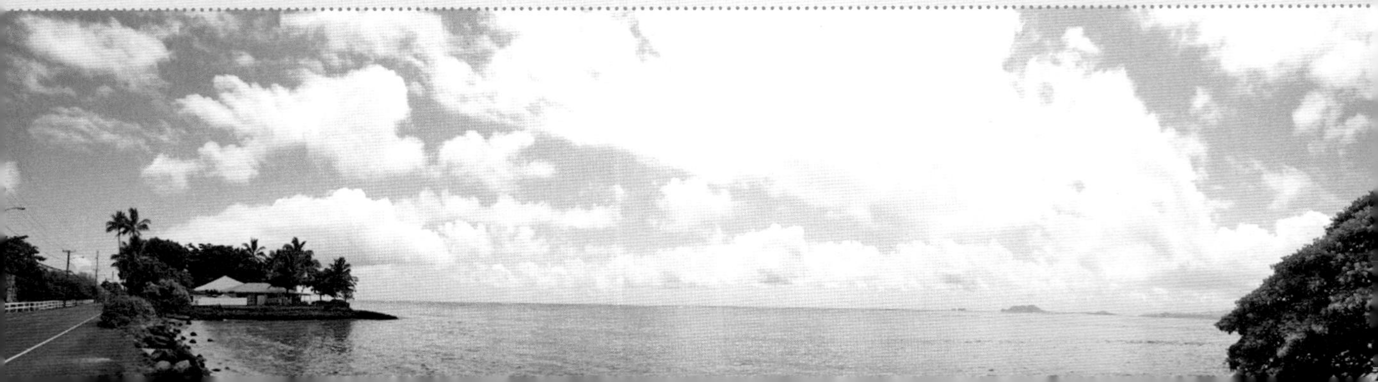

Chapter 5

산업재해의 개념

학습목표

1. 산업재해의 정의
2. 재해와 질병의 분류
3. 발생원인(직접 및 간접원인)
4. 산업재해의 종류
5. 산업재해의 지표
   (도수율, 건수율, 강도율, 평균손실일수)
6. 산업재해 예방대책
7. 산업재해의 보상

1 정의

- 근로자가 업무에 관련되는 건설물, 설비, 원재료, 가스, 증기, 분진, 미스트, 흄 등에 의하거나 작업 및 기타 업무에 기인하여 사망 또는 부상하거나 질병에 이환된 것
- 재해 : 예상하지 않고 계획하지도 않은 돌발적인 사건의 발생

재해유형 용어
- 떨어짐 : 높이가 있는 곳에서 사람이 떨어짐(구 명칭: 추락)
- 넘어짐 : 사람이 미끄러지거나 넘어짐(구 명칭: 전도)
- 깔림·뒤집힘 : 물체의 쓰러짐이나 뒤집힘(구 명칭: 전도)
- 부딪힘 : 물체에 부딪힘(구 명칭: 충돌)
- 물체에 맞음 : 날아오거나 떨어진 물체에 맞음(구 명칭: 낙하·비래)
- 무너짐 : 건축물이나 쌓여진 물체가 무너짐(구 명칭: 붕괴·도괴)
- 끼임 : 기계설비에 끼이거나 감김(구 명칭: 협착)

1) 업무상 부상(사고성 재해) : 사고로 인하여 발생

① 사업장 내에서의 재해

㈀ 업무수행 중 발생한 모든 재해 : 자위, 업무이탈 행위는 제외

㈁ 출근 후 작업 시작 전, 작업 종료 후 퇴근 전, 휴식시간에 업무에 대한 부수 행위 또는 사업장 시설에 의해 발생한 재해

② 사업장 밖에서의 재해 : 주거지, 직장 내의 구간에서만 인정

㈀ 출장 중의 재해

㈁ 사업주가 제공한 교통수단 이용 중의 재해

㈂ 출퇴근 중의 재해

㈃ 회사에서 관행으로 하는 행사 중에 발생한 재해 : 등산대회, 체육행사는 포함

③ 작업시간 중의 재해

고의나 자해행위가 아닌 대부분의 모든 사고로 인한 재해

④ 작업시간 외의 재해

㈀ 작업시간 외에 사업주와 고용종속 및 지배 관리 하의 상태에서 시설물의 설치 및 관리의 하자, 또는 이동 중에 발생한 재해

㈁ 근로자를 위하여 제공된 시설의 이용 중에 발생한 재해 : 휴양소, 연수원

2) 업무상 질병(직업병) : 유해한 물질이나 환경 등에 신체의 일부가 노출됨으로써 발생

① **중금속 중독** : 수은중독, 납중독, 망간중독, 카드뮴중독, 크롬중독, 아연중독 등

② **분진에 의한 질병** : 진폐증, 직업성 천식 등

③ **유기화합물 중독** : Benzene, Toluene, Xylene, Acetone, T.C.E, T.C.A, M.E.K 등

④ **기타** : 소음성 난청, VDT 증후군, 온열장해, 직업성 암, 피부병, 정맥류 현상, 직업성 요통 등

※ 교재 제4장 직업병의 개념과 관리 참조 : 물리적, 화학적, 생물학적, 인간공학적, 사회심리적 유해요인에 의해 질병 발생

2 발생원인

1) 직접원인(1차적 원인) : 재해를 일으키는 물체 또는 행위 그 자체

- 물체에 맞음(낙하), 물체에 부딪힘(충돌) 등
- 행위 : 불안전한 작업(고소, 난간) 등

① 환경적 요인

㈀ 대기조건의 변화 : 온도, 습도, 기류 등

㈁ 물리적, 화학적 요인

② 작업적 요인

격심한 근육 운동, 운동부족, 작업 자세 및 작업방법의 불량 등 인간공학적 요인

2) 간접원인(2차적 원인)

① 물적 요인(환경적 요인)

㈀ 시설물, 작업환경의 불량, 부적절한 공구사용, 복장불량, 작업장의 정리 정돈

㈁ 소음, 분진, 가스, 조명 등

재해빈도가 높은 경우

- 업종별 : 제조업과 소규모 사업장
- 계절별 : 7, 8월이 최대(10, 11월 감소), 기후조건이 재해촉진이나 억제가능 요인으로 작용하며 생체 조절 기능의 저하로 나른해지거나 산만, 부주의 발생됨
- 요일별 : 목요일, 금요일(토요일 최저)
- 시간별 : 오전 - 작업 후 3시간(11～12시). 오후 - 작업 후 2시간(2～3시)

② 인적 요인

관리상 원인 → 심리상 원인(부주의, 정신 산만, 정신적 결함, 스트레스, 고민 등) → 생리적 원인(체력 부족, 야간작업, 수면부족, 음주 등)

③ 작업요인

(ㄱ) 심리적 원인 → 임금제도가 도급제일 때 → 작업의 밀도 → 작업의 속도
(ㄴ) 작업시간 → 작업자세

④ 개체요인

성격 → 일상생활의 결함 → 경미한 질환에 자주 걸리는 사람 → 재해 소질자(의지력, 억제력이 낮아 쉽게 실증을 느끼는 근로자)

재해빈발소질(accident proneness)
- 신체의 형태 및 기능이상 : 사지질환, 난청, 색맹, 시력부족 등
- 체질의 이상 : 혈우병, 흉선 림프체질, 내분비 이상, 기타 특이체질, 과민성 체질
- 기왕증 또는 잠재성 질환 : 간질, 고혈압증, 심장병환자
- 근속 연수가 짧아서 익숙하지 않은 자
- 정신적 결함자

3 산업재해의 종류

1) 상해(Injury)

① 치명상(Fatal injury)

목숨이 위험할 정도의 큰 상해로 공사장 근무 중 추락하여 다시 회복이 불가능한 재해

② 치명상이 아닌 경우(Non-fatal injury)

(ㄱ) 영구장해 : 전면장해(1일 근무 불가능), 부분장해(일부 근무, 일부 치료)
(ㄴ) 일시장해 : 전면장해, 부분장해

불휴재해
- 일일 정규 근무시간 중 장해로 인하여 치료 등을 위해 근무시간의 일부를 비우더라도 나머지 몇 시간은 근무 가능하여 작업능력이 보존되어 있는 재해

Heinrich 법칙
- 산업재해의 결과로 일어나는 상해와 재산피해의 관계를 말한다.

현성재해(휴업재해) : 불현성재해(불휴재해) : 잠재성재해 = 1 : 29 : 300
- 현성재해 : 1일 이상 근무가 불가능한 재해
- 불현성재해 : 불휴재해
- 잠재성재해 : 재해를 입었으나 대수롭지 않아 그냥 넘어가는 재해로 누군가는 발생가능한 재해

※ 재해손실 비용 계산 : 직접비 : 간접비 = 1 : 4
- 직접비 : 휴업, 장애, 요양보상비 등 산재보상비
- 간접비 : 작업손실, 생산량 감소, 사회적 인식저하 등

4 산업재해 지표

인명수, 산업재해 정도에 대한 통계자료

1) 도수율(Frequency rate) : 재해발생 상황을 파악하기 위한 포괄적인 지표
일정기간 중의 재해건수 / 일정기간 동안의 연 작업시간 수 × 1,000,000

2) 건수율(Incidence rate) : 천인율
일정기간 중의 재해건수 / 일정기간 동안의 평균 종업원 수 × 1,000

3) 강도율(Intensity rate) : 산업재해의 상해(injury) 정도를 파악하는 지표로 건수율, 빈도율이 낮아도 사망자 등 중대재해가 많이 발생하면 강도율은 높아짐
일정기간 동안의 작업 손실일수 / 일정기간 동안의 연 작업시간 수 × 1,000

4) 평균 손실일수
손실 작업일수 / 재해 건수

5 2019 산업재해 발생현황(2020년 고용노동부 자료 인용)

- 2019년도 산업재해보상보험법 적용사업장 2,680,874개소에 종사하는 근로자 18,725,160명 중에서 4일 이상 요양을 요하는 요양재해자가 109,242명이 발생 (사망 2,020명, 부상 92,932명, 업무상질병 이환자 14,030명)하였고, 요양재해율은 0.58%이었다.
- 전년도에 비하여 사업장수는 1.01% 증가하였고, 근로자 수는 1.83% 감소하였으며, 요양재해자 수는 6.78% 증가하였고, 요양재해율은 0.04%p 증가하였다.

• 산업재해로 인한 직접손실액(산재보상금 지급액)은 5,529,360백만 원, 직·간접 손실을 포함한 경제적 손실 추정액은 27,646,799백만 원으로 전년대비 9.84% 증가하였으며, 근로손실일수는 54,544,623일로 전년대비 3.39%가 증가하였다.

전년대비 산업재해 현황 비교표

연도	적용 사업장 수 (개소)	대상 근로자 수(명)	요양재해자수(명)				요양 재해율[2] (%)	신체장해자수(명)			경제적손실추정액 (단위 : 백만 원)			근로 손실 일수[4] (일)
			계	사망[1]	부상	업무상 질병 요양자 수		계	사고 장해자 수	업무상 질병 장해자 수	계	산재 보상금	간접 손실액[3]	
2018	2,654,107	19,073,438	102,305	2,142	89,588	10,302	0.54	33,368	28,100	5,268	25,169,507	5,033,901	20,135,606	52,757,858
2019	2,680,874	18,725,160	109,242	2,020	92,932	14,030	0.58	37,450	30,257	7,193	27,646,799	5,529,360	22,117,440	54,544,623
증감[5] (%)	26,767 (1.01%)	-348,278 (-1.83%)	6,937 (6.78%)	-122 (-5.70%)	3,344 (3.73%)	3,728 (36.19%)	0.04 (7.41%)	4,082 (12.23%)	2,157 (7.68%)	1,925 (36.54%)	2,477,292 (9.84%)	495,459 (9.84%)	1,981,834 (9.84%)	1,786,765 (3.39%)

※ 참고

1) 재해자수에는 '18.1.1.부터 확대 적용된「산업재해보상보험법」상의 통상 출퇴근 재해는 제외

2) 사망자수는 재해당시의 사망자수에 요양 중 사망자수를 포함한 것임

※ 사망자수에는 사업장외 교통사고, 체육행사, 폭력행위, 사고발생일로부터 1년 경과 사고사망자. 통상 출퇴근 사망자는 제외(다만, 운수업, 음식·숙박업의 사업장외 교통사고 사망자는 포함)

3) $\text{요양재해율(\%)} = \dfrac{\text{요양재해자 수}}{\text{근로자 수}} \times 100$

4) 간접손실액 : 하인리히 방식에 의하여 직접손실액(산재보상금 지급액)의 4배로 계상

5) 근로손실일수 : 신체장해자의 등급별 손실일수+사망자 손실일수+부상자·업무상 질병요양자의 요양일수

6) $\text{증감(\%)} = \dfrac{\text{2019년도}}{\text{2018년도}} \times 100 - 100$

7) 산업재해로 인한 근로손실일수는 2019년도 노사분규로 인한 근로손실일수 402천일의 135.7배

6 산업재해 예방대책

1) 공장설비에 대한 검토 : 유해·위험기구, 안전장치 등의 설치유무

2) 사업장 내부의 정리정돈

3) 보호구의 지급 및 착용 : 안전보호구(안전모, 안전대, 안전화, 보호장갑 등), 위생보호구(귀마개, 귀덮개, 방진마스크, 방독마스크 등)

4) 작업자 적성배치 : 재해빈발소지자 제외(고소작업 시 고혈압, 심장질환자 제외)

5) 표준 작업방법 설정

6) 경영자의 자세 : 안전제일주의

7) 재해기록의 제도화 : 경미한 사고도 기록

8) 기타 : 산업안전보건법규 준수, 신규 채용자의 안전·보건 교육 및 훈련 실시, 산업재해보상보험 가입 등

7 산업재해보상

1) 목적

산업재해 및 직업병에 이환된 근로자의 경제적 곤란과 영구적인 신체 장해의 정도를 어느 정도 회복해주는 데 그 목적이 있다.

2) 법적근거

① 산업재해보상보험법(산재보상법)

㈀ 근로기준법 제78조~제93조 : 산재를 당한 근로자의 보상을 명시

* 1인 이상의 근로자를 고용한 기업주로부터 1년 단위로 일정액의 보험료를 고용노동부가 강제로 징수하여 산업재해가 발생하면 보상을 받을 수 있도록 규정

㈁ 근로기준법 시행령 제54조 : 직업성 질환 38종 나열

3) 보험급여의 종류

산재보상의 신청이나 청구는 산재를 당한 당사자 또는 유족이 하는 것이고 회사는 다만 산재발생 확인을 할 뿐이며 산재보상신청을 허락할 권리는 없다.

산재보상을 근로기준법에서는 "재해보상"이라고 하며 산재보상법에서는 "보험급여"라고 칭한다.

① 요양급여(요양보상)

㈀ 산재보상이 적용되는 사업장에서 업무상 부상, 질병에 기인하여 4일 이상의 요양으로 치료할 수 있을 경우 진료비 전액을 지급하는 급여(산재보상법 제9조 3항)

㈁ 4일 미만은 사용자 부담(휴업보상법 제79조)

② 휴업급여(휴업보상)

요양으로 인하여 취업을 못할 경우 평균임금의 70/100(70%) 이상을 고용노동부에서 매월 지급(산재보상법 제9조 4항)

③ 장해급여(장해보상)

업무상 부상이나 질병이 완치된 후 상당한 인과관계의 장해가 남을 때 연금 또는 일시금으로 지급(산재보상법 제9조 5항)

④ 유족급여(유족보상)

근로자가 업무상 재해로 사망한 경우 수급권자에게 보상금을 지급(산재보상법 제9조 6항)

⑤ 장해특별급여 또는 유족특별급여

사업주의 고의 또는 과실로 인하여 발생한 재해로 중장해(장해등급 1~3급)를 입거나 사망한 근로자에 대하여 장해급여나 유족급여 외에 수급권자가 민법에 의한 손해배상청구에 준해서 특별급여를 청구하여 보상받을 수 있다.

- 장의비 : 업무상 사망 시 평균임금의 120일분의 장례비 지급
- 상병보상연금 : 요양급여를 받고도 상태가 호전되지 않고 계속될 경우 지급
- 일시급여 : 요양을 받는 근로자가 요양개시 2년 후 완치되지 않을 때 고용노동부 장관 검정에 따라 지급
- 사업주는 보험급여를 받을 자가 보험급여를 받는데 필요한 증명을 요구할 때는 그 증명을 하여야 한다(산재보상법 시행령 제34조 2항).

8 2020년 산업재해 발생 현황 (고용노동부 자료 인용)

1) 개요

① 사망만인율 및 사망자 수

㈀ 사망만인율 : 1.09‱(전년 동기 대비 0.01‱p 증가)
- 사고 사망만인율 : 0.46‱(전년 동기 대비 동일)
- 질병 사망만인율 : 0.62‱(전년 동기 대비 동일)

㈁ 사망자수 : 2,062명(전년 동기 대비 42명(2.1%) 증가)
- 사고 사망자 수 : 882명(전년 동기 대비 27명(3.2%) 증가)
- 질병 사망자 수 : 1,180명(전년 동기 대비 15명(1.3%) 증가)

② 재해율 및 재해자수

㈀ 재해율 : 0.57%(전년 동기 대비 0.01%p 감소)
- 사고 재해율 : 0.49%(전년 동기 대비 0.01%p 감소)
- 질병 재해율 : 0.08%(전년 동기 대비 0%p 동일)

㈁ 재해자수 : 108,379명(전년 동기 대비 863명(−0.8%) 감소)
- 사고 재해자 수 : 92,383명(전년 동기 대비 1,664명(−1.8%) 감소)
- 질병 재해자 수 : 15,996명(전년 동기 대비 801명(5.3%) 증가)

2) 주요 특징

① 사고사망자

건설업(458명, 51.9%), 5인~49인 사업장(402명, 45.6%), 60세 이상 근로자(347명, 39.3%), 떨어짐(328명, 37.2%)이 가장 많이 발생

㈀ 업종

- 감소 : 광업(-9명), 제조업(-5명), 기타(-2명)
- 증가 : 건설업(30명), 운수·창고 및 통신업(8명), 기타의 사업(4명), 전기 가스수도업(1명)
- 동일: 임업

  * 기타는 어업, 농업, 금융보험업임

㈁ 규모

- 감소 : 300인~999인(-14명), 50인~99인(-17명)
- 증가 : 5인 미만(11명), 5~49인(43명), 100인~299인(1명), 1,000인 이상(3명)

㈂ 재해유형

- 떨어짐(328명, 37.2%), 끼임(98명, 11.1%), 부딪힘(72명, 8.2%), 화재·폭팔·파열(72명, 8.2%), 물체에 맞음(71명, 8.1%) 순으로 많이 발생
- 감소 : 떨어짐(-19명), 부딪힘(-12명), 끼임(-8명), 깔림·뒤집힘(-3명), 절단·베임·찔림(-3명), 넘어짐(-1명)
- 증가 : 화재폭발파열(35명), 물체에 맞음(22명), 교통사고(6명), 무너짐(3명)
- 동일 : 무리한 동작

② 질병사망자

광업(416명, 35.3%), 5인~49인 사업장(401명, 34.0%), 60세 이상 근로자(569명, 48.2%) 뇌심질환(463명, 39.2%)이 가장 많이 발생

㈀ 업종

- 감소 : 제조업(-18명), 기타의 사업(-11명), 운수창고통신업(-11명)
- 증가 : 광업(27명), 건설업(20명), 기타(5명), 전기가스수도업(3명)

  * 기타는 어업, 농업, 금융보험업임
- 동일 : 임업

㈁ 규모

- 감소 : 5인 미만(-5명), 50인~99인(-3명), 300인~999인(-2명), 1,000인 이상(-3명)
- 증가 : 5~49인(9명), 100인~299인(19명)

(ㄷ) 질병종류

- 뇌심질환(463명, 39.2%), 진폐(412명, 34.9%), 직업성 암(162명, 13.7%) 순으로 많이 발생
- 감소 : 뇌심질환(-40명), 기타화학물질중독(-8명), 유기화합물중독(-3명)
- 증가 : 직업성암(37명), 진폐(10명), 금속 및 중금속 중독(2명)
- 동일 : 난청, 신체 부담 작업, 요통

③ 재해자

기타의 사업(40,573명, 37.4%), 5인~49인 사업장(47,048명, 43.4%), 60세 이상 근로자(33,203명, 30.6%), 신체부담작업(5,252명, 4.8%)이 가장 많이 발생

(ㄱ) 업종

- 감소 : 기타의 사업(-1,238명), 제조업(-434명), 건설업(-412명), 기타(-74명), 전기가스수도업(-6명)

  * 기타는 어업, 농업, 금융보험업임
- 증가 : 운수창고통신업(1,078명), 광업(210명), 임업(13명)

(ㄴ) 규모

- 감소 : 5인 미만(-660명), 5~49인(-2,108명)
- 증가 : 50인~99인(248명), 100인~299인(670명), 300인~999인(825명), 1,000인 이상(162명)

(ㄷ) 재해유형

- 넘어짐(20,659명, 19.1%), 떨어짐(14,406명, 13.3%), 끼임(12,894명, 11.9%), 절단·베임·찔림(10,374명, 9.6%), 부딪힘(7,503명, 6.9%) 순으로 많이 발생
- 감소 : 떨어짐(-697명), 절단·베임·찔림(-360명), 부딪힘(-325명), 무리한 동작(-205명), 끼임(-113명), 물체에 맞음(-110명), 무너짐(-75명), 깔림·뒤집힘(-34명)
- 증가 : 교통사고(616명), 넘어짐(558명), 화재·폭발·파열(59명)

④ 사고재해자

기타의 사업(36,008명, 39.0%), 5인~49인 사업장(41,524명, 44.9%), 60세 이상 근로자(26,198명, 28.4%), 넘어짐(20,659명, 22.4%)이 가장 많이 발생

(ㄱ) 업종

- 감소 : 기타의 사업(-1,331명), 건설업(-681명), 제조업(-557명), 기타(-99명), 광업(-45명), 전기가스수도업(-10명)

  * 기타는 어업, 농업, 금융보험업임
- 증가 : 운수창고통신업(1,040명), 임업(19명)

(ㄴ) 규모

- 감소 : 5인 미만(−712명), 5～49인(−2,196명)
- 증가 : 50인～99인(129명), 100인～299인(273명), 300인～999인(700명), 1,000인 이상(142명)

(ㄷ) 재해유형

- 넘어짐(20,659명, 22.4%), 떨어짐(14,406명, 15.6%), 끼임(12,894명, 14.0%), 절단 · 베임 · 찔림(10,374명, 11.2%), 부딪힘(7,503명, 8.1%) 순으로 많이 발생
- 감소 : 떨어짐(−697명), 절단 · 베임 · 찔림(−360명), 부딪힘(−325명), 무리한 동작(−205명), 끼임(−113명), 물체에 맞음(−110명), 무너짐(−75명), 깔림 · 뒤집힘(−34명)
- 증가 : 교통사고(616명), 넘어짐(558명), 화재폭발파열(59명)

⑤ 질병재해자

제조업(5,713명, 35.7%), 5인～49인 사업장(5,524명, 34.5%), 60세 이상 근로자(7,005명, 43.8%), 신체부담작업(5,252명, 32.8%)이 가장 많이 발생

(ㄱ) 업종

- 감소 : 임업(−6명)
- 증가 : 건설업(269명), 광업(255명), 제조업(123명), 기타의 사업(93명), 운수창고통신업(38명), 기타(25명), 전기가스수도업(4명)

  * 기타는 어업, 농업, 금융보험업임

(ㄴ) 규모

- 증가 : 5인 미만(52명), 5～49인(88명), 50인～99인(119명), 100인～299인(397명), 300인～999인(125명), 1,000인이상(20명)

(ㄷ) 질병종류

- 신체부담작업(5,252명, 32.8%), 요통(4,177명, 26.1%), 난청(2,711명, 16.9%) 순으로 많이 발생
- 감소 : 뇌심질환(−293명), 진폐(−179명), 요통(−99명), 기타화학물질중독(−24명), 유기화합물중독(−4명)
- 증가 : 난청(725명), 신체부담 작업(264명), 직업성암(63명), 금속 및 중금속중독(7명)

I. 전체 산업재해 발생현황

① 업종별

(ㄱ) 재해자

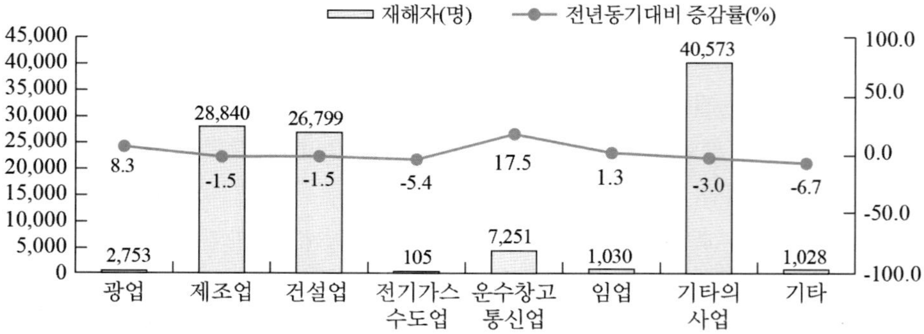

※ 기타의 사업은 통상 서비스업으로 지칭되는 도·소매업, 보건 및 사회복지사업, 음식·숙박업 등이 포함되어 있음

※ 기타는 임업, 어업, 농업, 금융보험업임

(ㄱ) 사망자

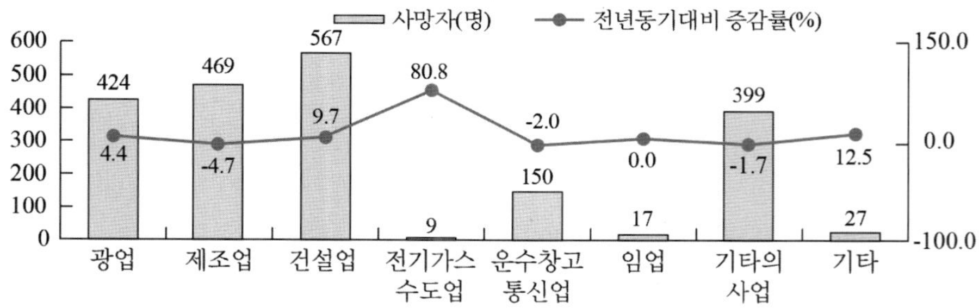

주요 특징

- 재해자는 기타의 사업(37.4%), 제조업(26.6%), 건설업(24.7%)에서 많이 발생
  - 제조업의 경우 기계기구·금속·비금속광물제품제조업(14,121명), 화학 및 고무제품제조업(3,080명), 식료품제조업(2,920명) 순
  - 기타의 사업은 도소매·음식·숙박업(18,592명), 시설관리 및 사업지원 서비스업(8,267명), 전문·보건·교육·여가관련서비스업(7,014명) 순
- 사망자는 건설업(567명, 27.5%)에서 가장 많이 발생하였으며, 특히 5인~49인 사업장(225명)에서 많이 발생
  - 제조업 및 기타의 사업은 5인~49인 사업장(각 249명, 173명)에서 가장 많이 발생

② 규모별

(ㄱ) 재해자

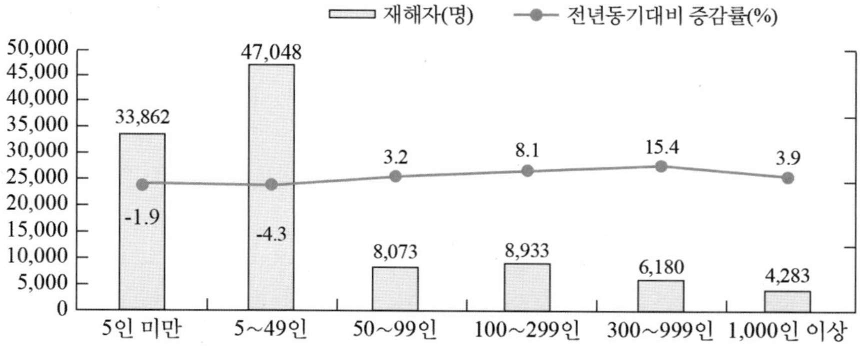

(ㄴ) 사망자

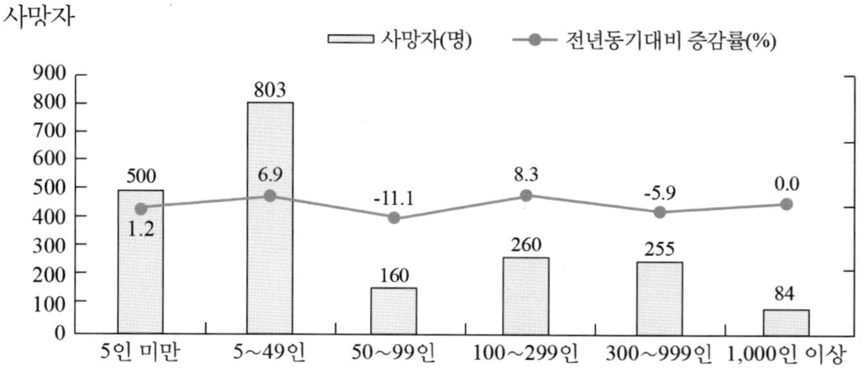

주요 특징

- 재해자는 50인~99인, 100인~299인, 300인~999인, 1,000인 이상에서는 전년 대비 증가하였으나, 5인 미만, 5인~49인 사업장에서는 감소
- 사망자는 5인 미만, 5인~49인, 100인~299인 사업장에서는 전년 대비 증가하였으나, 50인~99인, 300인~999인 사업장에서는 감소

② 지방청별

(ㄱ) 재해자

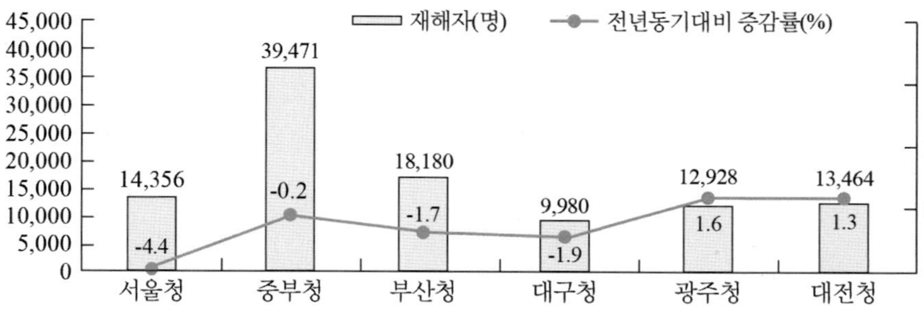

(ㄴ) 사망자

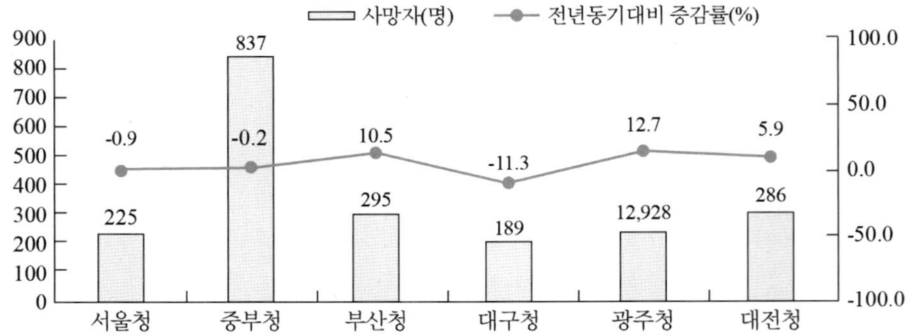

주요 특징

- 재해자는 광주청, 대전청을 제외한 대부분 지방청에서 전년동기 대비 감소
- 사망자는 부산청, 광주청, 대전청에서는 전년대비 증가하였으나, 서울청, 중부청, 대구청에서는 전년동기 대비 감소

II. 사고재해 발생현황

① 업종별

(ㄱ) 재해자

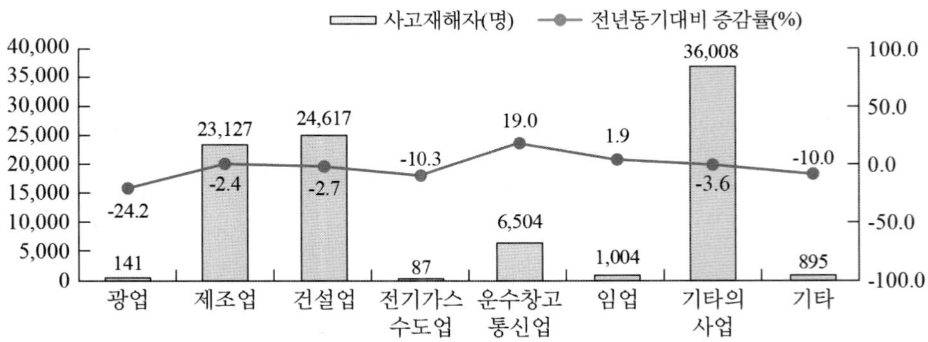

※ 기타의 사업은 통상 서비스업으로 지칭되는 도·소매업, 보건 및 사회복지사업, 음식·숙박업 등이 포함되어 있음

※ 기타는 어업, 농업, 금융보험업임

(ㄴ) 사망자

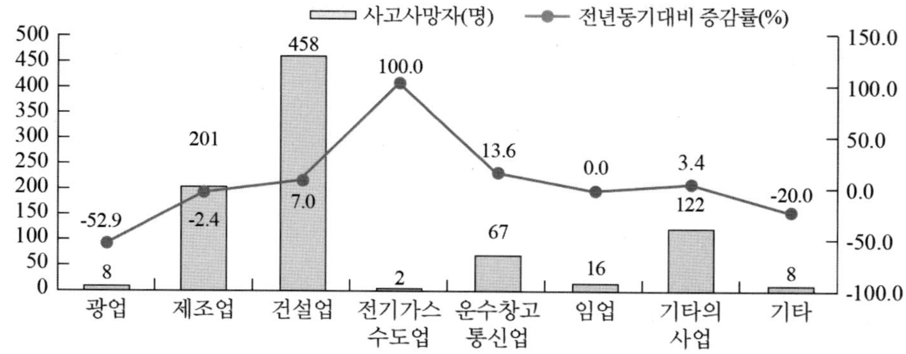

주요 특징

- 재해자는 기타의 사업(39.0%), 건설업(26.6%), 제조업(25.0%)에서 많이 발생
  - 제조업의 경우 기계기구·금속·비금속광물제품제조업(11,380명), 식료품제조업(2,621명), 화학 및 고무제품 제조업(2,556명) 순
  - 기타의 사업의 경우 도소매·음식·숙박업(16,834명), 시설관리및사업지원서비스업(7,383명), 전문·보건·교육·여가관련서비스업(6,006명) 순
- 사망자는 건설업(51.9%), 제조업(22.8%)에서 가장 많이 발생

② 규모별

(ㄱ) 재해자

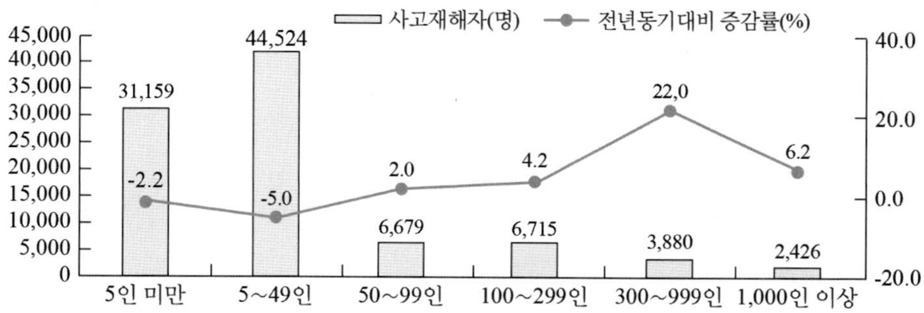

(ㄴ) 사망자

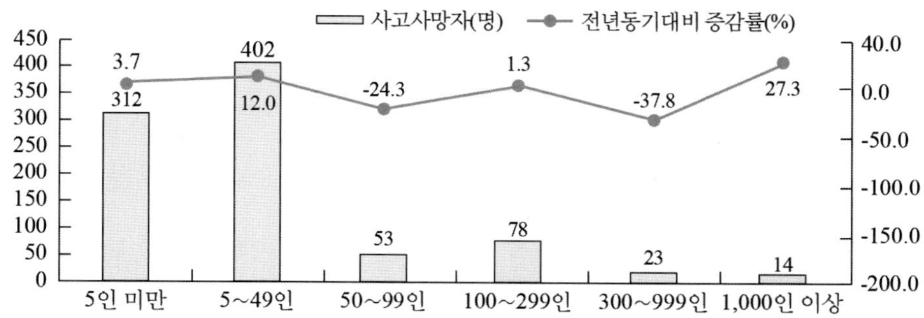

주요 특징

- 재해자는 5인 미만, 5인~49인 사업장은 전년동기 대비 감소하였으나, 50인~99인, 100인~299인, 300인~999인, 1,000인 이상 사업장은 증가
- 사망자는 5인 미만, 5인~49인, 100인~299인, 1,000인 이상 사업장은 전년동기 대비 증가하였으나, 50인~99인, 300인~999인 사업장은 감소

③ 재해유형별

(ㄱ) 재해자

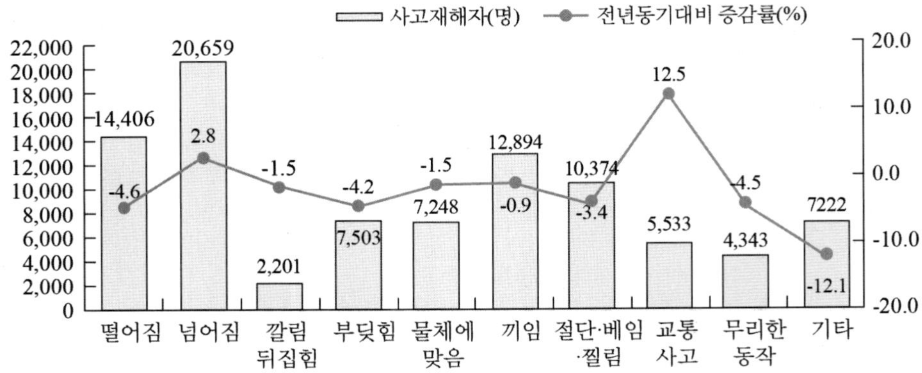

※ 기타는 무너짐, 감전, 폭발·파열, 화재, 이상온도접촉, 빠짐·익사, 화학물질누출, 체육행사 등임

(ㄴ) 사망자

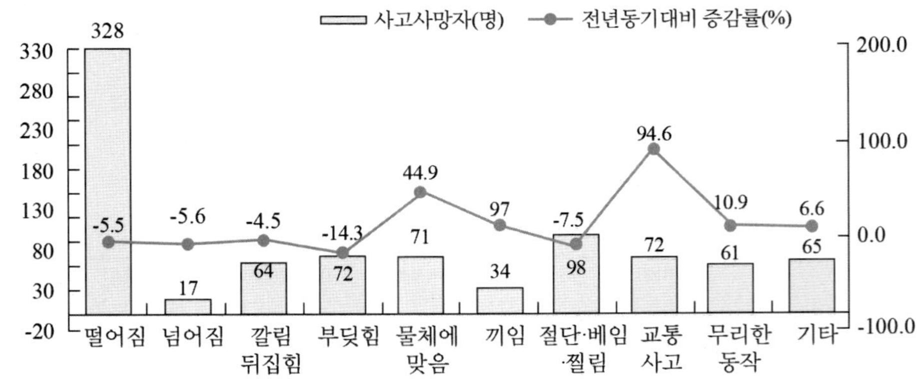

※ 기타는 절단·베임·찔림, 감전, 이상온도접촉, 빠짐·익사, 화학물질 누출, 산소결핍, 동물상해 등임

주요 특징

- 재해자는 교통사고, 넘어짐 재해에서 가장 많이 증가하였고, 떨어짐, 무리한동작, 부딪힘, 절단·베임·찔림 재해에서 가장 많이 감소
- 사망자는 화재·폭발·파열, 물체에 맞음, 교통사고, 무너짐 재해에서 가장 많이 증가하였고, 부딪힘, 끼임, 넘어짐, 떨어짐, 깔림·뒤집힘 재해에서 감소

Ⅲ. 업무상사고 사망재해 발생현황

① 업종별

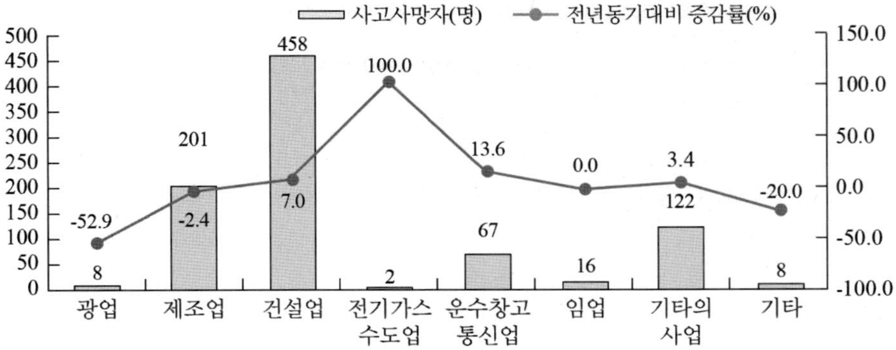

※ 기타의 사업은 통상 서비스업으로 지칭되는 도·소매업, 보건 및 사회복지사업, 음식·숙박업 등이 포함되어 있음

※ 기타는 임업, 어업, 농업, 금융보험업임

② 규모별

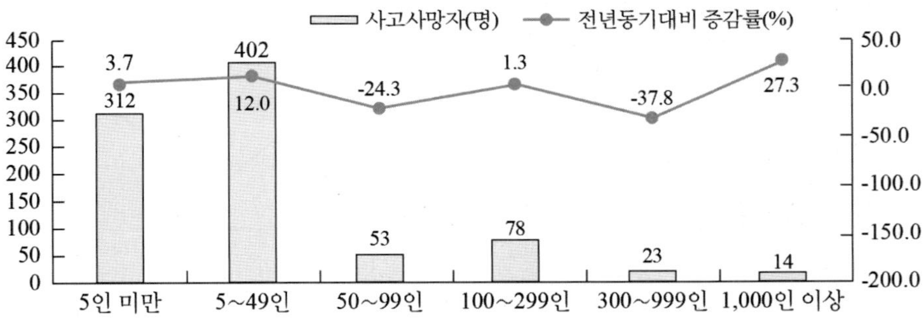

③ 재해유형별

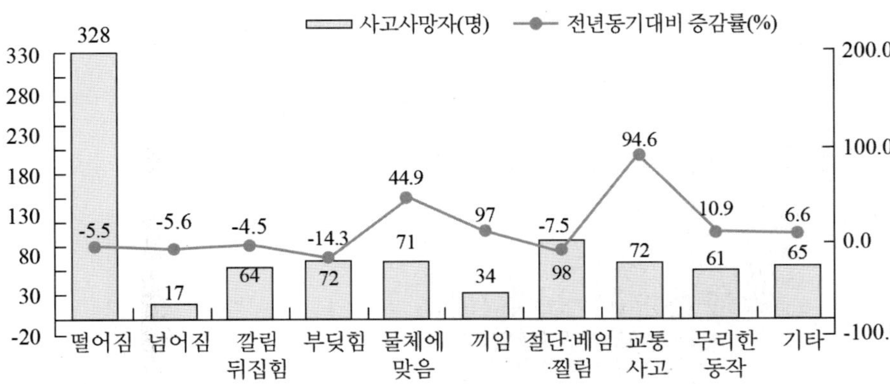

※ 기타는 절단·베임·찔림, 감전, 이상온도접촉, 빠짐·익사, 화학물질 누출, 산소결핍, 동물상해 등임

주요 특징

- 업종별로는 건설업(458명, 전체의 51.9%)에서 가장 많이 발생
  - 전기가스수도업, 운수창고통신업, 건설업, 기타의 사업은 전년동기 대비 증가하였으나, 광업, 제조업은 감소
- 규모별로는 5인~49인 규모(402명, 전체의 45.6%)에서 가장 많이 발생
  - 5인 미만, 5인~49인, 100인~299인, 1,000인 이상 사업장은 전년동기 대비 증가하였으나, 50인~99인, 300인~999인 사업장은 감소
- 발생형태는 떨어짐에 의한 사망자(328명, 전체의 37.2%)가 가장 많이 발생
  - 화재·폭발·파열, 물체에 맞음, 교통사고, 무너짐 재해에서 가장 많이 증가하였고, 부딪힘, 끼임, 넘어짐, 떨어짐, 깔림·뒤집힘 재해에서 감소

Ⅳ. 질병재해 발생현황

① 업종별

(ㄱ) 질병자

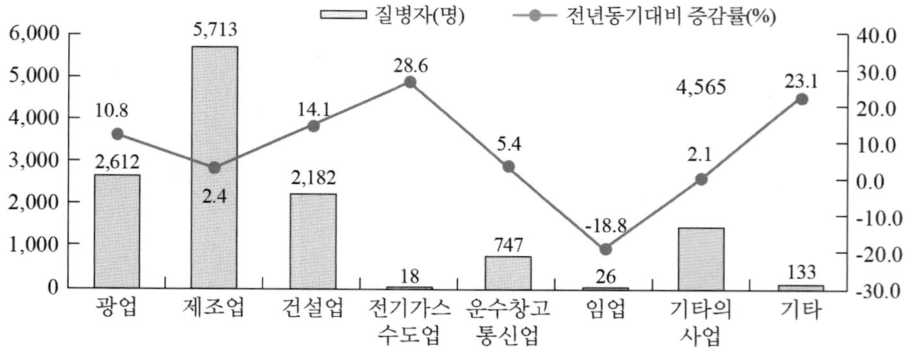

※ 기타의 사업은 통상 서비스업으로 지칭되는 도·소매업, 보건 및 사회복지사업, 음식·숙박업 등이 포함되어 있음

※ 기타는 임업, 어업, 농업, 금융보험업임

(ㄴ) 사망자

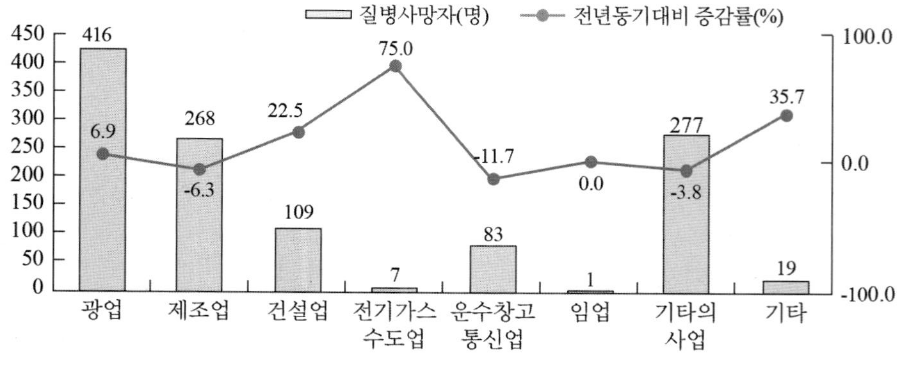

주요 특징

- 질병자는 제조업(5,713명, 전체의 35.7%)에서 가장 많이 발생
  - 임업을 제외한 모든 업종에서 전년동기 대비 증가
- 질병 사망자는 광업(416명, 전체의 35.3%)에서 가장 많이 발생
  - 전기 가스 수도업, 건설업, 광업 등에서 전년 동기 대비 증가

② 규모별

(ㄱ) 질병자

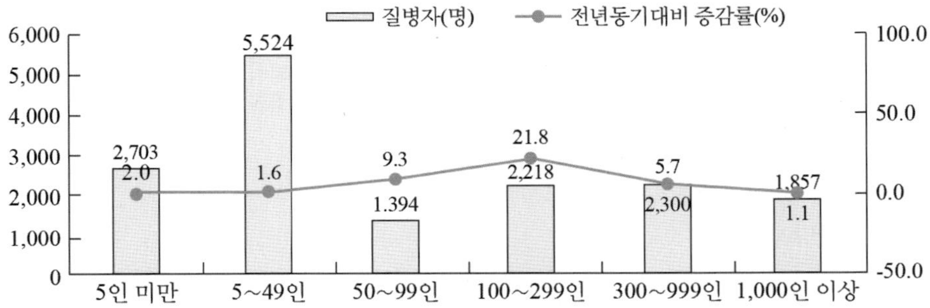

(ㄴ) 사망자

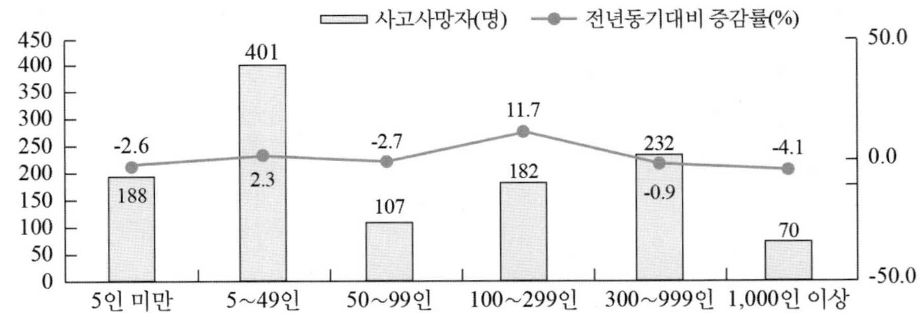

주요 특징

- 질병자는 모든 사업장 규모에서 전년 동기 대비 증가
- 질병사망자는 5인~49인, 100인~299인 사업장은 전년 동기 대비 증가하였으나, 5인 미만, 50인~99인, 300인~999인, 1,000인 이상 사업장은 감소

③ 질병종류별

(ㄱ) 질병자

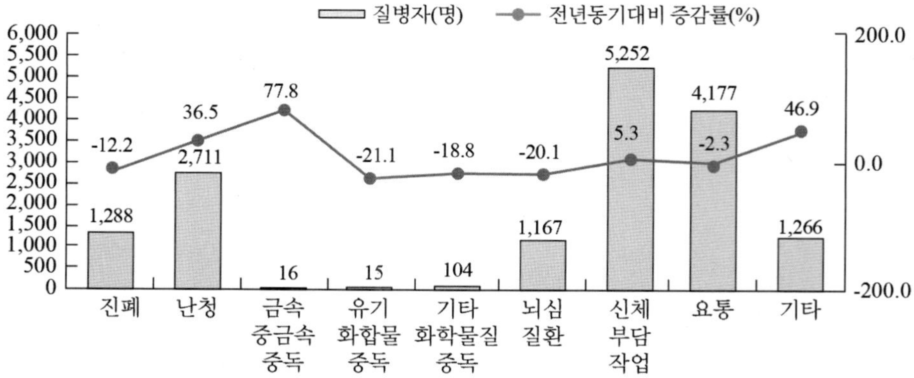

※ 기타는 직업성 암, 세균·바이러스, 정신질환 등임

(ㄴ) 사망자

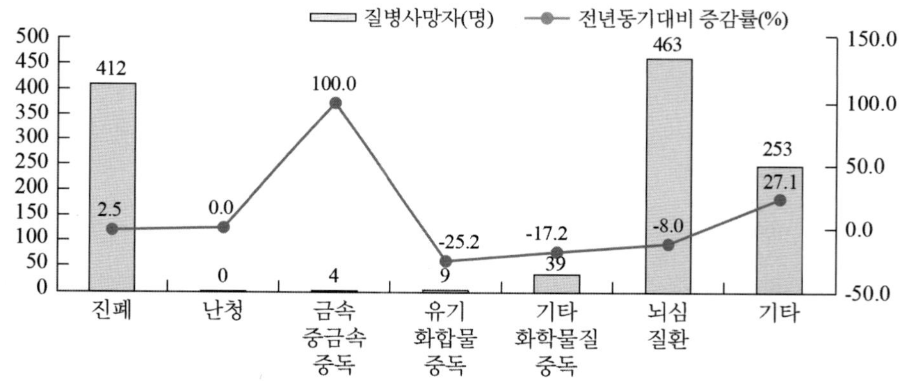

※ 기타는 직업성 암, 세균·바이러스, 정신질환 등임

주요 특징

- 질병자는 금속 및 중금속중독, 기타, 난청, 신체부담작업에서 전년 동기 대비 증가하였으나, 유기화합물중독, 뇌심질환, 기타화학물질중독, 진폐, 요통은 전년동기 대비 감소
- 사망자는 금속 및 중금속중독, 진폐 등에서 전년 동기 대비 증가하였으나, 유기화합물중독, 기타화학물질중독, 뇌심질환은 전년 동기 대비 감소

V. 지표별 개요

① 통계 산출 대상 재해

'20.1～12월까지 근로자가 업무와 관련하여 사망 또는 4일 이상의 요양을 요하는 부상을 입거나 질병에 걸려 근로복지공단의 산재요양이 승인된 재해(지방고용노동관서 산재 미보고 적발재해 포함)

② 용어 정의

㈀ 근로자 수(명) : 산업재해보상보험 가입 근로자 수

㈁ 재해자 수(명) : 업무상 사고 또는 질병으로 인해 발생한 사망자와 부상자, 질병이환자를 합한 수

㈂ 재해율(%) : 근로자 100명당 발생하는 재해자 수의 비율

* 재해율(%) = (재해자 수/근로자 수)×100

㈃ 사망자 수(명) : 업무상 사고 또는 질병으로 인해 발생한 사망자 수

※ 사망자 수에는 사업장외 교통사고(운수업, 음식숙박업은 포함), 체육행사, 폭력행위, 사고발생일로부터 1년 경과 사고사망자 제외[산업재해통계업무처리규정(고용노동부 예규)]

- 사고사망자 수(명) : 업무상 사고로 인해 발생한 사망자 수

※ 업무상사고 사망자수에는 사업장외 교통사고(운수업, 음식숙박업은 포함), 체육행사, 폭력행위, 사고발생일로부터 1년 경과 사고사망자 제외[산업재해통계업무처리규정(고용노동부 예규)]

- 질병사망자 수(명) : 질병으로 인해 발생한 사망자 수

㈄ 사망만인율(‱) : 근로자 10,000명당 발생하는 사망자 수의 비율

※ 사망만인율(‱) = (사망자 수/근로자 수) × 10,000

- 사고사망만인율(‱) : 근로자 10,000명당 발생하는 업무상사고 사망자 수

※ 사고사망만인율 = (사고사망자 수/근로자 수) × 10,000

㈅ 질병자 수(명) : 업무상 질병으로 인해 발생한 사망자와 이환자를 합한 수

㈆ 질병발병률(%) : 근로자 100명당 발생하는 질병자 수의 비율

※ 질병발병률(%) = (질병자 수/근로자 수) × 100

학습문제

01 산업재해에 관해 여러 기관에서 정한 정의이다. 우리나라 산업안전보건법상의 산업재해에 대한 정의는 어느 사항이겠는가? ★

① 산업재해란 작업상의 재해 또는 작업환경으로부터의 무리한 근로 결과로 인해 발생되는 절상, 골절, 염좌 등의 모든 상해를 말한다.
② 산업재해는 예기치 않고, 계획되어 있지 아니한 사고이며 상해를 수반하는 경우도 있다.
③ 산업재해란 작업자가 물체, 물질 또는 다른 사람과 접촉하거나 사람의 작업행위에 의하여 사람의 상해를 수반하는 사고이다.
④ 산업재해란 작업자가 업무에 관계되는 건설물, 설비, 원재료, 가스, 증기, 분진 등에 의하거나 작업 및 기타의 업무에 기인하여 사망 또는 부상하거나 질병에 이환되는 것이다.

해설 ①항은 미국의 산업안전보건법(OSHA)의 정의이고, ②항은 ILO 백과사전의 정의이며, ③항은 국제노동통계회의(1962년)의 정의이다.

02 산업재해의 용어와 관계가 없는 것은?

① 산업 활동에 따라 발생하는 인적인 손해
② 직업병
③ 설비 원재료, 유해물질에 따른 사망 및 부상
④ 사고에 의한 재산손실

03 산업재해의 성격과 발생 양상으로 적합하지 않은 것은 어느 것인가? ★

① 근로자의 건강을 악화시키며 생산능률을 저하시킨다.
② 부주의에 의한 뜻밖의 사고가 대부분을 차지한다.
③ 부적합한 작업 조건 하에서는 반드시 재해를 발생시킨다.
④ 증상이 만성적으로 나타나며 쉽게 치유될 수 있다.

해설 부주의와 부적합한 조건이 가장 큰 비중을 차지하며, ④는 절대적이지 않다.

04 우리나라에서 재해율이 가장 높은 산업은 어느 것인가?

① 건설업 ② 제조업
③ 광업 ④ 운수, 통신, 보관업

해설 1982년도에 도수율 53.58, 인구 1,000명당 재해율인 천인율이 119.6이었다. 참고로 직업병 유소견율도 5.64로 가장 높았다.

05 다음 중 업무상 부상이나 질병에 걸렸을 때 재해보상을 받도록 세부사항이 규정된 법령은 어느 것인가?

① 산업재해보상보험법
② 산업안전보건법
③ 환경보전법
④ 의료보험법

해설 안전과 보건규정은 1953. 5. 10일 근로기준법으로 규정하였으나 급속하게 발전해가는 산업사회의 재해예방을 위하여 보다 구체적으로 산업안전보건법을 제정하여 1982. 7. 1일 시행하게 되었다. 그 후 1990. 1. 13일 전문을 개정하여 1990. 7. 14일 시행하고 있다.

06 산업재해의 원인을 인적 원인, 환경적 원인으로 나누는데 이것과 관계없는 것은?

① 연소자와 노년자는 재해발생 빈도가 높으며 근무 연수가 많을수록 사고율이 높다.
② 규정이나 지시사항에 협동적 태도 결여로 사고가 많아진다.
③ 시각과의 관계에 있어서 휴일 다음날에 높고 아침 10~11시경, 1~2시경이 일반적으로 사고가 많다.
④ 가정문제에 있어서 처자의 발병과 병세악화로 인한 가정 내 환경요인이 직장 내에서의 인간관계 못지않게 중요하다.

07 산업재해를 일으키는 3대 인적요인이 아닌 것은? ★★

① 입지적 조건의 결함
② 관리적 측면이 결함
③ 생리적 결함
④ 작업능력의 결함

08 산업재해 발생에 관여하는 직접적 요인(1차적 요인)이라 할 수 있는 것은? ★

① 기계요인
② 환경적 요인
③ 작업요인
④ 개체요인

해설 기계요인은 재해를 유발하는 물체 또는 행위인 기계·설비의 결함

09 다음 중 산업재해의 주요원인으로 볼 수 없는 것은?

① 작업환경 조건의 불합리
② 휴식시간의 적당한 운동
③ 근로자의 심신 이상
④ 작업방법의 부적당

해설 휴식시간의 심신운동은 산업재해를 예방할 수 있었다.

10 재해 발생원인 중 간접원인이 아닌 것은? ★

① 기술적 원인
② 인적 원인
③ 교육적 원인
④ 관리적 원인

해설 인적 원인은 직접원인으로 근로자의 부주의가 제일 높다.

11 산업재해 발생의 원인 중 환경적인 요인에 해당되는 것은?

① 안전에 관한 지식 부족 ② 신체적 결함과 배치
③ 시설물의 불량 ④ 개인행동의 부주의

12 산업재해를 일으키는 요인 중에서 개체 요인을 잘못 설명한 것은 어느 것인가?

① 반복 작업에서는 지능이 낮은 사람에게 적당하며 정서가 불안한 사람은 재해를 많이 유발한다.
② 작업 면과 체격과의 거리 및 높이가 관계된다.
③ 15~25세에서 가장 많고 근무 년수가 길수록 재해가 빈발한다.
④ 일상생활의 리듬이 깨졌을 때(수면부족, 음주, 과로 등) 많이 발생한다.

13 최근 우리나라에서 산업재해의 원인 중 가장 많은 것은?

① 시설의 하자 ② 작업 미숙
③ 감독 불충분 ④ 부주의

14 일주일 중에서 산업재해가 가장 많이 발생하는 요일은?

① 월, 화 ② 수, 목
③ 금, 토 ④ 목, 금

15 하루 24시간 중 사고발생이 가장 우려되는 시간은?

① 오전 3~5시 ② 오후 3~5시
③ 자정 무렵 ④ 오전 11시

해설 새벽 3~5시를 생체리듬의 최저조기로 본다. 사고발생률은 오전에는 11시 전후, 주간 일과 중에는 오후 3~4시 정도로 본다. 이러한 사고는 심리적인 영향과 피로의 결과에서 온다.

16 산업재해가 가장 많이 발생되는 상황과 잘못 연결된 것은?

① 업종별 - 제조업 ② 시간별 - 오후 2시간
③ 주별 - 금, 토 ④ 계절별 - 7, 8월

해설 산업재해는 시간별로는 오전, 작업 후 3시간과 오후 2시간에 빈발하고 주별로는 목, 금이 빈발하고 토요일이 최저다.

17 산업재해발생과 가장 관계가 깊은 때는 언제인지 다음 중 적당한 것을 선택하시오.

① 1~3월 ② 4~6월
③ 7~8월 ④ 10~12월

(해설)

요인	재해발생	특기사항
계 절	7~8월	고온으로 인한 심신기능의 저하
시 간	오전 3시, 오후 2~3시	작업시작 후 3시간
요 일	목, 금 ,월	실제로는 월요병도 있다.
소 음	80 dB 이상	정서적 장해와 주의력 산만, 투철한 직업관, 생활의식구조, 전문 기술에 미숙련자일 때
연 령	15~25세	
근무시간	짧을수록	
자 세	부자연스러울 때	매사에 적극성과 패기가 부족할 때

18 다음 신체 부위 중 산업재해 발생빈도가 가장 높은 것은?

① 두부　　② 흉부
③ 상지부　　④ 하지부

19 재해가 가장 많이 발생되는 부위가 아닌 것은?

① 왼손　　② 왼쪽 눈
③ 오른쪽 눈　　④ 다리

(해설) 재해가 가장 많이 발생하는 부위는 수족으로 70~80%나 된다. 이 중 손이 30~50%, 다리가 25~35%를 차지한다.

20 재해비용 산출 시 "피해자의 재해당일 시간 손비"는 다음 중 어느 것에 포함시켜야 하는가?

① 생산 손비　　② 인적 손비
③ 물적 손비　　④ 직접 손비

21 산업재해 발생의 역학적 특성으로 틀린 것은?

① 작업행동 재해가 대부분이다.　　② 손-발-요부-흉부 순으로 빈발한다.
③ 겨울철에 많다.　　④ 직업력과 근속기간이 짧은 사람이 많다.

22 재해빈발 소질(accident proneness)자에 해당되는 것은? ★

① 체질 이상자　　② 잠재성 질환자
③ 정신적 결함자　　④ 이상 모두

(해설) 재해빈발 소질이란 같은 작업 같은 위험에 폭로될 때 다른 작업자 보다 빈번히 재해를 일으키는 재해빈발 경향을 말한다.

23 연소 근로자에서 나타나는 신체적 이상 상태를 잘못 설명한 것은 어느 것인가?

① 생리적 기능의 지연　　② 직업성 질환에 대한 저항성 감소
③ 체격 및 신체발육 증진　　④ 인격발달의 비정상화

24 산업재해 빈발자의 특성이 잘못 연결된 것은 어느 것인가?

① 체질 : 과민성 체질, 내분비 이상
② 질병 : 매독, 고혈압, 심장병에 기왕력(旣往歷)이 있을 때
③ 연령 : 15~25세의 남자가 여자보다 많이 발생
④ 근무년수 : 근속년수가 길수록 다발한다.

해설 남자가 재해빈발 업무에 종사하는 경우가 많다.

25 다음은 작업장 내에서 발생되는 사고이다. 그 중 가장 높은 비율은?

① 인간의 행동 중에서
② 작업환경
③ 시설결함
④ 작업방식

26 산업재해의 원인조사에 관한 사항이다. 해당되지 아니하는 사항은 어느 것인가?

① 제1단계 : 사실의 확인 - 경과사항, 근원적(물적)요인, 인적 요인, 관리적 요인
② 제2단계 : 재해요인의 파악 - 재해요인가정, 원인별·이론적 검토, 합당성여부결정
③ 제3단계 : 재해원인 결정 - 상관관계고려, 중요도고려, 간접원인과 직접원인결정
④ 제4단계 : 재해보상의 결정 - 보상범위, 보상액수 휴업기간 등의 결정

해설 산업재해의 원인조사는 3단계로 완료된다. 4단계는 사후수습단계이다.

27 Heinrich가 주장한 사업장 내의 현성, 불현성, 잠재성 재해의 비율을 옳게 표시한 것은? ★★

① 1 : 10 : 30
② 1 : 29 : 300
③ 1 : 5 : 10
④ 1 : 30 : 600

해설 재해로 나타나는 비율을 1로 했을 때 나타날 가능성이 있는 비율이 1 : 29 : 300이 된다. 비용을 계산할 때는 간접피해가 직접피해보다 4배 이상 더 많다.

28 산업재해의 발생 원인을 조사한 하인리히(H.W. Heinrich)의 법칙에서 휴업보상자 : 경상자 : 무상해의 사고사례 발생은 어느 비율이겠는가?

① 1 : 29 : 300
② 1 : 39 : 400
③ 1 : 19 : 200
④ 1 : 9 : 100

해설 산업재해의 해석에 있어서 1인의 휴업부상자가 발생한다고 하면 29인의 경상자가 발생되며 상해가 일어나지 아니한 사고는 300건이 발생한다는 원리로서, 한 사람의 부상자 발생을 1건의 재해로 보는 태도는 근원적인 자세가 아니라는 것이다.

29 재해손실코스트 계산에 있어 1 : 4의 원칙 중 1에 해당되지 않는 것은? ★★

① 재해자에게 지급된 급료
② 재해보상보험금
③ 치료비
④ 재해예방을 위한 교육비

해설 직접비 : 간접비 = 1 : 4
직접비(법령으로 정한 산재보상비)
㉠ 휴업보상비 : 평균임금의 100분의 70에 상당하는 금액
㉡ 장해보상비 : 신체장해가 남는 경우에 장해등급에 응한 금액
㉢ 요양보상비 : 요양비의 금액
㉣ 장의비 : 평균임금의 120일분에 상당하는 금액
㉤ 유족보상비 : 평균임금의 1,300일분에 상당하는 금액
㉥ 장해특별보상비, 유족특별보상비, 상병보상연금

30 우리나라 산업재해통계에 대한 설명 중 틀린 것은?

① 도수율이 가장 높은 산업은 광업, 건설업 제조업 순위이다.
② 강도율이 가장 높은 것은 제조업, 건설업, 광업의 순이다.
③ 근로자수가 가장 많고 총 재해건수도 역시 제조업이 가장 많다.
④ 상해 종류별로는 타박상과 개방창이 절반 이상이고 골절과 탈구 증상도 상당히 많다.

31 산업재해평가와 관계없는 산업위생 통계는?

① 도수율　② 강도율
③ 이환율　④ 건수율

해설 이환율은 유병률이라고도 한다. 서양에서는 유소견율도 유병률로 본다. 발생률과 유병률은 질병 통계에 속한다.

32 산업재해 중에서 건수율이란? ★

① $\frac{\text{재해건수}}{\text{기간의 평균종업원수} \times 1,000}$　② $\frac{\text{재해건수}}{\text{연근로시간수}} \times 1,000,000$
③ $\frac{\text{재해건수}}{\text{연근로일수}} \times 100,000$　④ $\frac{\text{근로손실일수}}{\text{연근로시간수}} \times 1,000$

33 다음 중 재해에 대한 빈도 확률을 산출하는 재해 도수율은?

① 재해건수 / 총근로시간수 × 10^3　② 재해건수 / 총근로시간수 × 10^4
③ 재해건수 / 총근로시간수 × 10^5　④ 재해건수 / 총근로시간수 × 10^6

34 다음 중 연천인율 공식으로 옳은 것은 어느 것인가?

① 연간재해자수 / 연평균근로자수 × 1,000　② 재해발생건수 / 연근로시간수 × 1,000,000
③ 근로손실일수 / 연근로시간수 × 1,000　④ 연간재해자수 / 연평균근로자수 × 100

해설 ②는 도수율, ③은 강도율, ④는 연백분위율로 노동부에서 사용하는 재해율 표기방식이다. 연천인율은 도수율 × 2.4로도 표시할 수 있다.

35 재해의 상해정도를 알기 위해서 연 노동시간당 손실일수로 재해분석을 하는 것은?

① 건수율 ② 도수율
③ 발생률 ④ 강도율

해설 $강도율 = \frac{근로손실일수}{연손실노동시간수}$, $결근도수율 = \frac{특정기간\ 중\ 총결근건수}{평균재적인원수}$

36 연 노동시간당 손실노동일수로써 재해 분석을 하는 것은?

① 도수율 ② 재해율
③ 건수율 ④ 강도율

37 다음의 재해 지수 중 재해의 결과 정도를 나타내는 지수는?

① 도수율 ② 강도율
③ 건수율 ④ 결근율

38 재해통계에서 연 근로시간수당 재해자수로 산정한 것은 다음 중 어느 것인가?

① 도수율 ② 강도율
③ 건수율 ④ 평균손실일수

39 산업재해를 평가할 때 재해의 건수 당 손실노동시간수로 재해를 분석하는 통계는 어느 것인가?

① 도수율 ② 강도율
③ 건수율 ④ 중독률

40 산업재해 지수가 틀리게 기재된 것은?

① 강도율 = (재해건수/연근로시간수) × 1,000
② 도수율 = (재해건수/연근로시간수) × 1,000,000
③ 건수율 = (재해건수/평균실근로자수) × 1,000
④ 평균손실 일수 = (손실작업일수/재해건수) × 1,000

해설 $강도율 = \frac{손실작업일수}{연근로시간수 \times 1,000}$

41 산업재해 지표로 사용되는 통계 중 옳지 않은 것은?

① 건수율 = (재해건수/평균근로일수) × 100
② 도수율 = (재해건수/연근로시간수) × 1,000,000
③ 강도율 = (근로손실일수/연근로시간수) × 1,000
④ 평균손실일수 = (근로손실일수/재해건수)

해설 $건수율 = \frac{재해건수}{근로자수} \times 1,000$

42 다음에 열거한 산업재해 지수들 중에서 잘못 표시된 것은 어느 것인가?

① 도수율 = 재해건수/연근로자수 × 1,000,000
② 강도율 = 재해건수/연근로시간수 × 1,000
③ 건수율 = 재해건수/근로자수 × 1,000
④ 평균손실일수 = 손실작업일수/재해건수

해설 ② 강도율(severity rate)은 재해건수가 아니고 손실 작업일수가 된다.

43 다음 산업재해의 지표 중 설명이 잘못된 것은? ★

① 건수율 - 산업재해 발생상황 파악
② 도수율 - 백만 연 작업시간당 재해발생건수
③ 강도율 - 재해의 상해정도를 알 수 있다.
④ 발생률 - 노동시간의 변수가 포함되어 있다.

44 연평균 100인이 근무하는 어느 사업장에서 1년에 5명의 사상자가 발생되었다. 연천인율은 얼마이겠는가?

① 0.5 ② 5
③ 50 ④ 500

해설 $연천인율 = \frac{사상자수}{평균근로자수} \times 1,000 = \frac{5}{100} \times 1,000 = 50$

연천인율이란 근로자 1,000명당 1년간 발생하는 사상자수를 의미한다.

45 500명의 근로자가 근무하고 있는 어느 공장에서 5건의 재해가 발생하였다. 도수율(빈도율)은 얼마이겠는가? (단, 1일 8시간, 월 25일로 계산) ★

① 4.17 ② 4.27
③ 4.37 ④ 4.47

해설 $도수율 = \frac{재해발생건수}{연근로시간수} \times 1,000,000 = \frac{5}{1,200,000} \times 1,000,000 = 4.17$

연근로시간수 = 500명 × 25일 × 8시간 × 12개월 = 1,200,000시간

46 500명의 근로자가 근무하는 공장에서 18건의 재해가 발생하였다면 도수율은 얼마인가? (단, 1일 8시간, 월 25일로 계산)

① 12 ② 15
③ 18 ④ 20

해설 연근로시간수 = 25일(월) × 8시간(일) × 12개월(년) × 500명 = 1,200,000시간
도수율(빈도율) = 재해발생건수/연근로시간수 × 1,000,000
= 18/1,200,000 × 1,000,000 = 15
※ 도수율은 연근로시간의 100만 시간당의 재해건수를 의미한다.

47 산업재해의 재해율 계산에서 연천인율과 도수율은 어떠한 상관성을 갖고 있는가?

① 연천인율 = 도수율 × 4.2
② 도수율 = 연천인율 × 2.4
③ 연천인율 = 도수율 × 2.4
④ 도수율 = 연천인율 × 4.2

48 1년간의 연 근로시간이 120,000시간인 어느 공장에서 3건의 휴업재해가 발생하여 220일의 휴업일수를 초래하였다. 강도율은 얼마인가? (단, 연간 근로일수는 300일로 한다)

① 1.1
② 1.8
③ 1.7
④ 2.1

해설 산업재해의 경중의 정도를 알기 위하여 강도율을 이용하며, 근로시간의 1,000시간당 발생한 근로손실일수를 의미한다.

$$강도율 = \frac{근로손실일수}{연근로시간수} \times 1,000 = \frac{220}{120,000} \times 1,000 = 1.83$$

49 300명이 근무하는 작업장에서 연간 50건의 재해가 발생했는데 1일 8시간 연 300일 작업을 하고 연간근로 손실시간이 20,000시간이었다면 그때의 도수율은 얼마인가?

① 32.5
② 44.6
③ 57.8
④ 71.4

해설
$$도수율 = \frac{재해건수}{연근로자수} \times 1,000,000 = \frac{50}{700,000} \times 1,000,000 = 71.4$$

연근로시간수 = 300(명) × 8(시간) × 300(작업일수) - 20,000(근로손실 시간수) = 700,000

50 연평균 근로자 수가 500명인 사업장에서 1년에 30명의 재해가 발생되었다면 연천인율은 얼마인가 계산하시오.

① 30
② 40
③ 50
④ 60

해설 30/500 × 1,000 = 60
연천인율이란 재적근로자 1000명당 1년간에 발생하는 재해자수를 나타낸다. 여기에 포함되는 재해자는 사망자, 부상자, 직업병에 걸린 근로자를 합한 수이다.
※ 월천인율 = 월간재해자수/월평균근로자수 × 1,000

51 300명의 근로자가 근무하는 작업장에서 1년에 40건의 재해가 발생하였는데, 이 공장 근로자들의 질병이나 재해 등으로 총 근로시간 중 8%가 결근하였다면 이 작업장의 빈도율은 얼마인가? (단, 1주일 근무시간은 44시간, 연간 50주로 계산한다) ★

① 65.88%
② 62.15%
③ 69.29%
④ 60.22%

해설 빈도율이란 도수율(Frequency rate of injury)과 같은 의미이다.
㉠ 근로총시간수 = 44 × 50 × 300 = 660,000시간
㉡ 실제 연근로시간수 = 660,000 − (660,000 × 0.08) = 607,200시간
㉢ 빈도율(도수율) = 40건/607,200시간 × 1,000,000 = 65.8%

52 근로자수가 50명인 사업장에서 1년간 4일 이상을 요하는 상해사고가 5건 발생하였다. 재해발생률은 얼마인가?

① 0.16%
② 15%
③ 5%
④ 10%

해설 $\text{재해발생률} = \frac{5}{50} \times 100 = 10\%$

53 연천인율과 도수율과의 환산은 어떻게 하는가?

① 연천인율 = (도수율 / 2.4)
② 도수율 = 연천인율 / 2.4
③ 연천인율 = 도수율 × 2.4
④ 연천인율 = 연간사상자수 / (평균노동자수 × 100)

해설 $\text{도수율} = \frac{\text{연천인율}}{2.4}$

54 근로자 400명의 A공장에서 1일 8시간씩 1년간 300일을 작업하는 동안 1일 이상의 재해자가 30건이 발생하였다면 도수율로 옳은 것은? ★

① 3.12
② 31.2
③ 310
④ 0.31

해설 도수율을 구하는 것임
- 분자 : 30은 재해건수
- 분모의 연근로시간수의 계산은
  - 근로자수 : 400, 1일 8시간 근무 : 8
  - 1명의 근로자 연간 근무일수 : 300일로 계산됨
- 도수율은 재해발생 상황을 파악하기 위한 지표로

$= \frac{\text{일정 기간 중의「재해건수」}}{\text{일정 기간 동안의「연작업시간수」}} \times 1,000,000$ 임

55 근로자가 500명인 사업장에 신체장애로 인한 근로손실일수는 11,400일, 의사진단에 의한 근로손실일수는 730일이었다. 이 사업장의 강도율은? ★

① 11.0
② 1.55
③ 10.1
④ 10.0

해설 강도율 : 산업재해의 상해정도 파악

$= \dfrac{\text{일정 기간 동안의 「작업손실일수」}}{\text{일정 기간 동안의 「연작업시간수」}} \times 1{,}000$

- 근로손실일수 : 11,400일 + 의사진단에 의한 근로손실일 수 : 730 → 1년 365일의 개념으로 한 근로손실일수
- 300/365 : 1년 365일 중에서 300일만 근무함으로 300일에 대한 근로손실일수로 산정
- 분모의 500 : 근로자 수
- 2,400 : 1일 8시간 근무 × 300일 근무
- 1,000 : 상수
- $\dfrac{11,400 + 730 \times (300/365) \times 1,000}{500 \times 2,400}$

56 빈도율이 20.83인 사업장에서 한사람이 평생 근로할 경우 몇 건의 재해를 당하겠는가? (근로 가능 년수 : 40년, 평생잔업시간 : 4,000시간)

① 2건 ② 3건

③ 4건 ④ 5건

해설 8 hr/일 × 300일/년 = 2,400시간/연

2,400시간/년 × 40년 = 96,000시간

96,000시간 + 4,000시간(잔업·특근시간) = 100,000시간

일반적으로 근로자 1인의 평생 근로시간수를 100,000시간으로 본다.

$\therefore\ 20.83 = \dfrac{x}{100,000} \times 1,000,000$

x = 2건 이것이 환산도수율(빈도율)이다.

57 다음 중 FSI란 도수율(frequency)과 강도율(severity)의 종합지표로서 어떤 작용을 하는가?

① 강도율의 의의를 상실하게 한다.

② 도수율의 단점을 보완하고 강도율을 나타낸다.

③ 빈도율의 단점을 보완한다.

④ 빈도율의 장점을 강도율 때문에 모호하게 한다.

해설 도수율은 사고발생빈도를 알 수 있으나 강도는 알 수 없으므로 종합재해지수(FSI)를 이용하여 빈도와 강도를 감안한 지표로 사용할 수 있다.

58 어느 사업장에서 연천인율이 20이라면 도수율은 얼마인가?

① 1 ② 10

③ 8.3 ④ 9.2

해설 연천인율과 도수율과의 관계 : 연천인율 = 도수율 × 2.4

$\therefore\ \text{도수율} = \dfrac{\text{연천인율}(20)}{2.4} = 8.3$

59 산업재해 대책 중 평가 분석에 가장 기본이 되는 예방대책은 어느 것인가? ★

① 안전훈련 실시　② 재해기록 제도
③ 안전작업조건 부여　④ 휴게시설 확보

60 산업재해 방지대책이라고 할 수 없는 것은?

① 재해를 자주 일으키는 부적격자의 조기발견으로 적절한 직종에 종사하도록 배치
② 산업재해 보상에는 업무기인성과 업무수행성이 확인되어야 한다.
③ 재해 발생원인은 전적으로 근로자 부주의 때문에 생기므로 항상 주의를 게을리 하지 않도록 교육한다.
④ 작업에 대한 기술과 지식을 알려주고 표준작업 방식에 따라 작업하도록 습관화시킨다.

해설 사업장의 불안전한 작업공정과 설비의 대책이 선행되어야 한다.

61 산업재해 예방 대책 중에서 가장 중요한 것은?

① 안전작업조건유지　② 경영자주도
③ 안전훈련　④ 책임의 할당

62 산업재해의 예방을 목적으로 하는 산업안전의 기본이다. 적합지 아니한 것은?

① 인간존중의 이념에 바탕을 두고 있다.
② 산업 활동에서 수반되는 위험을 배제하여 재해를 방지한다.
③ 기술혁신 등에 의한 새로운 형태의 위험발생을 제거하여 근로자의 건강을 보전한다.
④ 근로자와 국민으로 하여금 건강하고 쾌적한 생활을 누리게 하지만 소비적인 산업 활동이다.

해설 재해를 방지하여 경제적 손실을 저감시키므로 간접 생산 활동이다.

63 사업장에서 산업재해를 막기 위한 수단으로 작업환경관리의 목적이 아닌 것은? ★★★

① 산업피로 예방　② 직업병 예방
③ 작업능률 향상　④ 인성 검사

해설 작업과의 적성을 검사하는 데는 신체, 생리, 심리적 적성검사가 필요하다.

64 산업재해와 직업병 예방에 중요한 대책은? ★

① 환경개선　② 보건교육
③ 법적 규제　④ 보상금 인상

65 재해원인의 제거는 재해예방원칙의 하나이다. 다음 중 재해요인을 제거하는 방법과 가장 관계가 깊은 것은?

① 생산공정, 작업방법의 개선 ② 안전보건교육
③ 안전보건의식의 앙양 ④ 작업의 점검, 순시, 측정

해설 재해예방의 원칙에서 생산 공정이나 작업방법에 모순이 있으면 안전점검이나 안전교육 등의 실질적인 효과를 얻을 수가 없다.

66 현대적인 산업안전관리는 "안전제일운동"과 1940년대 말의 "생산라인에서의 안전실시운동"에 기반을 두고서 발전해 왔다. 그러면 안전제일운동은 언제 시작되었는가?

① 1880년 초 ② 1900년 초
③ 1920년 초 ④ 1960년 초

해설 안전제일주의는 20세기 초에 대두된 운동이다.

67 산업재해 예방활동의 하나로 TBM(Tool Box Meeting)이 이용되고 있다. TBM의 목적이라고 할 수 없는 사항은 어느 것인가?

① 작업 전의 집합 ② 작업계획의 확정
③ 위험요인의 사전확인 ④ 작업자 상호간의 인간관계도모

해설 TBM은 단순한 작업 전의 집합이 아니라 교육효과를 가진 작업 전 모임이다.

68 표준 동작량을 산출할 때 고려해야할 사항 중 가장 적당한 것은 어느 것인가?

① 노동강도
② 피로도 조사, 노동강도
③ 노동강도, 피로도 조사, 노동시간 조사
④ 노동강도, 피로도 및 노동시간 조사, 소비칼로리 조사

해설 산업안전대책 중에는 우선적으로 노동환경의 개선을 필요로 하지만 재해 빈발성 소질자의 색출과 표준 동작을 계산하여 정원을 조정할 필요가 있다. 표준 동작(Standard task)은 능력별 임금의 기준이 되며 정원조정 및 휴식시간을 공정별로 제시해 준다.

69 사업체의 안전보건관리의 순서가 맞는 사항은 어느 것인가?

① Action → Check → Plan → Do ② Do → Plan → Check → Action
③ Plan → Do → Check → Action ④ Check → Plan → Action → Do

해설 계획수립(Plan), 실시(Do), 검토(Check) 및 조치(Action)의 의미이다.

70 재해보상은 몇 개의 법정 등급으로 구분되는가?

① 5등급 ② 14등급
③ 15등급 ④ 20등급

71 재해보상연금 급여의 설명으로 틀린 것끼리 묶은 것은?

> ㉠ 요양급여는 4일 이상의 치료가 필요할 때 지급한다.
> ㉡ 휴양급여비는 봉급의 50%를 지급한다.
> ㉢ 장의비는 90일분을 지급한다.
> ㉣ 청구권 소멸 시효는 2년이다.
> ㉤ 3년 이상 휴업해야 될 경우 상해 특별보험을 지급한다.

① ㉠, ㉡, ㉢　　② ㉠, ㉢, ㉣
③ ㉡, ㉣, ㉤　　④ ㉢, ㉣, ㉤

72 휴업보상급여는 평균 임금의 몇 %인가?

① 20%　　② 40%
③ 70%　　④ 80%

73 산업재해보상보험법에 규정된 보험급여가 아닌 것은?

① 요양급여　　② 부가급여
③ 휴업급여　　④ 장해급여

74 다음의 각종 손실비 항목 중 정부보상 항목이 아닌 것은?

① 통신비　　② 장제비
③ 유족보상비　　④ 일시보상비

해설 통신비는 간접비에 속한다.

75 다음 중 틀린 내용은 어느 것인가?

① 장해등급은 1급에서 14급까지 있다.
② 1급 장해보상은 일시금으로 급여의 1,340일분이다.
③ 업무상의 재해에 관한 산재상사에 있어서 중요 심의내용은 업무 수행성과 업무 기인성에 관한 일이다.
④ 산업재해보상보험법상 적용대상 사업장은 상시 16인 이상 근로자를 고용하는 사업장이다.

정답

1. ④	2. ④	3. ④	4. ③	5. ①	6. ①	7. ①	8. ①	9. ②	10. ②
11. ③	12. ③	13. ④	14. ④	15. ①	16. ③	17. ③	18. ③	19. ③	20. ②
21. ③	22. ④	23. ③	24. ④	25. ①	26. ④	27. ②	28. ①	29. ④	30. ②
31. ③	32. ①	33. ④	34. ①	35. ④	36. ④	37. ②	38. ①	39. ①	40. ①
41. ①	42. ②	43. ④	44. ③	45. ①	46. ②	47. ③	48. ②	49. ④	50. ④
51. ①	52. ④	53. ②	54. ②	55. ④	56. ①	57. ②	58. ③	59. ②	60. ③
61. ②	62. ④	63. ④	64. ①	65. ①	66. ②	67. ①	68. ④	69. ③	70. ②
71. ③	72. ③	73. ②	74. ①	75. ④					

과년도 출제 및 예상문제

01 산업재해발생의 급박한 위험이 있을 때 또는 중대 재해가 발생하였을 때에는 누가 즉시 작업을 중지시켜야 하는가?

① 안전관리자　② 보건관리자
③ 사업주　④ 근로자 대표

02 산업재해를 대비하여 작업근로자가 취해야 할 내용과 가장 거리가 먼 것은?

① 사업장 내부의 정리정돈　② 공정과 설비에 대한 검토
③ 보호구 착용　④ 작업방법의 숙지

03 산업재해를 대비하여 작업근로자가 취해야 할 내용과 가장 거리가 먼 것은?

① 주요사고 혹은 재해(major accidents)
② 경미사고 혹은 재해(minor accidents)
③ 유사사고 혹은 재해(near accidents)
④ 가(假)사고 혹은 재해(pseudo accidents)

04 재해의 경제적인 직접피해와 간접피해의 비율을 적절하게 나타낸 것은? (단, Heinrich 추정법칙 기준, 직접피해 : 간접피해)

① 1 : 0.5　② 1 : 2
③ 1 : 4　④ 1 : 8

05 다음 산업재해를 나타내는 통계와 거리가 먼 것은?

① 중독률　② 도수율
③ 천인율　④ 강도율

06 다음 재해율 계산방법 중 강도율을 나타낸 것은?

① $\frac{\text{연간재해자수}}{\text{연평균근로자수}} \times 1{,}000$　② $\frac{\text{연간재해자수}}{\text{연평균근로자수}} \times 1{,}000{,}000$
③ $\frac{\text{재해발생건수}}{\text{연근로시간수}} \times 1{,}000{,}000$　④ $\frac{\text{손실작업일수}}{\text{연근로시간수}} \times 1{,}000$

07 연 근로시간이 200,000시간인 어느 사업장에서 5건의 휴업재해가 발생하여 240일의 휴업일수를 초래하였다. 강도율은 얼마인가? (단, 연간근로일수는 300일로 한다)

① 1.1 ② 1.2
③ 1.5 ④ 2.1

해설 강도율(Severity Rate of Injury) : 재해의 경중을 나타내기 위해서 사용되는 척도이며 통상 1,000시간당 재해에 의해서 잃어버린 근로손실일수를 나타낸다.

$$강도율 = \frac{근로손실일수}{연근로시간수} \times 1,000 \qquad 근로손실일수 = \frac{240 \times 300}{365} = 197$$

이에 따라 $강도율 = \frac{197}{200,000} \times 1,000 = 1.2$

08 재해통계 중 강도율에 관한 설명으로 알맞지 않은 것은?

① 재해의 경중, 즉 강도를 나타내는 척도이다.
② 연 근로시간 1,000시간당 재해에 의해서 잃어버린 근로 손실일수를 말한다.
③ 사망 시 근로손실일수(장해등급 1급)는 7,500일이다.
④ 재해발생건수와 재해자수는 동일 개념으로 적용한다.

09 산업재해의 지표 중에서 도수율을 맞게 적은 것은?

① $\frac{일정기간의\ 재해건수}{일정기간\ 중\ 연근로시간수} \times 1,000,000$ ② $\frac{일정기간의\ 재해자수}{일정기간\ 중\ 연근로시간수} \times 1,000$
③ $\frac{일정기간\ 중\ 손실일수}{일정기간\ 중\ 연근로시간수} \times 1,000,000$ ④ $\frac{일정기간의\ 재해건수}{일정기간\ 중\ 연평균근로자수} \times 1,000$

10 공장에서 300명의 근로자가 1년 동안 작업하는 가운데 재해가 20건이 발생하였다. 이때 공장에서 발생한 재해의 도수율은? (단, 1년 작업일수 280일, 1일 8시간 근로기준)

① 26.26 ② 28.75
③ 29.76 ④ 31.25

해설 $도수율 = \frac{재해건수}{연근로시간수} \times 10^6 = \frac{20}{672,000} \times 10^6 = 29.76건$

연근로시간수 = 300명 × 1일 8시간 × 280일(작업일수) = 672,000

11 어떤 화학공장에서 400명의 근로자가 1년 동안 작업하는 가운데 손실작업일수 4일 이상인 재해가 30건 발생하였다. 이때 이 공장에서 발생한 재해의 도수율(빈도율)은? (단, 1년 작업일수300일, 1일 8시간 근무 기준)

① 26.26 ② 28.75
③ 31.25 ④ 33.75

12 종업원이 100명인 작업장에서 연간 25건의 산업재해가 발생하여 연간 근로손실시간이 20,000시간이라면 도수율은? (단, 1일 8시간 300일 작업을 한다)

① 42.5　　② 59.8
③ 98.4　　④ 111.1

해설 $\text{도수율} = \dfrac{\text{재해건수(재해자수)}}{\text{연근로시간수}} \times 1{,}000{,}000$

13 재해율의 종류 중 연천인율에 관한 설명으로 알맞지 않은 것은?

① 근로자수, 근로일수의 변동이 많은 사업장은 적합지 않다.
② 재해의 강도가 고려된다(사망, 경상 등을 차등적용).
③ 산출이 용이하며 알기 쉬운 것이 장점이다.
④ 재해자수는 사망자, 부상자, 직업병의 환자수를 합친 것이다

14 연평균 200인이 근무하는 사업장에서 1년에 10명의 사상자가 발생하였다면 연천인율은?

① 5　　② 50
③ 500　　④ 1000

해설 천인율이란 1년간 전체 근로자 1000명당 발생한 재해자수, 다음 식으로 산정된다.

$\text{천인율} = \dfrac{\text{연간재해자수}}{\text{평균근로자수}} \times 1{,}000 = \dfrac{10}{200} \times 1{,}000 = 50$　　즉, 근로자 1,000명당 50건의 재해 발생

15 산업재해에 대한 위험성 평가기법에 있어서 재해 발생 원인을 각 레벨별로 올라가면서 이를 연역적(논리적)으로 해석하는 방법은?

① 위험과 운전분석기법(HAZOP)　　② 체크리스트(CHECKLIST)
③ 결합계통분석(Fault tree analysis, FTA)　　④ 사고계통분석(Event tree analysis, ETA)

해설 FTA(Fault tree analysis) : 장치의 결함 혹은 운전자의 실수 등 사고의 원인을 연역적으로 분석하는 것으로 사고에 대한 체계적 분석 및 정량화가 가능하며 대책수립에 대한 우선순위를 결정할 수 있다. ETA는 FTA의 역순에 해당한다.

16 산업재해가 세 번째 반복해서 발생했을 때 검토해야 할 사항은?

① 설비공정에 대해 검토한다.　　② 작업조건에 대해 검토한다.
③ 개체요인에 대해 검토한다.　　④ 신체 외 정신 의학적 문제에 대해 검토한다.

17 산업재해를 분류할 때 경미한 사고 또는 재해란 어떤 상태를 말하는가?

① 사망하지 않았으나 입원할 정도의 상해
② 통원 치료할 정도의 상해가 일어난 경우
③ 상해는 없고 재산상의 피해만 일어난 경우

④ 재산상의 피해는 없고 시간손실만 일어난 경우

18 탄광업에서 재해가 발생되는 경우에 다음의 위험조건들 중에서 가장 발생빈도를 높게 만드는 재해 원인은?

① 시설결함
② 환경위험
③ 위험한 작업방법 및 공정
④ 위험방지의 미비

19 다음 산업재해발생에 관한 하인리히(H.W. Heinrich)의 주장에서 중대사고 : 경미사고 : 무상해사고의 발생비율은?

① 1 : 19 : 300
② 19 : 29 : 300
③ 1 : 29 : 300
④ 1 : 39 : 300

해설 하인리히(H.W. Heinrich) 이론에 근거하면 사망재해를 포함한 중대 재해가 발생하면 경상재해(4일 미만의 치료)는 29건, 그리고 무상해사고(Near miss)는 300건이 발생한다는 것으로 보고 있다. 결국 실제 재해 발생 중 중상을 입는 재해정도의 발생 비율은 $\frac{1}{330}$의 확률로 일어나며 $\frac{300}{330}$, 즉 90% 정도는 사고가 아무런 재해없이 지나가게 된다는 것이다.

정답 1. ③ 2. ② 3. ④ 4. ③ 5. ① 6. ④ 7. ② 8. ④ 9. ① 10. ③
11. ③ 12. ④ 13. ② 14. ② 15. ③ 16. ④ 17. ② 18. ④ 19. ③

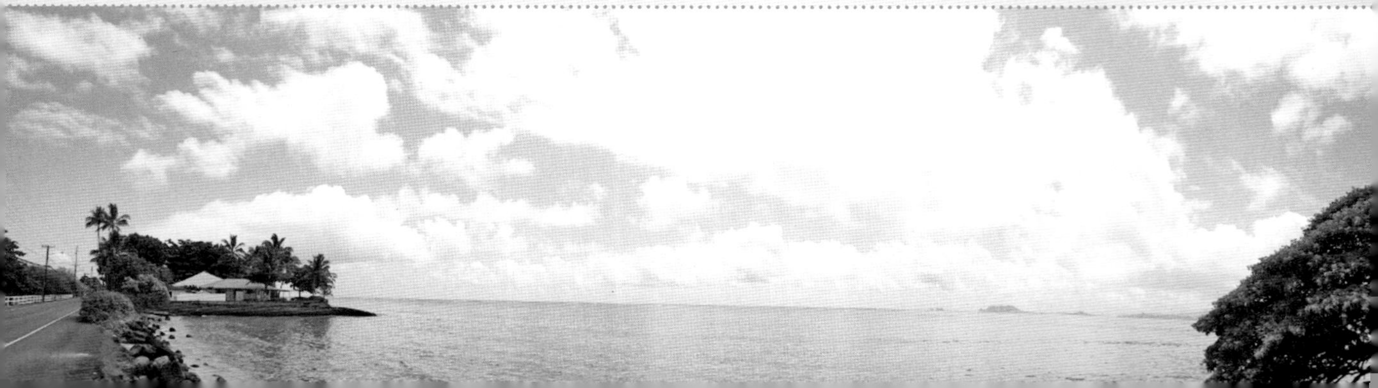

Chapter 6

작업환경측정의 이해

학습목표

1. 작업환경측정의 개념.
2. 작업환경측정에 사용되는 장비의 종류별 사용 용도 및 특성.
3. 유해인자에 대한 근로자 노출평가.
4. 근로자 노출평가 과정에 대한 통계적인 근거.
5. 작업환경측정 방법의 종류 및 기술적 내용의 이해.
6. 작업환경측정에 사용되는 중요한 용어의 정의.

1 작업환경측정의 개념

유해인자를 측정하는 궁극적인 목적은 근로자가 노출되는 유해인자의 양을 추정하는 것으로 노출영향을 미치는 인체부위에서 노출된 양을 알아내는 것이다. 그러나 유해인자의 노출 양을 알고자 수술을 하거나 대상인에게 위해를 주는 것은 접근성이나 편리성이 매우 떨어진다. 간접적인 방법이긴 하지만 근로자가 유해인자에 영향을 받는 인체의 외부 부위에서 유해인자의 양(또는 강도)을 측정하는 방법을 전통적으로 가장 폭넓게 활용하고 있다. 예를 들면, 호흡기를 통해서 인체로 흡수되는 각종 화학적, 생물학적 인자의 노출정도는 근로자가 작업하는 동안에 호흡기 주변에서 측정한 농도(또는 양)를 노출농도(양)로 한다.

유해인자에 대한 노출평가 과정은
예비 조사 ➡ 위해도 평가에 의한 측정전략 수립(Sampling strategy) ➡ 측정기구의 보정(Pre-calibration) ➡ 시료의 채취(또는 모니터링 : Sampling) ➡ 측정기구의 보정(Post-calibration) ➡ 시료의 운반 및 실험실 제출(화학적 인자 및 생물학적 인자) ➡ 분석 및 자료처리 ➡ 노출평가(Evaluation) 순으로 실시한다.

2 작업환경측정에 사용되는 기구

작업환경 중에는 다양한 잠재적인 유해요인들이 존재한다. 작업환경 유해요인에 의한 근로자의 건강장해를 예방하기 위해 노출되는 유해인자를 확인하고 어느 정도의 양에 노출되는지를 밝혀내어 이 결과에 기초하여 유해요인을 관리하여야 한다.

작업환경의 잠재적인 유해인자와 노출 정도는 경험이 많은 산업위생 전문가가 사용원료, 공정, 작업 상태 등을 조사함으로써 인지 또는 대략적인 추정이 가능하나 실제로 존재하는지 여부를 확인하고 정량적이고 정확한 평가를 위해서는 적절한 도구 또는 방법을 이용하여 측정하여야 한다.

작업환경 중 유해물질의 측정방법은 매우 다양하며 해당 물질에 적합한 시료채취 및 분석방법은 권위있는 기관에서 권고하는 방법을 이용하도록 한다. 이러한 기관으로는 OSHA와 NIOSH, BOHS 등이며 여러 물질에 대한 측정 또는 분석방법을 발간하고 있다.

화학물질의 경우 가장 일반적인 작업환경측정 과정은 공기시료를 적절한 시료채취매체에 일정시간(단시간 또는 장시간) 동안 채취하여 밀봉하고 분석실에 운반한 후, 적절한 분석기기를 사용하여 매체 중에 존재하는 물질을 정량하여 농도를 결정하는 것이다.

이와 같이 공기시료를 채취하고 분석하는 방법 외에 현장에서 바로 측정 결과를 알 수 있는 직독식 측정기구(direct reading instrument, real-time monitor)도 이용되고 있다. 물리적 인자의 경우 일반적으로 현장에서 바로 측정 결과를 얻을 수 있는 장치로 구성되어 있다.

이 장에서는 다양한 작업환경에서 발생되는 유해인자 중에서 화학적 인자인 입자상 물질

(particulates or aerosol), 증기 및 가스(vapor and gas) 시료채취매체와 직독식 측정기구 및 분석 장비와 작업환경측정에 사용되는 부속품을 총론적으로 다루고자하며 모든 측정 기구를 확보할 수 없는 제한점으로 인해 측정기계, 분석기계, 부속품으로 구분하여 각 기구별로 그림을 삽입하고 사용용도, 특성 등에 대해 간단히 기술하여 소개하고자 한다.

1) 측정기구

▌공기시료채취펌프(Air sampling pump)

공기시료채취펌프는 공기에 함유된 오염물질을 채취하기 위해 적합한 시료채취 매체(sampling media)에 공기를 원하는 유량(일정한 단위 면적의 공기를 정해진 속도로 흡인하는 공기의 양)으로 강제적으로 통과시킬 수 있는 공기흡인기구로, 특히 근로자의 호흡위치에서 시료를 채취할 수 있도록 근로자의 몸에 부착시킬 수 있는 펌프를 개인용 공기시료채취펌프(personal air sampling pump)라고 한다. 이 펌프에는 배터리가 장착되어 있고 부피와 무게가 작아 근로자에게 착용시켜 호흡위치에서 시료를 채취할 수 있도록 고안되었다.

개인용 공기시료채취펌프는 유량에 따라 저유량펌프(low flow pump) 및 고유량펌프(high flow pump)로 나누어진다. 전형적인 저유량펌프는 0.001～0.2 L/분(Lpm)의 범위에서 작동되고 주로 흡착관을 이용한 증기나 가스 채취에 사용된다. 고유량펌프는 전형적으로 0.5 Lpm에서 1 Lpm, 3, 4 또는 5 Lpm까지의 범위에서 작동되며 여과지를 이용한 입자상 물질의 채취에 사용된다.

최근에는 저항변화에 의해 초래되는 유량변동을 해결하기 위해 유량을 전자적으로 제어하여 일정한 유량이 유지되는 펌프가 도입되었다. 전자식 압력 또는 유량 센서(electronic flow or pressure sensor)가 내장되어 있어 배터리 전압, 온도, 고도, 시료부하 등에 의한 변화에 대응하여 유량을 일정하게 제어한다.

① **명칭 : 저유량**-Personal air sampler (**개인용 시료 포집기**)

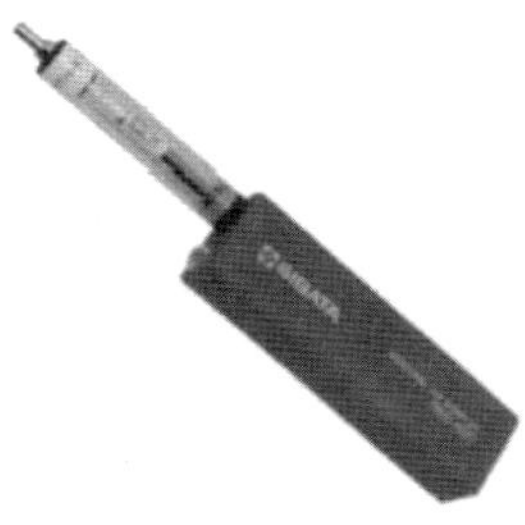

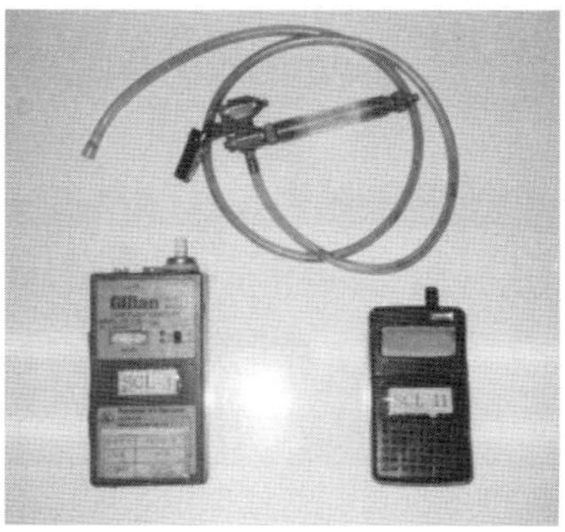

(ㄱ) 사용용도 : 유기용제 증기포집 측정 기계

- 저 유량 펌프 : 0.001~0.2 L/min (보통 0.2 L/min 이하 사용)
- 유기용제 증기 포집에 사용됨
- 활성탄관, 실리카겔관 등 고체 흡착관을 시료채취 매체에 연결하여 시료 포집

(ㄴ) 특징

- 근로자의 노출농도 파악 가능
- 작업자의 몸에 측정 기구를 부착하고 시료채취 매체를 호흡기 반경 30 cm 이내에서 유해 물질을 포집할 수 있는 기구

② 수동식 채취기(Passive sampler)

유기용제를 측정하기 위해 활성탄과 펌프를 이용한 능동식 측정방법과 최근에 개발된 수동확산을 이용한 포집 방법이 있다. 확산 포집기는 포집기의 표면에 있는 흡착제에 공기 중 유기물질 분자가 Fick의 확산 법칙에 의하여 이동되어 흡착되는 원리를 이용한 시료채취기이다. 확산 포집기는 기존의 펌프를 이용하여 흡착튜브에 포집하는 방법에 비해 많은 장점이 있으나 아래와 같은 장·단점이 있어 일부 유해물질에 대해서만 제한적으로 사용되고 있다.

(ㄱ) 장점

- 가볍고 간편하여 작업하는데 방해가 되지 않아 근로자가 착용하기가 쉽다.
- 포집하는데 펌프가 필요 없어 펌프의 유량보정이 필요치 않으며, 우리나라의 많은 측정기관에서 펌프의 공기유량을 보정하지 않고 측정하는 현실을 고려하면 매우 유용하다.
- 시료채취 효율이 우수하다.
- 배터리 충전이나 사용 전후의 펌프 보정이 필요 없으므로 산업위생 전문가가 시료 채취하는데 효율적이다.
- 시료채취가 용이하므로 사업장 자체측정을 위한 보급, 확산에 효과적이다.

(ㄴ) 단점

- 각 회사 제품 별로 확산율이 달라 계산법을 제품 별로 달리해야 한다.
- 확산을 이용한 방법이므로 시료채취 속도가 낮아 유해물질 농도가 낮은 작업장에서는 장시간 시료를 채취하여야 한다.
- 측정할 수 있는 물질의 종류가 제한되어 있으며 지금도 계속 개발 중이다.
- 가격이 비싸다. 현재 시료 당 약 10달러이다.

위와 같은 단점에도 불구하고 사용법의 간편성으로 인해 선진국에서는 점차로 산업위생 전문가의 판단에 의해 사용량이 증가하는 추세이고 이에 대한 연구가 매우 활발하여 매달 국제적 학술지에 그 결과가 발표되고 있다. 현재 주요제품으로는 3M의 경우 154개 물질에 대한 포집 방법이 소개되어 있고 그중 57개 물질은 포집 속도에 대한 광범위한 평가가 되어 있다. GILIAN의 경우 80가지 물질이 소개되어 있고 SKC의 경우 28가지의 물질에 대한 평가를 완료하였다. 현재 포름알데하이드, 에틸렌옥사이드 등 몇 가지 물질에 대한 NIOSH 공정시험법으로 인정되고 있으나 향후 많은 물질에 대하여 인정이 가능하다.

시료채취 효율에 있어서 물질에 따라 차이가 있었지만 Toluene, TCE 등에서는 좋은 성능에 비해 가격이 비싸다.

㈐ 채취원리

고체흡착제 혹은 액체 흡수제를 사용한 수동식 채취기를 상업적으로 이용하는 것이 가능하며 활성탄이 함유된 수동식 채취기는 다양한 유기용제 증기의 채취에 이용된다.

수동식 채취기는 특히 간편하다는 장점 때문에 앞으로 더욱 널리 이용될 것으로 예측된다. 한편, 사용하려는 수동식 채취기의 신뢰도가 적절하게 검증되었는지 확인하여야 하고, 만약 적절한 검증이 이루어지지 않은 제품이라면 철저한 검증을 실시한 후 사용여부를 결정하여야 한다. NIOSH는 수동식 채취기의 성능평가를 위한 검증규약(the NIOSH Validation Protocol)을 마련하였다.

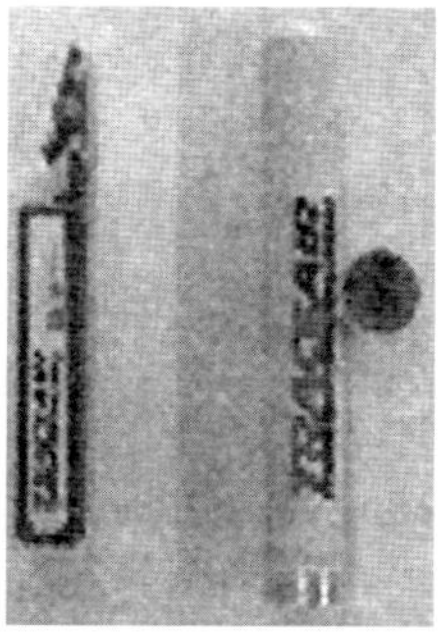

Gilian OVM passive sampler

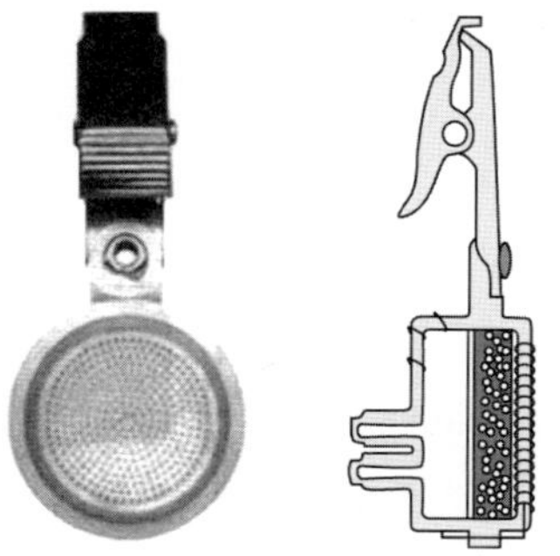

SKC 575 series passive sampler

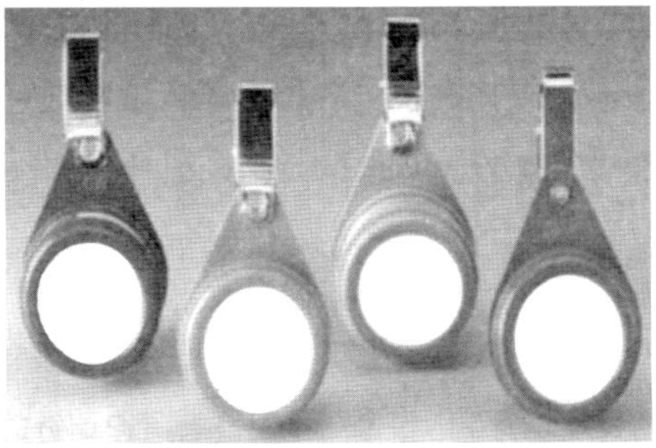

3M organic vapor, ethylene oxide and formaldehyde monitors

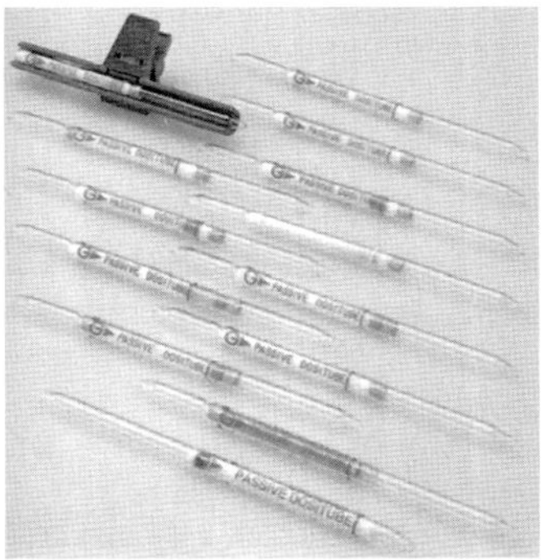

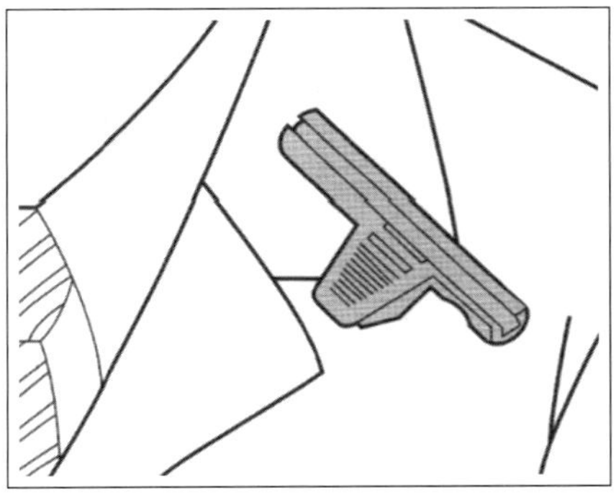

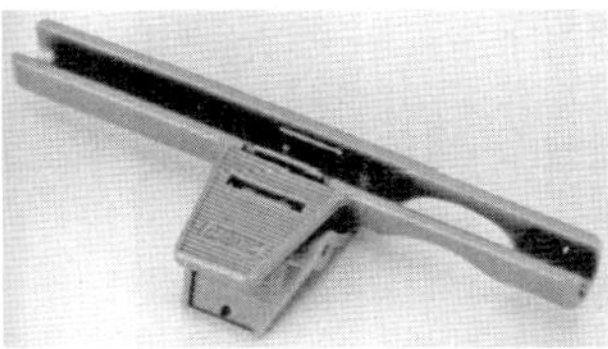

예 91D 포름알데하이드

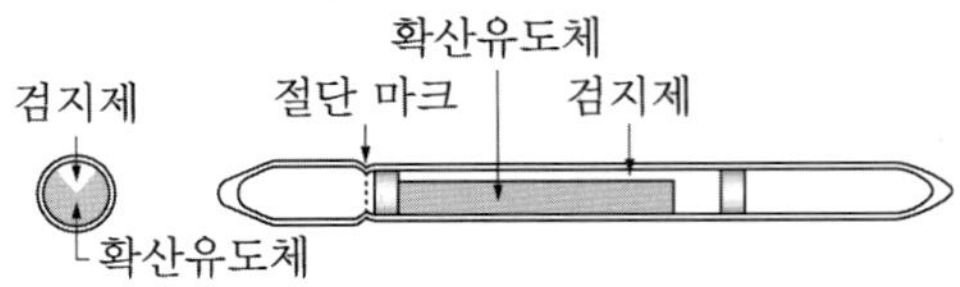

㈃ 수동식 배지(Passive badge) 및 표면시료 채취(Wipe sampler)의 구분

- 수동식 배지는 몇 가지 화학물질에 대해서는 수동식 확산 흡착 배지(Passive diftusion sobent badge)가 예비조사나 본 조사에 적용될 수 있으며 그 대상 유해물질로는 수은, 질소산화물, 에틸렌옥사이드, 포름알데하이드 등을 위한 배지가 이용되고 있으며 많은 유기용제에 대하여는 이미 평가되었다.
- 표면시료채취는 작업환경 평가에 보조적으로 이용하며, 피부표면, 개인보호구 내면, 작업장 바닥과 벽, 작업대 표면 등의 오염도를 파악하기 위하여 시료를 채취하고 분석한다.

③ **명칭** : **고유량**-Personal air sampler(**개인용 시료 포집기**)

(ㄱ) 사용용도 : 입자상 물질의 측정 기계

- 고유량펌프 : 0.5~3.5 L/min (보통 2.0 L/min 이하 사용)
- 광물성분진이나 금속분진, 흄 등 입자상 물질 포집에 사용됨
- 유리섬유여과지, PVC여과지, MCE여과지 등 여과지를 시료채취 매체와 연결하여 시료를 포집한다.
- 흡입성 입자는 3단분립형홀더, 흉곽성 입자는 10 mm-nylon Cyclone, 호흡성 입자는 Cascade impactor 등 부속품을 이용하여 포집할 수 있다.

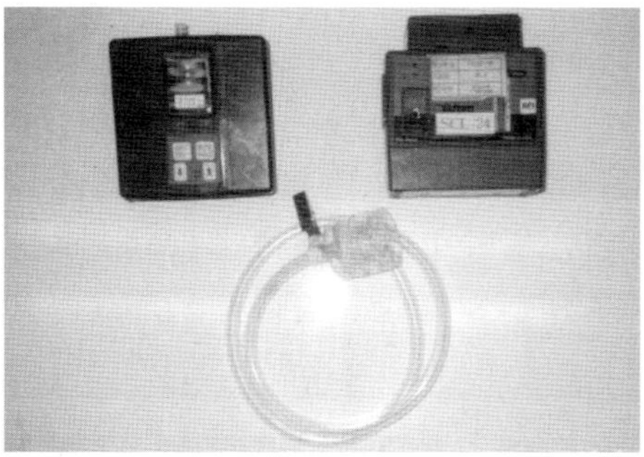

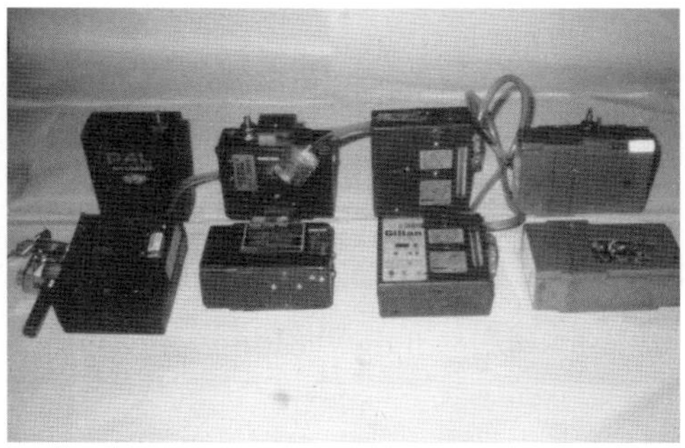

(ㄴ) 특징

- 근로자의 노출농도 파악 가능
- 작업자의 몸에 측정 기구를 부착하고 시료채취 매체를 호흡기 반경 30 cm 이내에서 입자상 물질을 포집할 수 있는 기구

④ **명칭** : Handy sampler **또는** Stand air sampler

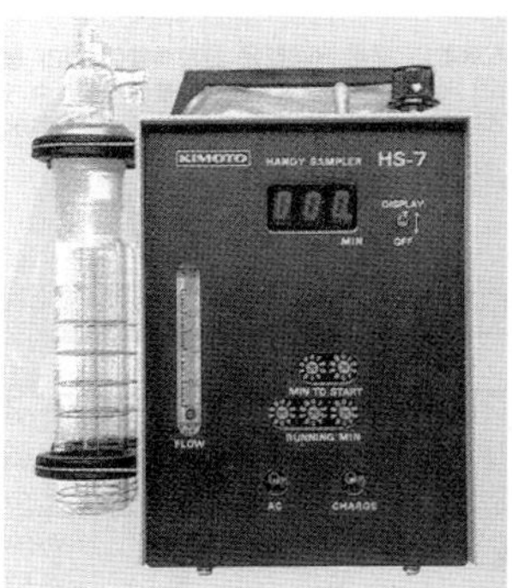

펌프에 부착된 임핀저

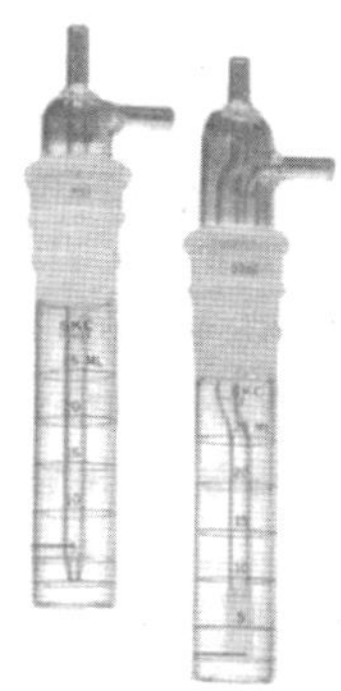

미젯 임핀져

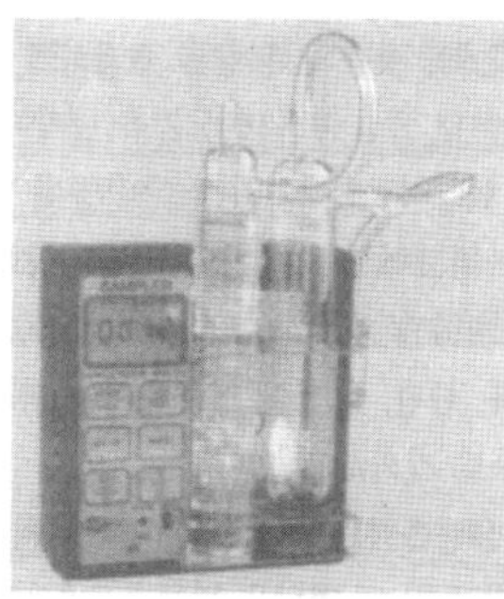

프리트드글래스 버블러

㈀ 사용용도 : 유해가스 및 미스트 측정 기계

- 흡인유량 범위 : 0.5~2.0 L/min (보통 1.0 L/min 이하 사용)
- 공기 중의 유해물질 가스나 증기를 액체에 용해, 충돌, 반응, 흡수의 원리에 의해 채취하는 기구이다.
- 흡수액을 담아 시료를 채취하는 기구로는 미젯 임핀저(midget impinger)와 같은 가스세척병(gas washing bottle), 프리티드글래스 버블러(fritted glass bubbler), 나선형 흡수기구(spiral and helical absorber), 유리구 칼럼(glass bead column)이 있으며 산업위생에서는 용량 25 mL의 표준형 미젯 임핀저와 프리티드글래스 버블러가 널리 사용되고 있다.

㈁ 특징

- 흡수액을 이용한 시료채취는 개인시료 채취의 어려움과 흡수액을 엎지를 가능성 등 여러 가지 제약이 따른다.
- 습도가 높은 작업환경이나 다른 적절한 방법이 없는 경우 액체포집법을 이용한다.

⑤ **명칭** : Low volume air sampler

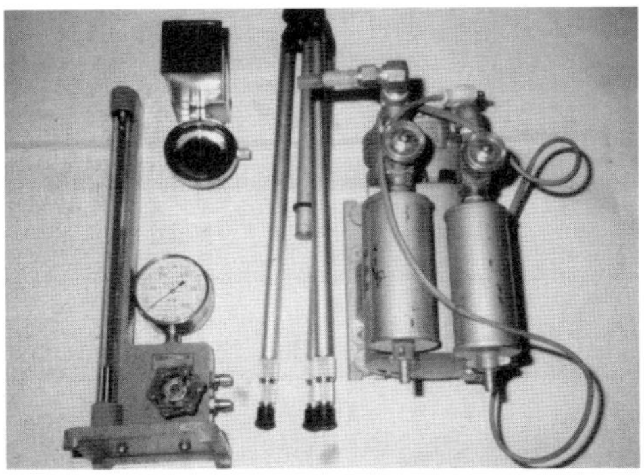

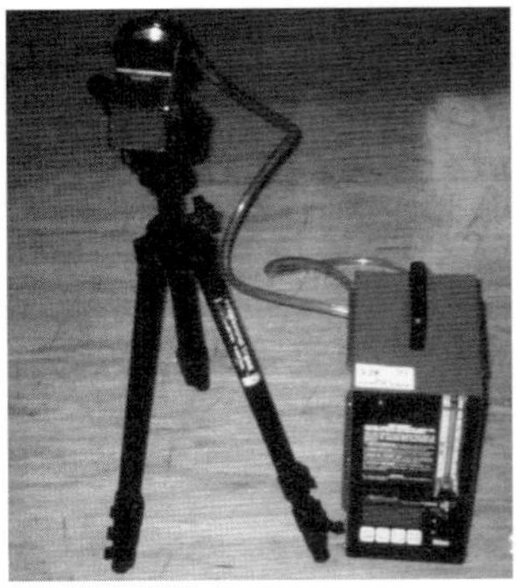

㈀ 사용용도 : 입자상 물질의 측정 기계

- 흡인유량 범위 : 5~25 L/min (보통 20 L/min 이하 사용)
- 광물성 분진이나 금속분진, 흄 등 입자물질 포집에 사용됨
- 유리섬유 여과지, PVC여과지, MCE여과지 등 여과지를 시료 채취 매체와 연결하여 시료를 포집한다.
- 다단형 분립 장치를 이용하여 호흡성 입자인 7.07 μm 이하의 입자 크기만을 포집할 수 있다.

㈁ 특징

- 유해물질의 발생상태 파악이 가능하다.
- 유해물질 발생원 근처 1.5 m 높이의 고정된 위치에서 유해물질을 포집하는 기구로 지역시료 포집법에 사용된다.

⑥ **명칭 : 석면 측정기**(Asbestos sampler)

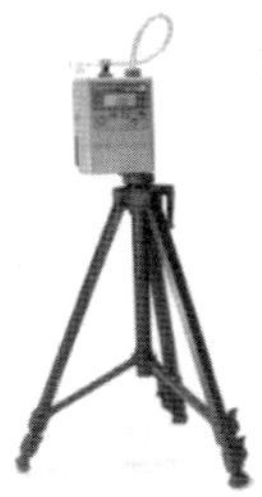

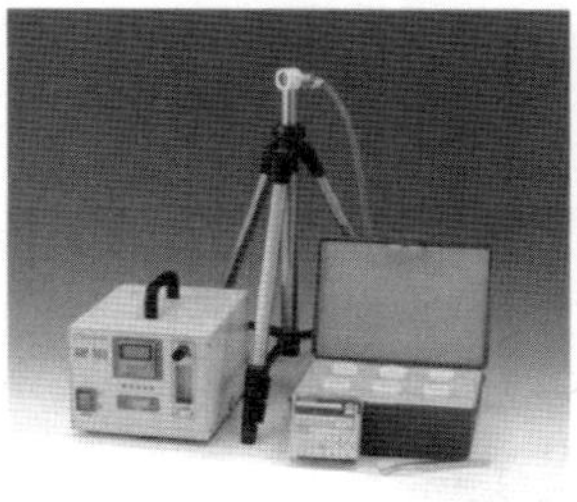

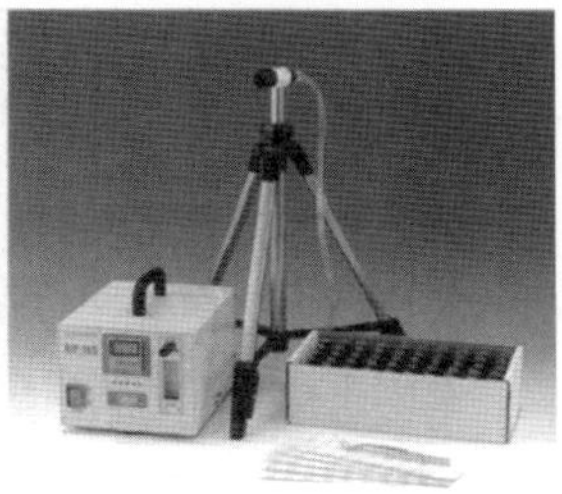

㈀ 사용용도 : 석면 측정 기계

- 석면은 폐암, 악성중피종 등 발암성물질로 사회적 관심이 증폭됨 : 건축물 등에 널리 사용
  - 고용노동부의 산업안전보건법, 환경부의 석면안전관리법, 교육부의 학교안전관리법에 의해 엄격히 관리됨
  - 일반건축물이 50 m^2 이상, 주택은 200 m^2 이상의 석면함유설비(단열재, 보온재, 분무재, 내화피복재, 패킹실링제, 석면슬레이트) 등을 제거하도록 규정
  - 석면함유건축물 또는 설비를 제거, 해체하는 경우 석면조사전문기관에 의뢰하여 석면농도 측정 의무화
- 실내환경 내의 부유 석면 측정
- 옥내 석면 제거작업 전후의 현장에서 측정

㈁ 특징

- 여과지홀더 : 오픈 페이스형 22 mm의 MCE 멤브레인 필터 사용
- 흡인유량범위 : 1.5～13 L/min

⑦ **명칭** : High Volume air Sampler

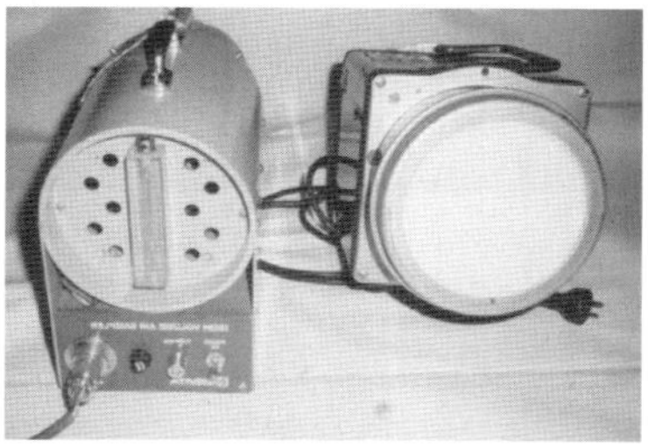

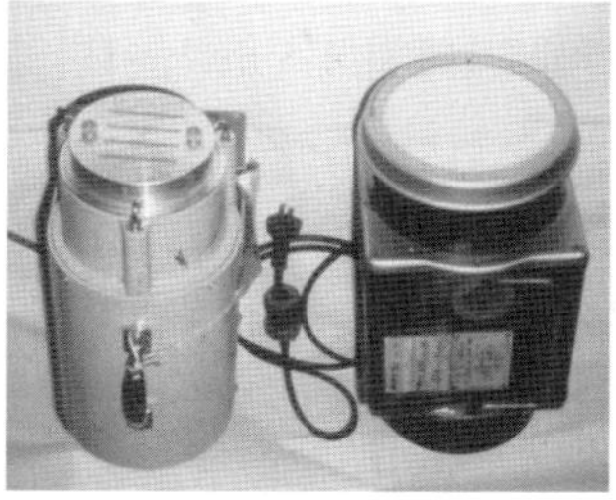

이동식 하이볼륨 샘플러

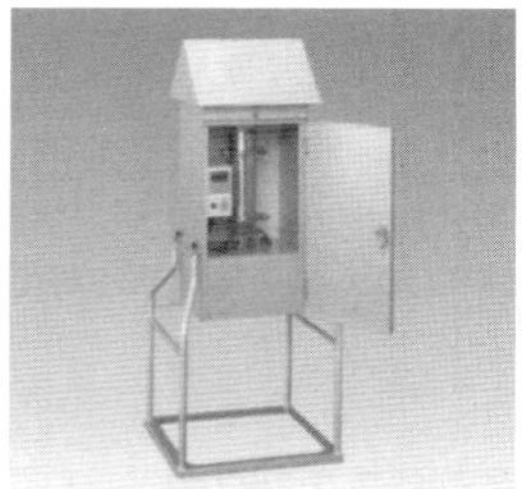

고정식 하이볼륨 샘플러

(ㄱ) 사용용도 : 입자상 물질의 측정 기계

- 흡인유량 범위 : 500~1500 L/min
- 이동식 Sampler는 Low Volume air Sampler의 사용용도와 같이 작업환경 측정용으로 사용이 가능하다.
- 고정식 Sampler는 대기 중 부유분진, 라돈, 방사성 분진 등 대기 환경과 같이 넓은 환경에 미량으로 존재하는 분진을 24시간 연속하여 포집한다.

(ㄴ) 특징

- 유해물질의 발생 상태 파악 가능
- 유해물질 발생원 근처 1.5 m 높이의 고정된 위치에서 유해물질을 포집하는 기구

⑧ **명칭** : Anderson air Sampler

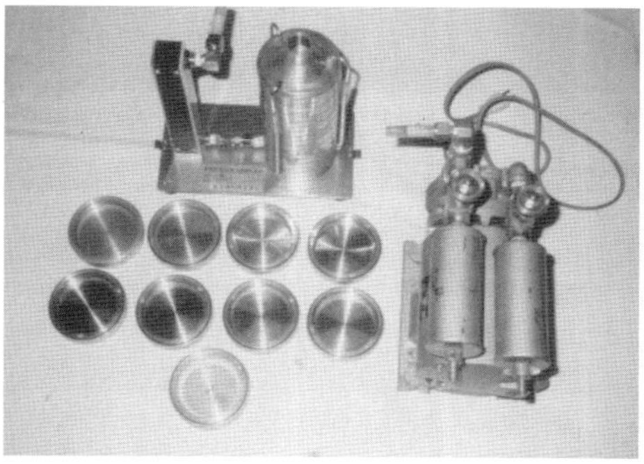

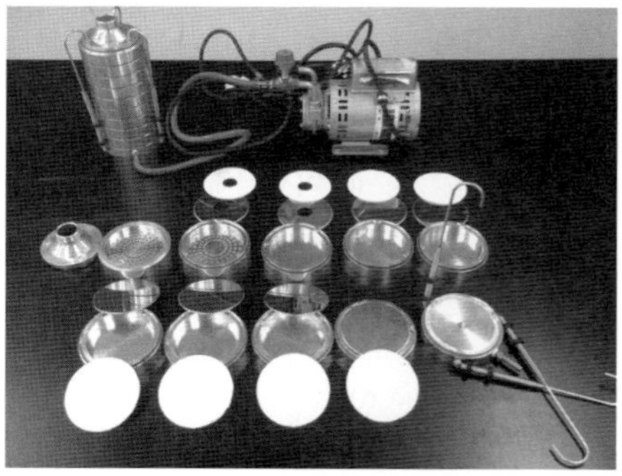

(ㄱ) 사용용도 : 입자상 물질의 입경분리별로 측정하는 기계

- 흡인유량 범위 : 28.3 L/min
- 입자상 물질의 입경 크기별 9단계로 구분하여 측정하는 기계이다.
  입경분리 단계 범위(0.08~30 μm)

㈁ 특징

- 9단계로 분리하여 입경 크기별로 측정
- 입경분립 충돌기의 맨 아래 F단부터 2, 3, 4, 5, 6, 7단까지 중앙이 개구되지 않은 유리섬유여과지를 차례대로 단계별 충돌기의 적정한 위치에 장착하고 1단과 0단은 중앙이 개구되어 있는 여과지를 장착한 후에 단단히 고정하며 측정
- 입경분리 단계는

  0단 : 30～11 μm,　　1단 : 11～7 μm,　　2단 : 7～4.7 μm,

  3단 : 4.7～3.3 μm,　　4단 : 3.3～2.1 μm,　　5단 : 2.1～1.1 μm

  6단 : 1.1～0.65 μm,　　7단 : 0.65～0.48 μm,　　F단 : 0.48～0.08 μm

* Cascade Impactor와 같은 원리 : 개인시료 포집에 사용 가능

⑨ **명칭** : Digital dust indicator(**상대농도 측정기**)

㈀ 사용용도 : 직독식 분진 측정 기계

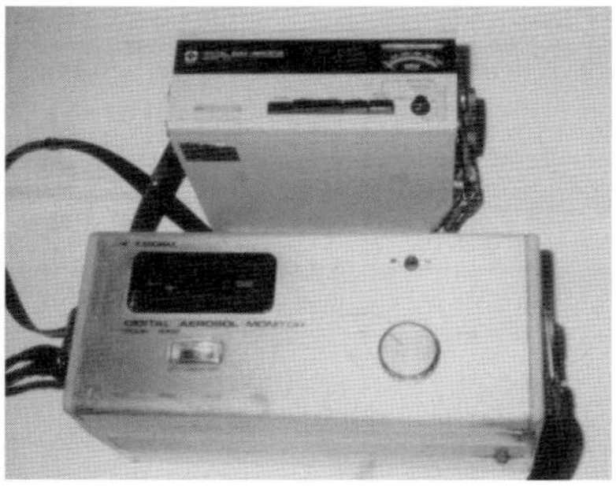

현장에서 가스, 증기, 분진을 검출하고 정량하는 데 이용되는 기구이며, 시료채취매체에 오염물질을 채취하여 이를 실험실에서 분석할 경우, 결과를 알기까지는 상당한 시간이 필요하나 직독식 기기를 사용함으로써 현장에서 오염물질의 실시간 농도를 측정할 수 있다. 직독식 기기에 의한 시료를 채취하고 분석하는 데 걸리는 시간은 비교적 짧아 수초에서 수 분 내에 오염물질의 농도 결과를 얻을 수 있다. 직독식 기기는 즉각적인 현장(on-the-spot)정보를 제공하며 산업위생 전문가가 짧은 시간 내에 일시적으로 결정을 내리기 위한 자료를 필요로 하는 상황에 유용하다.

직독식 분진 측정기는 광흡수식과 광산란식이 있으며 주로 4가지 원리, 즉 광학(optical), 전기적(electrical), 공명진동(resonance oscillation), 베타선 흡수(β-ray absorption) 원리를 이용한다.

㈁ 특징

- 부유분진에 광을 투사하여 분진의 개수를 측정(개/count : 1분, 10분, 1시간 별로 조정 가능)하여 분진의 질량농도에 비례하여 농도를 계산한다.
- 측정오차가 큼에 따라 우리나라 측정방법에서는 인정하지 않고 있다.
- 일본식 측정방법인 A측정을 위해서는 상대농도를 나타내는 Low Volume air

sampler와 병행 측정하여 상대농도 계수를 확인해야 한다.

⑩ 명칭 : 아스만 건습 통풍계

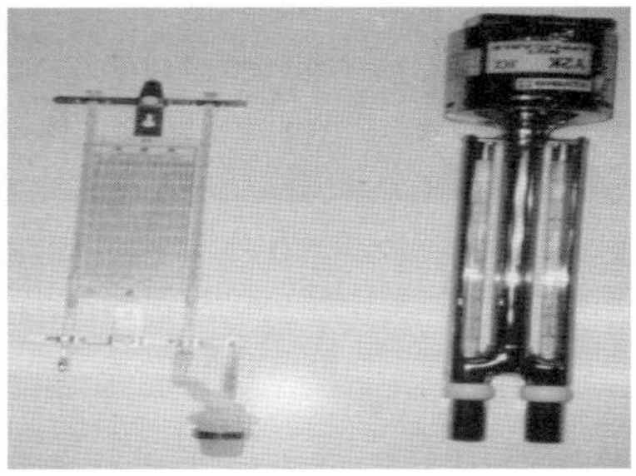

㈀ 사용용도 : 고열 측정 기계

- 기온과 습도를 동시에 측정 가능하며 건구는 보통의 한란계, 습도는 한란계의 구부를 습포로 씌운 것이다.
- 복사의 영향을 받지 않으며 3.7 m/sec의 속도로 한란계 구부에 통풍한다.

㈁ 특징

구부의 모터의 풍차 회전 장치로 하부의 수은 구부에서 바람을 빨아올리며 습구 온도계에는 거즈가 감겨져 있어 그 습구의 수분이 증발할 때에 열을 뺏어 버림으로써 습구의 온도가 내려간다. 이로 인해 건구와의 온도차가 생기며 이 온도차에 따라서 습도표를 이용하여 상대습도를 평가한다.

- 근로자가 직접 피부로 느끼는 각각 온도 측정에 활용 : 기온, 기습, 기류가 이용됨

⑪ 명칭 : 디지털 온·습도 측정계

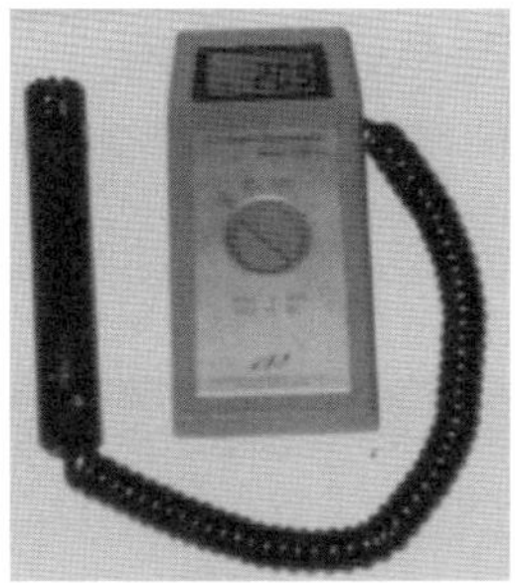

㈀ 사용용도

작업장의 적정 온·습도 측정 기계

㈁ 특징

센서를 이용하여 작업장의 온도 및 습도를 직접측정한다.

⑫ 명칭 : 흑구온도계(Globe temperature)

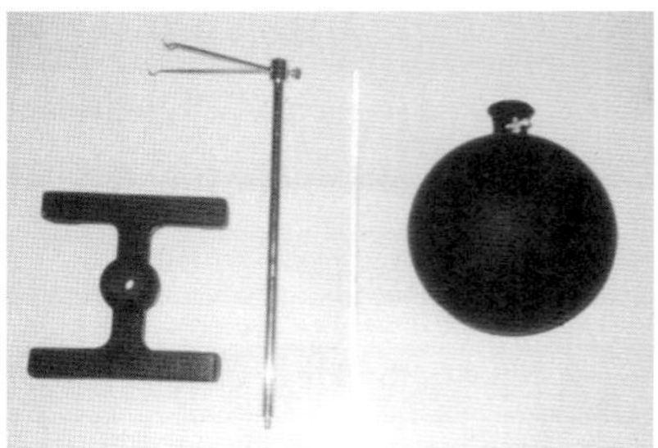

㈀ 사용용도 : 복사열 측정 기계

고열작업장의 용광로, 가열로 등에서 발생되는 복사열을 측정한다.

㈁ 특징

- 흑구의 표준형 직경은 15 cm이고 황화동이 주성분인 무광택의 흑색도료로 검게 도색되어 있다.

- 복사에 의한 열 흡수와 대류에 의한 열 손실이 평형을 이루게 되며 이때 온도계의 온도를 흑구온도라고 한다.
- 흑구온도와 건구온도와의 차를 실효 복사온이라 하고 감각온도와 유의한 상관이 있다.

⑬ 명칭 : 습구, 흑구 온도측정계(Wet bulb globe temperature : WBGT 측정계)

㈀ 사용용도 : 고열작업장의 온열지수 측정기계
옥내 및 옥외 작업환경의 고온 스트레스를 측정하는데 필요한 장비로 습구, 건구, 흑구의 온도를 측정하며 습구흑구 온도지수로 WBGT로 표시한다.

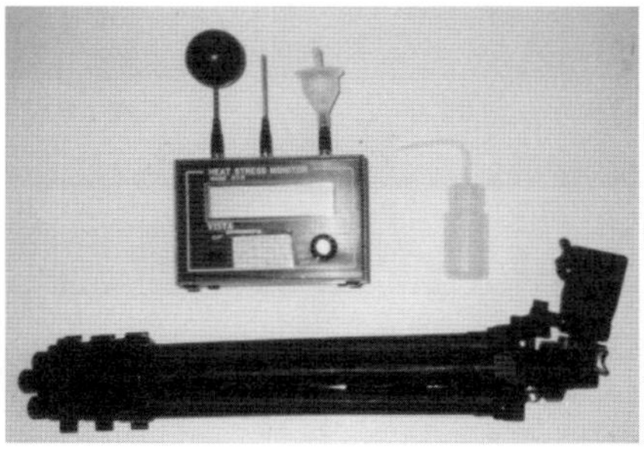

㈁ 특징

- 각 온도 측정기에는 열감지기가 내장되어 있으며 습구센서는 깨끗한 습윤포로 싸여져 있고, 흑구온도계는 황화동에 흑색 도료로 도포된 속이 빈 5 cm기의 원형구로 구성
- 흑구온도계 크기가 5 cm인 경우는 5분 측정, 25 cm인 경우에는 15분을 측정한다.

⑭ 명칭 : 고온 측정 기계

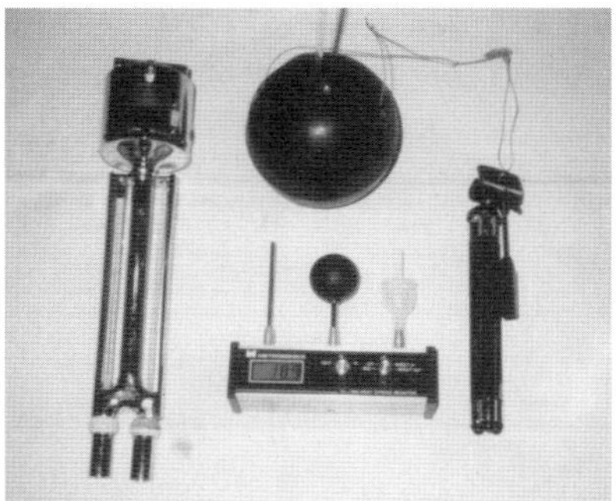

㈀ 사용용도 및 특징

- 아스만 건습 통풍계 : 상대 습도 측정
- 흑구온도계 : 복사열 측정
- 습구흑구 온도측정계(WBGT 측정계) : 온열지수로 사용

⑮ 명칭 : 소음측정계

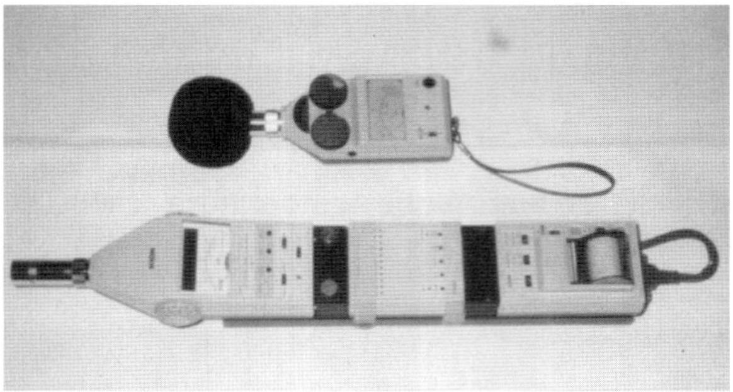
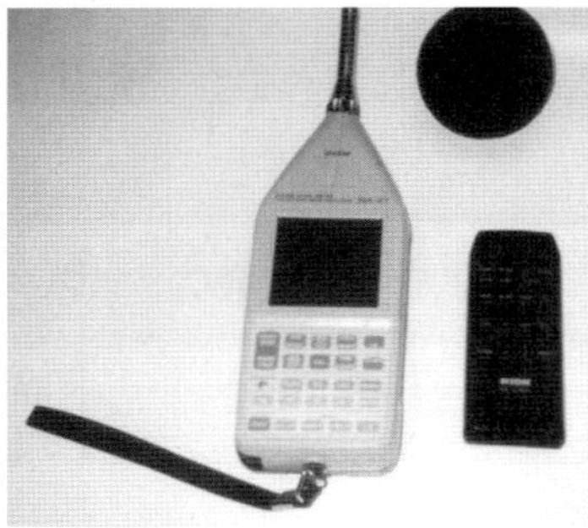

- 지시(보통)소음계(Sound Level Meter)
- 주파수 분석계(Octave Band Analyzer)
- 적분형 소음계(Integrating Sound Meter)

㈀ 사용용도

- 지시(보통)소음계는 소음 발생 간격이 1초 미만을 유지하면서 계속적으로 발생되는 소음(연속음) 측정에 사용한다.
- 적분형 소음계는 소음이 연속음의 형태를 가지면서 소리의 크기가 변동하거나 단절되는 시간이 1초보다 간격이 긴 경우의 소음(단속음)과 같이 발생시간을 고려한 등가소음 레벨 방법(Leq계산)적용에 사용한다.
- 주파수분석계는 소음에 대한 공학적 대책 수립을 위해 소음의 강도를 주파수별로 분석하는 데 사용한다.

㈁ 특징

- 마이크로폰 : 음향에너지를 전기에너지로 변환
- 주파수보정특성 : A특성(사람의 청각에 대한 반응), C특성(기계음에 대한 반응)
- 레벨렌지변환기 : 측정하고자하는 음압이 표시 범위 내에 있도록 하기 위한 감쇄기로 10 dB 간격으로 표시한다.
- 동특성 조절기 : 표시부의 반응속도를 빠름(Fast : 0.2초 이내)과 느림(Slow : 0.5초 이상) 특성으로 조절한다.
- 가청주파수 영역 : 20～20,000 Hz, 회화음역 : 250～3,000 Hz, 1/1 옥타브밴드 분석

31.5 63 125 250 500 1 K 2 K 3 K 4 K 8 K 16 K

초저주파 ← | 저주파수 영역 | ← 중주파수 영역 → | 고주파수 영역 | → 초음파 (TV, 라디오파)

- 고주파수 영역에서 높은 소음 : 소음성난청 유발
  - 4,000 Hz(4 K)에서 유발 : C_5-dip 현상
  - 프레스기, 그라이더 등 : 적합한 흡음제 사용
- 저주파수 음역에서 높은 소음 : 콤프레셔, 공기음 등

⑯ 명칭 : 누적소음 폭로량 측정계(Noise Dose Meter)

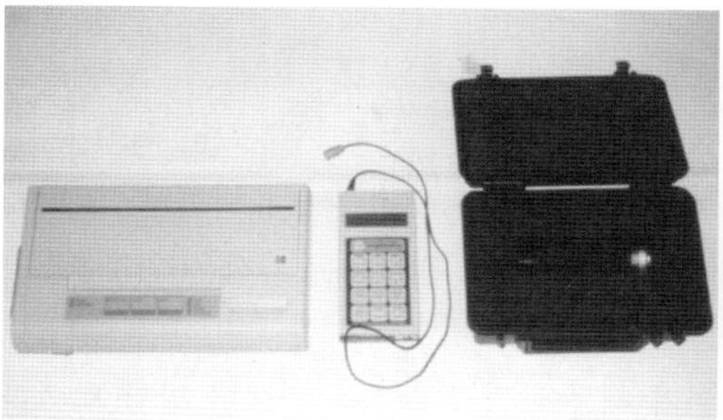

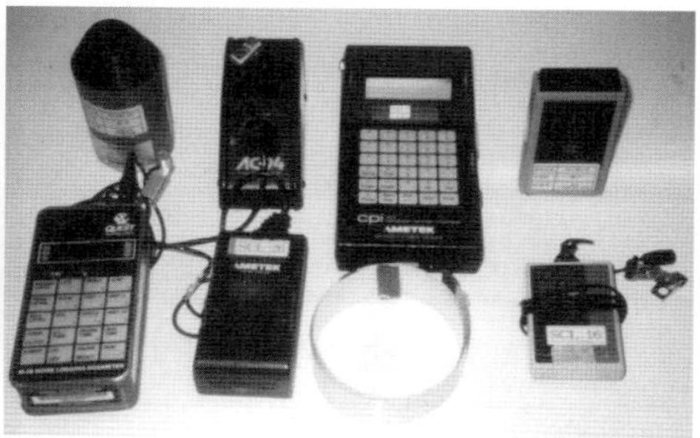

(ㄱ) 사용용도

작업자의 이동성이 크거나 소음의 강도가 불규칙적으로 변동하는 소음(불규칙소음)의 측정에 사용.

(ㄴ) 특징

- 불규칙한 소음과 같이 소음레벨이 시간과 함께 변화하는 경우 측정시간 내에 발생된 변동소음의 총에너지를 연속 정상음(연속음)의 에너지로 바꾸어 얻어진 소음 레벨
- 근로자 몸에 소음 측정기를 부착하고 마이크로폰을 청각 위치에 고정시켜 측정한다.

⑰ 명칭 : 진동측정계(Vibration meter)

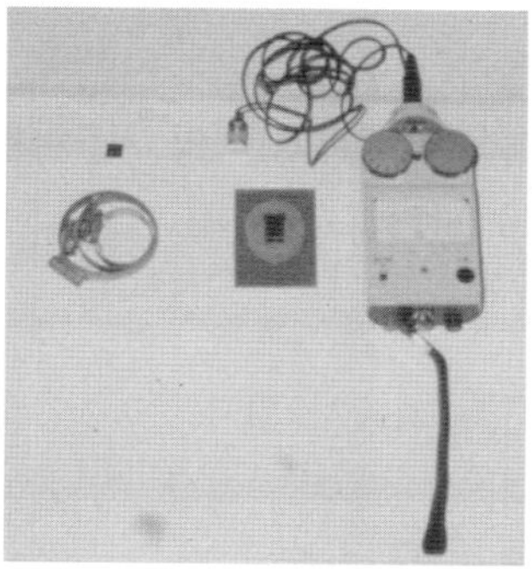

㈀ 사용용도 : 전신 및 국소 진동 측정 기계

- 전신진동 : 주파수 범위 1～80 Hz
  도로운송, 해상운송, 항공운송 수단에 탑승하거나, 기중기, 분쇄기 등을 운전할 때 다리 등을 통해서 전신에 확산됨
- 국소진동 : 주파수범위 5～1500 Hz
  병타기, 착암기, 연마기, 자동식 톱 등의 진동공구를 사용할 때 국소적으로 손과 발 등 특정 부위에 전파되는 진동

㈁ 특징

- 전신진동은 인체역학좌표를 X, Y, Z축 방향의 진동 가속도(m/sec^2)를 측정한다. X축은 등에서 가슴, Y축은 오른쪽에서 왼쪽, Z축은 발바닥에서 두부까지 측정
- 국소진동은 진동 손잡이 또는 진동이 손으로 전달되는 가까운 위치에서 서로 직교하는 3방향에서 측정한다.
  진동은 벡터량(크기와 방향)이기 때문에 각각의 적용 가능한 방향(X, Y, Z축)에 대해 수행한다.

⑱ 명칭 : 조도계(Lux meter)

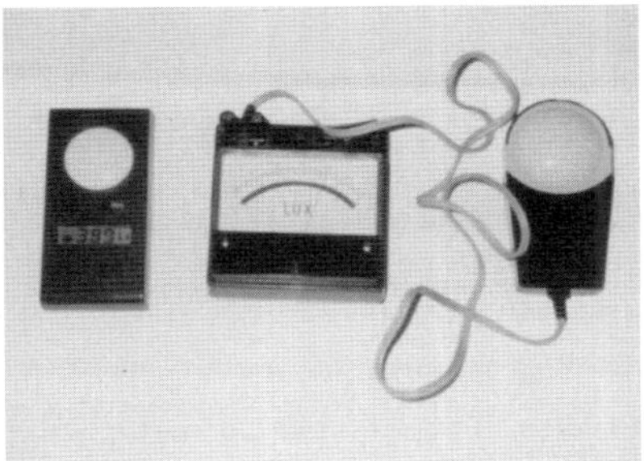

지시형 조도계

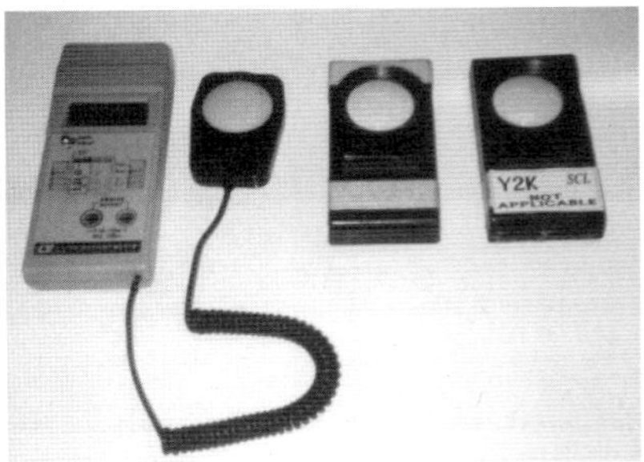

디지털형 조도계

㈀ 사용용도 : 작업장 내의 조도 측정 기계

- 인공광원에 의한 밝기와 태양광선에 의한 밝기를 합하여 조명이라 한다.
- 조도는 단위 면적에 투사되는 광속의 밀도이며, 단위 면적(m^2)에 1 Lumen의 광속이 투사되는 것을 말한다. 조도의 단위는 1 Lux라고 한다.

㈁ 특징

- 디지털형과 지시형 두 가지가 있다.
- 조명기준 : 초정밀작업 750룩스 이상, 정밀작업 300룩스 이상, 보통작업 150룩스 이상, 기타 작업은 75룩스 이상

⑲ **명칭 : 극 저주파 방사선 측정계**(Extremely low frequency fields meter)

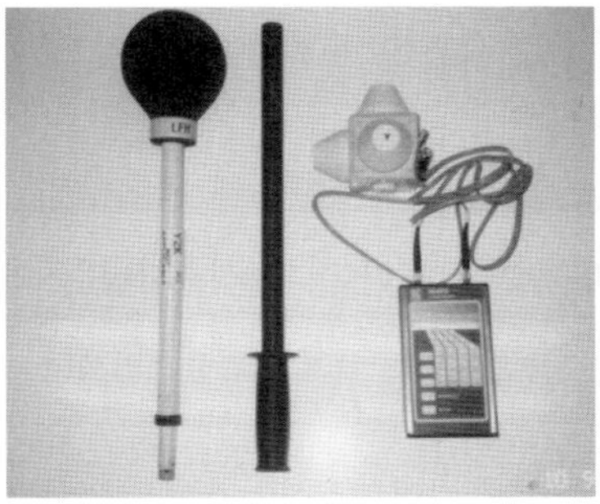

전기장 측정계

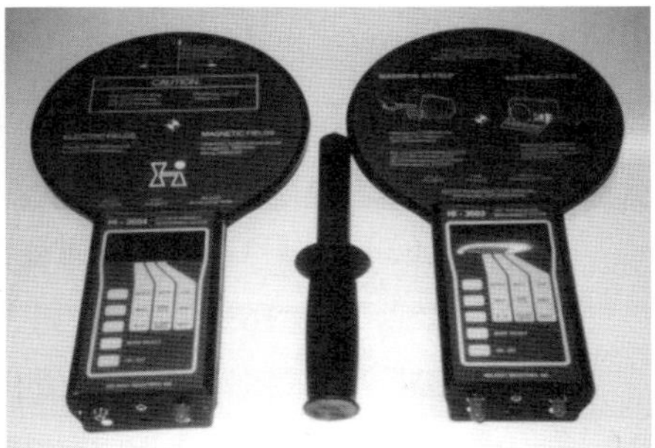

자기장 측정계

㈀ 사용용도 : 전자파 측정 기계

- 극 저주파수의 주파수는 1～3,000 Hz 범위이며 이중 50～60 Hz의 전력선과 관련된 주파수가 건강에 밀접한 관련이 있다.
- 전자파는 전기장과 자기장을 합한 것으로 직업적 발생원과 특성은 작업 환경에 따라 차이가 있다.
  전기장의 발생원은 고전압 장비와 같은 높은 전하와 관계가 있으며, 자기장의 발생원은 고 전류장비, 고 전류위치와 같이 높은 전류와 관련이 있다.

㈁ 특징

ACGIH는 전기설비의 발생되는 주파수 특성 60 Hz에서 자기장의 노출기준(천정값)은 1 mT, 자기장의 경우 0～100 Hz범위에서 25 KV/m의 초과 금지를 권고하고 있다.

⑳ **명칭 : 산소농도 측정계**(Oxygen meter)

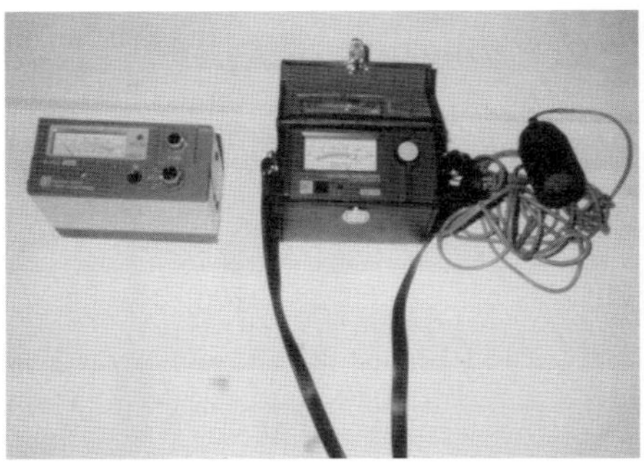

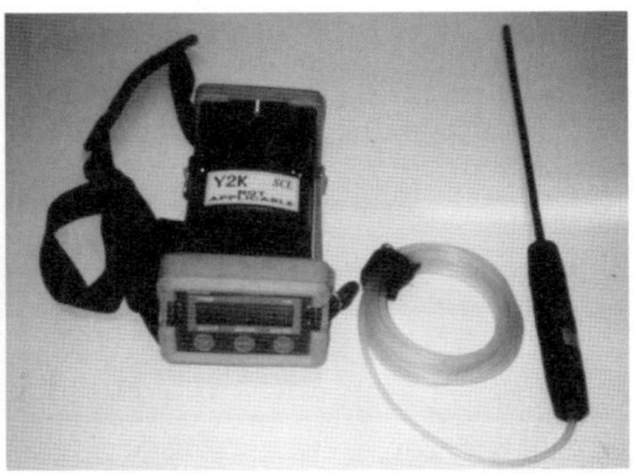

㈀ 사용용도 : 밀폐공간에서의 산소결핍에 의한 건강장해 예방을 위해 산소농도 측정

- 산소결핍 발생 장소 : 탱크, 용기, 사일로, 호퍼 저장용광, 핏트 등.
- 산소결핍 : 공기 중 산소 농도가 18% 미만인 상태
  - O_2 + Hb → O_2Hb
    CO + Hb → COHb 형성
    산소의 혈액 내 운반능력을 방해하여 호흡마비, 질식, 사망 초래
  - 산소농도가 16% 이하가 되면 신체조직의 산소가 부족하게 되고 빈맥, 빈호흡, 구토, 두통 등의 증상이 발생한다.
  - 산소농도가 10% 이하가 되면 의식상실, 경련, 혈압강하 등을 초래하여 질식, 사망을 초래한다.

㈁ 특징

- 종류는 채기식과 확산식이 있으며 채기식은 채기광으로 측정기까지 흡인하여 측정기 내의 센서로 산소농도를 검출하는 방식이며 확산식은 센서를 넣은 검출기와 측정기를 케이블로 연결하여 검출기를 측정점에 투입하여 확산에 의해 센서에 들어간 산소의 농도를 검출하는 방식이다.
- 산소농도는 당일의 작업을 시작하기 전에 반드시 측정하여야 하며, 산소농도가 18% 미만이면 환기를 하여 그 농도가 18% 이상 되는지를 확인한 후 작업한다.

㉑ 명칭 : 직독식 가스 측정 기구

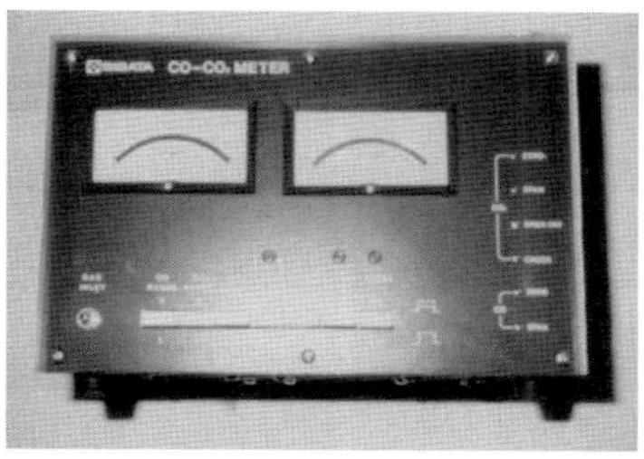

CO-CO_2 측정기

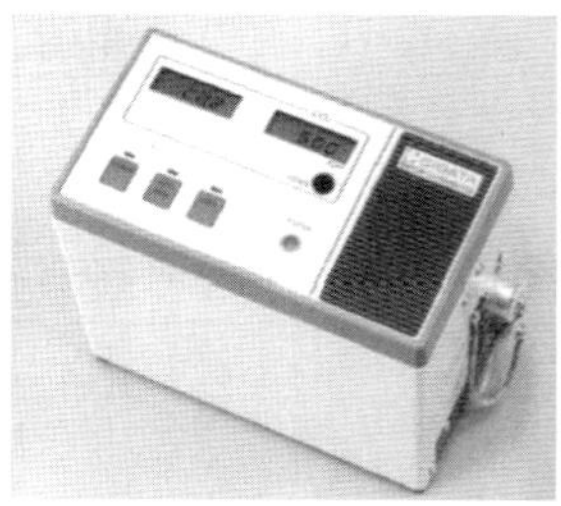

CO_2 측정기

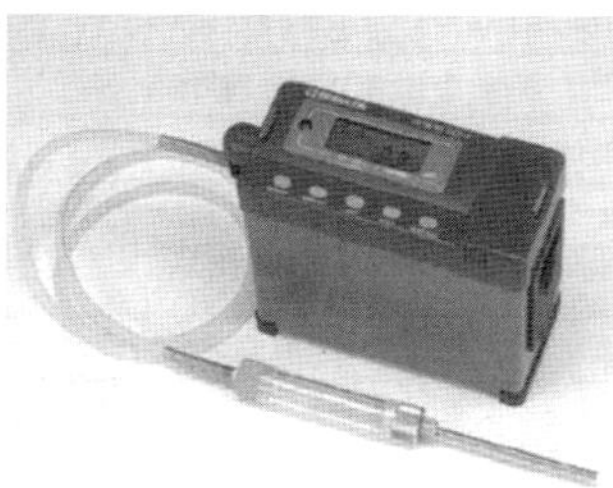

CO 측정기

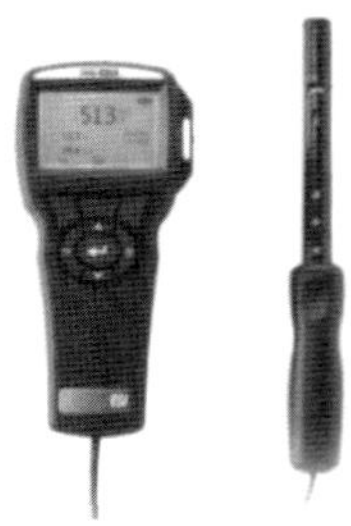

CO-CO_2 측정기

㈀ 사용용도

전기화학 측정기(electrochemical sensor)는 특정 단일의 가스와 증기를 측정할 수 있다. 현재 O_2, CO, SO_2, NO_2, NO, H_2S, HCN, phosgen $(COCl_2)_mNH_3$, Br, ClO_2, formaldehyde, arsine, HCl, O_3 등 50개 이상의 단일가스 또는 증기측정을 위한 전기화학 측정기 등이 개발되어 있다. 이 기구는 경고용이나 누적량 측정용으로 주로 이용된다.

㈁ 특징

- 직독식 기구는 현장에서 바로 빠른 시간 안에 농도를 알 수 있는 장점이 있으나 그 반대로 제한점이 있다. 사용하는 직독식 기구의 제한점을 이해하고 기구별 작동지침을 잘 검토한 후 그 지침에 따라서 사용하여야 한다. 가스와 증기측정용 직독식 기구는 특정 단일 물질 또는 특정한 다수의 물질을 측정하거나, 다수의 물질을 측정하되 그들을 구별하지 않는 기구가 있다. 모든 직독식 측정 기구는 검출범위 안에서 사용되어야 하고 현장에서 사용 전에 보정하여야 한다. 이들 직독식 기구는 가스나 증기를 검출하기 위해 전기화학, 적외선IR, 자외선UV, 불꽃이온화(flame ionization), 광이온화(photoionization), 발색(colorimetric) 반응 등의 원리를 이용한다.
- 사용 전 적용하고자 하는 환경과 유사한 조건 하에서 보정을 실시하여야 한다. 산소에 대해 보정하는 가장 간단한 방법은 산소 모니터를 신선한 공기가 있는 곳에 두고 20.9%로 조절하는 것이다. 다른 독성가스에 대해서는 측정범위 내 기지 농도의 가스 실린더를 사용하거나 퍼미에이션 관(permeation tube)을 사용하여 보정한다.

㉒ 명칭 : 유해광선 측정기

㈀ 사용용도

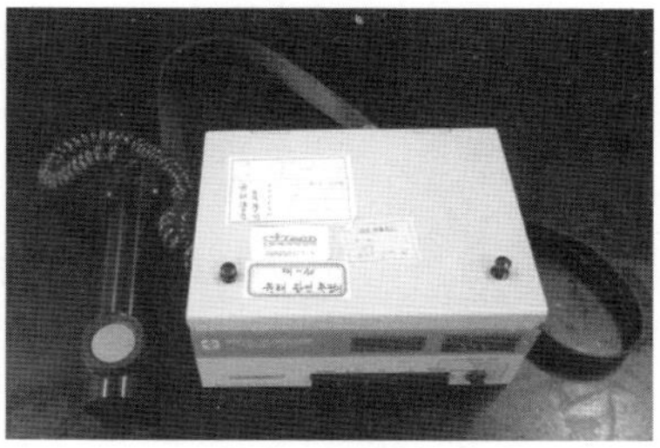

용접작업 및 용광로, 용해로 등 고열작업 시 발생되는 유해광선(적외선, 가시광선, 자외선) 측정

㈁ 특징

- 소형, 경량이며 현장에서 직접 유해광선의 농도 측정 가능
- 측정시간은 자유롭게 선택할 수 있음

㉓ **명칭 : 검지관**(Detector tube or colorimetric indicator tube)

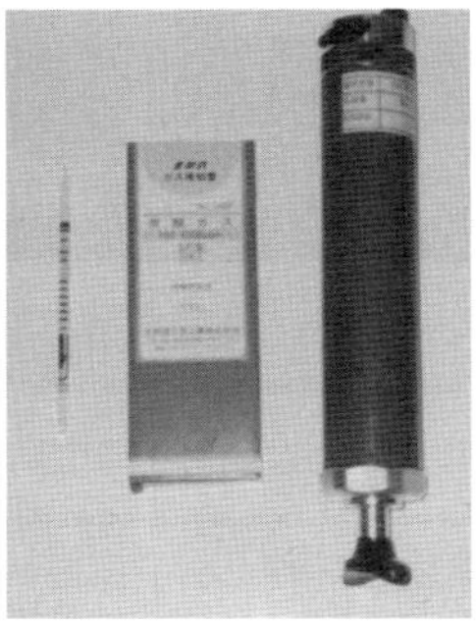

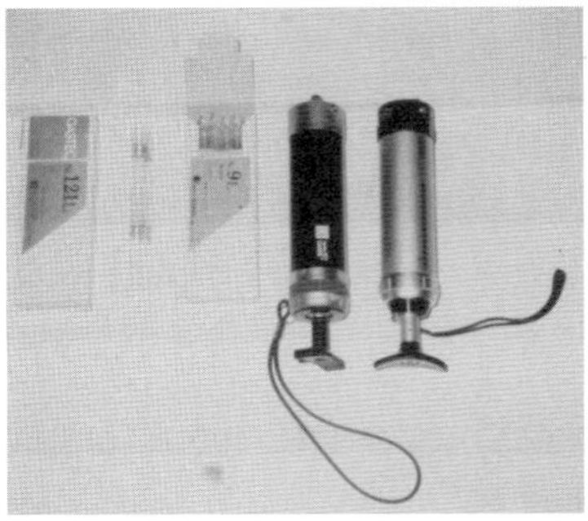

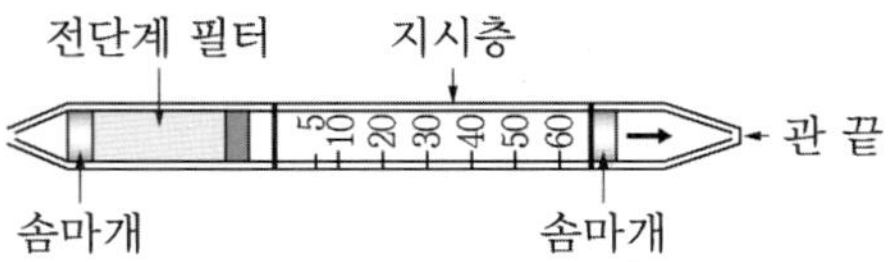

검지관의 구조

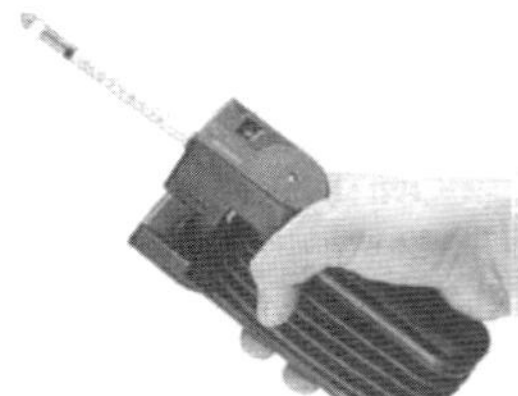

주름식(bellow type) 펌프

(ㄱ) 사용용도

검지관은 사용의 간편성, 신속한 결과도출, 간단한 기술 교육, 다양한 화학물질에 적용 가능한 장점 때문에 유기용제 증기나, 산, 알칼리 가스 등 화학물질 측정에 널리 사용된다.

(ㄴ) 특징

- 양 끝이 밀봉된 유리관에 실리카겔, 알루미나, 경석, 유리가루와 같은 불활성 고체가 들어있으며 이들 물질은 특정 화학물질과 색이 변하는 시약으로 처리되어 있다. 시약과 반응(1～2분소요)시켜 변색의 길이나 강도로 농도를 파악한다.
- 검지관에 공기를 흡인하는 수동식 펌프로는 피스톤식(Piston-type, Gastec 또는 Kitagawa사제품), 주름식(bellow type, Drager 및 MSA사제품), 구형(bulb type, MSA thumb pump) 펌프가 있으며 1회 흡인시(1번 stroke) 50 mL 또는 100 mL의 공기를 흡인할 수 있다.

㉔ **명칭 : 카타 온도계**(Kata thermometer)

(ㄱ) 사용용도 : 실내기류 측정

실내기류 측정기로써 0.2 m/sec 이상의 기류를 측정할 수 있는 풍속계

㈏ 특징

적색 알코올 온도계로써 보통 카타 온도계(눈금 A 38~B 35℃)와 고온 온도계(눈금 A 55~B 52℃)가 있으며 눈금 A와 B간의 알코올 액이 하강하는 시간이 온도와 기류에 의해 변하기 때문에 기온과 강하시간을 구하며 기류를 산출하는 기기

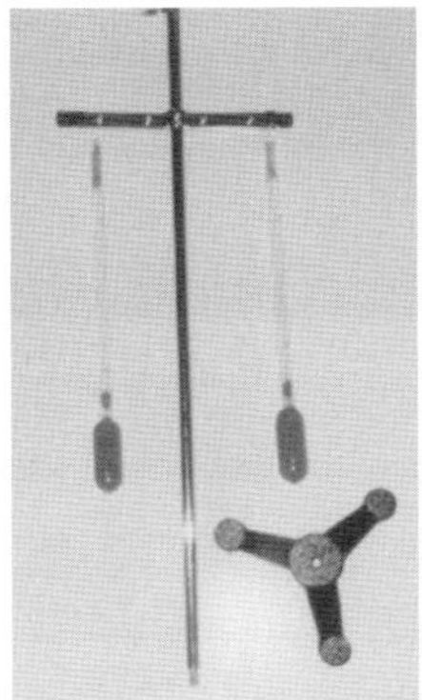

㉕ **명칭 : 열선 풍속계**(Anemometer)

㈎ 사용용도

국소배기장치의 구성인 후드의 제어속도 및 송풍관의 반송속도 측정

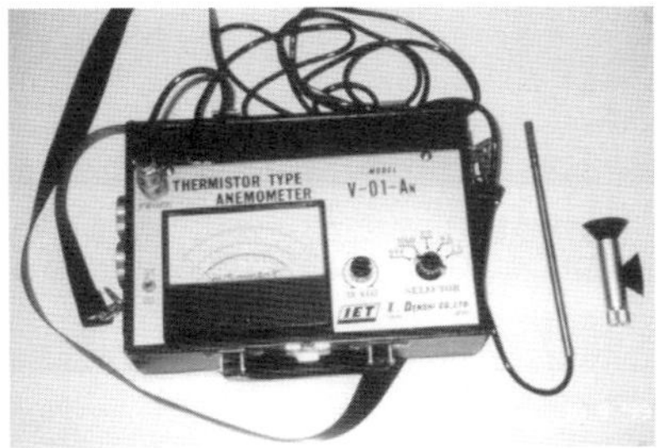

㈏ 특징

- 전기적으로 가열된 금속선이 기류에 닿으면 열손실이 일어나서 금속선이 냉각되고 이때 손실되는 열량으로부터 기류의 속도를 측정
- 최대 풍속 50 m/sec까지 측정이 가능한 디지털 및 지시형 표시 풍속계로 풍속, 풍압, 온도 보정 소자가 조합되어 있어 공조환기, 에어필터 효과, 냉난방, 공조효율 확인 및 압력차에 의한 공기 흐름의 방향을 확인할 수 있다.

㉖ **명칭 : 발열관**(Smoke tester)

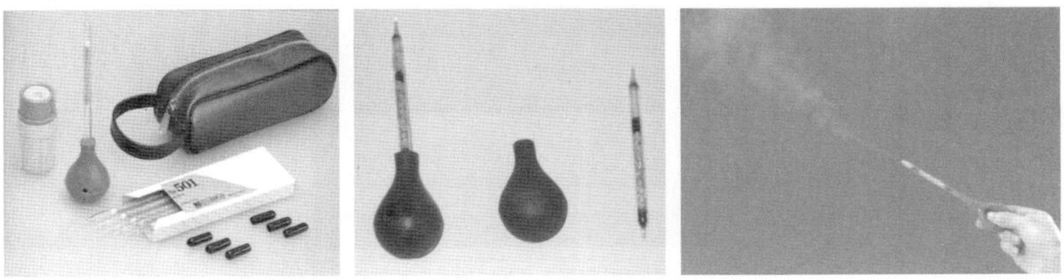

㈎ 사용용도

실내공기의 흐름 방향을 간접적으로 확인하는 기기

㈏ 특징

양단을 절단한 발열관에 부착시킨 고무구를 압축하여 공기 중의 수분에 반응하여 발생된 연기로 공기의 흐름을 확인할 수 있다.

㉗ 명칭 : 기류 측정 기계

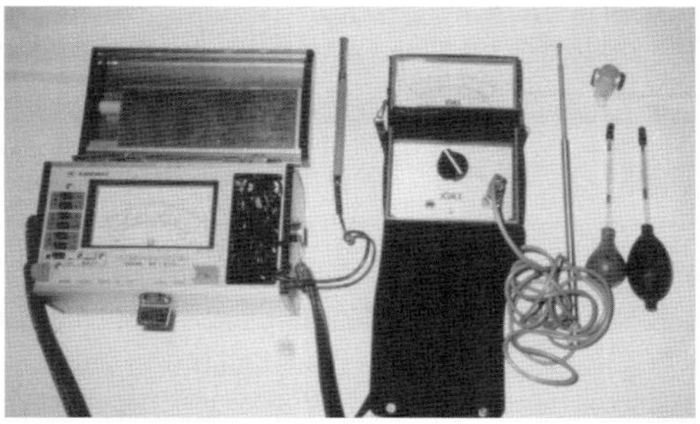

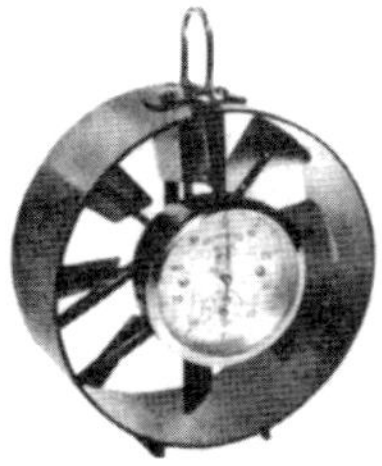

풍차 풍속계

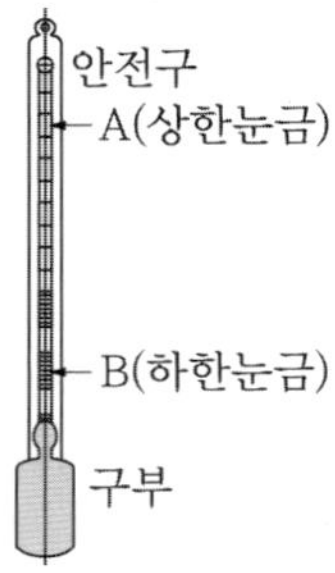

카타 온도계

- 열선 풍속계(Anemometer)
- 발열관(Smoke tester)
- 카타 온도계(Kata thermometer)
- 풍차 풍속계(Vane anemometer)

㈀ 풍차 풍속계의 사용용도 및 특징

- 기류의 방향이 일정할 때에는 풍차의 회전속도로 풍속을 측정한다.
- 풍속의 단위는 통상 m/sec를 사용하며 보통 1～150 m/sec 범위의 풍속을 측정하고 옥외용으로 사용한다.

㉘ 미생물 측정기(The Biotest Centrifugal air Sampler; RCS 측정기)

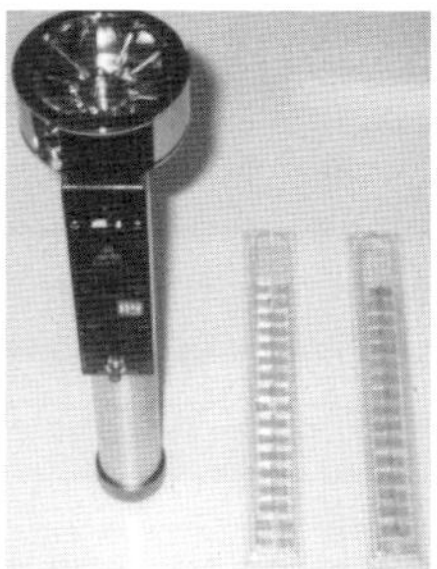

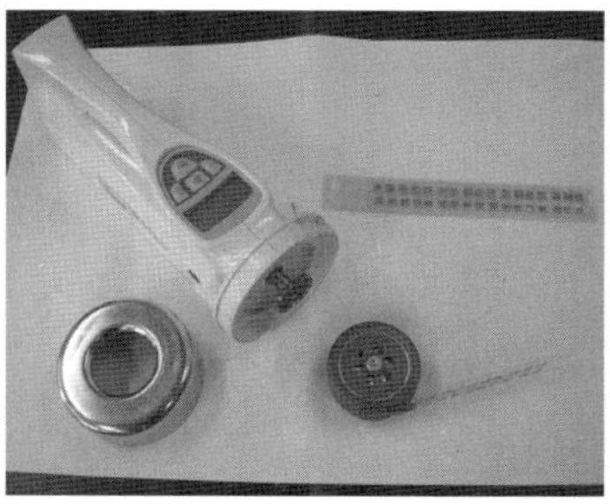

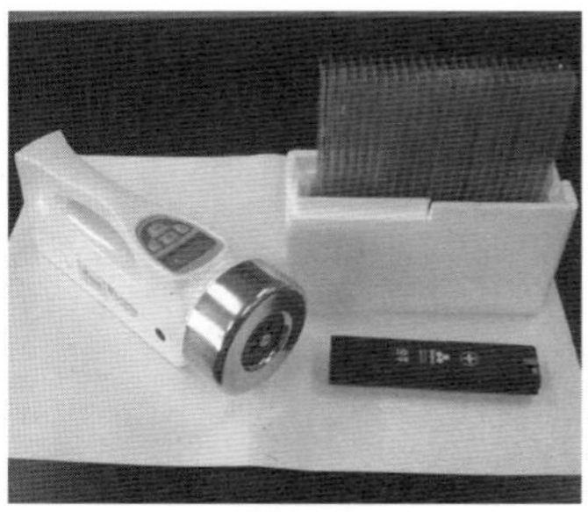

㈀ 사용용도

제약회사, 화장품회사, 식품회사, 병원수술실, 수혈센터 등 위생관리 및 품질관리가 필요한 장소나, 지하철역 구내, 지하상가 및 공공시설의 환경대책 수립을 위해 공기 중에 부유하고 있는 미생물을 측정한다.

㈁ 특징

- 원통 내에 있는 10개의 회전 날개가 회전하면서 발생하는 강력한 원심흡인력으로 공기를 흡인하고, 흡인된 오염공기는 원통 내에 장치된 미생물 측정용 배지에 접촉시켜 포집한 후 30~35℃의 배양기 내에서 48시간 배양시킨 다음 현미경을 이용하여 Colony를 Count한다(회전 충돌법 이용).
- 배지의 종류
  - 일반세균용(TSA-Agar for total count) : 박테리아가 대상이 되며 35~37℃에서 48시간 배양
  - 진균용(Rose-Bengal-agar for yeasts and moulds) : 곰팡이가 대상이 되며 실온에서 120시간(5일) 배양
  - 포도상구균용(Mannitol-salt-agar for staphylococci) : 내열성세균으로 55℃에서 48시간 배양
  - 장내세균용(MacConkey-agar for coliform bacteria) : 내열성세균으로 55℃에서 48시간 배양
  - Penicillin 특수용(TSA-Penase-agar for total count in air containing penicillins and semisynthetic penicillins)

㉙ 명칭 : 1단 미생물 측정기(Biostage-I Impactor)

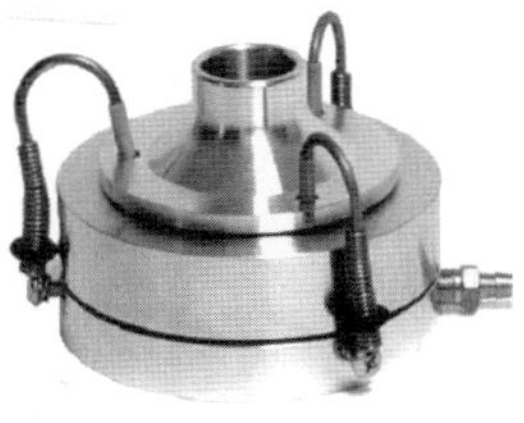

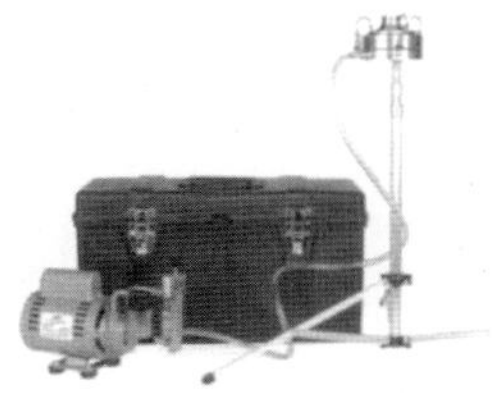

㈀ 사용용도

- 실내 및 작업환경 중의 박테리아, 미생물 채취
- 미생물 제재의 생산 공정, clean-room, 병원에서의 미생물 박테리아 측정

㈁ 특징

- 1단 충돌기를 이용한 관성충돌법
- Petri Dish에 미생물을 포집하여 배양 및 측정이 용이하다.
- 22.0 ㎛ 이상과 0.65 ㎛ 미만의 입경 사이즈를 갖고 있는 미생물을 측정한다.
- 분당 28.3 L의 유량으로 다량의 시료 채취가 가능하다.

㉚ 명칭 : Pin-hole 미생물 측정기(Airborne Bacteria Sampler)

(ㄱ) 사용용도

제약회사, 화장품회사, 식품회사, 병원 수술실, 수혈센터 등 보건위생관리가 필요한 장소, 지하철역 구내, 지하상가의 공공시설에 대한 환경 대책 수립을 위해 공기 중에 부유하고 있는 미생물 측정

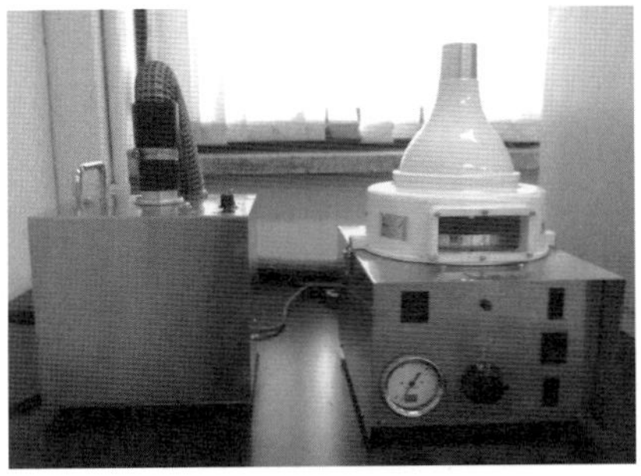

(ㄴ) 특징

한천판에서 공기 중의 미생물을 포집하여 미생물의 농도와 종류를 측정하기에 용이하도록 개발되었으며 각각의 미생물은 표준판 카운팅 기법으로 카운팅할 수 있는 균체를 형성하도록 배양한다.

㉛ 명칭 : 콜로니 카운터 기

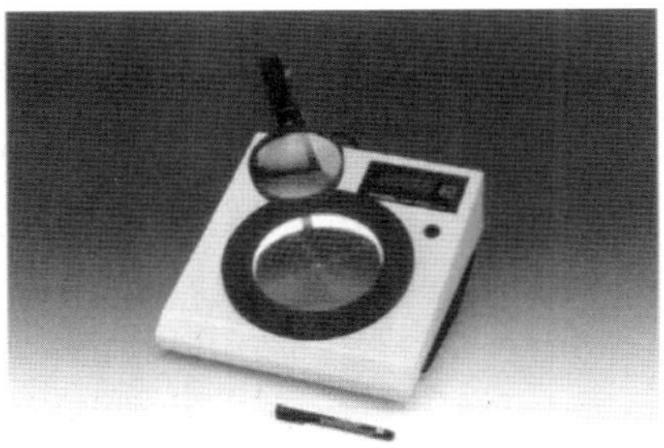

고정 콜로니 카운터

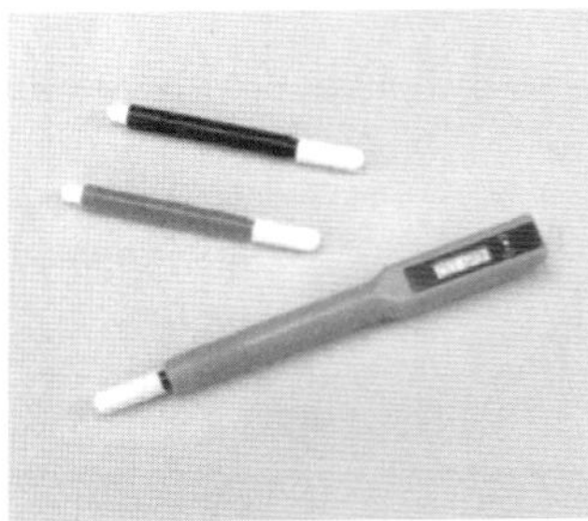

핸디 콜로니 카운터

(ㄱ) 사용용도

Free-Arm에 의한 확대경과 밝은 형광등 조명이 붙어있어 마킹 펜에 의해 배양 시의 콜로니 계수가 생긴다.

(ㄴ) 특징

형 식	OC-1	OC-2
표 시	디지털 5자리수(액정)	디지털 5자리수(액정)
건전지	산화은 전지(SR41W)	리튬 전지(CR = 2032) 3 V
크기, 중량	전체 길이 160 mm 약 20g	181(W)×28(D)×16(H) mm 약 35 g
부속품	유성 마커(흑, 적) 각 1개, 전지 1개	유성 펜 2개(흑색 1개, 파랑색 1개), 전지 1개

2) 분석기구

▌ 중량법에 의한 입자상 물질의 농도 분석

작업장에서 입자상 물질을 중량법으로 분석할 때는 PVC여과지로 채취하여 미량저울로 분석한다. 과거에 NIOSH 공정시험법에는 유리섬유 여과지를 사용하도록 규정하였었고, 우리나라에서는 아직도 유리섬유여과지를 많이 사용하고 있다.

총 먼지, 호흡성먼지를 측정할 때는 사이클론을 장착하느냐 아니냐의 차이가 있고, 크기별로 채취할 때는 이에 적절한 직경 분립 충돌기를 사용하지만 기본적인 시료채취 및 분석절차는 비슷하다.

중량법으로 시료를 채취할 경우에 주의할 점은 수분의 영향을 제거하는 것과 정전기를 방지하기 위한 정전기중화장치의 사용이다. 시료채취 전·후로 여과지의 수분영향을 제거하기 위하여 수분이 일정한 항온·항습실(20 ±1℃, 상대습도 50 ±5%)을 이용하는 것이 바람직하나 항온·항습실이 없을 때에는 건조기(데시케이터)를 이용하여 수분을 제거한 다음(1일 정도 여과지를 건조기에 넣어 둠) 가능한 한 빨리 무게를 칭량한다. 정전기는 특히 PVC여과지를 칭량할 때 여과지가 미량저울이나 핀셋에 달라붙어서 정확한 측정을 방해한다. 따라서 정전기 중화장치에 여과지를 통과시켜 정전기의 영향을 제거하는 것이 바람직하다. 호흡성 먼지를 측정하기 전에 사이클론의 내부에 이상이 없는지 확인한다. 만일 내부에 손상이 있으면 호흡성 먼지의 채취특성이 변하기 때문에 사용할 수 없다. 사이클론 내부에 먼지가 쌓여 있으면 이를 조심스레 청소한다. 사이클론과 카세트의 연결부위에서 누출이 되지 않도록 잘 조립한다.

① 명칭 : 미량 정밀 저울

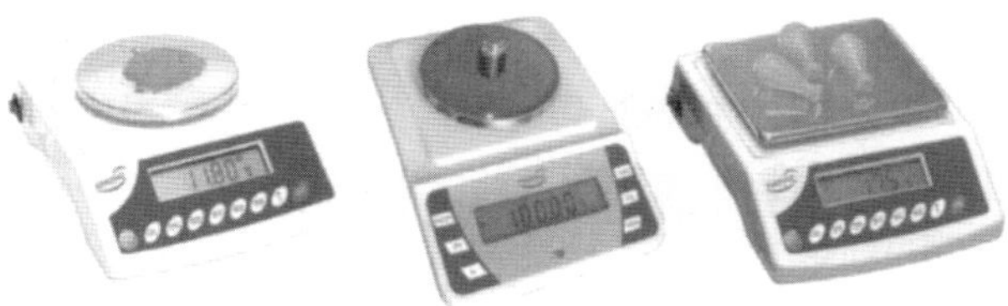

㈀ 사용용도

작업환경측정 및 분석에 필요한 시약의 무게 칭량에 사용

- 칭량범위 : 0.1 mg 가능

㈁ 특징

이동이 손쉽고 표준 알칼리 배터리를 사용하거나 어댑터를 사용할 수 있으며 조작이 간편하다.

② **명칭 : 전자 천평**(Electric Balance)

㈀ 사용용도

분진의 중량농도 측정에 사용

- 분진 측정 전과 후의 여과지 무게 차이를 이용하여 농도를 계산한다.

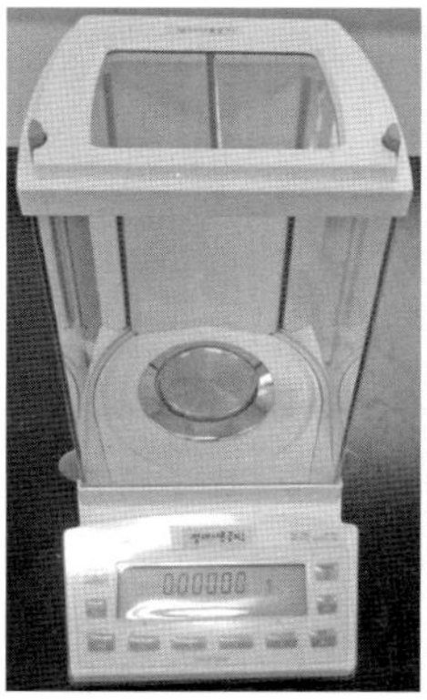

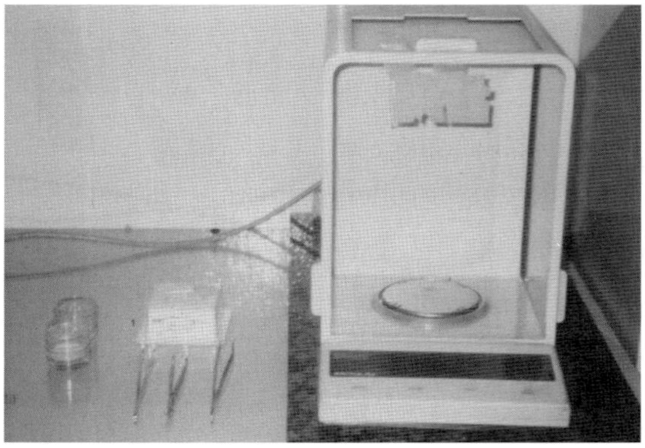

㈁ 특징

칭량범위가 10^{-5} g(0.01 mg) 이하가 되어야 함

※ Cokes Oven Emission(COE) 등 특수 다환족, 방향족 탄화수소 등 특수한 물질의 중량농도는 10^{-6} g(0.001 mg)가 가능한 전자 천평을 사용한다.

금속의 분석

1 개요

입자상 물질의 농도를 중량법으로 측정하는 것 이외에 특정 금속성분의 양을 분석할 필요가 있다. 왜냐 하면, 금속의 종류에 따라 유해성이 다르기 때문이다. 이러한 작업환경의 예는 많다. 축전지제조와 제련업작업에서의 납 또는 용접작업에서의 철, 망간, 크롬 등의 금속, 안료나 염료제조공정 작업에서의 크롬이나 다른 안정제의 금속, 도금공정에서의 크롬이나 니켈, 그리고 수지(resin)혼합공정에서의 납을 비롯한 여러 금속이 발생한다.

작업환경 중에서 금속의 채취방법은 일반 입자상 물질의 채취와 비슷하고 단지 사용 여과지만 차이가 있다. 즉, 먼지나 흄의 농도를 알고자 할 때는 PVC여과지를 이용하나, 금속성분의 농도를 알고자 할 때는 PVC여과지 대신 직경이 37 mm이고 공극이 0.8 μm인 셀룰로오스에스테르 여과지(MCE)로 채취한다. 이 여과지는 산에 의해서 쉽게 용해되어 회화(ashing)되기 쉽고, 분석 시 방해물질이 거의 없다는 장점이 있다. 채취한 시료는 특정금속(납, 카드뮴, 크롬,

등)의 양을 알기 위하여 추가적인 분석과정을 거쳐야 한다. 분석과정은 크게 전처리와 분석기기를 이용한 정량 단계로 구분한다. 전처리과정은 분석하고자 하는 금속을 남겨두고 여과지 및 방해물질 등을 강산으로 용해하여 제거(decomposition)하는 과정이다. 금속의 정량은 원자흡광광도계(Atomic Absorption Spectroscopy; AAS)나 유도결합플라스마-원자발광광도계(Inductively Coupled Plasma-Atomic Emission Spectroscopy; ICP-AES)를 이용한다. 유도결합플라스마-원자발광광도계의 최대장점은 여러 금속을 동시에 분석할 수 있다는 점이다(작업환경측정, 박동욱 등, 한국방송통신대학교출판부, 2002년).

2 전처리

여과지에 채취된 금속성분을 분석하기 위해서는 금속성분 이외의 불순물(여과지 포함)을 제거하고, 분석기기로 주입하기 알맞은 용액상태로 만들어야 한다. 이를 회화 또는 전처리 과정이라고 한다. 회화방법에는 습식회화(wet ashing)방법, 마이크로파(microwave digestion)방법, 건식회화(dry ashing)방법, 가압분해(pressure bomb digestion)방법이 있다. 작업환경측정시료는 전통적으로 강산을 이용한 습식방법을 사용하여 왔고, 최근에는 마이크로파 방법이 도입되고 있다.

습식회화방법은 회화과정을 촉진하기 위하여 어느 정도 고온(수십 도~수백 도)에서 산을 넣어 회화하는 방법으로 염산, 질산, 과염소산, 황산 등을 사용한다. 한 가지 산을 사용하기도 하나 회화를 촉진하기 위하여 여러 종류의 산을 혼합하여 사용하기도 한다.

습식회화방법의 세부내용은 금속마다 차이가 있으나 대략 다음처럼 설명할 수 있다. 여과지를 비커에 넣고, 용매인 강산을 일정량 첨가하여 완전히 용해시킨다. 보통 염산이나 질산 등의 강산을 넣고 140℃에서 가열하여 0.5 mL 정도가 남을 때까지 두 번 혹은 세 번을 반복하여 여과지상의 금속을 용해시키고 다른 입자상 물질 등 분석방해물질을 분해한다. 용액이 투명해지면 남아있는 강산은 모두 증발하고 하얀 재(ash)가 비커에 남게 된다. 이것을 약산이나 증류수로 용해(추출)하여 용량플라스크에 담아 분석기기에 주입할 준비를 한다.

작업환경 중에서 여러 가지 금속을 동시에 평가해야 하는 경우에는 NIOSH7300 방법에 제시된 유도결합플라스마-원자발광광도계 방법을 사용하는 것이 바람직하다. 최근에는 습식회화방법이 장시간 소요되고, 엎지를 가능성, 시료의 손실가능성이 있기 때문에 마이크로파를 이용한 회화법이 도입되고 있다(작업환경측정, 박동욱 등, 한국방송통신대학교출판부, 2002년).

3 표준용액의 준비와 검량선 작성

전처리한 금속을 분석하기 위하여 표준용액을 제조하여 검량선을 작성해야 하는데, 이 때 주의할 점을 열거하면 다음과 같다.

원자흡광광도계는 금속마다 분석이 적정한 농도범위가 정해져 있다. 즉, 원자흡광광도계는 일정한 농도범위까지는 직선성(linearity; 엄밀히 말하면 지수곡선임)이 유지되다가 그 이상에서는 농도의 증가에 따라 흡광도가 비례적으로 증가하지 않거나 동일한 흡광도를 나타내므로, 시료와 검량선 작성을 위한 표준 용액이 적절한 범위에 있어야 하는데 대개 기기의 작동지침서에 제시되어 있다. 원자흡광광도계로 분석할 때는 표준용액 범위 밖의 농도를 추정하거나 외삽(extrapolation)하면 안 된다.

유도결합플라스마-원자발광광도계는 원자흡광광도계에 비해 동시에 여러 금속을 분석할 수 있는 장점 이외에 더 넓은 농도범위에서 직선성을 나타낸다. 따라서 표준용액의 농도범위를 더 넓게 제조할 수 있다.

표준용액의 용매와 분석하고자 하는 시료의 용매는 동일해야 한다. 예를 들어, 남은 회화과정의 마지막 단계인 건조(dryness)가 끝나면 질산 1 mL로 용해하여 10 mL 용량 플라스크에 옮기고 증류수로 희석한다. 이렇게 하면 질산은 10배 희석되는 것이므로 표준용액도 같은 배율로 희석한 것으로 제조해야 한다. 그렇지 못할 경우 용매 구성성분의 차이로 인하여 흡광도의 차이가 나서 오차가 발생될 수 있다.

전처리한 시료를 분석하기 전에 검량선 작성을 위하여 표준용액을 먼저 분석한다. 검량선의 직선성(linearty)을 확인한 후 공시료와 시료를 분석한다. 이때 처음 작성한 검량선으로 너무 많은 개수의 시료를 분석하지 말고 중간 중간 표준용액을 분석하여 흡광도를 확인하거나 검량선을 다시 작성하여 기기의 조건이 초기와 같은지 확인한다. 매 시료마다 흡광도를 세 번 정도 읽어서 그 평균과 변이계수를 보면 기기의 안정 상태를 점검할 수 있다. 만일 변이계수가 높다든지, 분석 중간에 흡광도에 급격한 변화가 있으면 분석조건이 변한 것이므로 최적화를 위하여 조건을 다시 설정한다.

금속의 표준용액과 시료는 비교적 장시간 적절한 용기에 보관할 수가 있는데 유리재질의 용기는 유리 자체에서 미량으로 금속이 용출될 수 있으므로 폴리에틸렌 병이 적합하다. 보관방법 및 기간은 NIOSH 분석방법을 참고한다(작업환경측정, 박동욱 등, 한국방송통신대학교출판부, 2002년).

4 회수율의 결정

회수율은 시료채취에 사용한 여과지와 같은 제품의 여과지에 금속농도를 수준별로 일정량을 첨가한(spiking) 후 분석하여 검출된(detected)양의 비(%)를 알아보는 실험이다. 이 실험을 통해서 여과지의 오염, 시약의 오염, 저장안정성(storage stability) 등의 여부를 알 수 있을 뿐만 아니라, 분석방법, 분석기기 그리고 분석자의 능력 등을 종합적으로 평가할 수 있다. 따라서 회수율 실험은 본 실험을 실시하기 전에 정도관리의 일환으로 실시할 수 있다. 만일 회수율이 일정하고 100%에 가까울 경우 본 실험을 실시해도 된다. 회수율은 적어도 90% 이상이 되어야 한다. 만일 첨가 수준별 회수율간의 차이가 크고 변이가 심하면 정확한 보정이 될 수가 없다. 따라서 그 원인을 찾아 교정하고 다시 실험을 해야 한다. 공기 중 금속농도를 계산할 때는 회수율로 보정을 해야 하며, 회수율 구하는 공식은 다음과 같다(작업환경측정, 박동욱 등, 한국방송통신대학교출판부, 2002년).

$$\text{회수율}(\%) = \frac{\text{분석량}}{\text{첨가량}} \times 100$$

③ **명칭 : 원자흡광광도계**(Atomic Absorption Spectrophotometer; AAs)

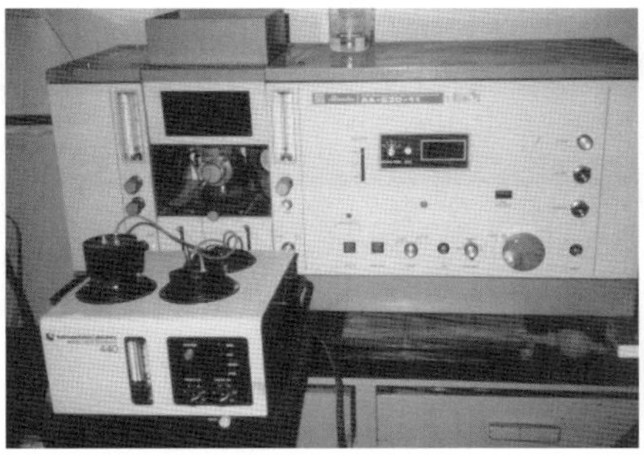

수은 분석용 냉각증기 장치

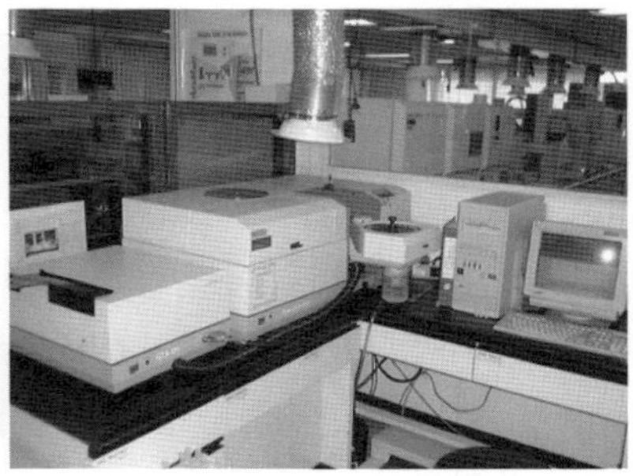

㈀ 사용용도

금속이나 금속성 원소의 정량을 위하여 전통적으로 널리 사용하는 분석기기로 황, 탄소, 할로겐, 불활성 가스를 제외한 대부분의 금속과 준금속(semimetals)을 포함하여 70여 개의 원소의 정량 분석에 이용된다.

㈁ 특징

- 기본 원리는 모든 원자는 빛을 흡수할 수 있다. 각 원자는 특수한 파장의 빛을 잘 흡수 한다. 흡수되는 빛의 양은 원자의 농도에 비례한다.
- 기기적 구성 : 속빈 음극램프, 원자화 장치(불꽃에 의한 원자화, 흑연로 장치, 증기발생 장치), 단색화 장치, 검출기, 기록계
  - 광원 : 분석대상 원소에 알맞은 파장의 빛을 방출함. 즉, 분석대상 금속이 흡수할 수 있는 특정파장의 빛 에너지를 방출하며, 속빈 음극램프(hollow cathode lamp)를 주로 사용함
  - 원자화 장치 : 분석대상 원소를 자유상태(원자구름)로 만들어 광원에서 나온 빛의 통로에 위치시키며, 원자화 방법은 불꽃 방식, 비불꽃 방식(흑연로), 증기화 방식이 있음

- 단색화 장치 : 특정파장만 분리하여 검출기로 보냄
- 검출기 : 초기의 빛의 세기와 금속원자에 의하여 흡수된 후의 빛의 세기를 검출하며, 광증배관을 주로 사용함
- 기록계 : 흡광도 기록, 소프트웨어의 발달로 기기조건 설정 및 농도계산이 가능함

④ **명칭 : 마이크로 오븐**(Microware Oven)

㉠ 사용용도

중금속 시료의 전처리

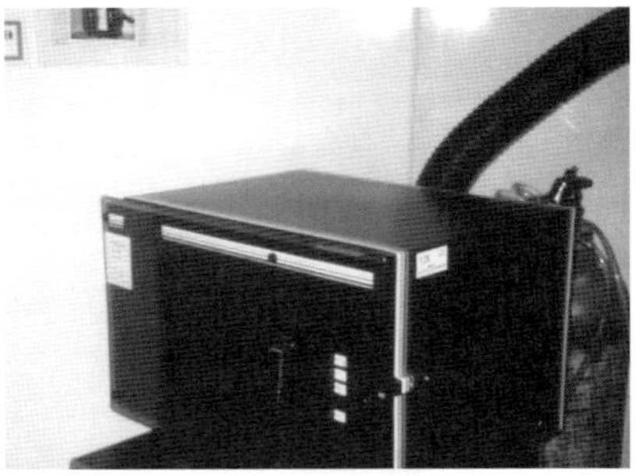

㉡ 특징

태플런 재질의 시료용기(vessel)에 여과지를 넣고, 일정량의 산을 첨가한 후 마이크로파를 주사하면 용기 내의 온도와 압력의 상승으로 회화가 가속화되어 일어난다. 이 방법은 전처리 시간이 짧고, 휘발성 성분의 손실이 없다는 장점이 있지만 장비가 고가이다.

⑤ **명칭 : 유도결합플라즈마-원자발광분석기**

(Inductively Coupled Plasma-Atomic Emission Spectroscopy)

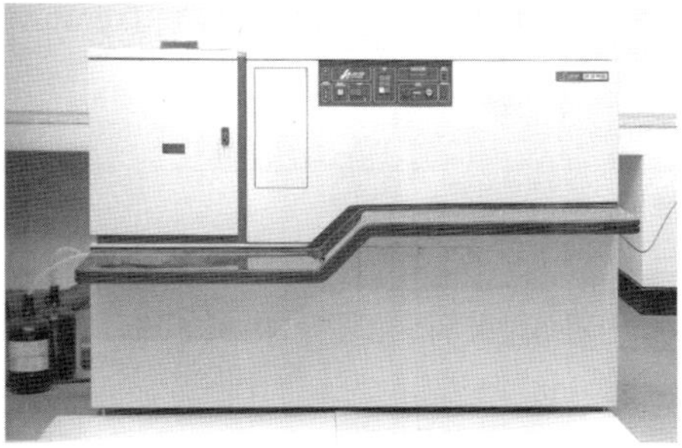

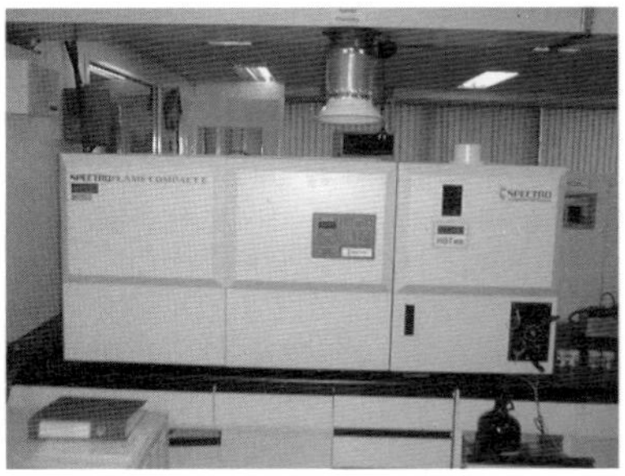

㉠ 사용용도

무기화합물의 정성, 정량분석에 이용(용접 흄 분석에 용이함)

㉡ 특징

높은 온도를 이용하여 물질을 원자화하여 발광하게 하는 고성능 분광장치로써 컴퓨터로 데이터 처리하여 무기원소를 빠른 시간 내에 정확히 분석하는 기기이다. 물질에 약 10,000℃의 고온을 가하여 각 원자가 갖고 있는 전자들에 에너지를 가

해 낮은 에너지 준위로 떨어질 때 생기는 각종 빛 에너지를 분광기로 분산시켜서 측정하고자 하는 빛을 선택하여 그 세기를 측정한 후 원소의 함량을 결정한다.

- 장점 : 여러 금속의 분석이 동시에 가능하고, 넓은 농도 범위에서 직선성이 확보되며, 분석의 정밀도가 높다. 또한 NIOSH7300 방법은 ICP-AES를 이용하여 여러 가지 금속을 동시에 분석하는 방법을 제시한다.
- 기기적 구성 : 시료주입시스템, 플라즈마 토치(plasma torch), 라디오파 발생 장치, 분광장치기(wavelength isolation), 검출기, 컴퓨터 자료처리 장치

가스상 물질의 분석

1 개요

크로마토그래피란 혼합된 시료성분이 분리관(column)의 고정상(stationary phase)과 이동상(mobile phase)을 통하여 흐르면서 시료가 고정상과 이동상에 흡착작용, 분배작용, 이온교환작용, 분자크기, 배제작용 등의 물리·화학적 작용의 차이를 일으켜 각각의 단일성분으로 분리되는 현상으로 혼합물 중의 각 성분을 분리·정성·정량 등 분석목적에 혹은, 분리·정제 등 분취목적에 이용된다.

Chromatography = Chromatus(색깔: color) + Graphein(기록하다: write)

2 분류방식

- 흡착방식 : 충진제(고정상) 표면에 존재하는 활성자리(active site)에 선택적으로 흡착하여 분리되는 방식
- 분배방식 : 시료 분자들의 두 상(이동상과 고정상)에 대한 용해도의 차이에 따라 분배가 달라져 상호 분리가 일어나는 방식
- 이온교환방식 : 양이온이나 음이온인 시료 이온이 상대 이온과의 경쟁으로 교환이 일어나 정지상(고정상)에 분포가 일어나면서 분리가 일어는 방식
- 크기배제방식 : 정지상(고정상) 겔의 다공성 크기에 대해서 시료 분자의 크기에 따라 투과성의 차이가 생겨 용리되는 원리에 의해 시료가 상호 분리되는 방식

3 크로마토그래피의 방법에 의한 분류

- 이동상과 정지상이 접촉하는 물리적 수단에 기초한 분류
  - 컬럼크로마토그래피 : 정지상이 좁은 관에 충진되어 유지되고 이동상의 압력으로 관을 통과하는 방법으로 현재 많이 사용되고 있다.
  - 평면크로마토그래피 : 정지상이 평평한 판이나 종이 틈새 위에 지지되고, 이동상은 모

세관 현상이나 중력에 의해 정지상에 통과하는 방법으로 편리성, 단순성, 분리의 예리함, 높은 강도, 분리속도, 시료성분의 회수 용이성에 많이 응용을 한다.

- 이동상, 정지상 및 분석 메커니즘에 기초한 분류
기체 크로마토그래피, 액체 크로마토그래피, 초임계 유체 크로마토그래피

⑥ **명칭 : 가스크로마토그래피**(Gas chromatography)

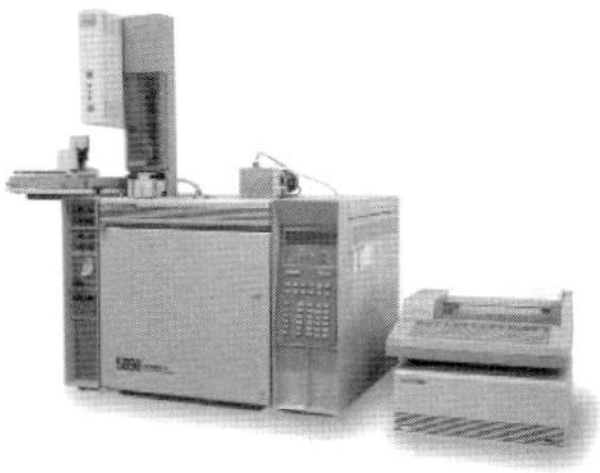

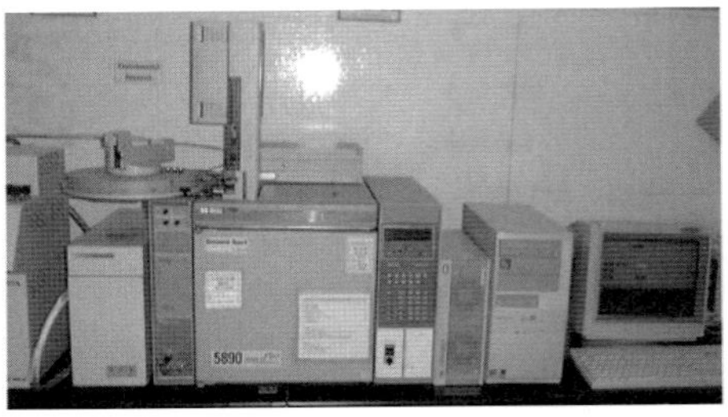

㈀ 원리

적당한 방법으로 전처리한 시료를 운반가스(carrier gas)에 의해 크로마토 관내에 전개시켜 분리되는 각 성분의 크로마토그램을 이용하여 성분을 분석한다.

㈁ 적용범위

작업장 내 유해물질 중 유기화합물(유기용제)에 대한 정성 및 정량 분석에 이용

㈂ 분류

- 기체 – 고체 크로마토그래피 : 고정상의 충진물로 흡착성 고체 분말에 사용한다.
- 기체 – 액체 크로마토그래피 : 고정상의 충진물로써 적당한 고체(solid support)에 엷은 액상 물질을 입혀 사용한다.
- 장점 : 열적 안정성에 유리하며, 최고의 분리기능을 가진다. 검출기의 고감도 및 특별한 검출기의 사용이 가능하며, 정지상의 조합에 의해 분리의 최적함을 이룬다. 온도를 이용한 그레디언트 시스템을 활용한다.

㈃ 기기적 구성

- 가스 유로계(Carrier gas)
  - 유량조절부는 분리관 입구의 압력을 일정하게 유지해주는 압력조절밸브, 분리관 내를 흐르는 가스의 유량을 일정하게 유지해주는 유량조절기 등으로 구성되며, 필요에 따라 유량계가 첨부되어야 한다.
  - 분리관 유로는 시료도입부, 분리관, 검출기 배관으로 구성된다. 배관의 재료는 스테인리스강, 유리 등 부식에 대한 저항이 적은 것을 선택한다.

- 운반가스의 조건은 비활성기체이면서 순수해야 하며, 주로 헬륨 또는 질소 가스를 사용한다.

• 시료 주입부
- 분리하고자 하는 시료를 기화시켜 분리관으로 보내기 위한 부분으로 주입기의 온도는 성분을 기화시킬 정도로 높아야 하고 시료는 짧은 시간에 순간적으로 주입되어야 피크의 폭이 좁아져 인접 성분과의 분리가 가능하다.
- 주입량 : 충진 분리관의 경우는 4~10 μL, 모세 분리관의 경우는 2 μL 이하이어야 한다.
- 주입기의 형태 : 충진 분리관용 주입기, 분할·비분할 모세 분리관용 주입기, 분리관상 직접 주입기로 구분할 수 있다.

• 분리관(Column)
- 가스크로마토그래피에서 가장 중요한 부분으로 관은 스테인리스 스틸, 유리, 구리 테플론, 용융 실리카 등이 사용된다. 관 자체는 가스의 흐름 안내자 또는 충진물의 용기로서만 이용되어야 하고, 반응성이 없어야 분리에 영향을 미치지 않는다.
- 분리관은 직경에 따라 충진 분리관과 모세 분리관으로 구분한다.
- 분리관 내 고체 지지체의 조건 : 단위 g당 표면적이 매우 넓어야 하며, 화학적으로 비활성이어야 한다. 내고온성이 있어야 하며, 기계적 강도가 중요하고 크기가 균일해야 한다.

• 검출기(Detector)

복잡한 시료로부터 분석하고자 하는 특정 화합물 또는 화합물 군에서 선택적으로 반응하게 하여 크로마토그램을 간단히 하기 위한 것으로 목적에 따라 다음과 같이 사용된다.
- 불꽃 이온화 검출기(Flame Ionization Detector, FID)
- 열전도도 검출기(Thermal Conductivity Detector, TCD)
- 전자포획형 검출기(Electron Capture Detector, ECD)
- 불꽃광형 검출기(Flam Photo metric Detector, FPD)
- 알칼리열 이온화 검출기(Flame Thermionic Detector, FTD)

⑦ **명칭 : 가스크로마토그래피-질량분석기**
(Gas chromatography-Mass Selective Detector)

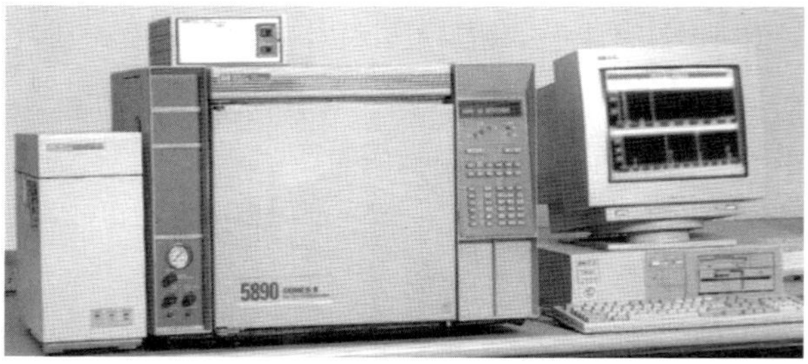

㈀ 사용용도

- 유기혼합물을 가스크로마토그래피(G.C)에 의해 분리시킨 후, 질량 분석기 이온원의 전자에너지에 의해 이온화된 이온을 질량 대 전하 비(m/z)로 분리한다. 각 이온들의 상대세기를 기록한 질량 스펙트럼을 해석하여 물질의 화학적 구조, 화학반응, 분자량 등의 정성분석과 질량분석에서 검출되는 총 이온 크로마토그램으로 정량분석을 한다.
- 화합물의 질량분석, 화합물의 정성, 정량분석, 동위원소 존재 비 분석에 사용됨

㈁ 특징

질량분석기(Mass Spectrometry ; MS)는 가스크로마토그래피에 연결되어 분리관을 통해 분리된 각각 성분의 정성과 정량을 할 수 있는 분석기기이다. 일반적으로 가스크로마토그래피는 분리된 피크에 대하여 알고 있는 유해물질의 성분을 동일한 조건에서 분석하여 머무름 시간이 같은 것을 동일한 물질이라고 동정한다. 만일 어떤 분석물질의 화학적 조성에 관한 정보가 없을 경우 물리·화학적 성질이 비슷하여 머무름 시간이 거의 동일하거나, 기타 이유로 분리관상에서 분리가 되지 않은 상태로 검출될 경우, 그 물질을 구별하기는 매우 어렵다. 이 경우 가스크로마토그래피-질량분석기(GC-MS)를 이용하면, 피크의 머무름 시간과 면적측정뿐 아니라, 화합물의 분자구조에 관한 정보를 통해 미지 성분의 확인이 용이해진다.

㈂ 기본원리

- 분자가 시료주입장치를 통과하여 진공으로 된 이온화실에 이르면 고에너지 전자빔에 의해 파괴되어 양이온이 된다. 양이온은 전자기장에서 곡선통로를 따라 가속화된다.
- 가속화된 양이온은 질량 대 전하의 비율에 따라 곡선통로에서 통과하는 곡률반

경이 달라지므로 전기장 또는 자기장 하에서 분리된다.

• 특정 질량 대 전하 비율을 가진 이온은 그 이온을 셀 수 있는 검출기에 의하여 감지된다. 검출기의 결과는 증폭되어 기록되는데 이것이 질량스펙트럼이다. 이 질량스펙트럼은 기존의 데이터베이스화된 분광학적 자료와 비교함으로써 미지 시료의 물질 확인이 가능하다.

㈃ 구성장치

시료주입장치 ⇒ 이온화장치 ⇒ 질량에 따른 분리기 ⇒ 검출기 ⇒ 컴퓨터

⑧ **명칭 : 이온크로마토그래피**(Ion chromatography; IC)

㈀ 사용용도

불소, 염소, 인 등 이온 분석에 이용

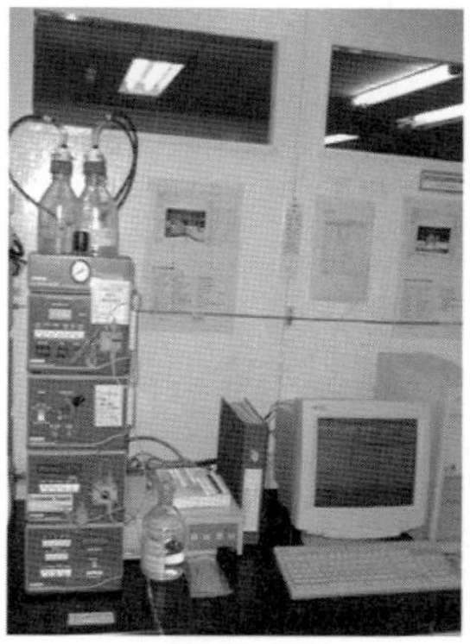

㈁ 특징

이온크로마토그래피는 산업보건 분야에서 황산, 질산, 인산, 크롬산, 염소, 아황산이온 등과 같은 음이온뿐 아니라, 알칼리 및 알칼리 토금속류, 무기 암모니아염, 아민염들을 측정하는 데에도 사용된다. 이온크로마토그래피의 구성시스템도 고성능액체크로마토그래피와 크게 다르지 않으며 액체크로마토그래피의 일종으로 분류되기도 한다. 단지 분리관의 충진 물질이 이온을 분석하기에 적절하고, 용매로 사용하는 용액의 이온이나 방해물질의 이온을 억제하여 바탕선의 시그널을 작게 하려는 이온억제분리관이 부착되어 있는 점이 다르다. 산업보건 분야에 가장 많이 사용되는 검출기는 전도도검출기(conductivity detector)인데 분리관에서 나온 이온성 화합물의 전기전도도를 측정하는 것이다.

⑨ **명칭 : 고성능 액체크로마토그래피**(High performance Liquid chromatograph)

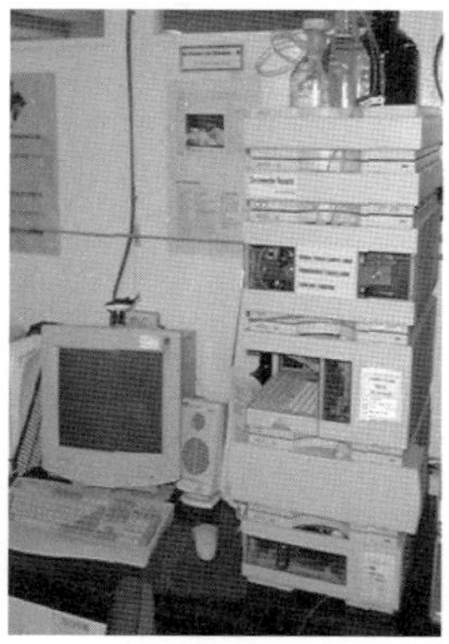

㈀ 사용용도

비점이 매우 높은 고분자 물질 분석에 이용되며 Isocyanate 화합물인 TDI, MDI나 Amimes류 등에 적용한다.

• 생물학적 대사산물 즉 톨루엔에 노출된 경우 뇨

중 마뇨산 분석, 벤젠에 노출된 경우 뇨 중 페놀 분석, 자일렌에 노출된 경우 뇨 중 메틸 마뇨산 분석, 트리클로로에틸렌(TCE)에 노출된 경우 뇨 중 삼염화 초산 등의 분석에 이용된다.

(ㄴ) 특징

유기혼합물이 컬럼의 고정상과 이동상을 통과할 때의 흡착, 분배, 이온교환, 분자 크기 배제 등의 작용을 이용하는 기기로써 정성, 정량 및 분취에 이용 가능하다.

⑩ **명칭 : 자외선-가시광선 광도계**(UV-Visible spectrophotometer)

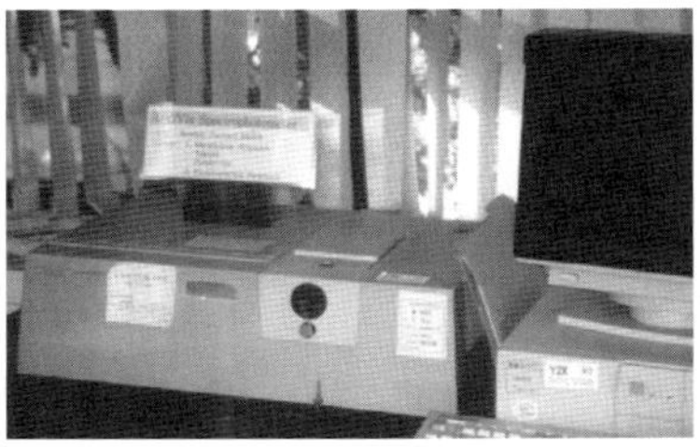

(ㄱ) 사용용도

포르말린, 염산, 황산 등의 gas 분석 및 중금속(Pb, Cd, Mn 등)의 디티존법에 의한 분석에 이용

(ㄴ) 특징

분석기계의 파장범위가 300∼400 nm인 경우는 흡광광도계 또는 분광광도계(uv-spectrophoto meter)라고 하며 파장의 범위가 가시광선(400∼700 nm)범위까지 가능한 경우를 자외선-가시광선 광도계로 분류한다.

⑪ **명칭 : 퓨리에 변환 적외선 분광계**(FT-IR, FT-Raman spectrometer)

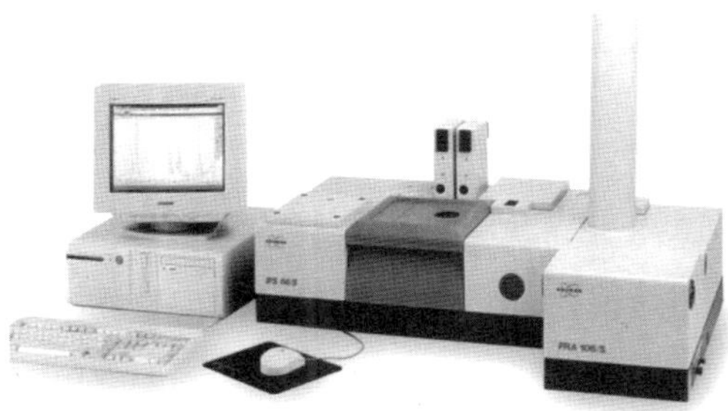

(ㄱ) 사용용도

유기화합물질이나, 오일 mist, 유리규산 함유량(SiO_2)분석에 이용한다.

• 화합물의 정성분석, 동위원소 물질 분석, 형광 물질 분석, 원적외선 분석, 용성 물질 분석, 고분자 화합물 분석에 사용됨

(ㄴ) 특징

FT-IR 분광계는 적외선을 이용하여 유기화합물을 정성분석하는 장비이며, FT-Raman은 scattering을 이용하므로 시료 전처리 작업이 필요 없고 신속하게 검출기의 변화 없이 anti-stock range내의 spectrum을 얻을 수 있는 기기이다.

⑫ **명칭** : **엑스선 회절 분석기**(X-Ray Diffractometer)

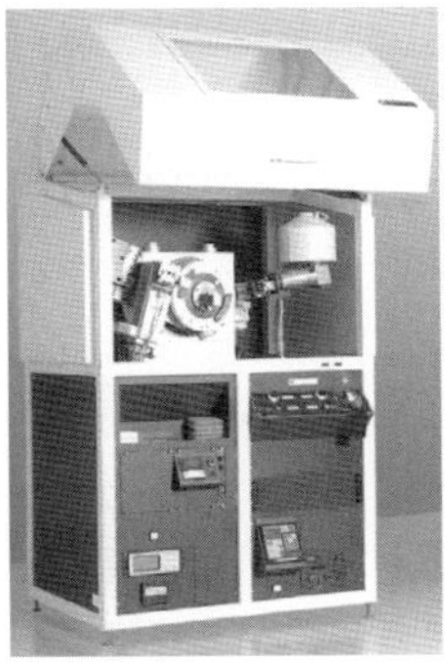
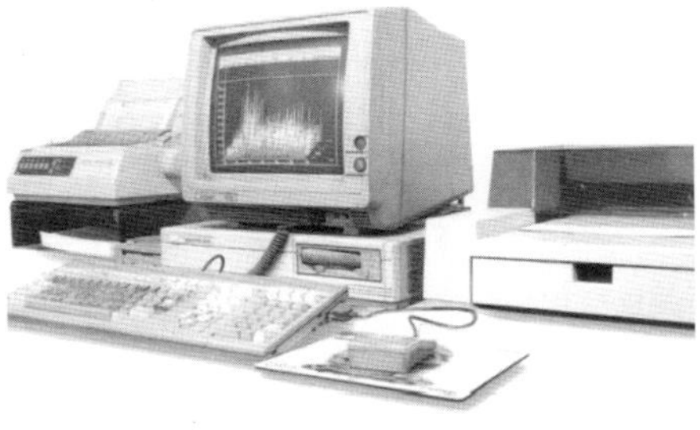

(ㄱ) 사용용도

• 유리규산(SiO_2) 함유량 및 석면분석에 이용
• 광물의 결정구조, 격자부정합계면의 결정성, 박막구조 분석, 화학결합상태 분석에 사용됨

(ㄴ) 특징

X-선 파장과 일반 결정면의 면 간 거리가 유사한 점을 이용하여 결정질 고체 내부에 회절현상을 일으켜서 고체의 결정구조를 분석하는 기기이다.

⑬ **명칭** : **주사형 전자 현미경**(Scanning Electron Microscope; SEM)

(ㄱ) 사용용도

• 석면의 정확한 분석에 적용되며 분석에 소요시간이 길고 전자 현미경의 가격이 매우 고가임
• 표면의 미세구조관찰, 고체 시료의 미세 영역의 조성분포에 사용됨

(ㄴ) 특징

SEM은 전자빔을 가해 시료로부터 발생되는 2차 전자에 의해 시료의 표면형태를

관찰하는 기기이다. 이 주사형 전자현미경에는 EDS를 부착하여 사용하며, EDS는 각 물질에 에너지를 가할 경우 물질마다 고유의 특성 에너지가 발생하는 점을 이용하며 시료의 정성·정량 및 원소의 분포도를 알 수 있다.

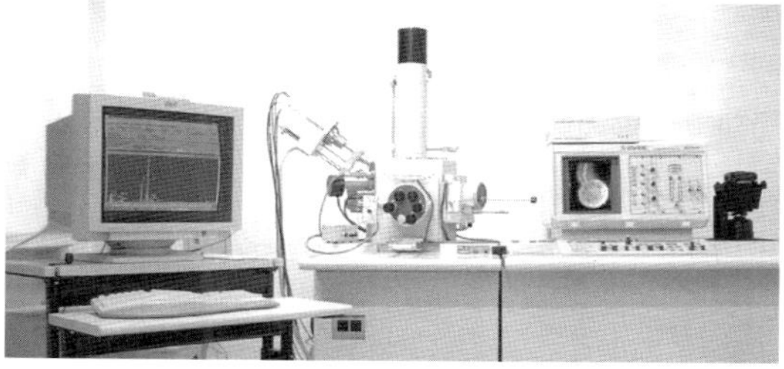

⑭ **명칭 : 투과형 전자 현미경**(Transmission Electron Microscope; TEM)

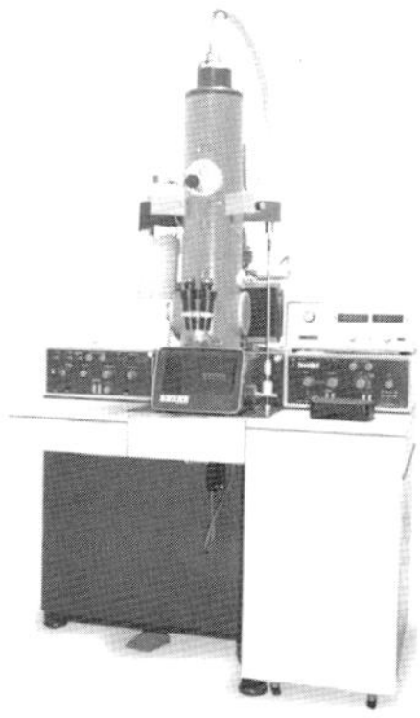

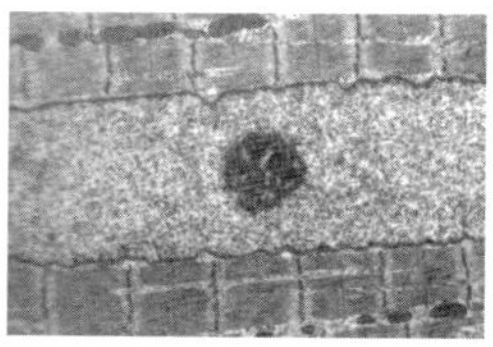

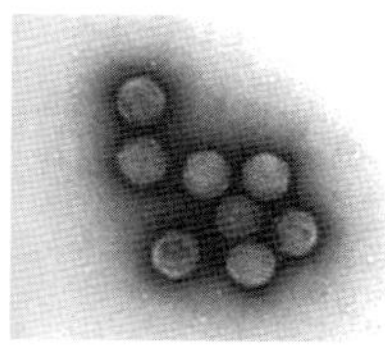

㈀ 사용용도

- 석면의 정확한 분석에 이용되며 분석에 소요시간이 길고 전자 현미경의 가격이 매우 고가임
- 생물시료의 미세 구조 관찰, 고분자 및 화합물의 구조 관찰에 사용됨

㈁ 특징

조직 또는 세포 내 미세구조를 관찰할 수 있는 전자 현미경으로 50~80 kV의 가속전압에서 발생한 전자파를 60~90 nm 두께로 얇게 제작된 절편에 통과시켜 고해상도의 이미지를 얻을 수 있다.

3) 부속품(others)

① **명칭 : 실험실용 후드**(Draft chamber, Fume Hood)

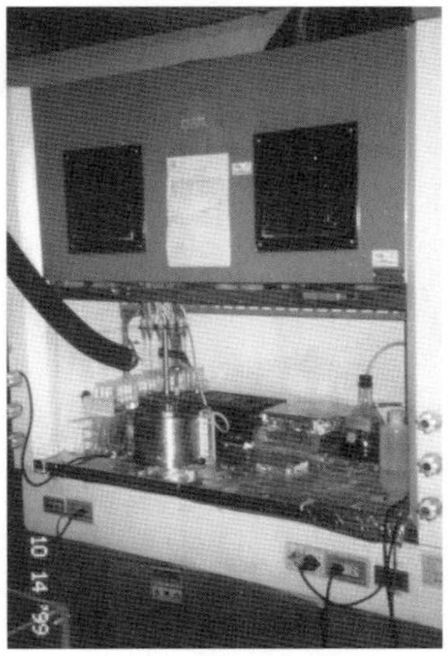

(ㄱ) 사용용도

- 화학물질 취급 시 발생하는 흄, 가스, 증기, 분진 등을 제거하는 장치.
- 유독성 가스와 열기를 외부로 배출하여 실험자를 보호함

(ㄴ) 특징

- 후드 내부에 배기장치가 설치되어 있어 화학물질을 취급하는 실험자, 근로자 등에게 화학물질의 노출을 방지할 수 있다.
- Duct 설치가 곤란한 장소에 유용한 fan 내장형 가능

② **명칭 : 유량 측정계**(calibrater)

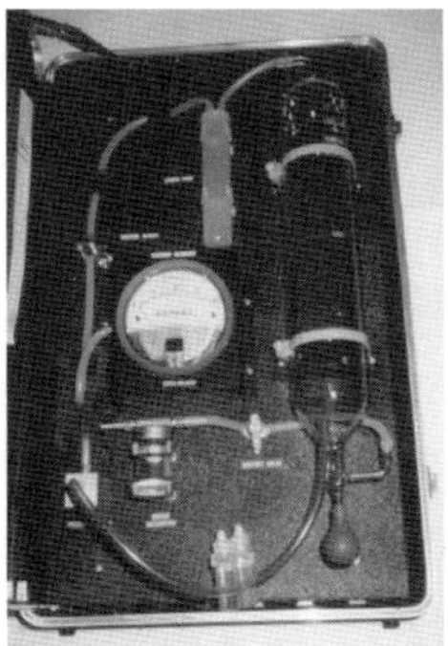
수동 유량 측정계

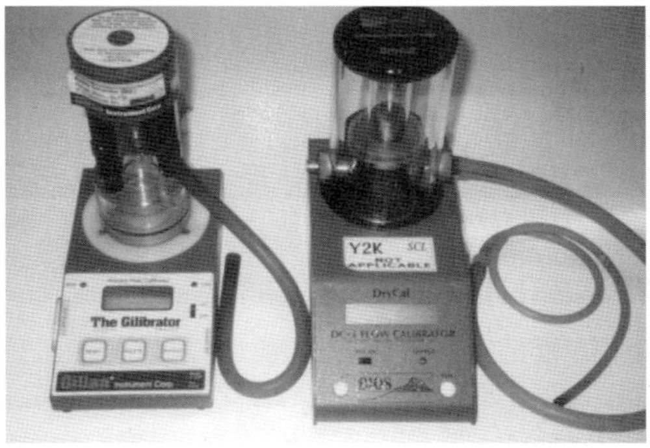

자동 유량 측정계

(ㄱ) 사용용도

유해물질 포집용 펌프에 내장되어 있는 2차 표준 유량계(로타, 메타 등)의 보정을 위해 사용한다.

(ㄴ) 특징

광물성 분진 및 금속 분진, 흄(유량 1.0~2.0 L/min), 유기용제(유량 0.05~0.2 L/min), 유해가스(유량 0.5~2.0 L/min)등 유해물질의 포집 시 일정한 속도의 유량이 필요하므로 비누거품을 이용하여 일정한 용량(1 L, 0.1 L)의 실린더 안에서 비누거품이 올라가는 속도를 측정하여 유량을 조정하는 기구

③ **명칭 : 항온·항습기**(Desicator)

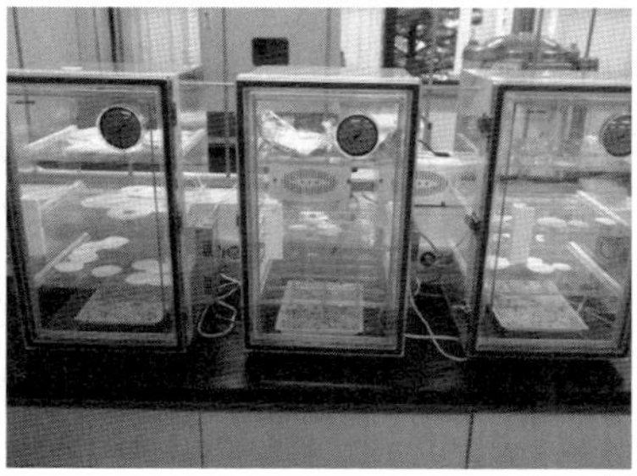

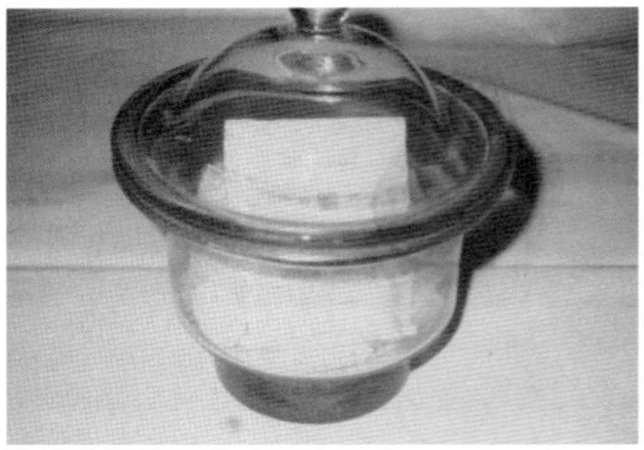

㈀ 사용용도

- 대기 중에 노출된 측정기기(개인시료 포집기, 누적소음폭로량 측정기 등)의 수분 제거
- 분진 포집용 여과지(filter)의 중량분석법에 의한 노출 농도를 평가하기 위해 여과지에 부착되어 있는 수분 제거.

㈁ 특징

수분 제거를 위한 흡착제로 실리카겔(silica gel) 또는 묽은 황산(H_2SO_4)을 사용한다.

④ **명칭 : 순수제조기**

㈀ 사용용도

포집된 유해물질의 분석을 위해 사용하는 증류수 제조

㈁ 특징

3차용 증류기

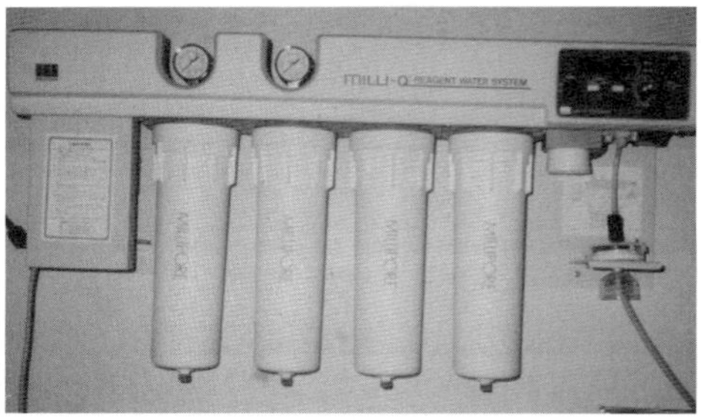

⑤ **명칭 : 유해가스 포집용기**

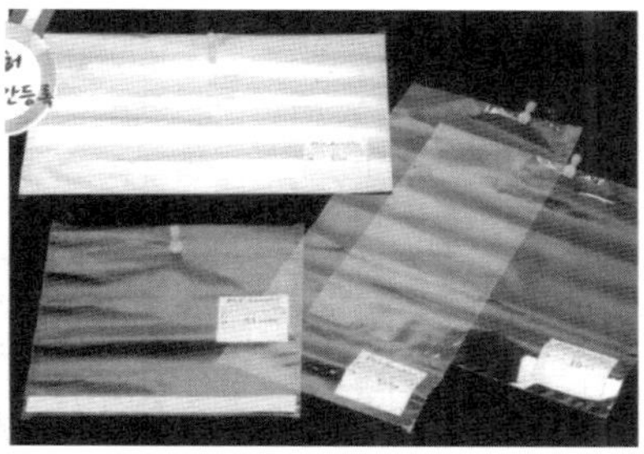

플렉 샘플러(Polyester Bag)

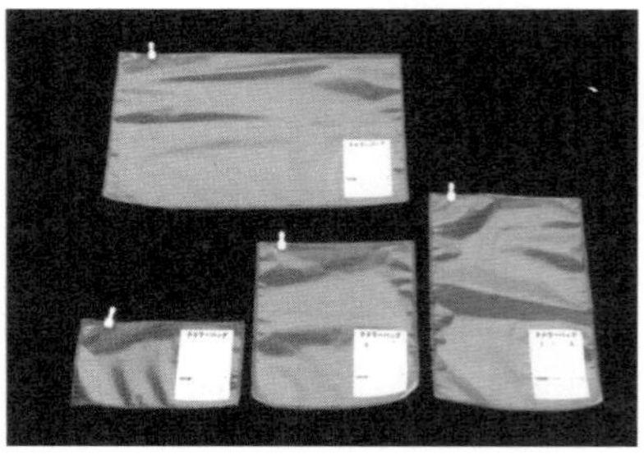

테틀러 백 (Tedlar Bag)

(ㄱ) 사용용도

광범위한 기체 시료의 포집, 대기오염 측정, 엔진배기가스의 측정, 공장배기가스 측정, 석유가스성분 측정에 사용됨

(ㄴ) 특징

각종의 가스, 유기용제 증기에 뛰어난 내성을 나타내며 Poly vinly Fluoride로 만든 가스 분석용 샘플링 백이며, 1 L, 3 L, 5 L, 7 L, 10 L, 15 L, 20 L, 30 L, 50 L, 100 L의 용량이 있다. 타입은 A, B, C, D와 마개의 종류도 6종류가 있어, 다양한 가스 샘플링에 대응할 수 있다.

⑥ 명칭 : 액체포집법에 사용되는 기구 및 부속품

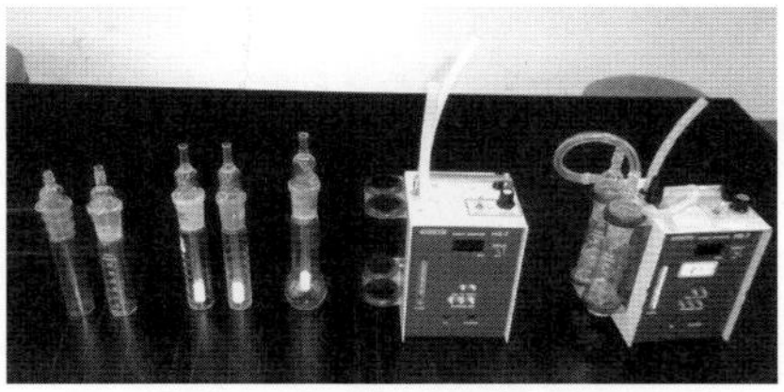

- 미젯 임핀져(Midget Impinger)
- 미젯 버블러(Midget bubbler)
- 핸디에어 샘플러(Handy air Sampler)

(ㄱ) 사용용도

시료 공기를 소정의 액체 속에 통과시키거나 또는 액체 표면과 접촉시켜 용해, 반응, 흡수, 충돌 등을 이용하여 분석 대상 물질들을 포집한다.

(ㄴ) 특징

- 미젯 임핀져 : 임핀져를 이용하기 때문에 임핀져법이라고도 하며, 활성탄이나 실리카겔에 흡착이 되지 않는 증기나 가스와 산 등을 채취한다.
- 미젯 버블러 : 염소가스(Cl_2)나 이산화질소(NO_2)와 같이 쉽게 흡수되지 않는 화학 물질은 접촉 면적을 증가시켜야 함에 따라 미젯 버블러를 사용한다.
- 핸디에어 샘플러 : 유해가스 및 미스트 측정에 사용되는 샘플러로 유량범위는 0.5～5 L/min이며 보통 1.0 L/min을 사용한다.
  - 유해물질의 발생 상태를 파악하기 위해 발생원 주변 1.5 m 높이에서 측정기기를 고정하는 지역시료 포집에 사용되는 측정 기구로 stand air sampler라고도 한다.

⑦ **명칭 : 여과포집법에 사용되는 기구 및 부속품**

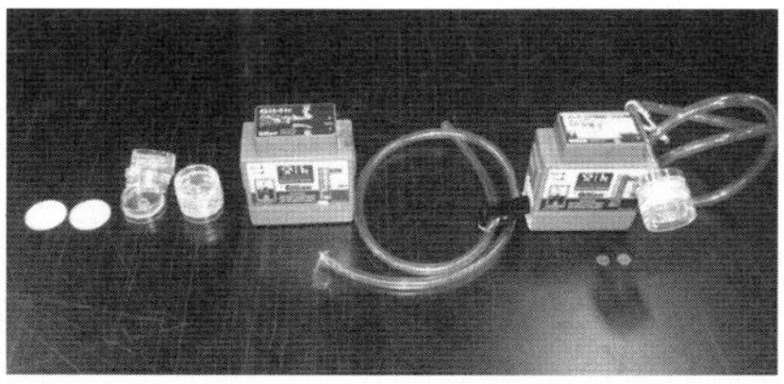

- Back filter
- 유리섬유 여과지(Glass fiber filter) 또는 PVC여과지(poly vinyl chloride filter), MCE막여과지(mixed cellulose ester membrane filter)
- 3단 분립형 홀더(Three piece Casstter Holder)
- 연결 호스(tubing)
- 개인시료 포집기(personal air sampler)

㈀ 사용용도

소정의 시료공기를 여과재(filter)를 통과하게 하여 흡인하고 여과재에 분석 대상 물질인 분진 및 흄을 포집하는 방법

㈁ 특징

유리섬유 여과지 및 3단 분립형 홀더를 이용하여 흡입성 입자상 물질 또는 총 분진을 포집하는데 이용되며 포집 유량은 1.5 L/min 이하에서 포집한다.

- 근로자의 유해물질에 노출되는 농도를 파악하기 위해 근로자의 호흡기 반경 30 cm 이내에서 유해물질을 포집하는 개인시료 포집법에 사용된다.

⑧ **명칭 : 원심력(cyclone)에 의한 입자상 물질의 채취 기구 및 부속품(흉곽성 먼지)**

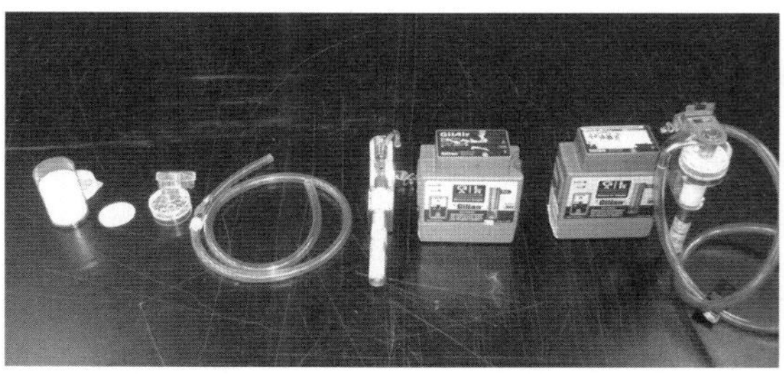

- Back filter
- 유리섬유 여과지(Glass fiber filter) 또는 PVC여과지(poly vinyl chloride filter)
- 2단 분립형 홀더(Two piece Casstter Holder)
- 연결 호스(tubing)
- 10 mm-nylon cyclone
- 개인시료 포집기(personal air sampler)

㈀ 사용용도

사이클론은 실린더형 혹은 원추형 챔버 내에서 선회류를 형성하는 공기 흐름을 이용한 것으로 입자의 직경이 10 μm 이하인 흉곽성 먼지를 포집하는데 사용한다.

㈁ 특징

- 유리섬유 여과지 및 2단형 분립 홀더를 이용하여 흉곽성 입자상 물질을 포집하는데 이용되며 포집유량은 1.7 L/min으로 하는 것이 중요하다.
  - 고유량인 경우 큰 입자는 여과지로 이동하고 저유량일 경우 작은 입자는 용기로 가라앉게 되어 흉곽성 입자 크기별로 채취효율이 달성되지 않는다.
- 근로자의 유해물질에 노출되는 농도를 파악하기 위해 근로자의 호흡기 반경 30 cm 이내에서 유해 물질을 포집하는 개인시료포집법에 사용된다.

⑨ 명칭 : 충돌에 의한 입자상 물질의 채취 기구 및 부속품(먼지의 입자 크기별 분리)

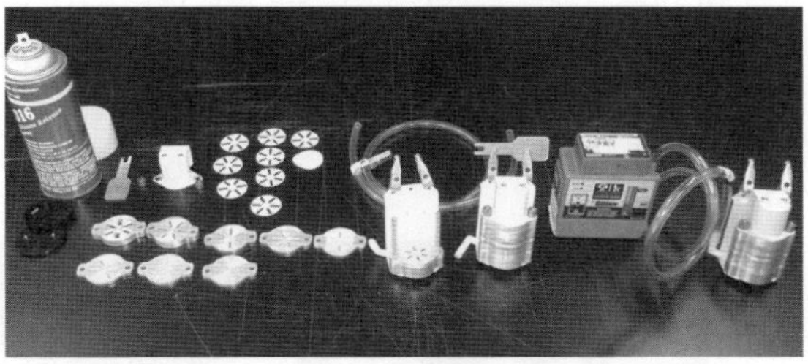

- 구리스
- 코팅기
- 유입구의 조절판(baffled inlet)
- 8단의 개인직경 분립 충돌기(personal cascade impactor)
- 충돌기를 장착한 선반(impactor base and bracket)
- 마일러 필터(Mylar Substrate filter)
- 개인 시료포집기(personal air sampler)

㈀ 사용용도

입자의 질량크기 분포(mass size distribution)를 얻을 수 있다. 즉, 호흡기의 부분별로 침착된 입자크기의 자료를 추정하는데 사용된다.

- 흡입성(Inspirable), 흉곽성(Thoracic), 호흡성(Respirable) 입자의 크기별 분포와 농도를 얻을 수 있다.

㈁ 특징

- 유입구의 조절판(혹은 차단판)과 카울(갓, cowl)은 큰 목재조각이나 다른 잔재물들이 충돌기로 들어오는 것을 방지하며, 공기가 유입구의 카울을 통해 1단계 충돌기의 6개 방사형 슬롯으로 가속화되어 들어온다. 1단계의 유효채취직경(21.3 μm) 이상의 크기를 가진 입자는 1단계에 장착된 매체(여과지, 34 μm 직경)에 채취된다. 유효채취직경 이하의 크기를 가진 입자는 1단계보다 작은 노즐 폭을 가진 2단계 충돌기로 지나간다. 여기에서는 2단계의 유효채취직경(14.3 μm) 이상만 채취되고 다음 충돌기로 지나간다. 이렇게 계속해서 8단계까지 지나가면 모든 크기의 입자가 유효채취직경에 따라 채취된 방추형 슬롯의 폭은 각 충돌기에서는 일정하나 아래로 내려갈수록 작아지므로 제트 속도는 증가되고, 작은 입자는 매체에 충돌할 수 있는 충분한 운동량을 얻게 된다. 이러한 원리로 각 충돌기마다 일정 크기의 입자가 충돌에 의해서 채취되며, 8단계를 모두 통과한 아주 작은 크기의 입자는 맨 아래 PVC여과지(34 mm 직경)에 채취되며, 포집 유량은 2.0 L/min으로 하는 것이 중요하다.
- 근로자의 유해물질에 노출되는 농도를 파악하기 위해 근로자의 호흡기 반경 30 cm 이내에서 유해 물질을 포집하는 개인시료포집법에 사용된다.

⑩ 명칭 : 입자상 물질 측정에 사용되는 홀더(Holder)

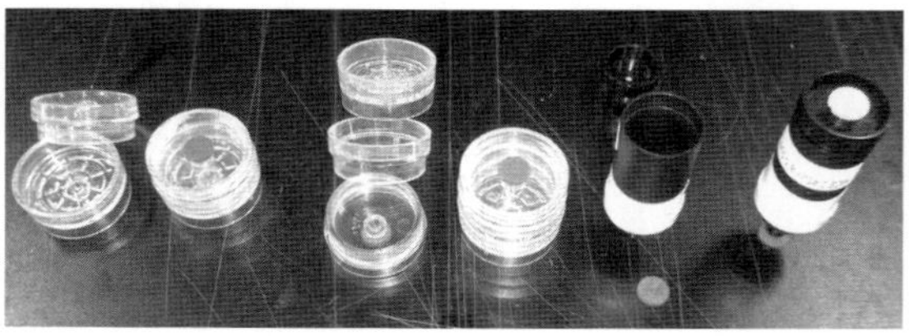

- 2단 분립형 홀더(Two piece casstte Holder)
- 3단 분립형 홀더(Three piece casstte Holder)
- 석면 포집용 홀더(Asbestos Holder)

㈀ 사용용도

- 2단 분립형 홀더는 원심력에 의한 흉곽성 먼지 채취에 사용된다.
- 3단 분립형 홀더는 흡입성 또는 총 먼지 채취에 사용된다.
- 석면 포집형 홀더는 홀더 내부에 MCE멤브레인 필터를 장착하여 석면 포집용으로 사용된다.

㈁ 특징

유리섬유여과지나 PVC여과지, MCE멤브레인 여과지 등을 홀더에 장착하여 입자상 물질을 측정한다.

⑪ 여과지의 종류

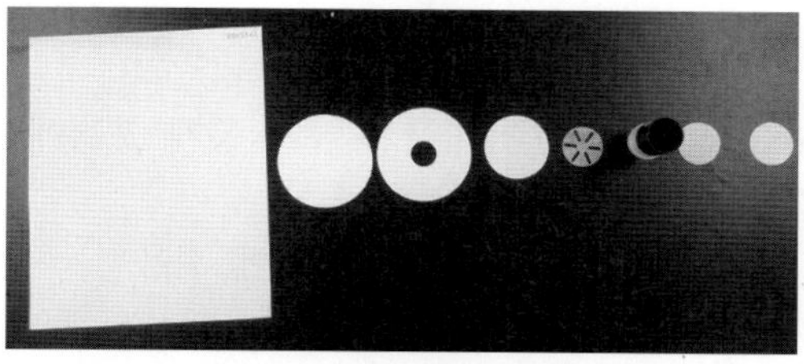

- High volume air Sampler용 유리섬유 여과지
- Anderson air sampler용 유리섬유 여과지
- Low volume air sampler용 유리섬유 여과지
- Personal cascade Impactor용 마일러 필터
- 석면 포집용, MCE막 여과지(Mixed cellulose ester membrane filter)
- 개인시료포집용 PVC 막 여과지(Poly vinyl chloride)
- 개인시료포집용 유리섬유 여과지(Glass fiber filter)

㈀ 사용용도 및 특징

- MCE 막 여과지는 산에 쉽게 용해됨으로 입자상 물질 중의 금속을 채취하여 원자 흡광광도 법으로 분석하는데 적정하며, 시료가 여과지의 표면 또는 표면 가까운 곳에 침착되므로 석면, 유리섬유 등 현미경 분석을 위한 시료채취에도 사용된다.
  - MCE 막 여과지는 원료인 셀룰로오스가 수분을 흡수하기 때문에 중량분석에는 사용하지 않는다.
- PVC 막 여과지는 유리규산(SiO_2)을 채취하여 X-선 회절 분석법으로 분석하는데 적절하고, 6가크롬, 아연 산화물 채취에 이용된다.
  - PVC 막 여과지는 수분에 대한 영향이 크지 않기 때문에 총 먼지 등의 중량분석을 위한 측정에 이용한다.

• 유리섬유 여과지는 MCE 및 PVC 막 여과지에 비해 비싸고 물리적인 강도는 약하나 흡습성이 적고 열에 강하며 과부하에서도 채취 효율이 높은 장점을 갖고 있어 대부분의 작업환경측정에 사용된다.

⑫ 고체 흡착관의 종류

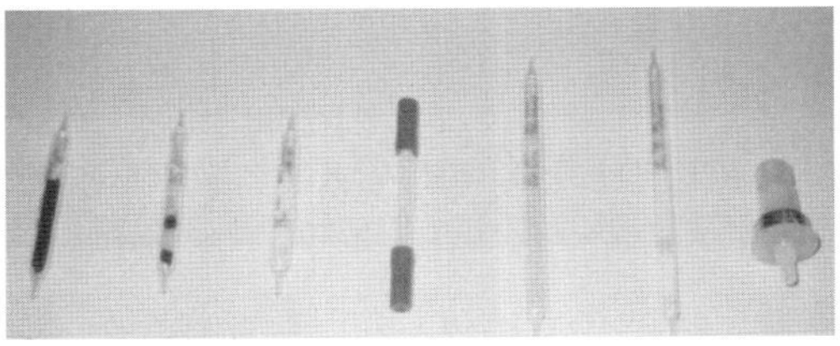

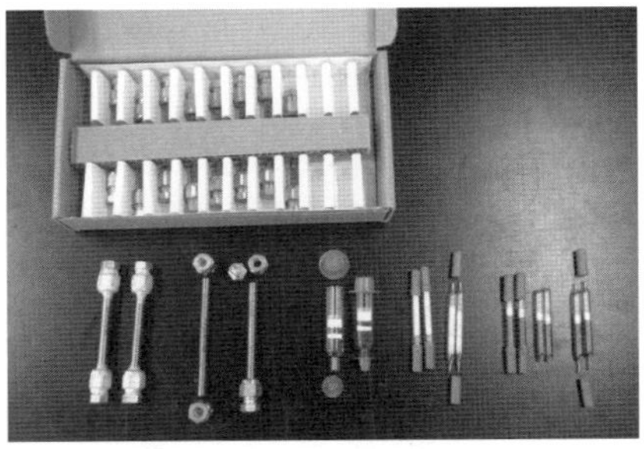

- 활성탄관(charcoal tube) : 비극성 유기 용제 포집에 사용됨
- 아민 포집관 : 아민 포집에 사용됨
- PAH관 : 다핵방향족 탄화수소류 포집에 사용됨
- 암모니아 포집관 : 암모니아 포집에 사용됨
- 실리카겔관(Silecagel tube) : 극성 유기용제 포집에 사용됨
- 페놀 포집관 : 페놀 포집에 사용됨
- HCHO 포집관 : 포름알데히드 포집에 사용됨
- OVS Tenax관 : TNT, DNT 등 산업용 폭약 물질 포집에 사용됨
- 다공성 중합체(porous polymers) : 미량의 오염물질을 포집하여 열탈착 분석에 사용됨

㈀ 사용용도

고체 입자층을 통과하게 하여 흡인하고 분석대상 물질을 고체 입자 표면에 흡착시켜 포집한다.

㈁ 특징

• 공기 중에 있는 증기와 가스는 일반적으로 고체 흡착관을 이동하여 포집하며 고체 흡착관은 유리관 내에 흡착제가 충진된 것을 말한다. 공기에 포함된 가스상 물질이 흡착관 내에 있는 흡착제를 통과하면서 반데르발스 결합으로 흡착되어 채취되는 원리를 이용한다.

• 흡착된 분석 대상 물질은 용매를 이용한 탈착과 열을 이용한 탈착으로 흡착제에서 분리하게 되는데 다공성 중합체는 대부분 열탈착 분석에 사용하며 대부분의 흡착제는 용매탈착 분석에 사용된다.

3 작업환경측정의 목표 및 계획

1) 작업환경측정의 목표

① 측정목적

㈀ 기초자료 수집을 위한 조사

㈁ 특정물질의 폭로정도

㈂ 법규상 허용농도에 부합되는지의 결정

㈃ 공학적 대책마련

㈄ 근로자의 불평이나 고통 호소 시 조사

2) 작업환경측정의 계획 수립

① 사전조사 : 문헌이나 자료조사를 통해 얻고자 하는 정보를 획득한다.

㈀ 인터넷이나 물질안전보건자료(MSDS : material safety data sheets)를 활용한다.

㈁ 작업공정 및 작업내용

- 사용물질의 물리, 화학, 독성학적 성질, 원재료, 중간산물, 부산물, 최종산물
- 각각의 독성학적 성질에 따른 OSHA의 PEL/ACGIH의 TLV 등 허용, 권장농도 활용

토론 다음은 접착제를 이용하여 구두 등 신발을 만드는 작업공정이다. 이 작업 공정에서 근로자에게 노출 될 수 있는 유해인자를 찾아보자.

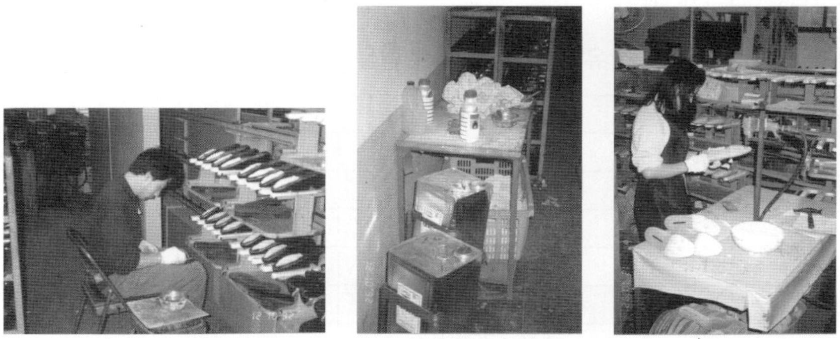

구두 및 신발 제품 제조 작업 공정

○ 작업공정

- 원단 투입 → 재단 → 재봉 → 제조 → 도장 → 제품 포장
  - •재봉 : 선심 및 월형 → 제봉구목 → 재봉 → 검사
  - •제조 : 연마 → 약품처리 → 1차 풀칠 → 열처리 → 2차 풀칠 → 압착 → 검사

○ 작업내용

- 선심과 월형 : 신발 갑피의 압축과 뒤축의 안쪽 갑피에 접착제를 접착하는 작업, 접착제는 라텍스를 사용
- 재봉구목 : 신발 끈을 넣기 위해 펀치로 구멍 뚫음
- 재봉 : 미싱 작업
- 검사 : 실밥을 열풍기로 녹임
- 연마 : 접착을 용이하게 하기 위해 재단된 창의 바닥을 갈아줌
- 약품처리 : 접착제가 잘 붙도록 바닥 창을 손실
- 1차 풀칠 : 중창(스폰지)에 점성이 낮은 접착제로 작업, 고무풀 사용
- 열처리 : 약 140℃로 건조
- 2차 풀칠 : 점성이 높은 접착제로 작업, 본드 사용
- 압착 : 압축 로울러로 압착
- 도장 : 스프레이 건을 이용하여 도장
- 검사 : 톨루엔, 신나 사용하여 세척작업

▌**과제** 1 접착제로 사용하는 라텍스, 고무풀, 본드를 구별하고, 혼합물질의 주요 성분을 파악해 봅시다. 구두 및 신발 제조 작업공정의 세척제로 사용하는 신너에 대한 주요 성분을 파악해 봅시다.

❒ 단위작업공정 별 유해요인 : 유해·위험성에 대한 토의

작업공정 명	설비	취급물질	유해·위험성
선심 및 월형	카운터 몰딩기	라텍스	
접착	힐라스타, 수작업	고무풀, 본드	
건조	열처리기	140℃	
연마	브러쉬 및 연마기	광택제	
도장	도장부스 스프레이건	광택제 및 안료	
검사	세척제로 이물질 제거	신너	

② 예비조사 : 답사로 문헌조사에서 나타나지 않은 사항을 조사한다.

㈀ 측정기기, 분석방법, 측정위치, 시료채취시간, 채취량 등 본 조사에 필요한 사항을 선택하기 위해 현장방문

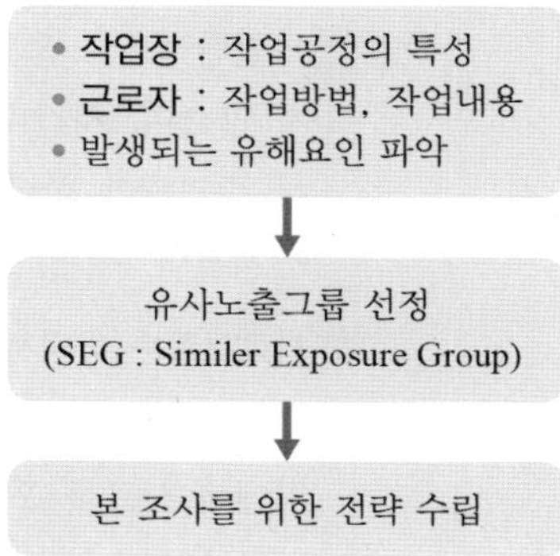

- 정확한 유해인자 발생 장소의 확인
- 유해물질의 실 사용량
- 노출시간
- 폭로 근로자 수, 배치상황
- 청소상태, 정리정돈
- 공학적 대책시설 사용 상황
- 보호구 착용실태
- 근로자의 작업 자세 또는 작업지시에 따른 이행여부

㈁ 현장답사 방법

- 공정순서에 따라 원자재에서 최종 제품의 순서로 실시, 작업반장, 공장장, 보건관리자 등 대동
- 조사자의 5각과 간단한 측정기기 활용

  ※ 예 : 후각은 가스, 증기의 냄새로 사용 물질이나 농도의 대략적 추정(제한점 : 개인별 감수성, 마취, Odor Threshold > TLV, 무취성 등), 시각은 눈에 보이는 먼지, 흄, 증기 등(제한점 : 안 보이는 것 - 더 해로운 수 있음), 청각/촉각/미각

  ※ 검지관, 직독식 기기, Smoke tube 등
- 근로자의 작업 위치, 방법, 습관, 보호구 사용 등
- 문헌 조사 시 잘 나타나지 않는 간헐적 작업이나 부수적 작업을 파악하며 원자재 전처리, 부산물 쓰레기 처리, 주기적/간헐적 정비, 창고 작업 등에 대해서 조사한다.
- 공학적 대책시설의 조사 : 시설 유무, 성능이나 유효성, 유지/보수, 사용 여부, 시설에 대한 관심도 등

③ 본 조사 : 실 측정

측정시료는 대표성(Representative) 및 불편성(Unbiased)을 가져야 하며 언제(When), 어디서(Where), 누구를(Whom), 얼마나 오래(How long), 몇 개를(How many), 누가 (Who), 무엇으로(What)의 6하 원칙에 의해 시료를 채취하여야 한다.

㈀ 언제 시료를 채취 할 것인가(When to sample) : 시료채취시점

연 중 계절별 기온차가 큰 지역에 위치된 공장은 여름철, 겨울철에 각각 시료채취를 해야 한다. 통상 여름 동안은 문과 창문들을 열어놓기 때문에 겨울철보다 오염

공기의 희석률이 높다. 여러 교대조로 구성된 근무 형태인 경우는 각 근무조별로 시료채취를 하여야 한다.

일반적으로 오염물질은 작업강도, 작업주기 등의 변화로 인해 일정하게 발생하지 않으며, 시간대역 별로도 상당히 다를 수 있으므로 시료채취시점의 선정에 특히 주의해야 한다.

* 계절별, 월별, 요일별, 시간별로 농도차이 발생됨

(ㄴ) 시료채취는 어디서 할 것인가(Where to sample) : 시료채취위치

근로자 폭로도의 평가가 시료포집의 목적일 경우에는 가능한 한 근로자 호흡기 위치에서 시료를 포집하여야 하며, 잠재적인 유해성 예측 또는 대책강구를 목적으로 자료를 입수하고자 할 경우, 통상 오염원 근처에서 포집되어야 한다. 근로자의 폭로 도는 근로자가 호흡하는 공기 내의 오염물질 농도를 결정함으로써 거의 정확하게 측정될 수 있다.

(ㄷ) 시료채취는 어느 근로자에게 할 것인가(Whom to sample) : 시료채취대상

근로자가 공기 중 유해물질에 과도한 폭로가 예상되는 경우 그 근로자의 유해물질 폭로도에 대한 측정이 수행되어야 하며, 가장 높게 폭로된 근로자에 대하여 시료채취가 실시된다.

일반적으로 최대폭로 가능성을 가지는 근로자를 선정하는 방법 중 가장 합리적이고 간단한 방법은 유해물질 발생원에 가장 가까이 위치한 근로자를 선택하는 것이다. 그러나 동일한 작업장소라고 하더라도 개인적인 작업습관의 차이로 인해 개인적인 폭로도가 크게 다를 수 있으며 동일물질을 취급하면서 동일업무를 수행한다 하더라도 그들의 개인적인 업무수행방법의 차이로 개인폭로도가 다를 수 있다.

또한 작업장 내 공기이동 형태에 따라 폭로도가 다를 수 있으며, 특히 연소 또는 가열을 수반하는 공정에서는 자연적인 공기순환에 의해 오염원으로부터 상당히 먼 장소의 근로자에게 유해한 영향을 미칠 수 있다.

(ㄹ) 시료채취는 얼마나 오래 할 것인가(How long to sample) : 시료채취시간

시료채취용량과 시간선정은 분석방법 또는 직독식 장비의 민감도, 예측되는 오염물질 농도, 허용농도 등을 고려해서 하여야 한다.

(ㅁ) 몇 개의 시료채취를 할 것인가(How many Sample to Take) : 시료채취개수

근로자의 폭로평가에 필요한 시료 수를 결정하는 법칙은 없다. 다만, 시료 수는 채취의 목적에 의존한다. 단일시료는 발생 가능한 오류 때문에 그 측정치가 높거나 낮게 될 수 있으며, 여러 개의 시료를 채취하는 것은 근로시간 동안 다양한 업무를 수행하는 근로자의 1일, TWA, 단시간 폭로도를 정확하게 평가하기 위해 필요하다.

공기 중 오염물질농도는 일반적으로 낮기 때문에 아주 미세한 공기 중 오염물질량(ppm 또는 mg/m³)의 존재를 정확하게 분석할 수 있도록 충분한 시료 양을 포집해야 한다.

(ㅂ) 시료채취는 무엇으로 할 것인가(What to sample) : 시료채취장비

목적과 측정할 인자에 적합하고 특이성, 정확성, 예민성과 재현성이 우수한 분석법을 선택한다. 일반적으로 기구는 다음과 같은 조건에 의해 선택된다.

- 운반되기 편리하고 사용하기 편한 것
- 여러 장소의 사용에 있어서 장비의 신뢰도가 높은 것
- 얻고자 하는 정보나 분석의 형태
- 기구나 방법의 효율성
- 경험에 의한 측정자 개인의 선택

(ㅅ) 시료채취자 : 산업위생관리 산업기사 이상인 자만이 가능함

- 요구되는 정확도와 정밀도(Required accuracy and precision)는
  시료채취방법의 정확도와 정밀도를 고려하여야만 의미있는 측정결과를 얻을 수 있을 뿐만 아니라 그 측정결과를 가지고 허용기준에 적합 여부를 결정할 수 있는 자료로 활용할 수 있다.
- 높은 폭로수준의 "최악의 경우"를 평가 또는 폭로분포의 평가를 필요로 할 것인가
- 자료 분석 결과에 근거해 취할 조치는 어떤 것인가.

4 작업환경측정 방법

1) 측정단위

① 물리적 유해인자 : 공기 중에서 물리적 특성을 나타내는 강도를 단위로 나타낸다.

(ㄱ) 소음 : dB(A)

(ㄴ) 진동 : m/sec^2

(ㄷ) 전리방사선 : mSv(Sievert)

(ㄹ) 비전리방사선 : $\mu W/cm^2$

② 화학적 및 생물학적 유해인자 : 일정 용량에 존재하는 화학적 유해인자의 양을 알아내는 것으로 두 가지 방법이 있다

(ㄱ) 펌프를 이용하여 유해인자들로 오염된 공기를 여재(media)로 통과시켜 여재에 채취된 유해인자들의 특성(양, 수, 마리 등)을 알아낸다.

(ㄴ) 여재에 의한 채취과정 없이 현장에서 실시간(real-time) 동안 측정하는 것으로 직독식 측정(direct-reading instruments : 현장에서 직접 농도나 강도를 읽는다는 의미)

이라고 한다. 측정하고자 하는 목적, 활용도에 따라 이용하는 방법이 다르며, 근로자의 노출을 측정하기 위해서는 전자의 방법을 많이 이용한다.

(ㄷ) 공기 중의 화학물질의 양 : $\mu g/m^3$, mg/m^3, ppm 등

(ㄹ) 공기 중에 존재하는 입자상 물질의 양 : $\mu g/m^3$, mg/m^3.

(ㅁ) 공기 중에 섬유 상태로 존재하는 석면이나 유리섬유 : 개/cc.

(ㅂ) 공기 중에 존재하는 총 세균 수 : CFU(Colony Forming Unit)/m^3

③ 화학적 유해인자의 농도 단위 환산 : 부피단위인 ppm과 중량단위인 mg/m^3과의 상호간의 단위환산이 필요함

▌**연습 1** 온도가 18℃인 작업장에서 톨루엔의 무게농도가 188 mg/m^3이었다. 이를 부피농도(ppm)으로 환산하시오.

▌**연습 2** 작업장 내 공기 중 아황산가스(SO_2)의 농도가 400 ppm일 경우 이 물질의 농도를 용적 백분율(%)로 표시하시오.

▌**연습 3** 작업환경 내의 아황산가스(SO_2) 농도를 측정하였더니, 25℃, 1기압에서 0.2 mg/m^3이었다, 이를 ppm으로 환산하시오.

2) 시료채취 방법

① 시료채취 위치에 따른 분류

측정은 측정하는 목적에 따라 매우 다양하게 이루어질 수 있다. 가장 큰 구분은 측정대상에 따른 분류로 대상이 사람(근로자)일 경우, 노출되는 유해인자의 양이나 강도를 알아내기 위한 것으로 개인시료(personal sample)라고 하고, 대상이 작업환경일 경우 환경 농도의 분포 등을 알아보기 위한 것으로 지역시료(area sample)라고 한다.

(ㄱ) 개인시료(personal sample) : 근로자의 노출농도 파악을 위한 측정 방법

근로자의 노출되는 신체 부위에 여과재나 혹은 감지기 등을 부착하고 그 부근의 양이나 강도를 측정하는 것으로 근로자가 직접 기구를 착용하기 때문에 실제 일하는 동안 노출되는 양이나 강도를 간접적으로 평가할 수 있다. 예를 들면, 화학적 유해인자의 경우 공기는 호흡기계로 흡수되므로 호흡기계 주변의 30 cm 이내에 여과재를 착용하고 채취하면 된다. 물리적 유해인자인 소음에 대한 노출량은 청각영역에 해당되며 머리둘레 60 cm 이내에 소음 노출량계를 부착하여 측정한다. 용접을 할 때에는 다량의 흄뿐만 아니라 자외선과 소음도 발생한다. 따라서 용접흄을 채취할 때는 헬멧 안쪽에서 시료를 채취한다.

(ㄴ) 지역시료(area sample) : 유해인자의 발생 상태를 파악하기 위한 측정 방법

지역시료는 어떤 공정의 고정된 위치에서 채취하는 방법을 말하며, 이러한 측정결과를 통해서 근로자에게 노출되는 유해인자의 배경농도(background concentration)와 시간별 농도의 변화 등을 평가할 수 있다. 또한 특정 공정의 계절별 농도 변화 분석, 농도 분포와 변화, 공정의 주기별 농도 변화, 환기장치의 효율성 변화 등을 알 수 있다. 그러나 근로자 개인 시료의 채취를 대신 할 수는 없다. 왜냐하면, 채취위치가 측정 지역에서 근로자 호흡기 위치라 하더라도 작업 활동이 호흡기 위치의 농도 분포에 영향을 미치기 때문이다.

② 시료채취 시간에 따른 분류

유해물질에 대한 생물학적 모니터링(biological monitoring)에서는 혈액, 소변 등 근로자의 체액을 채취하는 시간이 잘 설정되어 있다. 이것은 유해물질의 독력학적(toxicokinetic) 특성이 고려된 것이다. 그러나 가끔 근로자의 개인 시료채취는 측정하고자 하는 물질의 독력학 적인 특성을 고려하지 않고 측정하는 경우가 많다. 대표적인 예가 독성학적으로 몇 초 이내인 단기간에 영향을 나타내는 천장 값(TLV-C, Ceiling) 허용기준이 설정된 급성 독성물질을 시간가중평균농도로 오랜 시간을 채취하거나 혹은 15분을 채취하는 경우이다. 이런 경우 노출이 최고로 되는 어떤 순간의 노출농도가 과소평가 되거나, 검지가 되지 않아 대책이 필요 없는 것으로 판단되거나 또는 노출이 적정한 것으로 잘못된 평가를 할 수가 있다. 반대로 인체에서 거의 제거가 되지 않고 만성적으로 축적되는 물질인 경우(금속류, 발암성물질, 생식독성물질 등)에는 시간가중평균농도(TLV-TWA)를 측정해야 하는데도 단시간을 측정하는 경우도 있다. 따라서 측정하고자 하는 물질에 관한 독성학적인 영향을 검토하고 허용기준이 시간가중평균농도인가, 천장 값인가 그리고 시간가중평균농도와 단시간노출농도인가 혹은 이러한 기준들이 복합적으로 설정되었는가를 구분하여 측정시간을 선정해야 한다.

(ㄱ) 장시간 시료채취(Long-term sample) : 2~8시간 측정

보통 공기 중의 유해물질을 측정할 때는 하루 8시간을 측정하거나 이를 기준으로 환산하여 시간가중평균농도를 구한다. 유해물질의 허용기준 중에서 8시간 가중평균농도와 비교하고자 하는 경우에는 장시간 시료를 채취하여야 한다.

- 전 작업시간 단일 시료채취(Full-period single sample) : 전 작업시간에 단지 한 개의 시료로 채취하는 것으로써 채취하고자 하는 물질의 농도, 특성에 따라 제한 조건이 따른다. 즉, 유기용제의 경우 파과되거나 금속이나 먼지 등은 과부하로 인한 손실 등을 야기할 수 있는 단점이 있다.

예를 들면, 호흡성 먼지를 측정하기 위해 근로자에게 아침 8시에 펌프를 가동

하여 시료채취를 시작한 후 점심시간인 12시에서 13시 사이에 펌프를 끄고 다시 오후 작업시간인 13시부터 17시까지 다시 펌프를 가동시킨 경우이다.

- 전 작업시간 연속적으로 여러 개의 시료채취(Full-period consecutive sample) : 전 작업시간을 일정시간별로 나누어 여러 개의 시료를 채취하는 것이다. 여기서 일정시간은 서로 동일할 수도 있고 다를 수도 있다. 전 작업시간을 측정하여 8시간 가중농도를 측정하거나 단시간 작업에 대한 천장 값의 측정에 이용된다.
- 일부 작업시간 동안 부분적으로 여러 개의 시료채취(Partial-period consecutive sample) : 작업시간 전체를 측정하는 것이 원칙이나 작업시간 중 일부를 제외하고 시료를 채취하는 방법이다. 임의로 선택한 측정시간이 4시간에서 8시간 이하이며, 이 시간 동안에 여러 개의 시료를 채취한다. 시료채취가 제외된 시간에 대해서는 이유를 설명해야 한다. 단점은 측정되지 않은 시간에 대한 농도를 알 수 없다는 것이다.

㈏ 단시간 시료채취(Short-term or Grab sample) : 5~10분 측정

작업시간 중 무작위적으로 선택한 시간에서 여러 번, 단시간 동안 측정한 방법이다. 이러한 시료채취는 측정방법의 제한으로 인하여 전 작업시간 동안 연속해서 시료를 채취할 수 없을 때 이용된다. 시료를 채취하는 시간은 1시간 이내이거나 몇 분 혹은 몇 초이다, 그러나 단시간을 측정해야 할 제한 조건이 없음에도 불구하고 무작위적이 아닌 임의적으로 선택한 시간에서 단시간 측정하는 경우는 측정치에 신뢰도를 부여할 수 없다.

예를 들면, 검지관을 이용하여 포스겐을 측정하고자 할 때 측정시간은 5분이 걸린다. 8시간 작업하는 동안에 일정간격을 두고 매 간격마다 5분간씩 10개의 시료를 측정하고, 이를 평균하여 8시간 노출 농도의 추정치로 이용한다.

③ 유해물질의 발생 상태에 따른 분류

작업환경 중에 존재하는 유해물질의 특성에 따라 시료채취매체와 채취방법이 달라지게 된다. 공기 중의 유해물질은 고체흡착관, 여과지, 액체 등의 매체를 이용해서 대부분 채취하며, 채취방법은 NIOSH의 측정·분석방법에 자세히 제시되어 있으므로 이것을 이용하는 것이 바람직하다.

㈀ 여과포집법 : 소정의 시료공기를 여과재(filter)를 통과하게 하여 흡인하고 여과재에 분석 대상물질을 포집하는 방법

공기 중에 존재하는 입자상 물질은 여과지로 채취하며, 채취대상물질에 따라 여과지의 종류를 달리한다.

- 먼지(Dust) : 공기 중의 먼지를 채취하고자 할 때는 유리섬유여과지(glass fiber

filter)나 PVC(poly vinyl chloride)여과지를 사용한다, 공기 중의 먼지를 채취하여 무게를 측정하고자 할 때 가장 중요한 것은 여과지가 공기 중의 수분을 흡수하지 않아야 한다는 점이다. 여과지가 공기 중의 수분을 흡수할 경우 먼지의 무게에 영향을 미치기 때문이다. 이외에도 PTFE(Poly Tetra Fluoro Ethylene)여과지가 수분에 영향을 받지 않아 먼지 측정에 자주 이용된다.

- 먼지 중의 금속 : 채취한 입자상 물질 중에 존재하는 금속의 양을 알아야 할 때가 있다. 이때는 MCE(Mixed Cellulose Ester, 막 여과지)여과지를 사용한다. 금속분석에 적합한 이유는 성분이 셀룰로오스이고, 정전기적인 특성을 가지고 있으며, 전처리 과정에서 다른 여과지에 비해 산(acid)에 잘 분해된다.
- 섬유(Fiber) : 공기 중의 섬유(석면이나 유리섬유 등)는 MCE여과지를 이용하여 채취한다. 채취하는 방법은 다른 입자상 물질과는 다르게 카세트의 상단부분을 제거하고 열린 채(open face)로 채취한다. 이러한 이유는 여과지에 고르게 섬유먼지를 채취하여야 분석할 때 섬유의 수를 셀 수 있기 때문이다. 또한 지나치게 많은 양의 섬유가 채취되지 않아야 한다, 이러한 주의 사항이 지켜지지 않을 경우 먼지가 여과지에 중첩하여 부착되기 때문에 정확한 계수가 되지 않는다. 석면 채취에 MCE여과지를 사용하는 이유는 여과지의 표면이나 또는 표면 가까운 데에 먼지가 침착되므로 현미경으로 검사하는 데 적합하다.

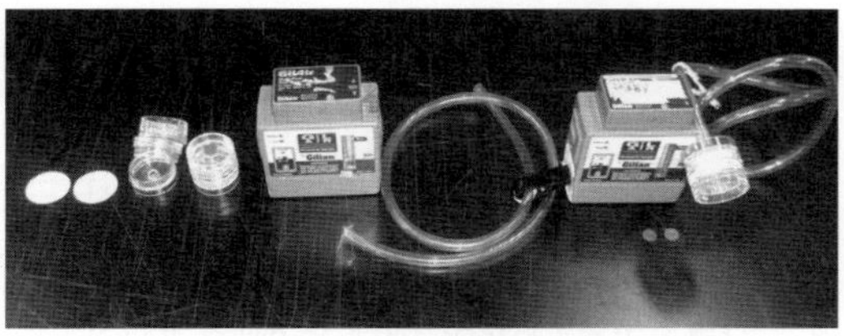

그림 6-1 여과포집법

(ㄴ) 고체포집법 : 고체 입자 층을 통과하게 하여 흡입하고, 분석 대상물질을 고체 입자 표면에 흡착시켜 포집

- 공기 중에 있는 증기와 가스는 일반적으로 고체흡착관을 이용하여 채취한다. 고체흡착관은 유리관 내에 흡착제가 충진된 것을 말하며, 공기에 포함된 가스상 물질이 흡착관 내에 있는 흡착제를 통과하면서 반데르발스 결합으로 흡착되어 채취되는 원리를 이용한다.
- 흡착은 결합력이 약한 반데르발스 결합이기 때문에 채취 유량이 과다할 경우(일반적으로 0.2 L/분 이상) 앞 층에 흡착된 가스상 물질이 떨어져 나와 뒤 층으로 손실될 수 있다. 이러한 손실을 판단하는 기준으로 뒤 층을 두어 뒤 층과 앞 층

에서 검출된 유해물질량이 1/10(10%) 이상 검출될 경우 파과(Breakthrough)가 일어난 것으로 간주한다, 즉 시료가 손실되었을 가능성이 있어 측정 결과로 사용할 수 없다는 의미이다. 고체 흡착제의 종류는 채취하고자 하는 가스상 물질의 특성에 따라 여러 가지가 있지만 가장 많이 사용되는 것이 활성탄관(charcoal tube)과 실리카겔관(silicagel tube)이다. 전자는 비극성류(non-polarity)의 유기용제, 후자는 극성류(polarity)의 유기용제나 산을 채취하는 데 사용된다. 이외에도 다공성 중합체(porous polymers), Tenax, porapak, chromosorb, ambersorbs, 분자체(molecular sieves) 등이 있다.

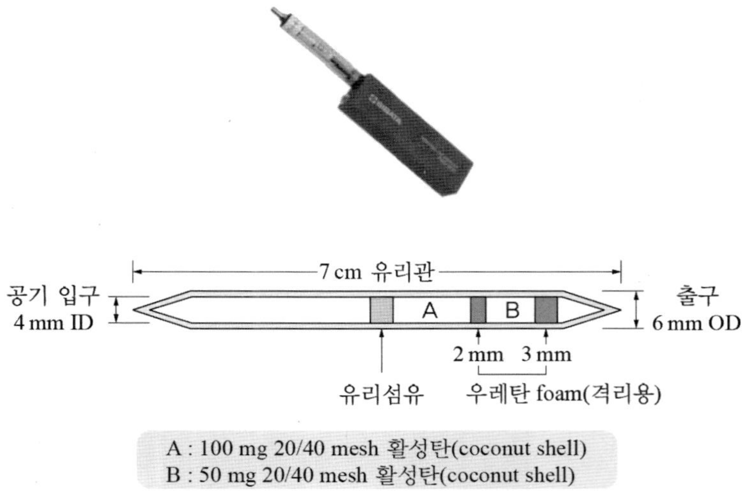

그림 6-2 고체포집법 및 활성탄관의 구조

㈐ 액체포집법 : 시료공기를 소정의 액체 속에 통과시키거나 또는 액체 표면과 접촉시켜 용해, 반응, 흡수, 충돌 등을 이용하여 분석 대상물질을 포집.

- 임핀져를 이용하기 때문에 임핀져법이라고도 하며, 활성탄이나 실리카겔에 흡착이 되지 않는 증기나 가스와 산 등을 채취한다.

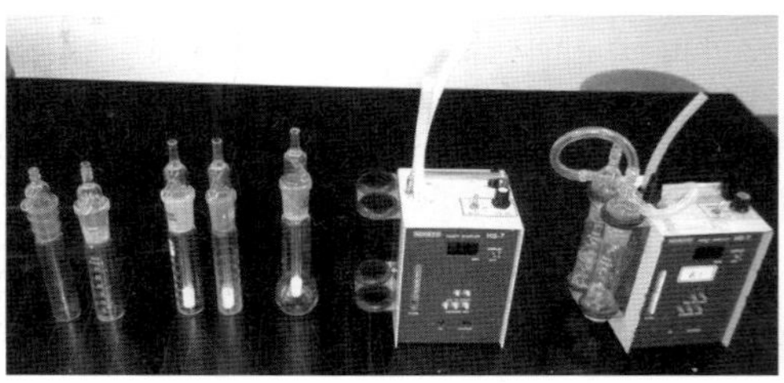

그림 6-3 액체포집법

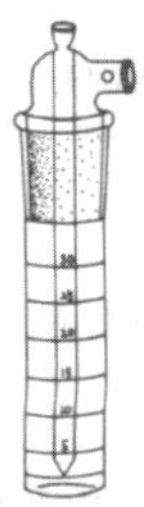

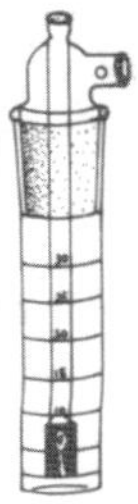

그림 6-4 midget impinger 그림 6-5 midget bubbler

- 임핀져(impinger)라는 유리관에 일정 용량의 액체를 담아 가스상 물질이 포함된 공기를 충돌시키면 채취하고자 하는 물질은 액체에 흡수되고 깨끗한 공기만 배출되게 된다.
- 염화수소(HCl), 불화수소(HF) 및 아황산가스(SO_2) 등과 같이 흡수제에 쉽게 용해되는 가스는 임핀져(impinger)나 버블러(Bubbler)를 이용하여 흡수액에 포집하며, 염소가스(Cl_2)나 이산화질소(NO_2)와 같이 쉽게 흡수되지 않는 물질은 접촉면적을 증가시켜야 하므로 임핀져보다 버블러를 사용한다.

㈃ 직접포집법 : 흡수, 흡착, 여과 등의 과정을 거치지 않고 시료공기를 유리병, 금속플라스틱 용기 또는 폴리에틸렌 . Saran . Mylar . Tedlar 백에 포집

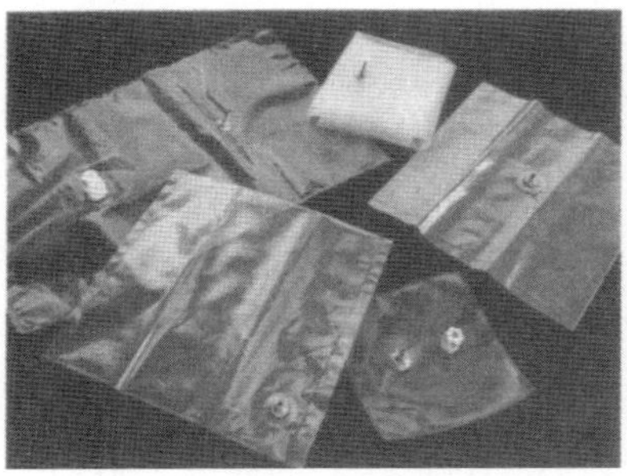

그림 6-6 시료채취백의 예

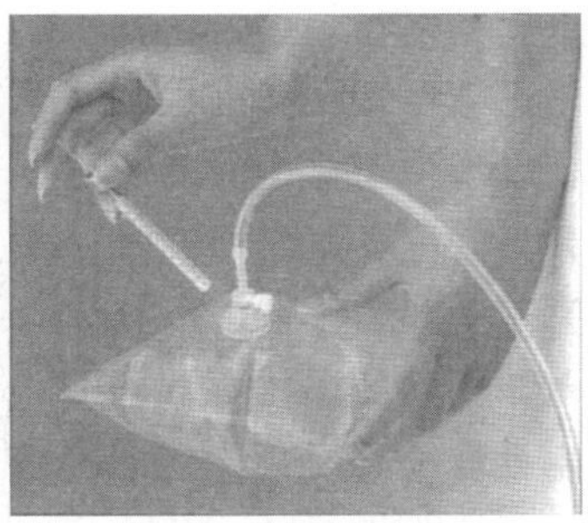

그림 6-7 시료채취백에서 소량의 공기를 채취하는 모습

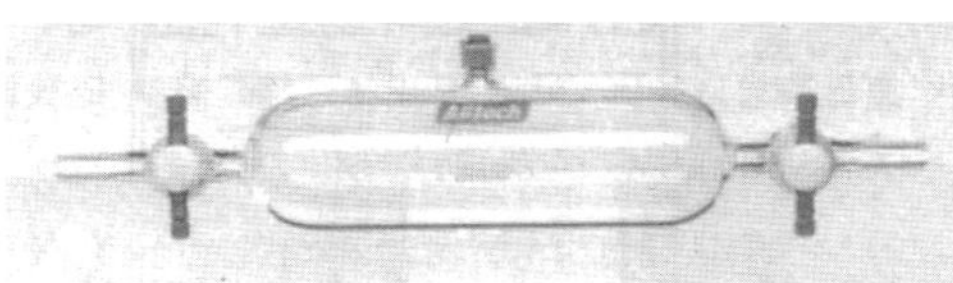

그림 6-8 일반적인 가스 시료채취병(진공 플라스크용으로 사용될 수 있다.)
(작업환경측정 및 평가, 백남원 등, 신광출판사 자료 인용)

(ㅁ) 저온 포집법 또는 냉각응축 포집법 : 시료공기를 냉각제(드라이아이스와 아세톤(-78℃) 또는 액체질소(-196℃), 헬륨가스)가 들어있는 냉각된 관 등에 접촉, 응축시켜 대상물질을 포집

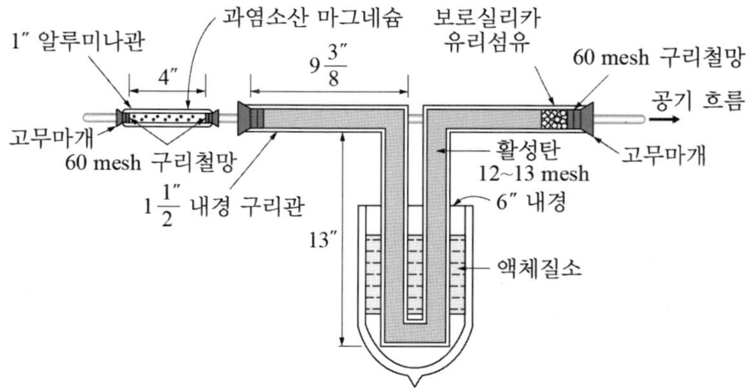

그림 6-9 냉각트랩 (작업환경측정, 박동욱 등, 한국방송통신대학교 출판부, 자료인용)

5 작업환경측정에서 사용되는 주요용어의 정의

1) 공 시료

공 시료는 채취하고자 하는 공기에 노출되지 않은 시료를 말하며, 채취하고자 하는 유해물질에 노출되지 않은 점을 제외하고는 현장시료(field sample)와 동일한 방법으로 취급, 운반, 분석되어야 한다. 모든 공 시료의 목적은 현장시료의 정성(identification)과 정량에서 오염과 오차를 방지하기 위한 것으로, 만일 공 시료에서 채취하고자 하는 물질의 양이 높게 나타나면, 오염을 의심하거나 결과의 정확도에도 의문을 가지고 그 원인을 파악해서 보정해야 한다. NIOSH에서는 현장시료 10개당 공 시료는 2개이고, 각 시료 세트당 10개를 최대로 제안하였다.

2) 검출한계(Limit of Detection, LOD)

LOD는 공 시료와 통계적으로 다르게 분석될 수 있는 가장 낮은 농도를 말한다, 즉 분석기기가 검출할 수 있는 가장 적은 양을 말한다.

3) 정량한계(Limit of Quantization, LOQ)

LOQ는 분석 결과가 신뢰성을 가질 수 있는 양을 말한다. LOQ는 LOD의 10배로 정의한다.

4) 검량선 작성

검량선 작성은 표준용액의 몇 개 농도 수준에서 분석기기의 반응을 측정하는 과정이다. 이 때 분석하고자 하는 물질, 화합물질의 표준용액 및 작업장 시료는 같은 방식으로 분석기기에 반응을 한다는 가정을 둔다. 검량선의 정확도는 정성 및 정량분석에서 필수적이다. 표준용액과 시료는 동일한 시기와 조건 하에서 동일한 분석기기를 이용하여 동시에 분석하여야 한다. 표준용액은 최소한 3개 이상의 농도(양)를 만들어야 하고 시료는 이러한 농도 범위에 반드시 포함되어야 한다, 검량선 범위를 넘는 시료는 외삽(extrapolation)하여 추정하면 안 되고 희석함으로써 범위 내에 들게 한다. 이유는 검량선 범위 밖의 농도에 대한 반응은 알 수 없기 때문에 자료의 신뢰성을 확신할 수 없기 때문이다, 검량선의 신뢰도는 일반적으로 표준농도에 대한 분석기기의 반응과의 관계에서 설명력 계수(R2)로 판단하며, “1”에 가까울수록 그 관계를 신뢰할 수 있다.

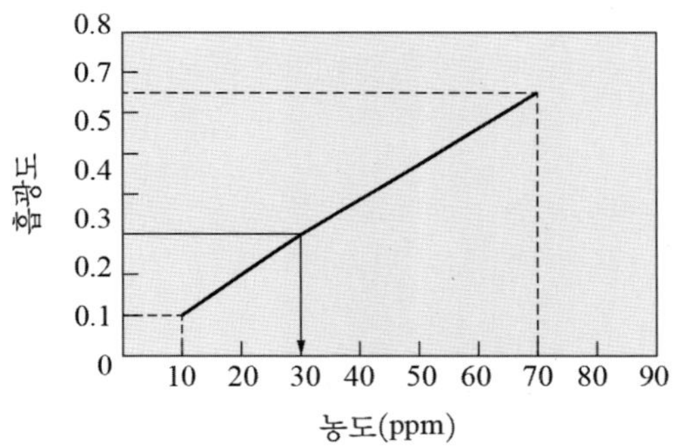

검량선

5) 회수율 실험(Recovery test)

여과지를 이용하여 채취한 금속을 분석하는 데 보정하는 실험으로써 채취에 사용하지 않은 동일한 여과지에 첨가된 양과 분석량의 비로 표현된다, 이 실험의 목적은 여과지의 오염, 시약의 오염, 저장안정성(시료보관기간, 온도 등), 기기의 회수율을 보정하기 위해서이다.

$$\text{회수율}(\%) = \frac{\text{분석량}}{\text{첨가량}} \times 100$$

6) 탈착 효율 실험(Desorption efficiency test)

고체 흡착관을 이용하여 채취한 유기용제를 분석하는 데 보정하는 실험으로써 채취에 사용하지 않은 동일한 흡착관에 첨가된 양과 분석량의 비로 표현된다. 이 실험의 목적은 고체 흡착관의 오염, 시약의 오염, 저장안정성(시료보관기간, 온도 등), 기기의 탈착 효율을 보정하기 위해서이다.

$$\text{탈착 효율(\%)} = \frac{\text{분석량}}{\text{첨가량}} \times 100$$

회수율과 탈착효율이 높을수록 정확도가 높아지며, NIOSH에서는 75% 이상을 권고하고 있으나 한국에서는 85% 이상을 권장하고 있다.

학습문제

01 작업환경측정 및 작업환경평가의 궁극적 목적은 무엇인가?

① 작업환경의 정확한 해석 ② 작업환경의 명확한 구분
③ 작업자의 건강장해 방지 ④ 작업환경의 설계 개선

해설 작업자의 건강장해 방지가 궁극적인 목적이고 설계 개선 등은 파생적 목적이다.

02 관리적 측면에서의 작업환경평가의 목적은 무엇인가?

① 쾌적한 작업환경의 조성 ② 작업환경의 개선 조정
③ 생산제품의 질적 향상 ④ 품질관리의 최적화

해설 관리적 측면에서 보면 경제성 향상을 위한 쾌적한 작업환경의 조성이다.

03 작업환경측정의 목적이라고 볼 수 없는 것은?

① 유해인자의 종류 및 발생원, 폭로된 정도의 파악
② 작업환경 개선 전후의 효과측정
③ 측정에서 얻어진 자료를 통해 직업병 치료
④ 안전하고 쾌적한 작업환경 조성

해설 측정에서 얻은 자료를 통해 건강장해를 방지하는데 작업환경측정의 목적이 있다.

04 작업환경측정의 목적이라고 할 수 없는 내용은 다음 중 어느 것인가?

① 작업자의 건강장해 방지 ② 생산품의 품질향상
③ 작업환경의 관리개선 ④ 작업환경의 설계개선

해설 품질향상이란 작업환경이 제품을 오염 시키는 원인이 되는 특수한 경우이지 일반적으로는 제품을 생산하는 작업 공정이 작업환경 오염의 원인이다.

05 작업공정에서 발생된 유해물질로 작업환경이 오염되면 경제손실이 일어난다. 이 중 경제적 손실이라고 할 수 없는 것은 어느 것인가?

① 작업능률 저하 ② 산업재해의 발생촉구
③ 시설물의 부식결손 ④ 생산량 감소

해설 인적손실 : 직업병발생과 산업재해 발생촉진, 경제적 손실 : 작업능률저하와 시설물 부식결손.

06 작업환경관리의 한 부분인 작업환경측정의 의의에 관한 사항이다. 적합치 않은 설명은?

① 작업환경측정이란 근로자의 건강장해를 방지하기 위하여 실시한다.
② 작업환경 내의 유해물질과 유해에너지 등의 유해인자에 의한 작업자의 폭로를 완전히 제거하기 위하여 실시한다.
③ 작업환경 내의 유해인자 수준을 정기적으로 측정하여 작업환경의 실태를 파악하고자 실시한다.
④ 효율적인 작업환경관리를 위하여 조속한 개선조치를 취하여 유해수준을 저하시키려고 실시한다.

(해설) 작업자의 폭로를 저하 내지 저감시키자는 것이다.

07 작업환경측정 농도는 어떠한 기준과 비교하여 평가되고 있는가?

① 작업자 건강장해의 무발생 기준
② 작업자 건강장해의 방지기준
③ 쾌적한 작업환경의 조성 기준
④ 작업환경관리의 적정기준

(해설) 작업자에게 건강장해가 거의 일어나지 아니한다고 하는 노출기준과 비교하고 있다. 그러나 노출기준 이하의 농도도 모든 사람에게 안전한 것은 아니다.

08 다음의 내용 중에서 우리나라의 법적규정에 의해 실시되고 있는 작업환경측정의 목적이라고 할 수 없는 것은? ★★

① 기초자료 확보를 위한 측정
② 법적인 허용기준 초과여부를 판단하기 위한 측정
③ 보건진단을 위한 측정
④ 근로자의 불평이나 고통호소에 따른 측정

(해설) ④는 미국 등 선진국에서 주로 실시되고 있는 측정의 목적이라고 할 수 있음

09 미국산업위생협회(AIHA)에 의한 작업환경의 목적(혹은 방법)이 아닌 것은? ★★

① 기초자료(baseline) 확보로서 HEG별로 전체 근로자노출농도를 측정
② 진단을 위한 측정으로 위험을 초래하는 작업과 원인 판단
③ HEG를 설정하기 위한 측정
④ 노출기준의 초과여부를 결정

(해설) AIHA에서는 작업환경측정의 목적을 세 가지로 구분하였다.
① 기초자료 확보를 위한 측정 : 유사노출그룹별로 유해물질의 노출농도 범위·분포를 평가하기 위한 측정.
② 진단을 위한 추정 : 작업장에서 근로자에게 가장 큰 위험을 초래하는 작업과 그 원인이 무엇인지를 알아내기 위한 것이다.
④ 법적인 노출기준 초과여부를 판단하기 위한 측정 : 유해물질의 노출정도를 법에서 정한 노출기준과 비교하여 적절한지를 판단하기 위한 채취.

10 작업환경측정이 작업자의 폭로정도를 평가하는 목적이라면 어디서 시료채취를 하여야 하는가? ★★

① 작업자의 가슴위치
② 작업자의 호흡기위치

③ 작업자의 머리위치 ④ 작업자의 배위치

해설 작업자의 호흡기 반경 30cm이내의 위치여야 한다.

11 동일한 작업환경 내에 종사하는 작업자들의 폭로농도가 개인에 따라 다르다. 이러한 개인차이의 원인으로 작용하는 요인 중 거리가 가장 먼 사항은 다음 중 어느 것인가? ★

① 작업환경 내의 기류분포 ② 호흡용보호구의 착용여부
③ 작업자와 발생원과의 위치관계 ④ 작업자의 작업 자세

해설 개인 시료채취기는 개별 작업자의 호흡기위치에 부착시켜 샘플링한다.

12 시료채취방법 중에서 개인시료 채취시, 채취지점이 올바르게 작성된 것은 다음 중 어느 것인가?

① 호흡기중심 반경 30cm인 반구 ② 어깨 전방
③ 1.5m 높이의 고정된 위치 ④ 측정하고자 하는 공정의 고정된 위치

해설 ② 어깨전방으로 직경 6~9인치인 반구
③, ④ 지역시료 채취시의 채취지점임

13 노출되는 유해인자의 농도와 특성이 유사하거나 동일한 근로자의 그룹을 동일 또는 유사노출그룹(Homogeneous Exposure Group : HEG)이라 한다. 다음 중 동일노출그룹을 설정하는 목적이라고 볼 수 없는 것은?

① 시료채취수를 경제적으로 하는 데 있다.
② 시료채취시간을 1시간 이내로 단축시키는 데 있다.
③ 역학조사를 수행할 때 사건이 발생된 근로자가 속한 그룹의 노출농도를 근거로 노출원인 및 농도를 추정할 수 있다.
④ 모든 근로자의 노출농도를 평가하고자 하는데 있다.

해설 시료채취시간은 가능한 작업시간 전체를 실시하는 것이 원칙이며, 산업안전보건법에서도 6시간 이상 측정토록 규정.

14 작업환경측정의 계획에 있어 그 작업장의 특성으로 고려할 내용에 관한 다음 기술 중 올바른 것은 어느 것인가?

① 작업 공정 중 원재료, 중간산물, 최종제품 등의 사용상황을 파악하여야 한다.
② 환경 상태를 파악하는 것이기 때문에 과거의 장해사례는 고려하지 않아도 된다.
③ 측정 대상물질로 사용량이 제일 많은 물질만을 중요시한다.
④ 외부의 기상상태는 측정 점을 결정하는 데 중요한 의미를 갖고 있다.

해설 작업환경의 측정계획(design)이란 측정대상 작업장의 작업환경의 실태를 명확하게 하기 위하여, 당해 작업장의 여러 조건에 맞는 측정계획을 수립하는 것을 말하며 그 내용으로서는 생산 공정, 작업방법, 발산하는 유해물질의 성상 그 외 작업환경을 좌우하는 다양한 유해인자를 검토하여 sampling의 장소 sampling의 시간과 횟수, sampling한 시료를 분석하기 위한 전 처리방법, 이것을 이용하는 분석기기 등에

관하여 결정하는 것을 말하는 것이다.

15 작업환경평가를 위한 측정계획의 수립 시에 가장 중요하다고 생각되는 사항은 어느 것인가? ★

① 시료채취의 방법 ② 표본추출의 방법
③ 시료채취의 시간 ④ 시료채취의 양

해설 시료의 대표성은 표본추출의 방법에 기인한다.

16 유해 작업환경의 측정에 있어서 측정 전에 반드시 파악하여야 할 일이 아닌 사항은 어느 것인가?

① 측정대상 유해인자의 인체에 미치는 영향과 메커니즘
② 측정대상 유해인자 이외의 유해인자의 확인측정
③ 작업환경 내 유해인자의 시간적·공간적 변동성
④ 동일한 작업환경 내에서 작업자 폭로 량에 대한 개인 차이점

해설 측정대상 이외의 유해인자는 측정확인이 아니라 서류조사확인이어야 한다.

17 다음 중 작업환경측정에 있어서 조사측정을 위한 준비사항이라고 볼 수 없는 것은?

① 측정대상 유해인자에 관한 자료 ② 과거의 측정자료
③ 공정의 운전관리 자료 ④ 건강진단의 자료

해설 공정의 운전관리 자료는 작업환경의 평가를 위하여 필요한 사항이고, 작업환경측정을 위하여서는 ①, ②, ④ 외 측정기의 사용 및 취급방법이 필요한 것이다.

18 작업환경측정을 계획하는 데 포함되지 아니하는 사항은 어느 것인가?

① 단위작업장소의 결정 ② 측정일, 측정시간의 결정
③ 시료채취 및 분석방법의 결정 ④ 측정결과의 평가방법 결정

해설 측정결과에 대한 평가방법의 결정이란 측정디자인 시에 결정할 문제가 아닌 이후의 문제이다.

19 작업환경측정을 위한 예비조사에서 해야 할 사항이다. 관련이 먼 것은?

① 일반적인 위생상태를 파악한다. ② 원재료, 제품, 부산물을 파악한다.
③ 품질관리실태를 명확히 파악한다. ④ 물리학적 유해인자를 파악한다.

해설 예비조사에서는 작업공정을 명확히 파악하여야 한다. 또한 현재의 작업환경대책도 파악한다.

20 작업장의 유해물질 농도를 정확히 측정하고 평가하기 위한 단계에 포함되지 않는 것은 다음 중 어느 것인가? ★★

① 시료채취(Sampling) ② 시료분석(Analysis)
③ 자료처리(Data handling system) ④ 채취효율(Collection efficiency)

(해설) ①, ②, ③ 이외에 기구보정(Calibration)의 4단계 모두가 오차 없이 정확히 수행되면 측정치는 참값(true value)과 동일하게 된다. ④는 시료채취에 포한되는 사항이다.

21 근로자가 일하는 사업장에서 가장 효과적으로 유해인자를 알아내는 방법은?

① 직업병 사고나 사건
② 근로자의 면담
③ 작업환경측정
④ 전문가와의 상담

(해설) 근로자가 일하는 곳에서 유해인자를 알아낼 수 있는 방법이다. 그러나 보다 과학적으로 유해인자를 알아내는 방법은 작업환경측정이다. 즉, 측정기구, 측정매체를 이용하여 유해인자의 수준(혹은 농도)을 알아낼 수 있기 때문이다.

22 예비조사의 목적 중의 하나가 동일 또는 유사노출그룹(HEG)을 설정하는 것이다. 다음 중 동일 노출그룹을 설정하는 데 포함되는 내용이 아닌 것은?

① 사업장의 특성 파악
② 제품이 만들어지는 공정도 분석
③ 근로자의 업무분석
④ 유해인자에 노출되는 근로자 수

(해설) 어떤 공정이나 공장을 대상(모집단)으로 측정할 때는 표본을 잘 선정하여야 한다. 이러한 표본이 HEG가 되어야 한다. HEG를 선정하기 전에 모든 근로자(간헐적인 근로자 반드시 포함)를 대상으로 공정, 유해인자의 특성뿐만 아니라 작업특성 등 노출요인과 관련되는 모든 사항을 종합적으로 검토하여야 한다. 이러한 조사를 바탕으로 HEG를 설정하여야 한다.

23 동일 또는 유사노출그룹(SEG)에 대한 설명이다. 틀린 것은? ★

① 모든 근로자의 노출정도를 알 수 있어 매우 경제적이다.
② 역학조사를 수행할 때 그룹의 노출정도를 활용할 수 있다.
③ 모든 근로자를 유사노출그룹으로 분류하므로 위험에 대한 우선순위를 결정할 수 없다.
④ 모든 근로자는 반드시 유사노출그룹에 소속되어야 한다.

(해설) 유사노출그룹이란 어떤 유해인자에 통계적으로 비슷한 농도(혹은 강도)로 노출되는 근로자의 그룹을 말한다. 측정해야 할 근로자가 많아지게 되면 보유하고 있는 측정 장비, 경제적 이유 등 모든 근로자를 측정하는 데 한계가 있게 된다. 따라서 모든 근로자를 비슷한 농도에 노출되는 여러 그룹으로 구분하고 그룹별로 일정한 수의 근로자를 추출하여 측정하면 모든 근로자를 측정하는 효과를 가지게 된다.
작업장에서 유사노출그룹을 설정하는 이유는 다음과 같다.
㉠ 시료채취 수를 경제적으로 한다.
㉡ 역학조사를 수행할 때 노출정도를 추정한다.
㉢ 모든 근로자의 노출농도를 평가하고자 한다.
㉣ 작업장에서 모니터링하고 관리해야 할 우선적인 그룹을 결정할 수가 있다.

24 다음의 내용은 작업환경 측정 시 예비조사에 대한 내용이다. 잘못 기록된 것은 어느 것인가?

① 근로자의 건강에 영향을 미칠 수 있는 유해인자를 알아낸 다음 그 특성을 인터넷을 통해서 찾아보았다.

② 근로자·관리자와 면담을 하여 근로자의 작업방법을 알아보았다.
③ 노동조합의 관계자와 작업환경·급여·복지상태 등에 관해서 의견을 나누었다.
④ 현장의 공정 관리자에게 작업공정·기계위치 등에 대해서 물어보았다.

해설 ㉠ 예비조사의 목적
- 올바른 시료채취전략을 수립하는 것
- 유사노출그룹의 설정

㉡ 예비조사의 내용
- 작업장과 공정의 특성 : 유해인자의 발생특성을 알기 위해서
- 근로자들의 작업특성 : 동일한 공정이라도 유해인자에 대한 노출정도가 근로자의 작업내용이나 작업특성에 따라 다를 수 있다. 그러므로 유사한 노출그룹별로 근로자를 분류하기 위해서 근로자의 작업특성을 면밀히 조사해야 한다.
- 발생되는 유해인자의 특성 : 조사된 유해인자별로 주요 건강상의 장해 등을 알아보아야 한다.

25 다음은 화학적 인자의 채취에 대한 종합적인 설명이다. 틀린 내용 두 개로 짝지은 것은? ★★

㉠ 우리들이 생활하거나 노동하는 과정에는 건강에 장해를 초래할 수 있는 유해인자가 항상 존재한다고 볼 수 있다. 이에 소홀할 경우 장기간 노출되면 건강상의 장해를 받을 수 있다.
㉡ 공기 중에 화학적 인자를 채취하기 위해서는 화학적 인자의 특성에 맞는 여재, 채취방법, 분석방법 등이 있다. 즉, 모든 화학적 인자를 어느 한두 가지 방법으로 측정하는 것은 불가능하다.
㉢ 작업환경측정을 할 경우 예비조사를 실시하여 경제적인 시료채취가 되도록 해야 한다. 이것을 위해서는 모집단에서 HEG를 구분하여 이를 모두 측정하면 된다.
㉣ 공기 중의 화학적 인자는 입자상 물질과 가스상 물질로 존재한다.
㉤ 가스상 물질의 분석은 원자흡광분석기(AA)로, 그리고 입자상 물질은 미량저울(천칭)이나 가스크로마토그래피로 분석한다.

① ㄱ, ㄴ ② ㄴ, ㄹ ③ ㄷ, ㅁ ④ ㄱ, ㅁ

해설 유사노출그룹은 모든 근로자를 비슷한 농도에 노출되는 여러 그룹으로 구분하고 그룹별로 일정한 근로자를 추출하여 측정함으로써 모든 근로자를 측정하는 효과를 가지게 된다.
화학적 인자의 분석 기구는 다음과 같다.

㉠ 입자상 물질
- 입자상 물질의 무게분석(중량법) : 천칭(Balance)으로 측정감도는 0.01 mg까지 측정할 수 있는 기구
- 입자상 물질중의 금속 : 원자흡광분석기, 유도결합플라스마-원자발광분석기 0.01 mg

㉡ 가스상 물질 : 가스크로마토그래피

26 다음의 작업환경측정대상 중 화학적 유해인자인 것은?

① 소음 ② 진동 ③ 복사선 ④ 사염화탄소

27 작업환경측정의 농도단위가 적절치 아니한 사항은 어느 것인가?

① 가스 : ppb ② 미스트 : mg/m^3
③ 분진 : mg/m^3 ④ 복사열 : WBGT ℃

해설 ppb는 작업환경측정에서는 거의 사용하지 않으며 대기 중의 휘발성 유기화합물 농도 평가에 많이 사용한다.

28 작업환경측정에서 통상적으로 나타내는 단위가 아닌 사항은 어느 것인가?

① 화학물질의 흄 : mg/m^3　② 소음수준 : dB(A)
③ 온열 : WBGT ℃　④ 분진농도 : ppm

해설 화학물질의 가스, 증기, 미스트, 흄 등의 농도는 ppm 또는 mg/m^3으로 나타낸다. 온도는 ℃로 나타낸다. 분진농도는 mg/m^3으로 나타내며, 석면농도는 개수/cm^3로 표시한다.

29 유해요인별 측정단위가 잘못 연결된 것은 다음 중 어느 것인가? ★

① 입자상 물질 : mg/m^3　② 소음 : dB(A)
③ 석면 : μg/cc　④ 가스상 물질 : ppm

해설 석면이나 유리섬유 : 개/cc 임

30 근로자가 일정시간동안 일정농도의 유해물질에 노출되고 있을 때 체내에 흡수되는 유해물질의 양은 다음 식에 의해서 계산된다.

체내흡수량(mg) = (　　) × 노출시간 × 폐환기율 × 체내 잔류율

다음 중 (　　)에 들어갈 내용으로 적합한 것은? ★★

① 공기 중 유해물질 농도　② 체내 흡수농도
③ 체내 허용농도　④ 체내 혈중농도

31 정기적인 작업환경측정 대상 작업이 아닌 것은?

① 수은의 취급 옥내작업장　② 소음발생 옥내작업장
③ 산소결핍 위험 옥내작업장　④ 분진 발생 옥내작업장

해설 법상의 작업환경측정 대상 유해인자의 정리
㉠ 화학적 인자 : 유기화합물(아세톤, 톨루엔 등 113종), 금속류(구리, 납 등 23종), 산 및 알칼리류(질산, 황산 등 17종), 가스상 물질류(암모니아 등 15종), 허가 대상물질류(석면, 베릴륨 등 14종), 분진(광물성 분진, 면 분진, 목 분진 등 6종)
㉡ 물리적 인자 : 고열, 소음
㉢ 산소농도가 부족하면 질식에 의한 사망사고 발생됨에 따라 산소농도를 18% 이상 유지하여야 하며, 작업 시 마다 조사하여야 한다.

32 유해 작업에 대한 작업환경관리는 (A)의 실시에 의하여 작업환경 중 유해요인 레벨의 실태를 파악하고 필요한 경우에는 (B)에 의하여 유해인자의 레벨을 될 수 있는 한 저하시켜 작업자의 개인 폭로량을 (C)로 낮게 억제 관리한다. 괄호 안에 알맞은 말은?

	A	B	C
①	건강진단	치료	개별적
②	개인폭로량의 측정	의학적 대책	개별적
③	작업환경 측정	공학적 대책	포괄적
④	생물학적 모니터링	보호구 착용	포괄적

33 우리나라 작업환경측정 및 정도관리 규정상의 측정방법 중 시료채취 근로자수 선정에 관한 설명으로 알맞은 것은? ★

① 동일 작업 근로자수가 100인을 초과할 때는 최대 시료채취 근로자수를 10인으로 조정할 수 있다.
② 동일 작업 근로자수가 100인을 초과할 때는 최대 시료채취 근로자수를 20인으로 조정할 수 있다.
③ 동일 작업 근로자수가 100인을 초과할 때는 최대 시료채취 근로자수를 10인으로 조정하여야 한다.
④ 동일 작업 근로자수가 100인을 초과할 때는 최대 시료채취 근로자수를 20인으로 조정하여야 한다.

해설 근로자 수가 10인 미만인 사업장의 경우에는 2명이상 측정하고 5인이 추가될 때마다 1명을 추가로 측정한다. 근로자 수가 100인 이상인 경우에는 최대로 20명으로 시료채취 근로자 수를 조정할 수 있다.

34 작업환경의 측정에 있어서 신뢰성이 높은 측정기를 선정하고자 한다. 적합치 아니한 사항은 어느 것인가?

① 측정목적에 적합한 측정기를 선정, 구입하여 사용한다.
② 측정오차가 가장 적고 정밀도가 가장 좋은 측정기를 구입, 사용한다.
③ 정확하게 조정되고 검정된 측정기를 올바르게 사용한다.
④ 측정기의 유지관리가 적정하여야 하고 적합한 측정용품도 구입, 사용한다.

해설 측정목적에 적합하면 되는 것이지, 측정오차가 가장 적고 정밀도가 가장 좋은 측정기일 필요까지는 없다. 경제성과 결부되어야 한다.

35 여과포집법에 의한 작업환경측정 시 이용되는 측정기계는 크게 3가지로 구성되어 있다. 맞게 연결되어 있는 것은?

① 필터홀더 - 유량계 - 흡인펌프
② 필터홀더 - 흡인펌프 - 유량계
③ 흡인펌프 - 유량계 - 필터홀더
④ 유량계 - 흡인펌프 - 필터홀더

36 여과포집방법으로 작업환경 공기 중의 분진농도를 측정하는데 사용하는 시료채취가 아닌 것은?

① Personal air sampler
② Low volume air sampler
③ Medium volume air sampler
④ High volume air sampler

해설 Medium volume이란 의미의 시료채취기는 지정되어 있지 않다.

37 작업자의 폭로농도를 알기 위해 근로자 호흡기에 가까이 부착하여 측정하는 기기명은? ★

① Personal air Sampler ② Low volume air Sampler
③ Anderson air sampler ④ High volume air sampler

38 작업환경측정 시 공기 포집장치의 선택에 고려할 사항이 아닌 것은?

① 운반하기 편리해야 한다.
② 간편하고 성능이 우수해야 한다.
③ 경제적이고 분석에 적합해야 한다.
④ 국산장비보다 항상 외제장비를 쓰는 것이 좋다.

39 다음의 유해요인별 측정시료의 분석에 사용되는 기기가 잘못 연결된 것은? ★

① 톨루엔 - 가스크로마토그래피(GC) ② 납 - 원자흡광광도계(AAS)
③ 석면 - 위상차 현미경 ④ 분진 - 흡광광도계

해설 분진은 전자 천평을 이용한 중량분석법을 사용하며, 흡광광도계를 이용하는 유해요인은 산, 알칼리 등 액체포집법으로 측정하는 경우 주로 사용됨

40 작업환경측정에 있어서 시료채취의 장소라고 할 수 없는 사항은 어느 것인가?

① 작업자의 호흡기 위치 ② 실내공기 전체의 대표위치
③ 대기오염측정의 위치 ④ 작업공정별 위치

해설 작업환경측정 시에는 대기오염을 고려하지 않는 것이 원칙이다.

41 작업환경측정이 작업자의 폭로정도를 평가하고자 할 때 시료채취 위치는?

① 작업자의 가슴위치 ② 작업자의 코 위치
③ 작업자의 머리위치 ④ 작업자의 배 위치

해설 작업자의호흡기 위치여야 한다. 잠재적 건강장해 파악 시는 추정유해인자의 발생원근처이다.

42 포집된 시료를 분석정량하기까지 잠시 보관해야 할 때 그 보존 장소에 대해 주의해야 할 사항이 아닌 것은?

① 직사광선이 닿지 않는 장소에 둘 것
② 온도가 높고 또 온도변화가 작은 곳에 둘 것
③ 진동이 작은 곳에 둘 것
④ 분진, 유해가스 등이 존재하지 않는 곳에 둘 것

해설 온도가 높은 장소는 유기용제 등 휘발성 물질들은 증발될 우려가 있음으로 온도가 낮은 장소에 보관해야 한다.

43 작업환경측정 시 포집된 시료의 취급과 관리의 원칙이 아닌 것은?

① 포집 후 가능한 빨리 분석 정량 한다.
② 포집시료의 오염, 변질 등이 생기지 않도록 한다.
③ 시료와 그 시료채취 측정점과의 접합성이 틀리지 않게 한다.
④ 포집된 시료는 현장에서 전처리한다.

해설 현장에서 전처리하면 오염물질이 들어갈 수 있다.

44 작업환경측정에서 측정에 대한 기록사항이 아닌 것은?

① 측정 연월일, 측정시간
② 측정 계획자, 측정자, 기록자, 분석자
③ 작업장 내의 온열인자
④ 작업자의 평소 기거상태

45 작업환경측정 결과서를 제출받은 사업주가 즉시 조치하여야 할 사항이 아닌 것은 어느 사항인가?

① 작업환경 개선계획
② 작업환경 시설설치
③ 작업환경 설비개선
④ 위생보호구의 지급

해설 작업환경 개선계획이란 즉시 조치하여야 할 사항이 아니라 환경개선에 30일 이상이 소요되어 완료되지 못하는 경우에 제출한다.

46 작업환경에서 발생되는 유해인자를 포집하여 정확한 결과를 제시하기 위해 포집시료는 대표성(Representative) 및 불편성(Unbiased)을 가져야 하는데 이러한 조건을 갖기 위해 적용되지 않는 사항은 다음 중 어느 것인가? ★★★

① 시료채취 시점
② 시료채취 장소
③ 시료채취 대상
④ 시료채취 비용

해설 ①, ②, ③ 이외에도 시료채취 시간 , 개수, 시료채취자, 시료채취 기기가 적용됨

47 취급 또는 보관하는 동안에 외부로부터의 공기 또는 다른 가스가 침입하지 않도록 보호하는 용기는? ★

① 밀폐용기
② 기밀용기
③ 밀봉용기
④ 차광용기

48 단위 작업 장소에서 분진농도 측정은 공기시료채취기를 사용하는 경우 몇 개 지점 이상에 대하여 동시에 실시하여야 하는가?

① 2개 지점
② 3개 지점
③ 4개 지점
④ 5개 지점

49 작업환경측정에 있어서 최대폭로위치의 측정을 하지 않으면 안 되는 작업에 관한 설명이다. 적합치 아니한 사항은 어느 것인가?

① 유해물질의 발생원과 더불어 이동하면서 하는 작업

② 유해성이 있는 원재료를 간헐적으로 투입하는 작업
③ 유해성이 있는 제품을 간헐적으로 출고하는 작업
④ 유해물질의 발산가능성이 있는 장치 부근에서 하는 고정 작업

(해설) 비록 유해성이 있더라도 제품은 유해성을 방출하지 아니하도록 조치한 경우가 대부분이다.

50 다음의 측정 시간에 대한 설명 중 틀린 것은?

① 휴식시간은 제외한다.
② 장치의 가동중지 시에는 제외한다.
③ 정상적인 작업이 행해지고 있는 시간대에 실시한다.
④ 작업개시 후 3시간 이내에는 피해야 한다.

(해설) 작업개시 후 1시간 이내에는 피해야 한다.

51 작업환경측정에 있어서 시료채취(sampling : 시료포집)의 시간대에 관한 설명이다. 적합치 아니한 사항은 어느 것인가?

① 시료채취의 시간대는 정상작업을 하고 있는 시간대로 한다. 간헐작업이면 작업시간대와 시료채취시간대가 중복되게 한다.
② 농도변동의 크기에는 측정점간의 변동, 하루 중의 변동(일중변동), 날마다의 변동(일간 변동)이 포함되어야 한다.
③ 1일 작업시간 동안 4시간 이상 연속 측정한다.
④ 단시간 고농도에 노출되는 경우의 시료채취시간은 15분간으로 한다.

(해설) 1일 작업시간 동안 6시간 이상 연속측정, 작업시간을 등 간격으로 나누어 6시간 이상 연속 분리측정한다.

52 작업환경측정 방법에서 측정시간(시료채취시간)에 따른 분류방법 중에서 장시간 측정에 해당되지 않는 방법은 어느 것인가? ★★★

① 전 작업시간 단일시료 포집법(Full-period single sample)
② 전 작업시간 연속시료 포집법(Full-period consecutive samples)
③ 무작위 선정시료 포집법(Random samples)
④ 부분적 연속시료 포집법(Partial period consecutive samples)

53 작업시간 동안 여러 개의 시료로 연속적으로 포집하는 방법인 전 작업시간 연속시료 포집법을 사용할 경우 작업장의 현실적 경제적으로 적당한 방법은 다음 중 어느 것인가? ★★

① 오전, 오후 분리 측정 ② 매시간당 분리 측정
③ 작업시간 동안 1개 시료 측정 ④ 2시간 단위로 분리 측정

54 시료포집시간에 따른 측정 방법의 구분에 있어서 장시간 시료 포집법의 보통 측정시간은 어느 정

도 결정하는가? ★

① 2~8시간 ② 1~2시간 ③ 30분 이상 ④ 15분 이하

55 시료채취 시간에 따른 시료채취의 형태 중에서 가장 좋은 방법은 어느 것인가? ★

① 전 작업시간 동안 단일 시료채취 ② 일부 작업시간 동안 여러 개 시료채취
③ 전 작업시간 동안 여러 개 시료채취 ④ 단시간 시료채취

해설 가장 좋은 순서 : ③ > ① > ② > ④ 임

56 작업환경 공기 내의 유해물질을 개인공기 시료채취기로써 측정하는 경우에는 측정지점에서 1일 작업시간 동안 6시간 이상 연속측정하거나 1일 작업시간을 등 간격으로 나누어 측정한다. 몇 회 이상 측정하여야 하는가?

① 3회 ② 4회 ③ 5회 ④ 6회

해설 1일 작업시간이 8시간을 초과하여서는 아니 된다.

57 자동차 제조 공정의 차체반에 용접작업을 하는 근로자가 40명이 있다. 차체반에 대해 산업안전 보건법에서 정하고 있는 측정방법을 준수하며 측정하여야 한다. 이때 포집해야할 측정시료 수는 몇 개 이상이어야 하는가?

① 4개 이상 ② 8개 이상 ③ 10개 이상 ④ 40개 이상

해설 단위작업 장소에서 최고노출근로자 2인 이상 측정해야함. 다만 동일 작업 근로자 수가 10인 이상인 경우에는 매 5인당 1개 이상 추가로 측정해야 하므로 40명인 경우에는 8개 이상의 시료를 측정해야함

58 단위작업장에서의 분진농도 측정은 당해작업의 근로자 몇 인 이상에 대하여 동시에 실시하여야 하는가?

① 2인 ② 3인 ③ 4인 ④ 5인

59 다음 중 작업환경 공기시료 포집방법으로 많이 사용되지 않는 것은?

① 액체포집법 ② 고체포집법 ③ 직접포집법 ④ 여과포집법

60 다음 용어의 정의로 적절치 못한 것은? ★★

① 액체채취방법 : 시료공기를 액체 중에 통과시키거나, 액체의 표면과 접촉시켜 용해, 반응, 흡수, 충돌 등을 일으키게 하여 당해 액체에 측정코자 하는 물질 채취.
② 고체채취방법 : 시료공기를 고체의 입자층을 통해 흡입, 흡착하여 당해 고체입자에 측정코자 하는 물질을 채취.
③ 직접채취방법 : 시료공기를 용해, 반응, 흡착을 거치지 않고 냉각관을 통하여 직접 측정코자 하

는 물질을 용기에 채취.

④ 여과채취방법 : 시료공기를 여과재를 통하여 흡인함으로써 당해 여과재에 측정하고자 하는 물질을 채취하는 방법.

61 측정매체(여재)별 채취원리로 적정하게 연결된 것은?

① 임핀저 : 충돌, 고체흡착관 : 용해, 여과지(필터) : 간섭, 여과
② 임핀저 : 흡수, 고체흡착관 : 흡착, 여과지(필터) : 차단, 여과
③ 임핀저 : 충돌, 고체흡착관 : 탈착, 여과지(필터) : 간섭, 여과
④ 임핀저 : 용해, 고체흡착관 : 흡착, 여과지(필터) : 충돌, 침강

해설 측정여재의 측정원리는 다음과 같다.
㉠ 임핀저 : 충돌, 흡수, 용해
㉡ 고체흡착관 : 흡착
㉢ 여과지(필터) : 간섭, 차단, 여과, 관성

62 작업환경측정 대상 물질과 포집방법에 관한 다음 조합 중 부적당한 것은?

① 분진 - 여과포집법
② 벤젠 - 고체포집법
③ 염소 - 액체포집법
④ 시안화칼륨(KCN) - 여과포집법

해설 입자상 물질에 대해서는 여과포집법 또는 impinger 방식에 의한 액체포집법이 적합하다. 그러나 KCN이나 NaCN를 여과 포집하면 공기 중의 CO_2가스에 의해 또는 다른 산성가스에 의하여 반응분해하고 HCN을 발생하여 CN기의 감소를 초래한다. 이 때문에 여과포집은 부적당하다. 더욱이 승화성이 있는 물질에도 여과 포집법은 적합하지 않다.

63 유해물질에 따른 시료 포집방법이 잘못 연결된 것은?

① 납(Pb) ↔ 여과포집법
② 분진 ↔ 여과포집법
③ 카드뮴(Cd) ↔ 여과포집법
④ 수은 ↔ 여과포집법

해설 광물성분진에서 석면분진은 제외하여야 한다. 석면분진은 여과포집법에 의한 계수방법으로 측정한다. 면분진도 여과포집법에 의한 중량분석법으로 측정한다. 수은은 액체상태로 증기로 발생됨에 따라 액체 또는 고체포집법을 사용한다.

64 작업환경에서 유해물질을 측정하고자 할 때 소정의 시료를 여과재에 통과하게 하여 흡입하고 분석대상물질을 포집하는 방법은?

① 액체포집법 ② 고체포집법 ③ 여과포집법 ④ 직접포집법

65 유해물질에 따른 시료 포집방법의 원리가 바르게 연결된 것은 어느 것인가? ★

① 고체포집법 - 흡수
② 냉각응축포집법 - 흡착
③ 여과포집법 - 직접
④ 액체포집법 - 용해

해설 ㉠ 고체포집법 : 흡착, ㉡ 냉각응축포집법 : 접촉, 응축, ㉢ 여과포집법 : 여과
㉣ 액체포집법 : 용해, 반응, 흡수, 충돌, ㉤ 직접포집법 : 직접

66 유해물질에 따른 시료포집방법과 사용하는 시료채취 매체간의 연결이 잘못된 것은? ★

① 여과포집법 - 여과제
② 고체포집법 - 활성탄관
③ 액체포집법 - 임핀져
④ 냉각응축포집법 - 테들러백

해설 ④는 냉각제로 드라이아이스, 아세톤, 액체질소, 헬륨가스 등이 사용된다. 테들러백은 직접포집법에 사용됨

67 여과포집방법으로 미립자상 물질을 포집할 때 포집률에 미치는 영향이 최소인 것은 다음 중 어느 것인가?

① 여과재의 하전 ② 여과재의 종류 ③ 미립자의 크기 ③ 여과 면적의 크기

68 다음 중 여과포집방법에 의한 계수 방법으로 측정하는 물질은?

① 티디아이(TDI) ② 자일렌 ③ 석면 ④ 사염화탄소

해설 석면은 섬유상규산염광물의 총칭으로 계수법(멤브레인 필터법)으로 측정하는 물질

69 여과포집방법으로 한 포집시료는 중량 분석방법으로 포집하고 분진량을 정량할 때는 포집 후의 여지가 항량이 될 때까지 ( ) 속에서 건조시켜야 한다. 빈칸에 들어갈 말은? ★

① Decicator(데시케이터)
② Dry Oven
③ 전처리의 왕수
④ 인큐베이터

70 소정의 시료를 공기 입자층을 통과하게 하여 흡인하고 분석대상물질을 고체입자 표면에 흡착시켜 포집하는 방법은?

① 액체입자포집법 ② 여과입자포집법 ③ 고체입자포집법 ④직접포집법

해설 ① 액체포집법 : 시료공기를 소정의 액체 속으로 통과시키거나 또는 액체 표면과 접촉시켜 용해, 흡수, 충돌 등을 이용하여 분석 대상물질을 포집하는 방법
② 여과포집법 : 소정의 시료공기를 여과재(filter)를 통과하게 하여 흡인하는 여과재에 분석 대상 물질을 포집하는 방법
③ 고체포집법 : 소정의 시료공기를 고체 입자 층을 통과하게 하여 흡인하고 분석대상 물질을 고체 입자 표면에 흡착시켜 포집하는 방법
④ 직접포집법 : 흡수, 흡착 등의 과정을 거치지 않고 시료공기를 그대로 포집대, 진공 포집병 등의 포집 용기에 채취하는 방법

71 Charcoal tube(활성탄튜브)는 아래 포집법 중 어느 것에 해당되는가?

① 직접포집법 ② 여과포집법 ③ 액체포집법 ④ 고체포집법

72 다음 중 실리카겔에 의한 포집방법은?

① 액체포집법 ② 직접포집법 ③ 고체포집법 ④ 임핀저법

해설 실리카겔에 의한 포집방법은 고체포집법이다.

73 다음은 작업환경측정 시 흡착제로 사용되는 실리카겔과 활성탄의 흡착성질에 대한 성질이다. 맞지 않는 것은? ★

① 활성탄은 비극성을 띠며 흡착능이 뛰어나다.
② 활성탄은 비극성물질의 채취에 사용된다.
③ 실리카겔은 극성을 띠며 수분과의 친화력도 강하다.
④ 활성탄은 끓는점이 -160℃ 이하인 물질의 채취에 사용한다.

해설 활성탄은 끓는점이 아주 낮아 휘발성이 큰 물질은 채취할 수 없다.

74 작업환경측정 시 활성탄에 흡착된 가스상 물질 탈착에 일반적으로 사용되는 탈착용매는? ★

① 벤젠 ② 2-브로모프로판올
③ 메탄올 ④ 이황화탄소

해설 이황화탄소는 탈착효율이 좋고, 가스크로마토그래피에서 반응성이 좋아 활성탄 탈착 용매로 많이 쓰이나 독성이 강하므로 조심해야 한다.

75 다음 내용은 흡착제로 공기 중 증기를 채취할 때 파괴현상에 대한 설명이다. 이중 옳지 않은 것은?

① 시료채취유량이 높으면 파괴가 일어나기 쉽다.
② 고온일수록 흡착성질이 감소하며 파괴가 일어나기 쉽다.
③ 극성흡착제를 사용할 경우 습도가 높을수록 파괴가 일어나기 쉽다.
④ 공기 중 오염물질의 농도가 높을수록 파과용량은 감소하나 파과공기량은 증가한다.

76 액체포집방법의 포집원리와 가장 거리가 먼 것은?

① 용해 ② 흡착 ③ 반응 ④ 흡수

해설 ㉠ 액체포집법 : 용해, 흡수, 충돌, 반응, ㉡ 고체포집법 : 흡착관 - 흡착

77 가스·증기상 물질을 액체포집방법으로 포집하기 위한 기구가 아닌 것은?

① 미드젯트 임핀저 ② 버블러
③ 소형가스 흡수관 ④ 활성탄 튜브

78 다음 중 액체포집법(흡수관)에 사용하는 기구가 아닌 것은?

① 소형가스 흡수관 ② 소형 버블러
③ 미젯 임핀저 ④ 실리카겔에 의한 포집법

79 염소가스(Cl_2)나 이산화질소(NO_2) 측정에 사용되는 매체는 다음 중 어느 것인가? ★

① Midget impinger ② Charcoal tube
③ Filter ④ Midget bubbler

해설 ① 염화수소, 불화수소 등과 같이 흡수제에 쉽게 용해되는 가스 포집
② 비극성 유기용제 포집
③ 분진포집
④ 흡수제에 쉽게 흡수되지 않는 물질을 접촉면적을 증가시켜 포집

80 도금공장의 크롬 도금 조에서 발생되는 크롬 미스트(mist)를 측정하여 흡광광도법으로 분석하고자 한다. 이때 이용되는 측정방법은 어느 것인가?

① 고체포집법 ② 여과포집법 ③ 액체포집법 ④ 직접포집법

81 직접포집법에 의한 작업환경공기의 시료채취에 관한 설명이다. 적합치 아니한 사항은 어느 것인가?

① 포집자루나 포집병 등을 이용하여 시료공기를 직접 포집한다.
② 포집자루나 포집병 외에 주사기(syringe)도 이용되고 있다.
③ 미량성분에 대한 감도가 좋지 아니한 분석기기에 적용되고 있다.
④ 유기용제의 가스크로마토그래프용 및 가스상 방사성물질의 계측용에 적용되고 있다.

해설 직접포집법은 농축과정이 없기 때문에 미량성분에 대한 감도가 좋은 경우에 적용 가능하다.

82 다음 중 순간시료채취를 할 수 없는 기구는?

① 시료채취 백 ② 수동식 시료채취기
③ 스테인리스스틸 캐니스터 ④ 액체치환 플라스크

해설 수동식 시료채취기는 확산의 원리를 이용하므로 작업장에서 장시간 동안 측정하는 기기이다. 시료채취 백이나 캐니스터는 순간시료채취도 가능하지만 연속시료채취도 가능하다.

83 시료공기를 냉각 면에 접촉시켜 응축을 이용하여 분석 대상물질을 포집하는 방법으로 적당한 것은 어느 것인가?

① 냉각응축포집법 ② 액체포집법 ③ 직접포집법 ④ 여과포집법

해설 유기용제와 같이 비교적 비점이 높은 물질의 증기는 냉각면에 접촉시킨 후 응집을 이용하여 분석대상물질을 포집하는 냉각응축포집법으로 공기 중에서 분리농축시킨다.

84 냉각응축포집방법에 의한 작업환경공기의 시료채취에 관한 설명이다. 적합치 아니한 사항은 어느 것인가?

① 시료공기를 냉각관 등과 접촉 응축시켜 측정대상물질을 포집한다.
② 물, 얼음, 드라이아이스, 드라이아이스아세톤 등을 이용하고 있다.
③ 끓는점이 아주 낮은 물질에 대하여서는 액체질소로 냉각한다.
④ 작업환경측정에서는 유기가스와 같은 유기물질의 포집에 이용하고 있다.

해설 냉각응축포집방법은 방사성물질의 포집에만 적용하고 있다.

85 작업장에서 시료를 채취할 때에 다음 방법들 중에서 가장 좋은 방법은? ★

① 전 작업시간 동안의 단일시료채취
② 전 작업시간 동안의 연속시료채취
③ 전 작업시간 간헐시료채취
④ 단시간 시료채취

해설 ㉠ 장시간 채취(2~8시간) : 전 작업시간 동안 여러 개의 시료로 연속채취, 전 작업시간 동안 단일 개의 시료로 연속채취, 일부 작업시간 동안 여러 개의 시료로 연속채취
㉡ 단시간 채취 : 5~10분

86 작업환경측정의 정확도는 시료 포집시간과 시료 수에 따라 달라진다. 다음 시료포집법 중 오차가 가장 낮은 방법은?

① 단시간 단일시료포집법
② 전 작업시간 단일시료포집법
③ 전 작업시간 연속시간포집법
④ 부분적 연속시료포집법

정답

1. ③	2. ①	3. ③	4. ②	5. ②	6. ②	7. ②	8. ④	9. ③	10. ②
11. ②	12. ①	13. ②	14. ①	15. ②	16. ②	17. ③	18. ④	19. ③	20. ④
21. ③	22. ④	23. ③	24. ③	25. ③	26. ④	27. ①	28. ④	29. ③	30. ①
31. ③	32. ③	33. ②	34. ②	35. ①	36. ③	37. ①	38. ④	39. ④	40. ③
41. ②	42. ②	43. ④	44. ④	45. ①	46. ④	47. ②	48. ①	49. ③	50. ④
51. ③	52. ③	53. ①	54. ①	55. ③	56. ④	57. ②	58. ①	59. ③	60. ③
61. ②	62. ④	63. ④	64. ③	65. ④	66. ④	67. ④	68. ③	69. ①	70. ③
71. ④	72. ③	73. ④	74. ④	75. ④	76. ②	77. ④	78. ④	79. ④	80. ③
81. ③	82. ②	83. ①	84. ④	85. ②	86. ③				

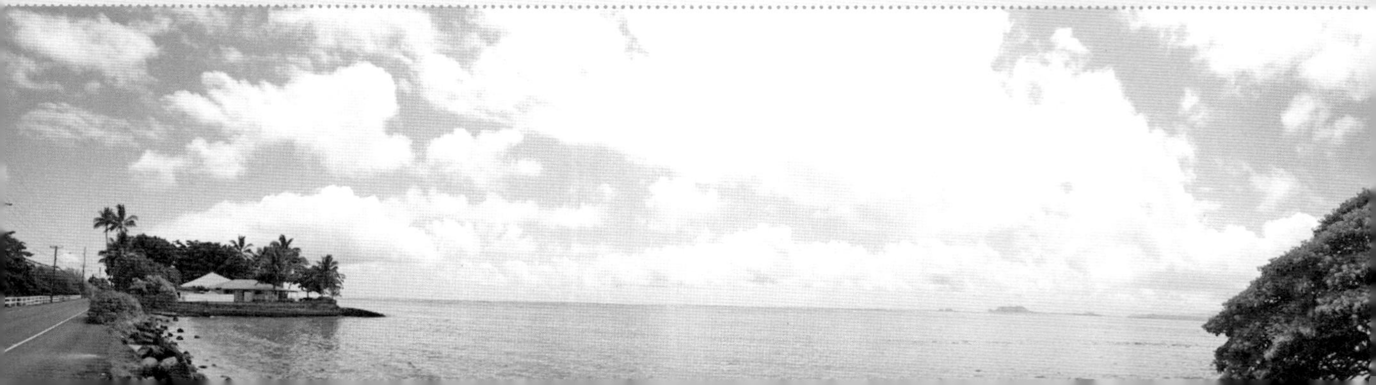

Chapter 7

산업위생 통계

학습목표

1. 산업위생 통계의 중요성
2. 측정 자료의 분포
3. 측정 자료의 계산
4. 측정결과의 평가

1 개념

1) 일반적 통계

① 각종 여론조사(대통령, 국회의원 선거 등)

② 모집단 선정 : 국민, 지역구
인력, 시간, 비용 등 불합리한 요인 작용

③ 표본 선정 : 지역, 연령 등을 고려하여 무작위로 추출
(ㄱ) 조사의 신뢰성이 필요 : 신뢰성평가
(ㄴ) 95% 신뢰도 ± 표준편차

2) 산업위생 통계

① 신발제조 공정 : 접착 30명, 접착 후 이물질 세척 30명, 대다리 봉합 10명, 도장 10명, 포장 20명 등 총 100명이 근무

② 전 근로자 모두를 측정(모집단)하여 근로자 개개인에 대한 유해요인의 폭로 농도를 평가하면 가장 바람직함

③ 그러나 비현실적인 요인이 작용함

④ 100명 모두를 측정하기 위한 측정 장비가 필요하고, 측정에 따른 많은 시간이 소요되며, 많은 산업위생전문가가 있어야 한다. 모두 측정함으로써 막대한 측정비용이 소요되는 등 불합리한 요인이 많이 작용함
(ㄱ) 각 작업(접착, 세척, 대다리 봉합, 도장, 포장)별로 통계적으로 신뢰할 수 있는(표본) 근로자를 무작위로 선정하여 측정한 후 통계적으로 평가함으로써
(ㄴ) 전 근로자를 측정한 것과 같은 신뢰성을 얻을 수 있으며, 전 근로자 측정에 따른 불합리한 요인의 제거가 가능함

2 작업환경측정의 통계

- 측정한 농도는 반드시 대표성과 불변성을 가져야 함
- 대표성 : 측정 장소의 대표값으로 정확도
- 불변성 : 누구나 측정해도 같은 값으로 정밀도
- 대표성과 불변성을 갖기 위해서는 통계적 평가가 필요함

1) 작업환경측정 자료가 정규분포인지 대수정규분포인지를 파악한 후 자료를 정리
2) 정규분포, 대수정규분포 여부를 파악하기 위해서는 산술평균과 기하평균에 대한 개념 정

립이 필요함

① 일반적으로 측정방법의 정확도를 평가하기 위해 동일한 유해물질 농도를 반복 주입하고 측정한 경우에는 그 측정값은 정규분포를 함

$$\text{산술평균(AM)} = \frac{x_1 + x_2 + \cdots + x_n}{n}$$

n : 측정 수, x_n : 각각의 측정 값

$$\text{표준편차(SD)} = \frac{\sqrt{\Sigma(\overline{x} - x_i)^2}}{(n-1)}$$

$\overline{x}$: 각각의 측정값, x_i : 산술평균값

② 측정 자료를 히스토그램으로 나타내면, 평균값을 중심으로 좌우대칭인 측정값이 분산된 상태로 정규분포를 갖고 있는지를 파악하기 위해서는 산술평균과 표준편차를 계산하여 측정값이 산술평균으로부터 얼마만큼 떨어져 있는가? 즉, 변이상태(측정오차의 크기)를 파악하기 위해 변이계수(Coefficient of variation ; CV)를 구함

$$\text{CV} = \frac{\text{표준편차}}{\text{산술평균}} \times 100(\%)$$

③ 변이계수가 크면 클수록 측정의 오차가 크기에 정확도와 정밀도가 낮다고 평가함

3) 그러나 작업환경측정 값은 일반적으로 대수정규분포를 하고 있으므로 비대칭으로 왼쪽으로 기울어진 상태의 값들을 정규분포 상태로 계산하기 위해 자료의 변환이 필요함
자료 변환으로 상용로그를 사용하여 변환시킴

4) 기하평균과 기하표준편차를 계산하게 됨
기하평균은 측정결과를 대수로 변환(log)하여 평균한 후 역대수(antilog = LN값)를 취하면 된다.

즉, log(GM) = (log2.5 + log2.1 + log3.1 + log5.2 + log7.2 + log4.3 + log2.5 + log3.8) / 8
= 0.54

GM(기하평균) = $10^{0.54}$ = 3.54 ppm

또는 다음 공식을 활용할 수 있다.

$$G = \sqrt[n]{X_1,\ X_2,\ X_3,\ \cdots,\ X_n}$$

기하표준편차(GSD) 대수확률 그래프지를 활용하면 편리함

$$\text{GSD} = \frac{84.1\%\text{에 해당하는 값}}{50\%\text{에 해당하는 값}}$$

또는

$$\text{GSD} = \frac{50\%\text{에 해당하는 값}}{15.9\%\text{에 해당하는 값}}$$

학습문제

01 산업위생통계의 중요성을 나열한 것 중 틀린 내용은 다음 중 어느 것인가?

① 보건관리의 문제점 제시 ② 계획수립과 방침결정에 도움
③ 효과판정에 도움이 안 됨 ④ 원인규명의 자료가 됨

해설 잘 정리되고 분석된 산업위생 통계는 ① 보건관리에 문제점을 제시하여 주고, ② 계획수립과 방침 결정에 큰 도움이 되고, ③ 효과판정에 큰 도움이 되며, ④ 원인규명의 자료가 된다.

02 산업위생통계에서 유해물질 농도를 "표준화"하려면 무엇을 알아야 하는가?

① 측정치와 노출기준 ② 평균치와 표준편차
③ 측정치와 시료수 ④ 기하 평균치와 기하 표준편차

해설 측정치/노출기준으로 "1"을 기준으로 한다.

03 작업환경 중 측정한 유해물질 농도의 평균은 어떻게 산출해야 하는가?

① 산출평균치 ② 시간가중평균치
③ 기하평균치 ④ 중앙치

해설 측정치의 평균은 기하평균으로 한다.

04 단위 작업 장소에서 유해물질 농도 측정치의 정리 방법 중 바른 것은 어느 것인가?

① 기하평균과 기하표준편차를 계산한다.
② 산술평균과 표준편차를 계산한다.
③ 산술평균과 기하평균을 계산한다.
④ 산술평균과 최고치 및 최저치를 기록한다.

해설 여러 가지 작업환경측정의 결과에서 작업환경 중의 유해물질의 공간적 농도분포는 일반으로 정규분포에 따르지 않고 저농도 쪽에 치우쳐 분포를 하는 경향이 있다. 이와 같은 경우에 측정치를 대수변환하면 정규분포로 된다. 즉 유해물질의 분포는 대수 정규형 분포에 따른다고 생각하는 편이 합리적이다. 그러므로 농도평가 방법으로써 기하평균과 기하표준편차를 사용함이 일반적으로 행해지고 있다.

05 작업장 내의 유해물질을 측정한 결과를 평가 하기 위해 농도를 산출하는 방식은 어떤 것인가?

① 기하평균치 ② 중앙치
③ 시간가중 평균치 ④ 산술평가치

06 작업장 내의 유해물질 농도를 여러 번 측정할 경우 대체로 어떤 양상의 분포를 이루고 있는가? ★

① t-분포를 이룬다. ② f-분포를 이룬다.
③ 산술평균을 이룬다. ④ 대수 정규분포를 이룬다.

해설 작업장 내의 유해물질 농도는 대수 정규분포(log-normal distribution)를 한다고 알려져 있다.

07 다음 중 표준오차를 나타내는 식은? (단, S.D : 표준편차, N: 측정치의 수, n: 자료의 수, M: 표본평균치의 수, S.E: 표준오차)

① $S.E = \frac{S.D}{\sqrt{n}}$ ② $S.E = \frac{M}{\sqrt{n}}$
③ $S.E = \frac{\sqrt{n}}{S.D}$ ④ $S.E = \frac{S.D}{n}$

해설 $S.E = \frac{S.D}{\sqrt{n}}$ (S.E : Standard error, S.D : 표준편차, n : 자료의 수)

표준편차 : 산포도 측정 $S.D = \sqrt{\frac{\sum_{i=1}^{n}(\bar{x}-x_i)^2}{n-1}}$

08 산업위생 통계 자료 표에서 M±S.D로 표시한 것은 무엇을 의미하는가?

① 평균치와 표준편차 ② 평균치와 표준오차
③ 최빈치와 표준편차 ④ 중앙치와 표준오차

09 어떤 작업 내의 유해물질을 단시간 측정(약 30분 이하 측정)시 농도의 평가는 대수정규분포를 하는데 이때 필요한 계산은 어떤 것이 있는가?

① 기하평균치와 기하표준편차 ② 중앙치
③ 산술평균치와 산술표준편차 ④ 시간가중 평균치

10 산포성을 나타내는 통계량이 아닌 것은?

① 평균 ② 표준편차
③ 변이계수 ④ 분산

해설 산포성은 객관적인 값으로써 한 변수의 측정값들의 분포상태를 설명하는 값으로 표준편차와 분산으로 나타낸다. 분산은 측정 값들이 이들 산술평균의 둘레에 평균이 얼마나 퍼져 있는가를 표시하는 통계량을 말한다. 표본에 대한 변수와 측정 값의 설명은 대표값을 이용하며, 측정 값의 분포가 틀리면 대표 값으로써는 설명이 부족하다.

11 작업장에서 생화학적 측정치나 유해물질의 농도를 평가할 때 일반적으로 사용되는 평균치는? ★

① 기하평균치 ② 산술평균치
③ 최빈치 ④ 중앙치

12 관찰치의 변이계수의 정의는?

① 평균/표준편차 ② 표준편차/평균
③ 분산/평균 ④ 평균/분산

13 일정한 물질에 대해 반복 측정, 분석을 했을 때 자료 분석치의 변동크기가 얼마나 작은가를 나타내는 용어는?

① 정확도 ② 참값
③ 정밀도 ④ 대표값

14 작업환경의 측정에 있어서 A측정점의 수를 5이상으로 하는 것은 5점 이상이 아닐 경우 통계적 편차 중 어떤 편차가 생기기 때문인가?

① 평균편차 ② 산술표준편차
③ 기하표준편차 ④ 대수평균편차

15 작업장 내 CO농도를 측정하였더니 3 ppm, 6 ppm, 12 ppm, 24 ppm, 48 ppm이었다. 기하평균 농도는?

① 12 ppm ② 15 ppm
③ 17 ppm ④ 19 ppm

해설 $G = \sqrt[n]{X_1, X_2, X_3, \cdots X_n}$ 식에서 $G = \sqrt[5]{3 \times 6 \times 12 \times 24 \times 48} = 12$ ppm

16 주물공장에서 근로자에게 노출되는 호흡성 먼지를 측정하였다. 결과(mg/m^3)는 다음과 같다. 기하평균농도(mg/m^3)는? ★★

2.5,	2.1,	3.1,	5.2,	7.2,	4.3,	2.5,	3.8

① 1.54 ② 2.54
③ 3.54 ④ 4.54

해설 기하평균은 측정결과를 대수로 변환(log)하여 평균한 후 역대수를 취하면 된다.
즉, log(GM) = (log2.5 + log2.1 + log3.1 + log5.2 + log7.2 + log4.3 + log2.5 + log3.8)/8 = 0.54
GM(기하평균) = $10^{0.54}$ = 3.54 ppm

17 자동차 공업사에서 측정한 톨루엔의 농도(ppm)이다. 산술평균과 기하평균을 각각 구하면? ★★

198, 205, 47, 51, 132, 93, 61, 190, 170, 55

① 산술평균: 120, 기하평균: 102
② 산술평균: 102, 기하평균: 120
③ 산술평균: 110, 기하평균: 112
④ 산술평균: 112, 기하평균: 110

해설 ㉠ 산술평균 = (198 + 205 + …… + 170 + 55) / 10 = 120
㉡ 기하평균
- 모든 자료를 대수로 변환하여 평균하다.
log(GM) = (log198 + log205 + … + log170 + log55) / 10 = 2.01
- 평균한 값을 역대수를 취해야 한다.
GM = $10^{2.01}$ = 102.33 ※ 자연대수(ln)로 계산해도 동일한 값이 산출된다.

정답 1. ③ 2. ① 3. ③ 4. ① 5. ③ 6. ④ 7. ① 8. ① 9. ① 10. ③ 11. ① 12. ② 13. ③ 14. ③ 15. ① 16. ③ 17. ①

Chapter 8

산업보건의 허용기준

학습목표

1. 허용기준의 용어
2. 농도 단위의 변환
3. 허용기준의 정의
4. 허용기준의 종류
5. 혼합물질일 때의 허용농도 계산
6. 허용농도 적용상의 주의사항
7. 허용농도 설정의 이론적 배경
8. Hatch의 양-반응 관계와 허용농도 개념
9. 비정상 작업시간에 대한 허용농도 보정
10. 생물학적 노출지수

1 허용기준의 의의

1) 개념

작업환경의 관리를 위한 여러 가지 방법 중 가장 이상적인 것은 근로자들이 노출되는 유해요인의 발생원 자체를 제거하는 것이겠지만, 이는 실제 작업장에서의 관리방법으로는 커다란 어려움이 따르는 것이므로 대부분의 국가에서는 근로자들이 유해물질에 노출(Exposure)될 경우에 대비하여 작업장 공기 중 유해물질 농도의 한계를 정하여 규제하고 있다.

허용기준은 원래 근로자의 건강보호를 목적으로 설정된 작업장 공기 중 유해 물질 농도의 한계치로 권고적인 지침으로써의 작업환경관리 기준이다. 그러나 국가에 따라서는 행정적으로 사업장의 작업환경을 규제하는 법적 기준으로 사용되는 경우도 적지 않다.

전 세계적으로 가장 많이 인용되거나 준용되어 사용하고 있는 미국산업위생전문가협의회(ACGIH)의 허용기준은 대부분 동물실험에 의한 것과 경험에 의한 것들을 종합한 것이어서 실제 명확한 근거가 있다기보다는 추정치로 설정된 것이며, 허용기준은 물질에 따라 적용을 달리해야 한다.

예를 들면 자극성이 강한 물질은 만성적인 전신 중독을 기준으로 정한 것이기보다는 자극성 그 자체를 기준으로 한 것이므로 허용기준을 초과했다고 해서 이를 곧 중독과 결부 지을 수 없는 경우가 있는 것이다.

일반적으로 허용기준 근처에서는 20~30년 동안 근무해도 건강상 나쁜 영향을 미칠 위험이 없다고 보고 있으므로 약간 상회하였다는 이유로 그 작업장을 유해한 작업장으로 평가하여 이를 근로자 건강문제와 직결시켜서는 안 되는 경우도 적지 않다. 또한 작업환경관리를 행할 때 고려해야 할 사항은 허용기준설정이 중등도의 작업을 하는 근로자를 기준으로 하여 제안된 것이므로 격한 작업이나 많은 흡입량을 필요로 하는 작업의 경우에는 같은 환경에서 작업을 한다 해도 유해물질의 흡입량이 많아지게 된다는 것이다.

따라서 작업강도, 속도, 시간 등 여러 가지 요인에 따라 허용기준의 범위가 달라질 수도 있으므로 단일한 허용기준만이 절대적인 것이라고 생각해서는 안 되는 것이다.

2) 정립의 연원

국제노동기구(ILO)를 비롯한 세계 각 국에서 사용하고 있는 허용기준은 미국산업위생전문가협의회(ACGIH)의 권고기준인 한계치(Threshold Limit Values, 이하 TLVs)를 근거로 하고 있으며, ACGIH는 1938년 NCGIH(National Conference of Governmental Industrial Hygienists)로 출범한 후 작업장 내의 안전기준(Safe Limits)이나 한계치(Threshold Limits)에 대해 연구·발표를 시작하였으며, ACGIH로 명칭을 바꾼 후인 1953년 TLVs의 개념을

「하루 8시간 작업을 할 때의 유해물질폭로의 "최대평균농도기준"」이라고 정의하였다.

참고로 우리나라에서 사용되고 있는 '노출기준'이라는 용어는 1970년 설립된 미국산업안전보건청(Occupational Safety & Health Administration, OSHA)의 허용폭로한계(Permissible Exposure Limits, PELs)라는 의미로 계속하여 사용하고 있다.

2 우리나라 허용기준의 성립과정과 적용

1) 성립 및 변천

우리나라의 유해물질 노출기준은 1972년 노동청예규 제203호로 정한 것이 효시로서 이는 근로기준법 제6장의 "안전과 보건에 관한 사항"을 근거로 대통령령으로 정한 보건관리규정 제16조 내지 제19조 및 제36조의 규정에 의한 것이었으며, 1981년 산업안전보건법의 제정과 함께 1983년 1월 20일 "작업환경측정방법"(노동부 고시 제1호)에서 약 50여 종의 허용기준을 정하여 사용하다가 노동부 고시 제88-69호로서 697종의 허용농도를 설정(1988. 12. 23)하고 2016년 8월 고용노동부 고시 제2016-41호로서 717종의 화학물질 노출기준을 개정하여 현재까지 작업장의 환경규제 기준으로 사용하고 있다.

2) 노출기준의 적용

현행 화학물질 및 물리적 인자의 노출기준(고시)은 산업안전보건법 제42조의 규정에 의해 작업환경평가기준으로서 개정·시행되고 있어 작업환경측정 결과 유해물질의 농도가 기준치를 초과한 경우, 시설·설비개선 등 보건상의 조치명령을 내리는 근거로서 활용되고 있다. 즉, 노출기준의 초과만으로 직접 행정조치를 취하지는 않고 있다.

3) 노출·허용기준의 변화

근로자들의 건강 보호를 위해서는 기본적으로 작업환경관리 및 작업자 노출관리가 필수요건이다. 이를 위해서는 목표치 또는 기준이 필요한데 이것이 바로 노출기준이다.

국내 노출기준의 변화를 고찰하는 것은 바로 국내 산업위생의 역사를 알아보는 것과 같다. 아직도 운영상의 문제는 일부 존재하지만 국내 노출·허용기준은 지속적으로 변화와 발전을 거듭하여 왔다. 그러나 화학물질 중독과 같은 직업병이 여전히 발생되고 있어 기준 초과 시 과태료가 즉시 부과되는 허용기준도 도입되었다. 따라서 현 시점에서 국내 노출·허용기준의 역사를 살펴보고 선진 외국과의 비교 및 향후 보완사항을 제시하는 것은 매우 중요한 과제라 할 수 있다.

① 노출기준의 중요성

화학물질에 대한 근로자들의 건강 보호를 위해서는 물질 자체의 독성(toxicity)과 노출 유발가능성인 유해성(hazard) 그리고 근로자들이 어느 정도 노출되고 그 수준이 건강에 영향을 줄 수 있는지를 평가하여야 한다. 그러자면 위해성(risk)의 개념이 필요하다.

노출 평가(exposure assessment)는 근로자들을 대상으로 노출 모니터링을 실시하고, 노출 수준이 어느 정도 인체에 영향을 미칠 수 있는지를 평가할 수 있는 노출기준이 반드시 있어야 한다. 그러나 불확실하거나 공신력이 없는 노출기준으로 평가를 실시하게 되면 근로자의 노출 양상(exposure profile)을 수용할 수 있는지, 아니면 수용할 수 없어 관리를 해야 하는지 결정하기가 어렵다. 따라서 화학물질에 대한 위해성을 잘 관리하기 위해서 신규 및 기존물질에 대한 노출기준 설정 및 개정이 중요하다.

유해화학물질에 노출되지 않는 것이 가장 안전한 작업환경이지만 현실적으로 불가능하다. 최근에는 측정 및 분석기술의 발달로 다양한 물질이 분석되고 과거에 검출되지 않는 극미량의 농도도 검출하기 때문에 검출된 수준이 근로자에게 어떤 영향을 미치는지 또는 작업환경관리는 어느 정도 수준인지 파악하기 위하여 직업적 노출기준이 더욱 중요해졌다.

② 국내 노출기준의 제·개정 현황

현재 세계 각국에서 사용하고 있는 유해인자에 대한 노출기준은 동물실험, 인체실험, 산업 현장의 경험 등을 바탕으로 설정되는데 주로 미국산업위생전문가협의회(ACGIH)에서 권고하는 기준을 받아들여 사용하는 것이 보편적인 추세이다. 국내의 노출·허용기준 변화는 표 8-1과 같다. 노출기준 관련 기관은 해당 연도의 명칭으로 기술하였다.

우리나라의 노출기준은 1972년 노동청 예규 제102호로 정한 것이 최초로서 이는 근로기준법 제6장의 '안전과 보건에 관한 사항'을 근거로 대통령령으로 정한 보건관리규정 제16조 내지 제19조 그리고 제36조의 규정에 의한 것이다. '유해물질 허용농도 및 동 측정 요령'을 제정할 때 동 예규에 57종의 유해물질과 분진, 소음, 온도에 대해 허용농도를 예규 별표에 별도 규정하였다(노동청 예규 제102호).

그 후 1979년 4월 21일 노동청 예규 제225호인 유해물질 허용농도 및 동 측정 요령에 의하여 노출기준의 체계화가 시작되었다. 동 예규는 근로기준법 제64조(안전과보건)의 규정에 의한 근로보건관리규정(대통령령 제7869호 : 1975.11.13) 제16조 내지 19조 그리고 제36조의 규정에 근거하였다(노동청 예규 제225호). 산업안전보건법이 제정되기 전까지는 근로기준법 제6장에 안전과 보건에 관한 사항을 규정하였고 하위 법령으로 대통령령인 '근로안전관리규정'과 '근로보건관리규정'을 제정하여 시행하였다. 동 예규에서는 가솔린 등 90종의 유해물질과 분진, 소음, 기온에 대한 허용기준(허용농도)을 정하였다.

노동청이 노동부로 승격되면서 1981년 12월 31일 산업안전보건법 제정에 따라 동 법 제21조(기술상의 지침 및 작업환경의 표준) 및 제31조(작업환경 등의 측정)의 규정에 의하여 1983년 1월 20일 노동부 고시 제1호 '작업환경측정방법'을 제정하고 동 고시에서 유기용제 16종, 특정화학물질 31종 그리고 소음, 분진, 납을 포함한 50여 종의 유해물질에 대한 허용기준을 규정하였다(노동부 고시 제1호). 1990년 1월 13일에 산업안전보건법이 전면적으로 개정되기 전까지는 기술상의 지침 및 작업환경표준을 제21조(현행 제27조)로, 작업환경측정은 제31조(현행 제42조)로 규정하였다.

1983년에 제정된 작업환경측정방법(노동부 고시 제1호)에서의 허용농도규정을 보완하여 1986년 12월 22일 '화학물질 및 물리적 인자의 허용기준'을 별도 규정으로 제정하였다(노동부 고시 제86-45호). 동 고시는 ACGIH의 TLVs와 OSHA의 PELs 등 선진 외국의 법적기준 및 권고기준 등을 참고하여 유해물질의 허용기준을 324종으로 확대하여 제정하였다. 동 고시는 과학적 근거가 미흡하였고 국내 산업보건 분야의 여건이 고려되지 않은 상황에서 1984~1985년도 ACGIH의 TLVs를 대부분 채택하였고 특히 발암물질이나 발암성 가능물질에 대한 기준은 ACGIH의 TLVs를 100% 수용하였다. 또한 동 고시에서 허용기준(현재는 노출기준)을 제정하지 않은 물질들은 당해 연도 ACGIH TLVs를 준용하도록 하는 규정을 신설하였다. 이 조항은 개정된 고시(고용노동부 고시 제12-31호)에서도 지속적으로 사용하고 있다.

1980년대 '원진레이온 근로자 이황화탄소 중독사건', '문○○ 군 수은 중독사건'과 같이 유기용제, 중금속 등의 유해물질에 의한 직업병 사건이 사회적으로 문제되어 이 분야에 대한 국가적 관심이 고조되었다. 이에 따른 사회적 여건을 반영하기 위하여 1985년 정부 차원의 유해물질 노출기준 제·개정에 관한 연구가 노동부 국립 노동과학연구소에서 수행되었다.

이 연구 결과에서 제시한 내용은 다음과 같다. "유해물질의 TLV를 설정할 때 여러 가지 실험을 거치게 됨으로써 오랜 시간이 필요하고 이에 대한 많은 경비가 소요되는 것이 일반적이다. 따라서 선진국에서도 미국 ACGIH에서 권고하고 있는 TLV를 전부 또는 일부 개정하여 사용하고 있다. 그러므로 이 분야에 대한 국내 연구가 미진한 상황을 고려하여 우리나라에서도 ACGIH의 자료를 주로 참고하는 것이 바람직하다"라고 결론을 내리고 유해물질의 노출기준을 정부에 건의하였다. 주요 건의 내용을 보면 미국 ACGIH와 일본 산업위생학회가 권고한 기준을 비교하여 기준이 같은 유해물질의 경우는 TLV를 그대로 수용하였으며, 비교결과 기준이 다른 경우는 높은 수치의 기준을 선택하였다. 또한 유해화학물질 중 ACGIH에서 정한 650여 종과 일본의 산업위생학회 권고치 120여 종 중에서 우리나라 사업장에서 많이 사용되는 물질 380종에 대해 선별하여 선정하고 산업안전보건법에 규정되어 있는 103종에 대해서는 허용농도를 설정하였다.

1988년 12월 23일 ACGIH의 TLVs를 근거로 유해물질 373종을 추가로 규정하면서 총 규제물질이 697종으로 증가하였다. 구체적인 변경내용은 다음과 같다. 1984년 이후 ACGIH-TLV의 STEL이 많은 수가 삭제됨에 따라 노동부 고시에서도 68종에 대해 STEL 치를 삭제하였다. 또한 매년 개정되는 ACGIH-TLV의 특징에 따라 13종의 기준도 변경하였고, OSHA-PEL의 기준 강화에 따라 8종에 대한 기준은 강화하였다. 그리고 오·탈자 및 누락 사항에 대한 추가·정정한 물질은 12종, 일본의 권고기준으로 변경한 물질은 3종 그리고 시간가중평균농도(TWA)를 ACGIH의 최고허용농도(Ceiling)로 7종을 변경하였다(노동부 고시 제88-69호).

1991년 3월 30일 작업환경측정방법의 개정에 따라 '화학물질 및 물리적 인자의 허용기준'도 함께 개정하였으나 697종에 대한 허용기준농도의 변화는 없었다(노동부고시 제91-21호). '화학물질 및 물리적 인자의 허용기준'은 산업안전보건법 제27조(기술상의 지침 및 작업환경의 표준)에 근거하여 권장기준으로 사용하였다.

1997년 10월 16일 산업보건기준에 관한 규칙(제93조 제2항)이 개정되면서 노동부장관은 "인체에 해로운 화학물질 및 물리적 인자 등에 대한 작업환경 평가기준(노출기준)을 정할 수 있다."라고 규정하였다. 이를 반영하여 1998년 1월 5일 기존의 허용기준(노동부 고시 제91-21호)을 산업안전보건법 제42조의 작업환경측정의 평가기준으로 사용하기 위해 유해물질의 허용농도를 '화학물질 및 물리적 인자의 노출기준'으로 용어를 변경하였다. 이때부터 '노출기준' 용어를 법적으로 사용하기 시작하였다. 또한 1995년 경남 양산의 ○○전자부품(주) 공장에서 부품 세척작업을 하던 여성 근로자들이 2-브로모프로판(2-bromo propane)에 중독되어 생리불순, 난소부전증과 같은 생식독성이 발생하였고 안전보건공단 산업안전보건연구원의 실험연구에서 2-브로모프로판이 생식독성물질로 밝혀짐에 따라 동 물질의 노출기준을 1 ppm으로 세계 최초로 설정하였다. 2-브로모프로판이 추가되어 698종을 규정하기 시작하였다. 그 외 물질에 대한 노출기준의 변화는 없었다(노동부 고시 제97-65호).

국내·외적으로 백석면의 유해성이 확인됨에 따라 2002년 2월 4일 '화학물질 및 물리적 인자의 노출기준(고시 제97-65)'의 <별표1-1>인 화학물질의 노출기준에서 석면 종류에 따른 노출기준을 삭제하고 석면(모든 형태)의 노출기준을 2개/cm^3에서 0.1개/cm^3로 강화하였다. 또한 <별표1-2>의 발암성물질로 확인된 물질(A1)로 변경하였다. <별표 2-1>의 총분진의 노출기준에서는 석면 및 기타 분진에서 석면 종류에 따른 노출기준을 삭제하고 모든 형태의 석면(길이 5 μm 이상)을 0.1개/cm^3로 강화하였다(노동부 고시 2002-2호).

2001년 10월 국내에서 벤젠에 노출된 근로자가 백혈병으로 사망하는 등 벤젠 관련 직업병이 다수 발생하였다. 그리고 10 ppm 미만의 벤젠 노출에서도 백혈병 등이 발생한다는 근거로 선진 외국의 노출기준을 감안하여 노·사 대표, 관련 업계의 협의를 거쳐 벤젠의 노출기준을 10 ppm에서 1 ppm으로 10배 강화하는 개정을 하였고(노동부 고시 2002-8호) 현재에는 0.5 ppm으로 강화하였다(고용노동부 고시 제2016-41호).

노동부 고시 2002-8호는 개정 없이 가장 오랜 기간 사용되어 왔다. 이 고시의 목적은 제1조에서 산업안전보건법 제42조 및 동법 시행규칙 제93조 제2항에 규정되어 있는 인체에 유해한 가스, 증기, 미스트 및 흄이나 분진, 소음, 고온 등 화학물질 및 물리적 인자에 대한 작업환경 평가와 근로자의 보건상 유해하지 아니한 기준을 정함으로써 근로자의 건강을 보호하는 것이라고 명확하게 언급하였다. 이 고시에서 사용되는 노출기준이라 함은 제2조 정의에 근로자가 유해요인에 노출되는 경우 노출기준 이하 수준에서는 거의 모든 근로자에게 건강상 나쁜 영향을 미치지 아니하는 농도로 1일 작업시간 동안의 시간가중평균농도(TWA; Time Weighted Average), 단기노출농도인 STEL, 또는 최고노출농도(C; Ceiling)로 표시되는 농도로 정의하였다. 한편, 이 고시에 규정되지 아니한 유해 요인의 노출기준은 미국산업위생전문가협의회(ACGIH)에서 매년 채택하는 노출기준(TLV)을 준용한다고 언급하였다. 노동부 고시 2002-8호는 1986년에서 1988년의 3년 동안에 ACGIH-TLV에 계속 채택된 물질들을 모두 선정하여 ACGIH의 1988～1989년 TLV 697종 중에 648종(96%)이 그대로 채택되었다. 노출기준 설정물질 중 OSHA의 노출기준이 있는 것은 OSHA의 1984년도 PEL과 ACGIH-TLV(1988～1989)를 비교하여 보다 엄격한 기준을 채택하였다. 이때 당시 염화비닐(VCM)의 기준이 ACGIH에서는 5 ppm이었으나 OSHA에서는 1 ppm으로 설정되어 있어 국내 노출기준을 ACGIH보다 엄격한 1 ppm으로 규정하였다. 현재는 ACGIH의 염화비닐기준도 1 ppm이다. 동 고시의 발암성 확인물질(A1)이나 발암성 추정물질(A2)에 대한 규정은 1988～1989년도의 ACGIH-TLV에서 제시한 것을 모두 수용하였고 노출기준 미 제정 발암성물질도 포함하여 별도의 표로 정리하였다.

노동부 고시 2002-8호가 오랜 기간 사용되어 왔으나 주기적 검토가 이루어지지 않아 선진 외국의 노출기준과 차이가 있었다. 법 제39조에 유해인자를 정기적으로 분류하고 노출기준을 정하는 규정이 마련(2002년 12월 30일)되면서 선진 외국의 노출기준과 차이가 큰 유해화학물질을 대상으로 2005년도에 노동부 연구 용역사업을 실시하였다.

연구결과를 토대로 <별표1-1>인 화학물질의 노출기준에서 9종을 제정하고, 79종에 대해서는 개정하였다. 또한 동 고시에서는 '유해 요인' 용어를 '유해 인자'로 변경하였으며 <별표2-1>인 총분진의 노출기준에서 산화아연분진(ZnO; Zinc oxide dust)을 삭제하고 <별표1-1>에서만 제시하였다(노동부 고시 제2007-25호).

2006년도에는 안전보건공단에서 노출기준 제·개정 용역사업을 실시하였다. 당초 42종을 연구하였으나 크롬산아연의 노출기준을 크롬, 납으로 각각 선정하여 43종으로 변경되었다. 연구 용역의 노출기준 제·개정(안)에서 최종 노출기준 고시(고시 제2008-26호)로 최종 결정된 내용은, 케로젠 등 11종이 제정되었으며, 개정을 제안한 30종 중 트리클로로에틸렌이 현행 유지로 변경되면서 개정은 삼수소화비소 등 29종, 현행 유지는 아크로레인 등 3종이 되었다(노동부 고시 제2008-26).

2005~2006년에 화학물질 노출기준 제·개정 연구사업의 결과에서는 노출기준 제·개정 사유를 제시하였는데 여기에 포함된 내용은 ① TLV제정 연도 및 제정 당시 당해물질의 건강장해정보, ② 노출기준 제정 이후 축적된 건강장해정보, ③ 새로 축적된 유해성 정보의 의미, 현행 TLV의 직업병 예방 효율성, ④ 외국의 노출기준 강화 시기, ⑤ 국내 직업병 발생 사례, ⑥ 규제 영향 분석결과 등이다. 따라서 이러한 근거를 토대로 이루어진 노출기준 개정은 국내 최초로 과학적으로 이루어졌다고 할 수 있다. 또한 노·사·정·학계 전문가가 참여한 공청회 및 전문가회의를 거쳐 2007~2008년에 화학물질 128종에 대해 '화학물질 및 물리적 인자의 노출 기준'(노동부 고시 제 2007-25호 및 제2008-26호)을 변경한 것은 국내 산업보건 분야의 현실을 감안한 개정작업이었다.

2008년도에는 이황화탄소 외 3종에 대해 안전보건공단에서 노출기준 제·개정 용역사업을 실시하였지만 이들 물질에 대한 노동부 고시의 개정은 없었다.

많은 화학물질에 대한 노출기준의 제·개정작업은 이루어져 왔으나 분진에 대한 전반적인 검토는 이루어지지 않았다. 분진은 화학적 인자로써 근로자들에게 건강장해를 주고 있어 미국 ACGIH-TLV와 같이 화학적 노출기준으로 적용하는 것이 바람직하였다. 그러나 우리나라의 분진에 대한 노출기준은 노동부 고시 제2008-26호에서 화학물질의 노출기준(별표1-1), 총분진의 노출기준(별표2-1) 그리고 호흡성분진(별표2-2)으로 혼용하여 적용하고 있어 노출기준 적용에 국제기준과 큰 차이가 있었다. 이러한 이유로 2007년도에는 안전보건공단에서 '분진의 노출기준 개선 방안' 용역사업을 실시하였다(보건분야 연구자료, 연구원 2008-6-7). <별표1-2, 2-1, 2-2>로 정해진 총분진, 호흡성분진 그리고 발암성물질표를 2010년 6월 28일에 노동부 고시를 개정하면서 모두 삭제하여 ACGIH의 TLV 체계와 유사하게 화학물질 노출기준표에 통합하였다(노동부 고시 2010-44호). 개정된 주요내용을 살펴보면 <별표1-2>의 발암성물질 노출기준표를 삭제하여 발암성(A1, A2)을 <별표1-1>의 화학물질 노출기준표의 비고란에만 표기하였다. 고시의 제7조(분진)와 제8조(호흡성분진)를 삭제하면서 <별표2-1>인 총분진과 <별표2-1>의 호흡성분진의 노출기준을 <별표1-1>인 화학물질 노출기준에 통합시키고 <별표2-1>은 소음의 노출기준, <별표2-2>는 충격소음의 노출기준으로 변경하였다. 또한 노출기준이 두 가지(3.5 mg/m^3, 5 mg/m^3) 표현된 카본블랙의 노출기준을 3.5 mg/m^{3}으로 일원화하였다. 이전 고시에서는 총 분진 3종에 포함되어 있던 기타분진(산화규소 결정체 1% 이하)을 <별표1-1> 화학물질 노출기준 목록 일련번호 699번에 10 mg/m^{3}으로 새로이 규정하였다(노동부 고시 2010-44호).

2011년 3월 2일에 개정된 고용노동부 고시 제2011-13호는 발암성물질정보를 GHS분류 체계에 맞춰 정비하고 노출기준 미설정 물질에 대한 관리 필요성을 규정하였다. 동 고시는 법 제24조에 따른 작업장의 유해인자에 대한 작업환경 개선기준과 법 제42조에 따른 작업환경측정 결과의 평가기준으로만 사용하는 것이 아니라 유해물질의 발암성 정보 제공에도 목적을 두었다. 따라서 고시 제5조(화학물질)에서 “별표1의 발암성 정보는 법상 규제 목적이 아닌 정보제공 목적으로 표시하는 것으로써 국제암연구소(IARC; International Agency for Research on Cancer), 미국산업위생전문가협회(ACGIH; American Conference of Governmental Industrial Hygienists), 미국독성프로그램(NTP; National Toxicology Program), 유럽연합(EU)의 분류·표시에 관한 규칙(EU CLP; European Regulation on the Classification, Labelling and Packaging of chemical substances and mixtures) 또는 미국산업안전보건청(OSHA; Occupational Safety & Health Administration)의 분류를 기준으로 ‘화학물질의 분류·표시 및 물질안전보건자료에 관한 기준’에 따라 분류한다.”고 언급하였다. 그리고 발암성정보물질의 표기는 ‘화학물질의 분류·표시 및 물질안전보건자료에 관한 기준’에 따라 1A(사람에게 충분한 발암성 증거가 있는 물질), 1B(시험동물에서 발암성 증거가 충분히 있거나, 시험동물과 사람 모두에서 제한된 발암성 증거가 있는 물질) 그리고 2(사람이나 동물에서 제한된 증거가 있지만, 구분 1로 분류하기에는 증거가 충분하지 않은 물질)로 분류하였다. 아울러 노출기준이 설정되지 않은 물질의 경우, 이에 대한 노출이 가능한 한 낮은 수준이 되도록 관리하여야 한다고 언급하였다(고용노동부 고시 제2011-13호).

고용노동부 고시 제2011-13호에서는 현장 근로자들에게 독성이 높은 화학물질 중 발암성물질에 대한 정보만 제공되어 왔으나 2012년 3월 26일 고시 개정을 통하여 생식세포 변이원성 및 생식독성물질에 대한 유해성 정보도 추가로 제공하였다(고용노동부 고시 제2012-31호). 최근 국제사회에서 주목받기 시작한 발암성(Carcinogenic), 생식세포 변이원성(Mutagenic) 및 생식독성(Reprotoxic)물질을 정부에서 제공하는 노출기준에 세계 최초로 제시한 것이다. 이로 인하여 사업장의 노·사는 물론 일반 국민들의 고독성 화학물질에 대한 알 권리가 강화되었다.

동 고시에는 우리나라에서 세계 최초로 밝혀낸 생식독성 물질인 2-브로모프로판(2-Bromopropane) 등 생식독성 물질 44종과 변이원성물질 43종 모두 화학물질의 분류·표시에 관한 국제기준(GHS)에 따라 표기하였다. 동 고시에 표기된 발암성물질은 총 191종으로 1A가 49종, 1B가 46종이며 2가 96종이다. 생식세포 변이원성물질은 총 43종으로 1B가 17종, 2가 26종이다. 이밖에 생식독성물질은 44종으로 1A가 6종, 1B가 20종, 2가 17종, 수유독성이 1종이다.

허용기준 이하 유지대상 유해인자에 대한 작업장 내의 노출농도 기준이 강화됩니다!

발암성 물질 등 근로자에게 중대한 건강장해를 일으킬 수 있는 유해인자 13종에 대해서는 작업장 내의 노출농도를 허용기준 이하로 유지하도록 하고 있습니다(산업안전보건법 제39조의2).

유해인자별 노출농도의 허용기준 강화

해당 유해인자 13종 중 6종의 유해인자는 실제 유해성·위험성에 비해 허용기준이 높다고 판단되어 2016년 8월 18일부터 그 기준이 강화됩니다.

※ 적용대상물질(6종) : 니켈(불용성 무기화합물), 벤젠, 이황화탄소, 카드뮴 및 그 화합물, 트라이클로로에틸렌, 폼알데하이드

유해인자별 노출농도의 허용기준

유해인자		허용기준			
		TWA		STEL	
		ppm	mg/m^3	ppm	mg/m^3
1. 납 및 무기화합물			0.05		
2. 니켈(불용성 무기화합물)			0.2		
3. 디메틸포름아미드(DMF)		10			
4. 벤젠		0.5		2.5	
5. 2-브로모프로판		1			
6. 석면			0.1개/cm^3		
7. 6가크롬 화합물	(불용성)		0.01		
	(수용성)		0.05		
8. 이황화탄소		1			
9. 카드뮴 및 그 화합물			0.01(호흡성 분진인 경우 0.002)		
10. 톨루엔-2,4-디이소시아네이트 또는 톨루엔-2,6-디이소시아네이트		0.005		0.02	
11. 트리클로로에틸렌(TCE)		10		25	
12. 포름알데히드		0.3			
13. 노말헥산		50			

※ TWA란? 시간가중 평균값(Time-Weighted Average)으로 1일 8시간 작업을 기준으로 한 평균노출농도
STEL이란? 단시간 노출값(Short-Term Exposure Limit)으로 15분간의 시간가중 평균값

❐ **표 8-1** 국내 노출·허용기준의 제·개정 현황

연월일	규정 명칭	발령 근거	물질 수	비 고
1972. 2. 8 (제정)	유해물질의 허용농도 및 측정 요령	노동청 예규 (제102호)	57종	57종의 유해물질과 분진, 소음, 온도의 허용농도 규정
1983. 1. 20 (제정)	작업환경측정방법	노동부 고시 (제1호)	50종	유기용제 16종, 특정화학물질 31종, 소음·분진·납 규정
1986. 12. 22 (개정)	유해물질의 허용농도	노동부 고시 (제86-45호)	324종	유기용제 등 274종 추가규정

연월일	규정 명칭	발령 근거	물질 수	비 고
1988. 12. 23 (개정)	유해물질의 허용농도	노동부 고시 (제88-69호)	697종*	"원진레이온근로자 이황화탄소 중독 사건"을 비롯 유기용제·중금속 등 유해물질에 의한 직업병이 크게 사회문제화된 것을 계기로 유해물질 373종을 추가로 규정
1991. 3. 30 (개정)	유해물질의 허용농도	노동부 고시 (제91-21호)	697종*	물질별 기준을 선진국 수준으로 조정
1998. 1. 5 (개정)	화학물질 및 물리적 인자의 노출기준	노동부 고시 (제97-65호)	698종*	산업안전보건법 제42조의 평가기준으로 사용하기 위해 유해물질의 허용농도를 화학물질 및 물리적 인자의 노출기준으로 용어를 변경하였으며 2-브로모프로판의 실험결과 생식독성물질임이 밝혀짐에 따라 노출기준을 추가 - 나머지 물질에 대해서는 변화 없음
2002. 2. 4 (개정)	화학물질 및 물리적 인자의 노출기준	노동부 고시 (제02-2호)	698종*	발암물질인 석면 노출기준을 2개/cm^3에서 선진국 수준인 0.1개/cm^3로 강화
2002. 5. 6 (개정)	화학물질 및 물리적 인자의 노출기준	노동부 고시 (제02-8호)	698종*	발암물질인 벤첸 노출기준을 10 ppm에서 선진국 수준인 1 ppm으로 강화
2007. 6. 8 (개정)	화학물질 및 물리적 인자의 노출기준	노동부 고시 (제07-25호)	698종*	2005년도 노동부 연구 용역사업 결과를 토대로 노출기준 제정 9종, 개정 79종
2008. 6. 17 (개정)	화학물질 및 물리적 인자의 노출기준	노동부 고시 (제08-26호)	698종*	2006년도 안전보건공단 노출기준 용역사업 결과를 토대로 제정 11종과 개정 29종 그리고 현행기준 유지 3종
2008. 9. 8 (개정)	유해인자별 노출농도의 허용기준	시행규칙 제81조의 4 관련	13종	[별표11의3]
2010. 6. 28 (개정)	화학물질 및 물리적 인자의 노출기준	노동부 고시 (제2010-44호)	699종*	<별표1-2>, <별표2-1,2-2>를 삭제하고 <별표1-1> 화학물질 노출기준에 통합
2011. 3. 2 (개정)	화학물질 및 물리적 인자의 노출기준	고용노동부 고시 (제2011-13호)	699종*	발암성물질 표기를 ACGIH에서 세계조화시스템(GHS) 분류 체계로 변경
2012. 3. 26 (개정)	화학물질 및 물리적 인자의 노출기준	고용노동부 고시 (제2012-31호)	702종*	발암성물질 187종, 생식세포 변이원성 물질 38종, 생식독성물질 20종 표기
2016. 8. 22 (개정)	화학물질 및 물리적 인자의 노출기준	고용노동부 고시 (제2016-41호)	717종	<별표1>의 발암성, 생식세포변이원성 및 생식독성 정보는 법상 규제 목적이 아닌 정보제공 목적으로 표시하는 것

※ 물질 수에 * 표기한 것은 실제 노출기준 설정물질 수가 아니라 노동부 고시의 일련번호를 기준으로 한 숫자임

3 국내외 허용기준 및 노출기준의 운용 현황

지속적인 국내 고시의 제·개정을 통하여 선진국 수준의 노출기준으로 발전되었지만 유해물질의 중독사고 예방에는 한계가 있었다. 따라서 매년 발생하고 있는 직업병으로부터 근로자를 보호하기 위한 법적 규제 수단인 허용기준의 필요성이 대두되었다. 또한 2005년 1월에 발생한 노말 헥산 중독 사고를 계기로 노·사·정 및 학계 전문가로 구성·운영된 '작업환경측정제도혁

신위원회'에서도 허용기준을 제안하였다. 이에 노동부는 발암성 또는 인체에 특히 유해한 직업병 위험물질에 대하여 산업안전보건법 제39조 2(유해 인자 허용기준의 준수)를 도입(2007년 7월 27일)하고, 동법 시행령 제31조(허용기준 이하 유지대상 유해 인자) 및 시행규칙 제81조의 4(허용기준)에서 대상물질과 허용기준을 설정하였다. 허용기준이 설정된 물질은 총 13종으로, 발암성물질인 포름알데히드, 카드뮴 등 6종과 인체장해물질인 납과 노말 헥산 등 7종이다.

허용기준 유해인자로 설정된 물질은 작업장의 노출농도가 허용기준을 넘지 않도록 유지해야 하며 이를 위반할 경우와 작업환경측정결과 노출기준을 초과한 경우, 또는 개선조치 의무 위반 시 1,000만 원 이하 벌금에 준하는 수준으로 설정하였다. 규정된 노출농도를 초과할 경우 시정기회를 부여하고 있는 노출기준과는 달리 즉시 과태료 부과가 가능하다.

미국의 경우 미연방규정(CFR) §1910.1000 공기오염 편에서 "허용기준이 수록된 물질에 대한 작업장의 노출은 허용기준을 넘지 않아야 한다."로 규정하고 450여 종 유해인자에 허용기준(PEL)을 설정하여 허용기준 초과 시 건 당 최대 7만 달러의 과태료를 부과한다.

2010년 고용노동부에서 허용기준 준수 여부 지도·점검을 63개소 대상으로 실시하여 19,07만 6,000원(11건)의 과태료를 부과하였다. 국내·외적으로 유해인자별 허용기준 및 건강장해 사례는 표 8-2와 허용기준 운용 사례는 표 8-3과 같다.

지금까지 국내 노출·허용기준의 역사를 살펴보았으며 선진 외국제도와 간단히 비교한 결과 많은 변화와 발전을 거듭하였음을 알 수 있다. 향후 국내 노출·허용기준의 지속적인 발전을 위해서는 일부 운용상의 문제점과 보완 사항을 제시하는 것이 필요하다.

❐ 표 8-2 유해인자별 허용기준 및 건강장해 사례(고용노동부 산업안전보건법)

유해인자	허용기준				건강장해	직업병 사례
	TWA		STEL			
	ppm	mg/m^3	ppm	mg/m^3		
1. 납 및 무기화합물		0.05			납 중독 (중추신경계 장해)	1983년 61명 납 중독
2. 니켈 (불용성 무기화합물)		0.2			폐암, 비강암	2000년 니켈 중독 전신질환
3. 디메틸포름아미드 (DMF)	10				간, 신장, 심장 독성, 중추신경계장해	2006년 1명 사망 2007년 1명 사망 3명 중독
4. 벤젠	0.5		2.5		백혈병 (중추신경계 장해)	벤젠 직업병 17건 (1992~2004)
5. 2-브로모프로판	1				생식기능 장해	1995년 28명 생식기능 저하(무월경, 정자 감소)

유해인자		허용기준				건강장해	직업병 사례
		TWA		STEL			
		ppm	mg/m³	ppm	mg/m³		
6. 석면			0.1개/cm³			폐암, 악성 중피종, 석면폐	최근 7년간 석면직업병자 46명 발생
7. 6가크롬 화합물	(불용성)		0.01			폐암	크롬 관련 직업병 14건 (1992~2004년)
	(수용성)		0.05				
8. 이황화탄소		1				중추·말초신경계 장해, 관상동맥질환, 간질환 등	원진레이온 사건 (100여 명 직업병)
9. 카드뮴 및 그 화합물			0.01(호흡성 분진인 경우 0.002)			폐암	매년직업병 유소견자 5~10명 발생
10. 톨루엔-2,4-디이소시아네이트 또는 톨루엔-2,6-디이소시아네이트		0.005		0.02		직업성 천식	TDI직업병 36건 (1992~2004년)
11. 트리클로로에틸렌 (TCE)		10		25		중추신경계장해	2005년 1명 사망 2006년 4명 사망 2명 중독 2007년 2명 중독
12. 포름알데히드		0.3				비강 암 (호흡기계 장해)	직업병 3명 발생 (2000~2004년)
13. 노말헥산		50				말초신경 장해	2005년 외국인 근로자 8명 하반신 마비

❐ **표 8-3** 국내외 정부의 직업적 노출(허용)기준 운용 사례

구분	한국	프랑스	미국	독일	캐나다/온타리오
기준 설정 물질	노출기준 717여 종 허용기준 13종	허용기준 6종 권장기준 500종	허용기준 450종	규제기준 400여 종	규제기준 101종
기준의 법적 성격	허용 및 규제기준은 사업주가 작업환경을 항상 기준 미만으로 유지할 의무가 부여된 기준권장기준이며 기술·노출기준은 작업환경관리를 위한 권고기준				
관리 및 벌칙	노출기준 측정 의무 위반 시 1,000만 원 이하의 과태료 허용기준 초과 시 1,000만 원 이하의 과태료 부과	허용기준에 대한 준수 의무 부과	허용기준 초과 시 건당 최대 7만 달러	사업주에게 규제기준을 초과하지 않을 의무 부과	규제기준 초과 사업장 최대 50만 달러 벌금부과

4 국가별 허용기준의 사용 명칭 및 용도

노출기준의 종류는 다양하지만 대표적으로 네 종류로 구분할 수 있다. 첫 번째로 정부기관의 직업적 노출 규제기준(OELs; Regulatory Occupational Exposure Limits)이 있다. 이는 OSHA의 PEL과 같이 정부기구가 규정하여 사업장 규제기준으로 사용한다.

두 번째는 권위 있는 기관의 직업적 노출기준(Authoritative OELs)으로 법적 효력은 없지만 신뢰성이 높고 유용한 자료가 있으면 빠른 시간 내에 기준을 변경할 수 있는 장점이 있다. 예를 들면, ACGIH의 TLVs와 BEIs, AIHA의 WEELs, NIOSH의 RELs 등이다.

세 번째는 내부 직업적 노출기준(Internal OELs)이다. 현재 권위 있는 기관의 직업적 노출기준 또는 규제적인 직업적 노출기준은 작업장에서 사용하는 7만 이상의 화학물질 중 대략 700여 개에 대한 자료가 있을 뿐이다. 따라서 직업적 노출기준이 없는 물질에 대해 일부 민간 조직에서는 내부 직업적 노출기준을 고안해 왔다. 물질제조업자에게 독성 연구를 수행하도록 요구하는 과정에서 화학물질 제조업자는 생산품에 대한 직업적 노출기준을 확립해 왔다.

네 번째는 규제 또는 권위 있는 기관의 노출기준, 또는 내부 자료원에 의한 공식적인 직업적 노출기준이 없는 경우에 수용 가능한 노출 여부를 판단하기 위하여 노출 평가 수행과정에서 고안되는 비공식 작업장 내 직업적 노출기준(Working OELs)이다. 작업장 내 직업적 노출기준은 때때로 범위(예 : 0.1～1.0 mg/m^3)로 표시되거나, 자료 부족을 설명하기 위하여 큰 안전계수로 보정한다. 작업환경 중에서 발생되는 유해요인(즉 물리적, 화학적 요인)을 관리하기 위한 기준은 국가 또는 제정한 기관에 따라 용도가 다르게 사용되고 있다.

1) 미국

사업장 내에서 취급하고 있는 화학물질 및 소음 등 물리적 요인에 대한 관리 기준을 3개 기관에서 달리 정하여 권고 또는 규제

① OSHA-PEL(Occupational Safety & Health Administration-Permissible Exposure Limits : 미국산업안전보건청의 허용기준) : 노동성 산하 기관으로 699종 유해물질의 허용기준 규정 ⇒ 반드시 지켜야 할 규제기준으로 위반 시 벌금(1건당 $1000～7만)을 부과하며, 매일 누적되어 최고 $100만 이상 벌금부과사례 발생

② ACGIH-TLV(American Conference of Governmental Industrial Hygienists-Threshold Limit Value : 미국산업위생전문가협의회의 허용기준) : 순수 민간단체로 전 세계적으로 ACGIH-TLV를 준용하고 있으며, 730여 종 유해물질 및 물리적 요인의 허용기준 규정 ⇒ 권고기준

③ NIOSH-REL(National Institute for Occupational Safety & Health-Recommendation Exposure Limits : 미국국립산업안전보건연구원의 허용기준) : 후생성(보건복지부) 산하 기관 588종의 규정 ⇒ 권고기준

비고	OSHA (노동성 산하)	ACGIH	NIOSH (보건후생성 산하)
기준	• PELs - TWA, STEL, Ceiling • 699종	• TLVs - TWA, STEL, Ceiling • 656(731)종	• RELs - TWA, STEL, Ceiling • 588종
기준의 성격	•규제 기준	•권고 기준	•권고 기준
내용	• 모든 근로자에게 건강장해를 일으키지 않을 기준 • 일생근무기간을 기준	• 거의 모든 근로자가 건강장해를 일으키지 않을 기준 • 1일 8시간, 주당 40시간 기준	1일 10시간 주당 40시간 기준
비교	행정권 발동의 근거가 되므로 정책적, 경제적 고려에 따라 허용기준 설정	•인체 내의 유해성 판단기준 - 대체로 엄격	•순수보건학적 관점에서 허용기준 연구
시료채취	•개인시료에 의한 평가	•개인시료에 의한 평가	•개인시료에 의한 평가
참고사항	•노조의 요구 등 특정한 경우 OSHA 감독관 파견, 측정 - 허용기준 초과 시 벌금부과 - Action Level(PELs의 1/2 수준) 설정	•허용기준 설정의 연구에 있어서 세계적인 권위 인정	•물질별 RELs 연구, OSHA에 권고

2) 영국(HSE)

보건안전청 381종의 WEL(Workplace Exposure Levels) 규정 ⇒ 규제기준

3) 독일

연방노동사회성(480여 종)

① MAK : 작업장 최대허용농도(400여 종) ⇒ 권고기준

② TRK : 기술적 권고기준(68종) ⇒ 발암성 물질 관리

4) 일본

후생 노동성에서 81종 유해물질의 관리 농도 규정 ⇒ 규제기준

❐ 일본의 두 기관별 허용기준 비교

비 고	후생 노동성	산업보건위원회
설정 주체	관리농도	허용기준(폭로한계)
적 용	행정적 규제기준	권고기준
개념의 도출	"작업장기준 유해물질의 농도관리기준에 관한 전문가회의"(1977)	ACGIH 및 ILO의 Exposure Limits

<table>
<tr><th colspan="2">비 고</th><th>후생 노동성</th><th>산업보건위원회</th></tr>
<tr><td colspan="2">개념 정의</td><td>작업환경측정결과에 따라 단위 작업장소별로 작업환경관리의 양부를 판단할 때 관리구분을 결정하기 위한 지표</td><td>1일 8시간, 1주 40시간을 기준으로 이 한계치 이하에서는 대부분의 모든 근로자들이 폭로된다해도 건강상 장해를 일으키지 않을 유해물질의 노출한계</td></tr>
<tr><td colspan="2">적용</td><td>작업환경의 사태를 평가하기 위한 기준</td><td>인체의 유해여부 판단을 위한 기준(개개근로자의 폭로농도와 대비)</td></tr>
<tr><td rowspan="2">관리
내용</td><td>구분</td><td>작업환경관리</td><td>작업관리</td></tr>
<tr><td>절차</td><td>작업환경의 상태를 파악하여 이를 평가하고 환경개선을 위한 제반조치를 취함</td><td>근로자의 폭로량을 파악, 이를 허용한계치와 비교함으로써 개별적인 노출억제 도모(개개인의 노출량, 흡입량 기준)</td></tr>
<tr><td colspan="2">측정방법</td><td>지역시료채취(area sampling)</td><td>개인시료채취(personal air sampling)</td></tr>
<tr><td colspan="2">설정물질</td><td>81개
※ 95년 관리기준을 개정하여 염화 비닐 등 9종에 대해 관리기준 신실하고, 사염화탄소 등 7종은 기준 강화</td><td>174개(1994. 현재)</td></tr>
</table>

5) 한국

고용노동부에서 화학물질 및 물리적 요인의 노출기준(698종) 규정 ⇒ 규제기준

이후 2016년 8월 22일 개정하여 화학물질 717종 노출기준 규정

5 농도의 표시

1) 가스나 증기의 농도는 부피(용량)단위 사용

① 100만분의 용량비(parts per million; ppm), 공기 1 m^3 속에 들어 있는 유해물질 mL수

② 유기용제(Toluene, Benzene 등), 암모니아, 아황산 gas 등의 농도 표시에 사용

③ 계산식 : 농도(ppm) $= \dfrac{W \times 24.45 \times 10^6}{MW \times V}$

W : 물질의 무게(g)

MW : 물질의 분자량(g)

V : 채취한 공기의 총 부피(L) 또는 작업장의 공기부피

※ 일반 표준(정상)상태인 0℃ 1기압일 때 1 mol 부피는 22.4 L

산업위생상의 표준상태인 25℃ 1기압일 때 1 mol 부피는 보일-샤를의 법칙에 따라

$$\frac{PV}{T} = \frac{P'V'}{T'} \Rightarrow V' = V \times \frac{T'}{T} \times \frac{P}{P'} = 22.4 \times \frac{273+25}{273} \times \frac{1}{1} = 24.45\ \text{L}$$

표준상태 변화된 상태

2) 고체 상태인 먼지, 흄과 액체 상태인 mist는 중량단위인 mg/m^3 사용

① 공기 1 m^3 속에 들어 있는 유해물질의 mg 수
② 분진, 납, 카드뮴, 수은등 중금속의 농도표시에 사용
③ ppm 단위를 mg/m^3 단위로 환산한 식

$$농도(mg/m^3) = \frac{농도\ (ppm) \times MW}{24.45}$$

※ 1 v/v%=10,000 ppm

▌**연습 1** 벤젠(MW: 78 g) 500 mL가 작업장(25℃, 1기압상태)에 쏟아졌을 때 증발한 벤젠의 농도는 몇 ppm인가 계산하시오(조건 : 작업장의 공기 부피 V는 5,000 L).

▌**연습 2** 위의 동일 상태에서 작업장의 조건이 15℃, 700 mmHg일 때의 벤젠의 농도는 몇 ppm인지 계산하시오.

▌**연습 3** 작업환경 내의 아황산가스(SO_2)를 측정하였더니 25℃, 1기압에서 0.2 mg/m^3이었다. 이를 ppm으로 나타내시오(SO_2의 MW: 64.07 g).

▌**연습 4** 작업장 내의 공기 중에 아황산가스(SO_2)의 농도가 400 ppm일 경우 이물질의 농도를 용적 백분율(%)로 표시하면 얼마인가?

6 허용기준의 정의

1) 전 세계적으로 널리 사용되는 ACGIH-TLV의 정의

「Airborne concentration of Substance and represent condition under which it is believed that nearly all workers may be repeatedly exposured day after day without advance effect」

「거의 모든 근로자가 매일 반복적으로 폭로되더라도 건강상의 장애를 초래하지 않는다고 믿어지는 그 물질의 공기 중 농도 또는 물리적 인자의 강도」

2) TLV의 3가지 원칙

① 730여 종의 유해요인에 대해 규정
인간 대상 실험이 아님(세계 1, 2차 세계대전시 독일군, 일본군이 행한 인체실험 자료 인용) → 동물대상 실험 결과가 대부분

② 전 세계의 산업위생, 산업의학 전문가 가입 "매년 기준" 강화
③ 감수성 차이 : 일부 근로자는 불쾌감 경험, 기존질병이 진행 중인 작업자는 건강상태 악화, 개인적 습관(술 : 염화탄화수소 → 간 장해, 담배 → 암 발생 증가)에 의한 차이 발생
 * 감수성 : 외부로부터의 자극에 대하여 민감하게 느끼고 반응하는 성질

7 허용기준의 종류

1) 시간가중평균치(TLV-TWA, Time-Weighted Average)

1일 8시간 및 1주일 40시간 동안의 평균농도 : 만성중독 유발물질 평가

$$\text{TWA} = \frac{C_1T_1 + C_2T_2 + \cdots + C_nT_n}{8} \qquad C_n : \text{측정농도}, \quad T_n : \text{측정시간}$$

▌**연습 5** 본드 접착 작업자의 벤젠에 노출되는 농도를 다음과 같이 작업시간 동안 측정하였다. 시간가중평균허용농도를 계산하시오(TLV는 0.5 ppm).

측정시간(hr)	측정농도(ppm)
9~10시 (1시간)	0.1
10~12시 (2시간)	1.0
13~16시 (3시간)	0.5
16~18시 (2시간)	0.4

2) 단시간 노출허용농도(TLV-STEL, Short-Term Exposure Limit)

: 급성독성 유발물질 평가

① TLV-TWA를 초과하지 않는 작업조건에서 하루 종일 작업할 때 근로자가 15분 동안의 단기간 계속 폭로되더라도 건강상의 장애와 재해 및 작업효율이 저하되지 않는 공기 중 허용농도
② 허용조건
 (ㄱ) 1일 근로시간 내의 TLV-TWA를 초과하지 않아야 하며(평균농도)
 (ㄴ) TLV-TWA를 초과하는 고농도폭로는 1일 4회 이내로 1회 폭로시간은 15분 이내(단순간농도)
 (ㄷ) 고농도폭로와 다음의 고농도폭로 사이는 60분의 간격 필요
 (ㄹ) 전 폭로기간이 60분 미만

3) 천장값 또는 최고 노출허용농도(TLV-C, Ceiling) : 노출시간의 개념이 없음

① 1일 작업시간 중 어떠한 경우라도 초과해서는 안 되는 농도

② 자극성, 질식성, 마취성 등의 작용을 가지는 화학물질은 생체에 급속히 작용

4) 허용농도 상한치(Excursion Limit)

① TLV-STEL이나 TLV-Ceiling이 미 설정된 물질에만 적용

② TWA의 3배 이상의 농도에서 30분 이상 노출되어서는 안 된다.

③ TWA의 5배 이상은 어느 경우라도 노출되어서는 안 된다.

5) Skin-notation(S표시)

어떤 유해물질이 공기 중에 부유하고 있는 경우 또는 그 물질에 "직접 접촉"하는 경우 피부점막과 눈 그리고 경피적으로 흡수된다는 것을 표시함

- 유해물질에 따라 경피 흡수가 달라짐 : 지용성물질인 유기용제, 수은 등은 피부흡수가 매우 크므로 공기 중 농도 + 생물학적 모니터링 병행 실시

6) 발암물질(Human Carcinogen)

① A1 : 인간에게 발암성물질로 확정된 물질 ➡ 한국 Asbestos 등 49종(1A로 표시)

② A2 : 인간에게 발암성물질로 추정되는 물질 ➡ 한국 Benzene 등 46종(1B로 표시)

③ A3 : 동물에 대한 발암성 물질 ➡ 한국 Nitrobenzene 등 96종(2로 표시)

④ A4 : 인간에게 발암성 물질로 구분되지 않는 물질

⑤ A5 : 인간에게 발암성 물질로 의심되지 않는 물질

❒ 화학물질 및 물리적 인자의 노출기준(고용노동부 고시)

유해물질의 명칭		화학식	노출기준				비고 (CAS번호 등)
			TWA		STEL		
국문표기	영문표기		ppm	mg/m^3	ppm	mg/m^3	
메틸알코올	Methanol	CH_3OH	200	-	250	-	[67-56-1] Skin
면 분진	Cotton dust	-	-	0.2	-	-	-
벤젠	Benzene	C_6H_6	0.5	-	2.5	-	[71-43-2] 발암성 1A, 생식세포 변이원성 1B, Skin
불화수소	Hydrogen fluoride	HF	0.5	-	C 3	-	[7664-39-3] Skin
납 및 그 무기화합물	Lead	Pb	-	0.05	-	-	[7439-92-1] 발암성 1B, 생식독성 1A (납(금속)의 경우 발암성 2)
2-브로모프로판	2-Bromopropane	$(CH_3)_2CHBr$	1	-	-	-	[75-26-3] 생식독성 1A

유해물질의 명칭		화학식	노출기준				비고 (CAS번호 등)
			TWA		STEL		
국문표기	영문표기		ppm	mg/m^3	ppm	mg/m^3	
4-니트로디페닐	4-Nitrodiphenyl	$C_6H_5C_6H_4NO_2$	-	-	-	-	[92-93-3] 발암성 1B, Skin
니트로벤젠	Nitrobenzene	$C_6H_5NO_2$	1	-	-	-	[98-95-3] 발암성 2, 생식독성 1B, Skin
p-니트로아닐린	*p*-Nitroaniline	$C_6H_6N_2O_2$	-	3	-	-	[100-01-6] Skin
석면(모든 형태)	Asbestos (All forms)	-	-	0.1개/cm^3	-	-	발암성 1A
이황화탄소	Carbon disulfide	CS_2	1	-	-	-	[75-15-0] 생식독성 2, Skin

8 공기 중 노출기준의 계산

노출기준이 없는 유해물질에 대한 노출기준의 예측방법으로 공기 중의 노출기준을 계산하기 위해서는, 날마다 호흡기계를 통해서 흡수되는 양을 안전한 공기 중의 농도로 변화해야 한다. 그 식은 다음과 같다.

$$\text{SHD} = C \times T \times V \times R$$

여기서, SHD : 안전한 체내 흡수량, 인간에게 안전하다고 여겨지는 양으로 안전계수와 체중이 고려된 것이다(mg/kg).

C : 공기 중의 유해물질 농도(mg/m^3)

T : 노출시간으로 8시간이다(hr).

V : 호흡률(m^3/hr). 폐 환기율은 작업강도에 따라 달라진다. 즉, 작업하지 않을 때 남성은 0.4~0.5 m^3/hr, 여성은 0.3~0.4 m^3/hr이며, 경작업에서는 약 2배인 0.8~1.25 m^3/hr가 된다. 인체 내 흡수가 안전흡수량(safe dose)을 초과하지 않도록 규제하는 공기 중 유해물질의 농도가 허용농도이다.

R : 체내 잔류율로서 보통 1.0으로 한다.

위에서 공기 중의 농도(C, mg/m^3)를 구할 수 있다. 이 방법에 의해 설정된 노출기준은 그 기준이 없는 물질의 노출기준을 예측할 수도 있고, ACGIH, OSHA의 노출기준과도 비교할 수 있다.

연습 6 구리(Cu) 독성에 관한 인체실험 결과, 안전흡수량이 체중 kg당 0.12 mg이었다. 1일 8시간 작업 시의 허용농도를 계산하시오.

- 근로자의 평균 체중을 70 kg이라 가정하면 근로자 1인에 대한 안전흡수량은 다음과 같다.

- 안전한 체내 흡수량(SHD) = 0.12 mg/kg × 70 kg = 8.4 mg
- 경작업 시의 폐 환기율을 1.25 m^3/hr로 가정하고 안전한 체내 흡수량을 계산하는 공식에 대입하면 8.4 mg = $C \times T \times V \times R$ = C(mg/m^3) × 8 hr × 1.25 m^3/hr × 1.0

따라서 공기 중의 구리농도 C=0.84 mg/m^3. 즉, 구리의 체내 흡수를 안전 흡수량 이하로 유지하려면 공기 중 구리농도가 0.84 mg/m^3 이하여야 한다.

연습 7 어떤 물질의 독성에 관한 인체실험 결과 안전흡수량이 체중 kg당 0.2 mg이었다. 체중 70 kg인 근로자가 1일 8시간 작업 시 이물질의 체내 흡수를 안전 흡수량 이하로 유지하려면 이 물질의 공기 중 농도를 얼마 이하로 규제하여야 하겠는가(단, 작업 시 폐 환기율은 1.25 m^3/hr, 체내잔류율은 1.0이다).

9 공기 중 혼합물질의 허용농도 평가

1) 공기 중의 혼합물이 인체에 미치는 영향에 따른 평가

① 독립작용 : 신체의 각기 다른 부위에 작용 (각각의 허용기준과 비교)

② 상가작용 : 신체의 어느 부위에 비슷한 영향을 주는 물질이 동시에 존재
(유기용제 : 톨루엔, 자일렌, 에틸벤젠 등 ➡ 중추신경에 장해)

$$\text{혼합물 복합노출지수} = \frac{C_1}{T_1} + \frac{C_2}{T_2} + \cdots + \frac{C_n}{T_n}$$

여기서, C_n : 화학 물질의 각각의 측정치

T_n : 화학 물질의 각각의 허용기준 ➡ 허용기준은 "1"

연습 8 공기 중 혼합물질로써 톨루엔 50 ppm(TLV : 100 ppm), 노말-헥산 30 ppm(TLV : 50 ppm), 스타이렌 10 ppm(TLV : 50 ppm)이 동시에 발생되고 있으며, 이 세 물질은 동일한 인체조직에 영향을 미친다고 할 때 허용농도 초과여부를 결정하시오.

연습 9 어떠한 작업환경의 공기 중에 사염화탄소(TLV : 5 ppm)가 3 ppm 존재하고 1,2-퍼클로로에탄(TLV : 10 ppm)이 5 ppm 존재하며, 사이클로헥실아민(TLV : 10 ppm)이 7.5 ppm으로 존재하고 있다. 이들 화학물질들이 상가작용을 한다고 할 때 이러한 혼합공기의 허용기준 초과여부를 평가하시오.

2) 액체혼합물질을 사용하는 경우의 평가

① 일정한 비율로 혼합된 액체 혼합물이 공기 중으로 모두 증발했을 때, 혼합물의 공기 중 허용농도 계산

$$\text{액체 혼합물의 허용농도(mg/m}^3) = \frac{1}{\frac{f_a}{\text{TLV}_a} + \frac{f_b}{\text{TLV}_b} + \cdots + \frac{f_n}{\text{TLV}_n}}$$

f_a, f_b, $\cdots$, f_n : 물질 a, b 등의 중량 구성비

TLV_a, TLV_b, $\cdots$, TLV_n : 해당물질의 TLV

② 단위 : mg/m^3(중량단위로 표시)

▌**연습 10** 시너에 5종류의 유기용제가 중량비로 다음과 같이 혼합되어있다. 이 혼합물이 공기 중으로 증발할 때 혼합물의 허용농도는 몇 mg/m^3이고 몇 ppm인가?

20% 톨루엔 TLV = 100 ppm 또는 375 mg/m^3 (1 mg/m^3 = 0.27 ppm)
10% 자일렌 TLV = 100 ppm 또는 435 mg/m^3 (1 mg/m^3 = 0.23 ppm)
20% *n*-헥산 TLV = 50 ppm 또는 180 mg/m^3 (1 mg/m^3 = 0.28 ppm)
15% 벤젠 TLV = 10 ppm 또는 30 mg/m^3 (1 mg/m^3 = 0.33 ppm)
35% 메틸에틸케톤 TLV = 200 ppm 또는 590 mg/m^3 (1 mg/m^3 = 0.34 ppm)

10 허용농도 적용상의 주의사항

TLV는 작업장의 유해조건을 평가하고 개선하기 위한 지침으로만 사용하므로 다음 조건에는 사용금지

1) 대기오염 평가 및 관리에 사용금지
   ① 대기오염 평가지표는 일반주민(국민)들의 건강장해 예방에 사용되는 반면, 허용기준은 작업장에서 종사하는 근로자 대상
   ② 대기오염지표는 허용농도보다 엄격한 기준 채택 : 어린이, 노약자 등이 성인 근로자보다 감수성이 큼.

배출허용 기준과 노출 기준의 비교

구분	배출허용 기준	노출 기준
관련법	대기오염관리법	사업안전보건법
관련부서	환경부	고용노동부
적용	실외(대기환경)	실내(작업환경)
사용	대기오염관리평가기준	작업환경평가 기준
대상	국민	근로자
범위	남녀노소, 어린이, 임산부, 장애인 등	18세 이상의 건강자
목적	경미한 자극 예방	직업명 예방

2) 24시간 노출 또는 정상작업시간을 초과한 노출에 대한 독성 평가는 적용금지
   ① 미국 ACGIH-TLV 설정 당시 일일 8시간, 주 40시간 작업을 기준으로 정하였음
   ② 후진국과 같이 작업시간이 주 48시간, 잔업시간 포함 1일 10시간 이상 등에서는 평가 곤란
3) 기존의 질병이나 육체적 조건을 판단하기 위한 척도로 사용될 수 없다.
   근로자 개개인의 감수성(술, 흡연, 기존 질병이 진행 중인 자)이 다르기 때문에 직업병에 대한 자료로 활용될 수 없음
4) 작업조건이 미국과 다른 나라는 ACGIH-TLV를 그대로 사용할 수 없다.
   ACGIH-TLV는 전 세계에서 공통적으로 사용하나, 설립배경이 미국의 작업환경을 전제 조건으로 하고 있어 작업환경이 현저히 다른 외국에서 직접적 사용은 금지
5) TLV는 안전농도와 위험농도를 정확히 구분하는 경계선이 아니다.
   TLV의 정의에서 대상을 거의 모든 근로자로 하고 있어 호흡기가 약한 사람, 질병을 앓고 있는 사람 등 일부 근로자는 질병에 걸릴 가능성이 있다.
6) 독성의 강도를 비교할 수 있는 자료가 아니다.
   ① 독성평가는 치사량(LD_{50}, LC_{50}), 발암성 등을 기준으로 설정
   ② 허용농도는 근로자의 이환율 등 역학조사, 동물실험 및 화학적 구조 고찰 등을 통해 만들어진 추정치
7) 반드시 산업위생 전문가에 의하여 적용
   비전문가는 사용 금지

11 허용농도 설정의 이론적 배경

미국국립산업위생전문가협의회(ACGIH)에서의 1968년도에 414종의 허용기준을 설정한 방법

① 화학구조가 유사한 물질 : 101종

② 동물실험 : 116종

- 충분한 수의 감수성이 예민한 동물을 대상으로 노출량과 반응과의 관계를 정량적으로 볼 수 있는 양-반응 관계(Dose-Response relationship)
  - 흡입만성독성실험 data : 88종
  - 흡입급성독성실험 data : 8종
  - 구강(음식물에 넣어)만성독성실험 data : 18종
  - 구강(음식물에 넣어)급성독성실험 data : 2종

③ 인체실험 : 45종

- 최근에는 없고, 제2차 세계대전 시 일본 및 독일군이 한국인, 중국인, 러시아인, 유태인을 대상으로 한 인체실험 data 활용

④ 작업장 역학조사 자료 : 157종

- 직업병 발생에 따른 원인규명을 위해 역학조사 실시

12 비정상 작업시간에 대한 허용농도 보정

허용농도는 정상작업 근무자의 건강을 보호하기 위해 설정되었다. 정상작업시간은 1주 5일, 1일 8시간으로 1주 40시간 작업을 할 경우 1일 24시간 중에서 8시간 작업을 통해 유해물질이 인체에 축척되고 16시간 휴식을 통해 회복된다. 만약 1주 4일, 1일 10시간 작업을 한다면 유해물질의 축척시간이 길어져서 최고축척량(peak burden)은 1일 8시간 작업할 때보다 많아지고 동시에 회복시간은 16시간에서 14시간으로 감소한다. 이러한 비정상 작업을 위한 허용농도 보정에는 다음 두 가지 방법이 있다.

1) 미국산업안전보건청(OSHA)의 보정방법

① 급성중독 = 1일 노출시간기준

$$\text{보정된 허용농도} = \text{PEL-TWA} \times \frac{8\ \text{hr}}{\text{1일 노출시간}}$$

② 만성중독 = 1주 노출시간기준

$$\text{보정된 허용농도} = \text{PEL-TWA} \times \frac{40\ \text{hr}}{\text{1주 작업시간}}$$

2) Brief와 Scala의 보정방법

※ 보정계수 = 감소계수(Reduction Factor; RF)를 구함

① 1일 노출시간을 기준

$$\text{RF} = \frac{8}{H} \times \frac{24-H}{16} \qquad H\text{ : 1일 노출시간}$$

② 1주간 노출시간을 기준

$$\text{RF} = \frac{40}{h} \times \frac{168-h}{128} \qquad h\text{ : 1주 노출시간}$$

※ 보정된 노출기준 = 감소계수(RF) × 노출기준(TLV)

13 생물학적 노출지수(Biological Exposure Indices : BEIs)

- 유해물질은 호흡기, 소화기, 피부를 통해 체내에 흡수
- 공기 중 농도로는 호흡기 흡수만 예측가능

• 근로자에게 전체적으로 노출된 양을 측정하기 위해서는 생물학적 모니터링 필요

1) 작업환경에서 사용되는 측정의 종류

① 작업환경 중의 공기농도 측정(area sampling : 지역시료 측정)
발생원의 높이가 1.5～2.0 m인 인접지역에 측정기계를 고정하여 발생량을 측정

② 개인폭로농도 측정(personal sampling : 개인시료 측정)
근로자의 호흡기영역에서 유해물질의 폭로량 측정

③ 생물학적 폭로 측정(biological exposure monitoring)
유해물질의 체내 침입 후에 체내 존재량 측정

④ 생물학적 영향 측정(biological effect monitoring)
생체의 초기 장해 발생 여부를 측정

2) 생물학적 모니터링의 정의

유해물질에 폭로되고 있는 근로자의 생체시료 중에 함유되어 있는 환경오염물질 또는 그 대사산물을 분석 정량하여 환경오염 정도를 정확히 평가하는 것

3) 생물학적 모니터링의 필요성

① 예상치 못한 폭로에 대한 정보 제공 : 사고로 경피, 경구 흡수

② 폭로량에 따른 작업조정가능 : 작업형태, 자세 등의 불량에 의한 고농도 폭로의 원인 파악가능

③ 중독에 의한 치료대책수립 : 중독여부 파악 가능

④ 채용 전 screen 검사 : 이상 유무 사전파악(적정배치)

⑤ TLV의 검증, TLV의 보충자료 획득 : 연(Pb) TLV 0.05 mg/m^3 (Blood-Pb으로는 20 μg/dl에 해당됨)

4) 측정항목

소변(urine), 호기(Exhaled air), 혈액(Blood) 등

5) 시료의 채취시기

① 배출이 빠르고 반감기가 5분 이내 : 유기용제
㈀ 작업 전(작업종료 후 16시간 경과된 시기)

(ㄴ) 작업 중 또는 작업종료 전(작업 끝나기 전 마지막 2시간)

② 반감기가 5시간 초과되어 주중에 축척될 수 있는 물질

(ㄱ) 주초(작업종료 후 2일 경과된 시기)

(ㄴ) 주말(4~5일간 작업 후)

③ 반감기가 대단히 길어 수년간 인체에 축적되는 물질 : 중금속

시기에 관계없음

※ Half Life(반감기) : 체내에 축적된 오염물질의 양이 절반으로 줄어드는 기간으로 반감기가 길수록 유해성이 큼

6) 주요 유해물질의 종류별 생물학적 노출지표

① 벤젠 : 뇨중 페놀, 뇨중 tt-뮤콘산, 뇨중 s-페닐멀캅토산

② 톨루엔 : 뇨중 마뇨산(Hippuric acid)

③ 크실렌 : 뇨중 메틸마뇨산

④ 스틸렌 : 뇨중 만델릭산

⑤ 트리클로로에틸렌(TCE) : 뇨중 트리클로로 초산

⑥ 일산화탄소(CO) : 혈중 카르복실 헤모글로빈

⑦ 납(Pb) : 혈중/뇨중 납

학습문제

01 국가별로 허용기준에 대한 사용명칭이 올바르게 연결된 것은? ★★★

① 미국 OSHA - PEL
② 미국 ACGIH - REL
③ 미국 NIOSH - TLV
④ 한국 - 관리기준

02 국가별 허용기준에 대한 사용명칭이 잘못 연결된 것은?

① 일본 - 관리농도
② 한국 - 노출기준
③ 독일 - 작업장 최대허용농도
④ 영국 - PEL

03 작업환경 중의 유해물질농도 표시에 가장 적게 쓰이는 단위는 어느 것인가?

① ppm(parts per million)
② ppb(parts per billion)
③ ppt(parts per thousand)
④ pphm(parts per hundred million)

해설 ppt는 parts per trillion(1조분의 몇 개)으로도 쓰인다. 1천분의 몇이란 per mill로 통상적으로 나타낸다. 미국에서는 분진수로서 mppcf(million particles per cubic foot)라는 단위도 쓴다. 1 mppcf = 35개/mL의 관계이다.

04 다음 중 화학적 유해인자의 농도단위로서 적합하지 않는 것은 어느 것인가? ★

① mg/m^3
② ppm
③ cc/개수
④ $\mu g/m^3$

해설 화학적 유해인자의 농도에서 분모는 항상 채취공기량이고, 분자는 채취된 인자의 특성(양, 개수 등)이다. 따라서 ③은 단위가 반대로 되었다.

05 작업장 내 공기 중 아황산가스(SO_2)의 농도가 400 ppm일 경우 이 물질의 농도를 용적백분율(%)로 표시하면 얼마인가?

① 0.4%
② 0.04%
③ 0.004%
④ 4%

06 벤젠 2 ppm이란 공기 1 m^3 중에 벤젠이 어느 정도 함유되어 있는 농도인가? (벤젠의 분자량 MW는 78이고, 온도는 25℃이다.)

① 6.38 mg
② 0.2 g
③ 2 mg
④ 2 cm^3

07 작업환경 내의 SO_2를 측정하였더니 25℃, 1기압에서 0.2 mg/m^{3}이었다. 이를 ppm으로 나타내면 얼마인가?

① 0.002 ppm
② 0.076 ppm
③ 0.008 ppm
④ 0.76 ppm

(해설) SO_2의 분자량은 32 + 16×2 = 64. 그러므로 24.45×0.2/64 = 0.076 ppm이다.

08 인쇄 작업의 금형틀을 보관하는 장소에서 톨루엔을 사용하고 있다. 톨루엔의 분자량은 92.13이고, 노출기준은 188 mg/m^{3}이다. 온도와 기압은 각각 18℃와 1기압이다. 이때 톨루엔의 무게농도인 188 mg/m^{3}을 부피농도(ppm)로 환산하면 얼마인가? ★★

① 48.8 ppm
② 50.0 ppm
③ 68.8 ppm
④ 70.0 ppm

(해설) 먼저 18℃에서의 공기 중 톨루엔의 용적을 구해야 한다. 용적은 온도에 비례하므로 보일-샤를의 법칙에 따라 $V = 22.4\times(273+18)/(273+0) = 23.9$ L이다. 무게농도인 188 mg/m^{3}을 부피농도(mL/m^3)로 바꾸어 보면, 우선 두 단위를 비교하면 분모는 m^{3}로 동일하다. 그러므로 188 mg/m^{3}에 해당하는 부피만을 비례식으로 구하면 된다.
92.13 g : 23.9 L = 188 mg : x mL
∴ x = 48.8 mL

09 톨루엔의 노출기준에서 "Skin"의 의미를 맞게 설명한 것은 어느 것인가? ★★

① 호흡기 노출에 주의하라는 의미이다.
② 피부흡수가 가능하므로 공기 중의 농도를 정확하게 측정해야 한다.
③ 피부흡수가 가능하므로 이에 대한 주의를 주기 위함이다.
④ 어느 순간에도 넘어서는 안 된다는 의미이다.

(해설) 화학물질에 대한 노출기준은 단지 호흡기 노출만을 기준으로 설정한 것이다. 즉, 공기 중의 농도를 측정하여 비교하는 것으로 피부로 흡수될 수 있는 물질인 경우에는 다른 평가나 기준이 없다. 따라서 피부로 흡수될 수 있는 물질은 "Skin"이라고 표시함으로써 노출에 대한 주의를 주기 위한 것이다.

10 페인트제조 공정에서 이름을 알 수 없는 화학물질이 있어서 사업주는 유해성 검사를 하였다. 그래서 국가기관의 연구소로부터 안전폭로량(노출량, SHD)을 전달 받았다. 즉, 이 물질에 대한 안전흡수량(SHD)은 0.06 mg/kg이었다. 이 물질에 대한 체내 잔류율은 1이고, 호흡률은 시간당 0.98 m^3, 근로자의 체중은 70 kg, 노출시간은 8시간으로 가정하였다면, 근로자가 노출될 수 있는 공기 중 노출기준(mg/m^3)은 얼마인가? (이용할 공식은 SHD = CTVR) ★★★

① 0.45 mg/m^3
② 0.54 mg/m^3
③ 1.45 mg/m^3
④ 1.54 mg/m^3

(해설) (0.06 mg/kg) × 70 kg = C × 8시간 × 0.98 m^3/시간 × 1
C = 0.54 mg/m^3

11 화학구조의 유사성이 있다고 해서 그 독성을 동일하게 할 수는 없다. 그 이유에 대해 적합한 것은 다음 중 어느 것인가? ★

① 동일한 화학구조는 전혀 독성이 서로 다르기 때문이다.
② 동일한 화학구조로서 독성이 비슷한 것도 있지만 서로 다른 경우도 많기 때문이다.
③ 동물실험을 하지 않았기 때문이다.
④ 실험자가 서로 다르기 때문이다.

해설 노출기준을 이용할 때 각각의 이론적인 단계는 다음과 같다.
1단계 : 화학구조의 유사성이다. 그러나 유사한 화학구조라도 독성이 다른 경우가 많기 때문에 안전하지 못하다.
2단계 : 동물 실험 자료이나 역시 종간, 즉 동물과 사람간의 차이가 있어 안전하지 못하다.
3단계 : 인체를 대상으로 실험하는 것으로 도덕적인 문제가 있다.
4단계 : 사업장의 역학조사 자료로써 의도하지는 않지만 근로자를 대상으로 하기 때문에 가장 믿을 만한 자료가 될 수 있다.

12 작업환경 내 유해물질의 허용농도에 관한 사항이다. 적합지 아니한 사항은 어느 것인가? ★

① 허용농도라 함은 작업자가 유해물질에 노출되는 경우 허용농도 이하의 수준에서는 거의 모든 작업자에게 건강상 나쁜 영향이 나타나지 아니하는 농도이다.
② 우리나라에서 규제하는 허용농도에는 1일 작업시간 동안의 시간가중평균농도(TWA, Time Weighted Average)와 단시간 노출허용농도(STEL, Short Term Exposure Limit) 및 최고허용농도(C, Ceiling)가 있다.
③ 시간가중평균농도(TWA)란 1일 8시간 작업을 기준으로 하여 유해물질의 측정농도에 발생시간을 곱하여 8시간으로 나눈 농도를 의미한다.
④ 최고허용농도(C)란 최고 한계치 농도이며 작업자가 1일의 작업시간 동안 잠깐의 초과는 허용될 수 있는 최고허용농도이며, 허용농도 앞에 “C”를 붙여서 표시한다.

해설 최고허용농도란 하루의 작업시간 동안 잠시라도 노출(초과)되어서는 아니 되는 최고한계치 농도이다.

13 허용농도 기준치는 통상적인 근로시간으로 몇 시간을 기준으로 정하는가?

① 7시간 ② 8시간
③ 9시간 ④ 12시간

해설 허용농도의 기준치는 통상적인 근로시간, 즉 8시간 동안 육체적으로 격심하지 않은 근로에 종사하는 경우의 1일 근로시간에 대한 평균농도를 의미한다.

14 작업환경 내 유해물질의 허용농도란 작업자가 어떠한 유해물질에 매일 폭로되는 경우에도 작업환경 중의 유해물질농도가 이 수치 이하이면 작업자의 건강에 대한 유해영향이 거의 나타나지 아니하는 농도이다. 허용농도란 일주일 동안 몇 시간의 작업을 기준으로 하는가?

① 36시간 ② 40시간
③ 44시간 ④ 48시간

해설 하루 8시간 작업, 감수성이 특별하지 아니한 작업자, 중등도 작업에 기준하고 있다.

15 분진이나 유해물질에 대한 작업환경 내 허용농도의 적용에 관한 기술이다. 적합지 아니한 사항은 어느 것인가?

① 건강장해 발생의 억제지표 ② 작업환경의 관리지표
③ 직업병의 판정지표 ④ 공학적 대책수립의 지표

해설 허용농도를 대기오염의 지표나 직업병 판정 자료로 이용하여서는 아니 된다.

16 작업환경 내 유해물질의 허용농도에 관한 설명이다. 적절치 아니한 사항은 어느 것인가?

① 허용농도는 작업장에서 작업하는 근로자들이 건강장해를 예방하기 위한 지침이며, 안전성이나 위해성의 한계를 나타내어 주는 것이다.
② 허용농도는 생활환경에 있어서 주변의 대기오염 정도의 판단기준으로 허용하여서는 아니 되는 유해물질의 농도이다.
③ 허용농도는 하루 8시간의 평균농도이므로 작업시간이 하루 8시간 이상일 때나 과도한 작업을 수행하는 경우에는 보다 낮은 다른 한계를 적용할 필요가 있다.
④ 허용농도란 한 가지의 유해물질이 단독으로 존재하는 경우의 기준이므로 두 가지 이상의 유해물질이 공존하는 경우에는 특정한 고려가 있어야 한다.

해설 허용농도란 안전성이나 위해성의 기준이 아니며 직업병판정의 기준으로 사용해서도 아니 되는 것이다.

17 허용농도에 관한 기술 중 올바른 것은?

① 환경개선 등 근로자의 건강장해를 예방하는 안내로 사용한다.
② 일반 대기 중의 지표로 사용되는 것이 많다.
③ 직업병의 판정에 사용하는 기준인 것이다.
④ 안전과 위험과의 경계를 명확히 하는 것이다.

18 허용농도에 관한 설명이다. 적절치 아니한 것은? ★★

① 허용농도 이하에서는 모든 근로자가 안전하다.
② 근로자의 건강장해를 방지하자는 것이다.
③ 직업병예방을 위한 유해물질 관리의 기준으로 하는 것이다.
④ 허용농도는 작업환경관리의 기준에 지나지 아니한다.

해설 허용농도 이하에서도 민감한 사람은 안전하지 못하다.

19 허용농도 이용 상의 주의사항이다. 적절치 아니한 것은? ★★

① 허용농도는 작업자의 안전이나 위해 한계를 표시해 주지는 않는다.
② 허용농도는 대기오염 정도의 기준으로 사용해서는 아니 된다.

③ 허용농도는 작업자의 피부로 폭로되는 유해물질의 양은 고려하지 아니하였다.
④ 허용농도는 직업병진단 및 판정의 기준이다.

해설 허용농도 이하에서도 민감한 사람은 직업병에 걸릴 수 있으므로 진단이나 판정의 기준으로 사용해서는 아니 된다.

20 허용한계(TLV)에 관한 다음 설명 중 틀린 것을 골라라.

① 허용한계는 작업장에서 일하는 근로자들의 건강장해를 예방하기 위한 지침이며, 안전이나 위험의 한계를 표시한다.
② 허용한계는 1일 8시간의 평균농도이므로 근로시간이 1일 8시간 이상일 때나 과중한 작업을 할 때는 이 한계보다 낮은 다른 한계를 적용하여야 한다.
③ 허용한계는 피부로 흡수되는 양은 고려하지 않았다.
④ 허용한계는 생활환경에 있어서 대기오염 판단으로 사용하기에는 적합하지 않다.

21 작업환경 내에 존재하는 유해물질의 허용농도에 관한 사항이다. 적합지 아니한 것을 골라라. ★★★

① 허용농도란 피부로 흡수되는 양도 고려하였다.
② 유해물질의 이름 앞에 "C"라고 표시된 것은 최고 한계치(ceiling value)란 의미이다.
③ 유해물질의 이름 앞에 "S"라고 표시된 것은 피부흡수(skin absorption)가 가능한 물질이라는 의미이다.
④ 허용농도란 자연환경중의 농도(background level)와 작용량(dose) 및 감응작용(response)을 고려하여 결정한 농도이다.

해설 허용농도란 경피 흡수는 고려치 아니한다.

22 작업환경관리에 있어 허용농도 사용상의 유의사항에 관한 설명이다. 적합지 아니한 사항은 어느 것인가?

① 각 유해물질의 허용농도는 당해 유해물질이 단독으로 존재하는(독립적으로 작용하는) 경우에만 적용하여야 한다.
② 2종 이상의 유해물질이 혼재하는 작업환경 공기에서는 각 유해물질이 상승적으로 작용하는 경우도 고려하여야 한다.
③ 허용농도를 직업병진단에 사용하거나 직업병의 이환을 부정하는 근거나 반증자료로 사용하여서는 아니 된다.
④ 허용농도는 작업환경측정결과의 평가기준과 작업환경개선의 기준으로 사용할 수 있다.

해설 상가 작용만 고려한다. 대기오염의 평가 또는 관리지표로 사용해서도 아니 된다.

23 다음은 유해물질의 허용농도에 관한 설명이다. 적합한 사항은?

① 허용한계는 작업자의 안전이나 위험의 한계를 표시하여 준다.
② 허용한계는 호흡 및 피부로 흡수되는 양을 고려하여 표시한다.

③ 근로시간이 1일 8시간 이상일 때는 허용한계보다 높은 값을 적용한다.
④ 허용한계는 생활환경인 대기오염의 판단에는 부적당하다.

24 허용한계 적용에 관한 설명으로 맞지 않는 것은?

① 허용한계는 일반적으로 1일 8시간의 평균농도를 적용한다.
② 공기 중 허용농도는 피부로 흡수되는 양도 고려해야 한다.
③ 허용한계는 작업장 근로자들의 건강장해를 예방하기 위한 지침이다.
④ 허용한계는 생활환경의 대기오염 정도의 판단기준으로는 적합지 않다.

25 다음 중 ACGIH 에서 규정한 유해물질의 허용 한계에 대한 설명으로써 맞는 것은? ★★★

> ㉠ 시간가중 평균치 허용농도(TLV−TWA)란 하루 평균 8시간, 1주에 40시간 반복하여 폭로될 경우 작업자의 건강에 아무런 영향을 미치지 않는 유해물질 평균농도의 상한 치를 말한다.
> ㉡ 단시간 폭로의 허용농도(TLV−STEL)란 하루 중 계속하여 15분간 폭로될 수 있는 최대 허용치를 말한다.
> ㉢ 최고치 허용농도(TLV−C)란 하루 작업하는 동안 어느 때이고 잠시라도 넘어서는 안 되는 최대 허용농도를 말한다.
> ㉣ 생물학적 허용 한계치(BLA)는 가장 인정받고 있는 유해물질의 허용한계이다.

① ㉠, ㉢ ② ㉡, ㉣
③ ㉠, ㉡, ㉢ ④ ㉠, ㉡, ㉢, ㉣

26 작업환경의 허용농도에 관한 설명이다. 적합지 아니한 사항은 어느 것인가?

① C치란 한순간도 초과되어서는 안 되는 최고한도농도이다.
② TWA치는 작업환경관리의 대상으로 삼는 한계농도이다.
③ TWA치로서 직업병의 발생을 부정하는 근거로 삼지 못한다.
④ STEL치는 하루 4회 초과되어도 되는 한계농도이다.

해설 STEL치는 15분 평균농도가 초과되어서는 아니 되는 농도이므로, 15분 이하로 초과된다고 하더라도 15분 평균치가 초과되지 아니하여야 한다. 하루 4회 초과 허용은 TWA 이상이고 STEL치 이하인 경우이다.

27 다음의 용어 설명 중 옳지 않은 사항은?

① TWA는 시간가중 평균치를 의미한다.
② LEV는 생물학적 허용기준을 의미한다.
③ TLV는 유해물질의 허용농도를 의미한다.
④ STEL은 단시간 폭로허용 기준을 의미한다.

28 하루 8시간, 즉 주 40시간 동안의 보통작업에서 반복하여 폭로되더라도 거의 모든 작업자가 건강장해를 일으키지 아니하는 작업환경 내 유해물질의 농도를 시간가중으로 평균한 허용농도가 있다.

이를 무엇이라고 하는가? ★★★

① STEL ② TLV

③ TWA ④ C-value

(해설) 시간가중평균농도란 TWA(Time Weight Average Concentration)이다.

29 TLV(Threshold Limit Value)에 대한 설명이 잘못된 것은?

① 사업장에서의 경험, 동물실험, 인체실험 등을 근거로 만들어진다.

② TLV-TWA는 1일8시간, 1주40시간 동안 정상적으로 근무하는 근로자들에 대한 TLV이다.

③ TLV는 사업장에서의 안전-위험의 정확한 경계선이다.

④ TLV-C는 작업 중 어떠한 순간에도 절대로 넘어서는 안 되는 폭로 수준이다.

30 시간가중평균허용농도에 대한 정의를 가장 잘 표현하고 있는 것은?

① 주 48시간 근로시간에 폭로된 유해물질의 평균농도

② 하루 8시간 작업 시 폭로된 유해물질의 시간 가중 평균농도의 상한치

③ 근로자가 1시간 동안 작업 시 유해물질의 평균농도가 법적인 허용기준 이하인 농도

④ 근로자가 15분씩 계속적으로 폭로되어도 자극물질이 유해하지 않은 농도

(해설) 시간가중평균허용농도란(TWA : Time Weighted Average) 하루 8시간 작업하는 동안에 폭로된 유해물질의 시간가중평균농도의 상한치를 말한다.

31 시간가중평균허용농도는 다음 중 어느 것인가?

① TWA ② TLV

③ TLV-STEL ④ TLV-Ceiling

32 단시간노출허용농도(STEL)에 대한 내용 중 올바른 것은?

① 근로자가 15분간 계속적으로 폭로되어도 자극을 회복할 수 있고 작업 효율을 감소시키는 것을 예방할 수 있는 최고 농도

② 전 폭로 시간을 1시간씩 나누어서 허용농도를 나타내는 법적 기준

③ 마취 가스나 자극성 가스 등에 의해서 일어나는 피해를 단시간 내에 회복시키는 허용기준

④ 작업능률을 감소시키는 제반 사항을 시간별로 검토하여 측정하는 허용농도 기준

33 작업환경관리상의 단시간노출허용농도(STEL)에 관한 설명이다. 적당치 아니한 사항은 어느 것인가?

① 작업자가 1회에 15분간 유해요인에 노출되는 경우의 허용농도이다.

② 단시간노출허용농도(STEL)는 시간가중평균농도(TWA)보다 통상 높다.

③ TWA 이상이고 STEL 이하인 유해물질의 공기 기중 농도가 15분간씩 4회(60분)를 초과하여서

는 아니 된다.

④ 단시간노출허용농도(STEL)를 초과하는 공기 중의 농도가 하루 15분 이내이면 허용된다.

해설 STEL치는 하루 한 번(15분)이라도 초과되어서는 아니 되는 농도이므로 단시간 노출한계농도라 하는 것이 더 정확한 표현이다. TWA 이상이고 STEL치 이하인 농도의 공기 중 농도도 4회의 15분간(1회)씩 노출사이의 간격이 1시간 이상이어야 한다.

34 작업자가 작업환경 내에서 15분 동안 계속적으로 폭로되어서는 아니 되는 농도이며, TWA 이상이고 이러한 농도 이하인 경우에 있어서 하루의 전체폭로기간이 4회, 즉 60분을 초과하여서는 아니 되는 허용농도를 무엇이라고 하는가? ★★

① TWA ② STEL
③ TLV ④ C-value

해설 STEL(Short Term Exposure Limit)이란 단시간폭로한계를 의미하는 허용농도이다. STEL치란 15분 동안의 평균치가 초과되어서는 아니 되는 한계치이고, C치란 한 순간도 초과되어서는 아니 되는 한계치이다.

35 작업장 유해물질의 단시간노출허용농도로 표시되는 용어의 약자는 어느 것인가?

① TLV-TWA ② TLV-STEL
③ BLV ④ Ceiling

해설 TLV-TWA(Threshold Limit Value-Time Weighted Average : 시간가중평균허용농도) 하루 8시간 작업 동안에 폭로된 유해물질의 시간가중 평균농도의 상한치이며, 이러한 농도에서는 오랜 시간 작업을 하더라도 건강장해를 일으키지 않는 한계농도이다.

36 Ceiling(C)를 가장 잘 설명하고 있는 내용은 다음 중 어느 것인가?

① 시간가중평균농도이다.
② 작업시간 동안 어떠한 경우에도 넘어서는 안 되는 상한 농도이다.
③ 작업시간 동안 어느 정도 넘어도 가능한 한계치이다.
④ 작업장에서 작업시간 동안 최고 농도이다.

해설 Ceiling(C)은 작업시간 동안 어떠한 경우에도 넘어서는 안 되는 상한치이다.

37 어떠한 경우에도 작업환경 내에서 결코 초과되어서는 아니 되는 최고허용농도를 무엇이라고 하는가? ★

① PEL ② WEEL
③ OEL ④ C-value

해설 C란 최고 한도치(Ceiling)란 의미이다. PEL이란 Permissible Exposure Limit의 약자이고, OEL이란 Occupational Exposure Limit의 약자이며, WEEL이란 Workplace Environmental Exposure Limit의 약자이다.

38 1일 작업 중에 초과해서는 안 되는 수치를 나타내고 있는 것은 어느 것인가?

① 허용농도 ② 역치(threshold)
③ 시간가중평균농도 ④ Ceiling(최고치)

39 다음 중 최고치 허용농도는?

① TLV-TWA ② TLV-STEL
③ TWA ④ TLV-C

해설 최고치 허용농도(Threshold Limit Value-Ceiling : TLV-C)란 어떠한 경우에도 초과되어서는 안 되는 농도이다.

40 단시간노출한계농도(STEL)와 최고한계치농도(C) 사이의 차이점과 유사점에 관한 설명이다. 적합지 아니한 사항은 어느 것인가?

① STEL과 C는 하루 한 번이라도 초과되어서는 아니 된다.
② C치는 하루에 1분 이상 초과되어서는 아니 된다.
③ STEL이란 10분간 초과되어도 15분간만 초과되지 아니하면 된다.
④ STEL과 C는 초과되어서는 아니 되는 한계농도이다.

해설 C치란 하루에 잠시라도 초과되어서는 안 되며, 그러나 잠시에 대한 시간규정은 없다.

41 유해물질 앞에 "S"가 표시되어 있을 때 이것이 의미하는 내용으로 적합한 것은?

① 유해물질이 "얇게 스며든다(Shallow)"는 의미이다.
② 유해물질이 "피부(Skin)"로 흡수되어 정신적인 영향을 줄 수 있는 물질이라는 의미이다.
③ 유해물질이 "삼키면(Swallow)" 해로운 물질이라는 의미이다.
④ 유해물질이 "안전하다(Security)"는 의미이다.

42 작업환경 내에 두 가지 이상의 유해물질이 존재하는 경우의 허용농도는 어떠한 관계에서 결정되는가?

① 상쇄작용 ② 상승작용
③ 상가작용 ④ 가승작용

해설 상쇄, 상승, 가승작용이 증명된 경우는 각각 몇 가지뿐이다.

43 공기 중 납(Pb)과 황산(H_2SO_4)이 작업으로 인하여 동시에 발생될 때 이들은 서로 어떤 작용을 나타내는가? ★★

① 독립작용 ② 길항작용
③ 상가작용 ④ 상승작용

해설 독립작용 : 각각의 혼합물이 절대로 상가작용을 하지 않고 신체의 전혀 다른 부위에서 독립적으로 만 작용할 때를 말하며 각각의 허용농도와 비교해야 한다.

44 공기 중의 SO_2와 HCN과 같이 반응양상이 다른 유해물질이 일으키는 작용은?

① 독립작용 ② 상가작용
③ 상승작용 ④ 상쇄작용

45 어떠한 작업환경 공기 중에 사염화탄소(TLV=5 ppm)가 3 ppm 존재하고 1,2-퍼클로로에탄(TLV=10 ppm)이 5 ppm 존재하며 사이클로헥실아민(TLV=10 ppm)이 7.5 ppm으로 존재하고 있다. 이들 화학물질들이 상가작용을 한다고 할 때 이러한 혼합공기의 허용기준 초과여부는 어느 정도이겠는가? ★★★

① 1.15 ② 1.55
③ 1.85 ④ 0.95

해설 $N=\frac{C_1}{T_1}+\frac{C_2}{T_2}+\cdots+\frac{C_n}{T_n}=\frac{3}{5}+\frac{5}{10}+\frac{7.5}{10}=1.85$

$N=1.0$이면 허용농도의 값이다. N이 1 이상이면 허용기준초과에 해당한다.

46 어떠한 작업환경 중의 혼합공기를 분석하였더니 헵탄이 40%이고 염화메틸렌이 40%이며 퍼클로로에틸렌이 20%를 차지하고 있다. 이들의 TLV를 보면 헵탄이 1,600 mg/m^3, 염화메틸렌이 175 mg/m^3, 퍼클로로에틸렌이 335 mg/m^{3}이다. 이러한 혼합공기의 허용농도는 얼마이겠는가? ★★★

① 219 mg/m^3 ② 319 mg/m^3
③ 419 mg/m^3 ④ 429 mg/m^3

해설 혼합물의 $\mathrm{TLV}=\frac{1}{0.4/1,600+0.4,175+0.2/335}=319.5\ \mathrm{mg/m^3}$

47 어떠한 작업환경 중의 혼합공기를 분석하였더니 헵탄과 염화메틸렌 및 퍼클로로에틸렌이 중량비로 5 : 3 : 2로 존재하였다. 이러한 혼합공기의 허용농도는 얼마이겠는가? (헵탄의 TLV는 400 mg/m^{3}이고 염화메틸렌의 TLV는 50 mg/m^{3}이며 퍼클로로에틸렌의 TLV는 50 mg/m^{3}이다.)

① 78.9 mg/m^3 ② 89.8 mg/m^3
③ 88.9 mg/m^3 ④ 87.6 mg/m^3

해설 중량비 5 : 3 : 2는 50%, 30%, 20%를 각각 차지한다.

48 공기 중에 1,2-dichloroethane(TLV=50 ppm)이 20 ppm, carbon tetrachloride(TLV=10 ppm)이 5 ppm, 1,2-dibromoethane(TLV=20 ppm)이 10 ppm 함유되어 있는 혼합물질의 허용농도는 어느 것인가?

① 20 ppm ② 25 ppm
③ 30 ppm ④ 35 ppm

해설 허용농도초과도 = 20/50 + 5/10 + 10/20 = 1.4, 혼합물의 허용농도 = 35/1.4 = 25 ppm

49 어느 작업장의 공기 중에 아세톤이 600 ppm(TLV = 750 ppm), 메틸에틸케톤이 100 ppm(TLV = 200 ppm)이 존재할 때, 이들 혼합물의 TLV에 대한 비는 얼마인가?

① 0.7 ② 1.3
③ 1.6 ④ 1.9

50 공기 중의 오염원은 다르나 인체에 비슷한 영향을 주는 유해물질인 A는 5 ppm(허용농도 = 10 ppm), B는 20 ppm(허용농도 = 50 ppm), C는 10 ppm(허용농도 = 20 ppm)으로 오염되었다면 이러한 작업장의 혼합물질 허용농도는 얼마인가?

① 20 ppm ② 25 ppm
③ 30 ppm ④ 35 ppm

해설 $N = \frac{5}{10} + \frac{20}{50} + \frac{10}{20} = 1.4$ 혼합물의 PEL $= \frac{5+20+10}{1.4} = 25$ ppm

51 50% heptane, 30% methylene chloride, 그리고 20% perchloroethylene의 중량비로 조성된 용제가 증발되어 작업환경을 오염시키고 있다. 이때 각각의 TLV는 1,600 mg/m^3(1 mg/m^3 = 0.25 ppm), 720 mg/m^3(1 mg/m^3 = 0.28 ppm), 670 mg/m^3(1 mg/m^3 = 0.15 ppm)이다. 이 작업장의 혼합물의 허용농도는 얼마인가?

① 231 mg/m^3 ② 291 mg/m^3
③ 485 mg/m^3 ④ 970 mg/m^3

해설 TLV 혼합물 $= \dfrac{1}{\dfrac{0.5}{1,600} + \dfrac{0.3}{720} + \dfrac{0.2}{670}} = \dfrac{1}{0.00103} = 970$ mg/m^3

참고로 이 작업장의 허용농도 970 mg/m^{3}을 ppm으로 나타내면 우선 혼합물 허용농도 970 mg/m^3 중 각 오염물질의 양을 구하면 heptane → 970×0.5 = 485 mg/m^3, methylene chloride → 970×0.3 = 291 mg/m^3, perchloroethylene → 970×0.2 = 194 mg/m^{3}이며 이를 ppm으로 고치면 485×0.25 ppm = 121 ppm, 291×0.28 ppm = 81 ppm, 194×0.15 ppm = 29 ppm이다.
∴ 121 + 81 + 29 = 231 ppm이다.

52 공기 중에 카본 테트라클로라이드(TLV = 10 ppm)가 9 ppm, 1,2-디클로로에탄(TLV = 20 ppm)이 15 ppm, 테트라클로로에틸렌(TLV = 50 ppm)이 30 ppm으로 오염되었을 때 그 작업장 환경은 허용기준을 초과하고 있는가? (단, C : 측정농도, T : 허용기준농도)

① 초과한다. ② 초과하지 않는다.
③ 판정이 불가능하다. ④ 작업장의 상태에 따라 다르다.

해설 허용기준의 계산 $R = \frac{C_1}{T_1} + \frac{C_2}{T_2} + \cdots + \frac{C_n}{T_n} = \frac{9}{10} + \frac{30}{50} + \frac{15}{20} + \frac{112.5}{80} = 2.25$

∴ $R = 2.25 > 1.0$이므로 허용기준을 초과하고 있다.

53 공기 중에 carbon tetrachloride(TLV=10 ppm)가 5 ppm, 1,2-dichloroethane(TLV=50 ppm)이 20 ppm, 그리고 1,2-dibromoethane(TLV=20 ppm)이 10 ppm으로 오염되어 있다면 이 작업환경에 대한 유해물질의 수준은?

① 0.9 ② 1.2
③ 1.4 ④ 1.6

해설 $\frac{C_1}{TLV_1}+\frac{C_2}{TLV_2}+\cdots+\frac{C_i}{TLV_i}=\frac{5}{10}+\frac{20}{50}+\frac{10}{20}=1.4$
∴ 이 작업환경의 허용농도는 $R=1.4>1.0$이므로 허용기준을 초과하고 있다.

54 문제 53에서 혼합물질에 대한 허용기준은 얼마인가?

① 25 ppm ② 30 ppm
③ 35 ppm ④ 40 ppm

해설 혼합물의 공기 중 농도 = $C_1+C_2+\cdots+C_i$ = 5+20+10 = 35 ppm
∴ 혼합물의 허용농도 = 35/1.4 = 25 ppm

55 공기 중에 Carbon tetrachloride(TLV=10 ppm) 9 ppm, 1,2-dichloroethane(TLV=50 ppm) 30 ppm, 그리고 1,2-dibromoethane(TLV=20 ppm) 15 ppm으로 오염되었을 때 이 작업장의 환경은 허용기준을 초과하고 있는가?

① 초과한다. ② 초과하지 않는다.
③ 판정이 불가능하다. ④ 작업장의 상태에 따라 다르다.

해설 $\frac{9}{10}+\frac{30}{50}+\frac{15}{20}=2.25$ ※ 1% 이상이므로 초과한다.

56 작업장이 dibromoethane 10 ppm(TLV=20 ppm), carbon tetrachloride 5 ppm(TLV=10 ppm) 및 dichloroethane 20 ppm(TLV=50 ppm)으로 오염되어 있는 경우 이 혼합물의 공기 중 허용농도는 얼마인가?

① 80 ppm ② 35 ppm
③ 25 ppm ④ 1.4 ppm

해설 $\frac{10}{20}+\frac{5}{10}+\frac{20}{50}=1.4$ $\frac{(10+5+20)}{1.4}=25\text{ ppm}$

57 유해물질이 작업환경 중에서 인체로 침입하는 경로이다. 가장 영향이 큰 것은? ★★★

① 호흡기(흡입) ② 피부(경피흡수)
③ 소화기(경구섭취) ④ 음료수

해설 분진이나 흄의 흡입(inhalation)에 의한 영향이 가장 크다. 경구섭취는 경구섭취라고도 한다.

58 유해물질의 인체 침입경로 중 피해가 가장 큰 침입경로는 다음 중 어느 것인가?

① 호흡기 ② 피부
③ 소화기 ④ 손과 발

59 유해물질의 농도(C)와 폭로시간(t)과 인체피해(K)와의 관계인 Haber법칙은 다음 중 어느 것인가? ★★★

① $K=C\times t$ ② $K=C\div t$
③ $K=C-t$ ④ $K=C+t$

60 작업환경 내 유해물질의 허용농도란 주로 어떠한 관계에서 결정되는가?

① 독물량 - 감응작용의 관계(dose-response)
② 발암작용의 관계(carcinogenic effect)
③ 변이원성의 유무관계(mutagenic effect)
④ 최고용인농도의 관계(maximum acceptable concentration)

해설 양 - 반응관계라고 한다. response를 반응, 감응작용 또는 생체반응이라고 부른다.

61 작업환경 중의 허용농도가 50 ppm인 트리클로로에틸렌을 취급하는 작업을 하루 10시간 한다고 하면, 허용농도를 얼마로 보아야 하겠는가? ★★★

① 25 ppm ② 35 ppm
③ 45 ppm ④ 55 ppm

해설 $RF=\frac{8}{h}\times\frac{24-h}{16}$의 식이 제시되고 있다. 여기서 h는 8시간 초과 시의 실제근무시간이다. $TLV_e=TLV\times RF=50\times 0.7=35$ ppm

62 작업환경 공기 중의 허용농도가 375 mg/m^3(=100 ppm)인 톨루엔을 취급하는 작업을 하루 12시간 한다고 하면, 허용농도는 얼마로 보아야 하겠는가? ★★

① 193.7 mg/m^3 ② 178.5 mg/m^3
③ 168.7 mg/m^3 ④ 187.5 mg/m^3

해설 $RF=\frac{8}{12}\times\frac{24-12}{16}=0.5$, $TLV_e=TLV\times RF=375\times 0.5=187.5\ mg/m^3$

63 다음의 내용 중에서 인체에 도입되는 환경물질(xenobiotics)에 관하여 올바르게 연결한 것은?

㉠ 그 자체는 무해할지라도 체내에서 대사된 후에 독성을 나타낼 수 있다.
㉡ 체내에서 생물학적 변환을 거친 외래 물질은 독작용 및 보호 작용을 함께 지닐 수도 있다.
㉢ 체내에 들어오는 외래 물질은 지용성보다 수용성 물질이 많다.

① ㉠, ㉡ ② ㉠, ㉢
③ ㉡, ㉢ ④ 이상 모두 옳다.

64 유해물질의 독성을 결과적으로 강하게 하는 요인으로 적합하지 못한 것은 어느 것인가?

① 타액에 잘 녹는다. ② 에너지 대사율이 크다.
③ 물에 녹는다. ④ 소화액에 녹지 않는다.

해설 입으로 들이마시거나 먹혀진 유해물질은 타액이나 소화액에 녹는 것만이 흡수되며, 녹지 않는 것은 그대로 배설되어진다.

65 생물학적 모니터링(biological monitoring)의 이유는 일종의 생체감시로써 일단 유해물질에 폭로된 후의 인체조직에 분포된 유해물질을 측정하는 것이므로 작업환경관리나 근로자의 작업조건변경 등의 사후평가 내지는 보완점을 찾는 데에 있다. 이러한 생체감시에 관한 설명이다. 적합지 아니한 사항은 어느 것인가? ★★★

① 예상치 못한 피폭에 대한 정보제공
② 중독에 의한 치료대책수립
③ 피폭 량에 따른 작업금지 및 채용 전 스크리닝 검사
④ 지역(작업환경) 모니터링체계의 보완

해설 생물학적 모니터링이란 건강재해방지를 위하여 피폭량에 따라서 작업변경 등의 조치를 위한 것이다.

66 작업자가 호흡하는 작업환경에 기준을 두고 있으나 여타경로를 통하여 흡수되거나 체내에 축적되어 독성을 미치는 유해물질을 감지할 수 있는 모니터링이란 어떠한 것인가? ★★

① 생물학적 모니터링(biological monitoring)
② 수동식 지역모니터링(manual area monitoring)
③ 개인 모니터링(personal monitoring)
④ 자동식 지역모니터링(automated area monitoring)

해설 작업장 내의 지역모니터링이란 작업환경 모니터링이다.

67 생체감시(biological monitoring)의 필요성에 관한 설명이다. 틀린 것은?

① 예상하지 못한 피폭에 대한 정보제공 ② 중독에 의한 치료 대책 수립
③ 피폭량에 따른 작업조정 ④ 채용 후 screen 검사

해설 생체감시가 필요한 이유
① 예상하지 못한 피폭에 대한 정보제공 ② 중독에 의한 치료대책 수립
③ 피폭량에 따른 작업조정 ④ 채용 전 screen 검사
⑤ TLV 검증 ⑥ 지역감시 체계를 위해서다.

68 생물학적인 허용한계 표시는?

① TLV　　② AMS
③ BLV　　④ TWA

해설 생물학적 허용한계(BLV : Biological Limit Value) 또는 BEI(Biological Exposure Indices)

69 생물학적 측정(모니터링)의 노출기준에 대한 용어로서 다음 중 알맞은 것은? ★

① PEL　　② TLV
③ REL　　④ BEI

해설 흡기 노출만을 가정한 공기 중의 노출기준의 종류는
① OSHA - PEL
② ACGIH - TLV
③ NIOSH - REL (Recommended Exposure Limit)
④ 생물학적 모니터링의 노출기준 - BEI (Biological Exposure Indices)

70 생물학적 모니터링에 대한 설명이다. 다음 중 틀린 것은 어느 것인가?

① 근로자의 유해물질에 대한 노출정도를 소변, 호기, 혈액 중에서 그 물질이나 대사산물을 측정함으로써 노출정도를 추정하는 방법을 말한다.
② 건강상의 영향과 생물학적 변수와의 상관성이 높아 공기 중의 노출기준(TLV)보다 훨씬 많은 BEI가 있다.
③ 유해물질의 종합적인 흡수 정도를 평가할 수 있다.
④ 생물학적 시료를 분석하는 것은 작업환경측정보다 훨씬 복잡하고 취급이 어렵다.

해설 건강상의 영향과 생물학적 변수와의 상관성이 있는 물질이 많지 않다. 왜냐하면 생물학적 변수는 매우 복잡한 물질(매트릭스)로 구성되어 있고 그 변이나 기전을 쉽게 추적할 수 없다. 이러한 이유로 생물학적 모니터링이 갖는 여러 가지 장점(종합적인 노출평가 가능, 보다 직접적인 건강상의 영향 평가 가능 등)에도 불구하고 35여 가지 정도의 BEI만 설정되어 있다. 따라서 작업환경측정에서 설정한 노출기준보다 훨씬 적은 기준을 가지고 있다.

71 생물학적 모니터링의 장점을 열거한 것이다. 다음 중 틀린 것은 어느 것인가?

① 호흡기계나 눈에 자극을 주는 물질들도 효율적으로 모니터링을 할 수 있다.
② 건강상의 악영향을 보다 직접적으로 평가할 수 있다.
③ 노출된 유해물질에 대한 종합적인(공기, 피부, 소화기 등) 흡수정도를 평가할 수 있다.
④ 인체에 흡수된 용량이나 중요한 조직 부위에 영향을 미치는 양을 모니터링 할 수 있다.

해설 생물학적 모니터링의 장점은 다음과 같다.
② 건강상의 악영향을 보다 직접적으로 평가할 수 있다. 이것은 실제 유해물질이 인체 내로 흡수되어 생물학적 변수로 나타나기 때문이다.
③ 노출된 유해물질에 대한 종합적인(공기, 피부, 소화기 등) 흡수정도를 평가할 수 있다. 모든 흡수정도가 생물학적 변수로 나타나기 때문이다.

④ 인체에 흡수된 내재 용량(인체 내에 있는 양)이나 중요한 조직 부위에 영향을 미치는 양을 모니터링 할 수 있다.

※ 호흡기계나 눈에 자극을 주는 물질들은 반감기가 매우 짧아 생물학적 변수에 의해서 모니터링이 불가능하다. 따라서 이러한 물질들은 작업환경측정(공기시료 측정)에 의해서만이 모니터링을 할 수 있다.

72 벤젠을 취급하는 근로자를 대상으로 하여 생물학적 모니터링을 위해 소변에서 총 페놀을 측정하였다. 여기서 벤젠 노출로 인한 대사산물의 결정인자로 적합한 것은 어느 것인가? ★★★

① 호기 중 벤젠 ② 소변 중 총 페놀
③ 혈액 ④ 공기 중 벤젠

해설 생물학적 모니터링에서 결정인자라고 하는 것은 노출의 정도를 평가할 수 있는 변수를 말한다. 벤젠은 총 페놀로 대사되기 때문에 소변 중의 총 페놀로 벤젠에 의한 노출의 정도를 평가할 수 있다.

73 Toluene이 많은 작업장에서 일할 때 소변으로 배설되는 대사물질은 어느 것인가? ★★

① Organic sulfate ② Hippuric acid
③ Thiocyanate ④ Glucornate

74 근로자의 소변 중에 마뇨산이 다량 검출된 경우 그 근로자는 무엇에 노출되었을 것이라 생각 할 수 있는가? ★★

① 벤젠 ② 톨루엔
③ 페놀 ④ 메틸수은 화합물

해설 체내에 흡수된 화학물질이 배설될 때에는 그대로의 상태로 배설되어지는 경우와 다른 물질로 변화되어 체외로 배설되는 경우가 있다. 여기에서 배설물 중의 유해물 혹은 그의 대사산물을 검출 정량하는 일에 따라서 어느 정도 유해물에 대한 노출(폭로)상태를 추정하는 일이 가능하게 된다. 또한 금속에 대해서는 소변과 더불어 많은 물질이 배설되어지나 혈액이나 모발 등의 속에 함유되어 있는 금속을 분석함으로써 노출량을 평가하는 수도 있다.

75 벤젠은 골수를 손상시켜 혈소판 감소증, 백혈구 감소증, 악성 빈혈증, 재생 불능성 빈혈증 및 백혈병 등을 발생시킨다. 이때 벤젠이 신진대사 되었을 때의 주요대사산물은 어느 것인가?

① 스티렌 ② 자일렌
③ 페놀 ④ 니트로벤젠

해설 벤젠이 체내에서 수산화되어 페놀이 된다. 벤젠은 골수독소라는 점에서 다른 유기용제와 다르다.

76 작업환경 내의 유해물질 폭로를 평가하기 위한 생물학적 모니터링시의 소변채취 방법에 관한 설명이다. 적당치 아니한 사항은 어느 것인가? ★★★

① 24시간 채취법(whole day sampling) : 작업시작 후 24시간 동안의 소변을 채취하며, 일상 검사용은 아니다.

② 작업시간 중 채취법(whole workshift sampling) : 작업시간 동안 소변을 채취하며, 현장조사 시

적합하다.

③ 단시간채취법(short term sampling) : 작업종료 3시간 전부터 작업종료 시까지의 소변을 채취하며, 반감기로서 결정한다.

④ 작업종료 시 채취법(end-of-shift sampling) : 작업종료 시의 소변을 채취하는 방법으로 분석결과를 뇨 비중이나 크레아틴으로 보정한다.

해설 단시간채취법이란 작업종료의 2시간 전부터 종료 시까지 시료를 채취한다. 또한 작업시작 전 채취법(morning-after sampling)은 작업시작전인 아침에 소변을 채취하는 특수방법이다.
- 배출이 빠르고 반감기가 5분 이내의 화학물질은 작업종료 2시간
- 또는 작업 전에는 작업 종료 후 16시간이 경과한 후
- 작업 중 또는 작업종료 전에는 작업이 끝나기 전 마지막 2시간에 소변을 채취한다.

정답

1. ①	2. ④	3. ③	4. ③	5. ②	6. ①	7. ②	8. ①	9. ③	10. ②
11. ②	12. ④	13. ②	14. ②	15. ③	16. ①	17. ①	18. ①	19. ④	20. ①
21. ①	22. ②	23. ④	24. ②	25. ③	26. ④	27. ②	28. ③	29. ③	30. ②
31. ①	32. ①	33. ④	34. ②	35. ②	36. ②	37. ④	38. ④	39. ④	40. ②
41. ②	42. ③	43. ①	44. ①	45. ③	46. ②	47. ③	48. ②	49. ②	50. ②
51. ④	52. ①	53. ③	54. ①	55. ①	56. ③	57. ①	58. ①	59. ①	60. ①
61. ②	62. ④	63. ①	64. ④	65. ③	66. ①	67. ④	68. ③	69. ④	70. ②
71. ①	72. ②	73. ②	74. ②	75. ③	76. ③				

과년도 출제 및 예상문제

01 다음 공기 중에서 미스트로 존재하는 것은?

① 수은 ② 납
③ 요오드 ④ 황산

02 온도 25℃, 대기압 760 mmHg에서 분자량 78인 벤젠이 공기 중에 10 ppm 존재하고 있다면 이는 몇 mg/m^3인가?

① 24 ② 32
③ 35 ④ 50

해설 $mg/m^3 = \dfrac{ppm \times M.W(\text{분자량})}{22.4(\text{표준상태 기체 1 mol의 부피})}$

25℃ 기체 1 mol의 부피는

$22.4 \times \dfrac{273+25}{24.45} = 24.45$ 즉 $\dfrac{10 \times 78}{24.45} = 32$

03 유해물질허용농도 종류 중 어떠한 경우에도 초과되어서는 안 되는 농도를 나타내는 것은?

① TLV – TWA ② TLV – C
③ TLV – STEL ④ PEL

04 TLV – TWA(time–weighted average)의 허용농도보다 3배가 높을 경우 권고되는 노출시간은? (단, ACGIH 에서의 근로자 노출의 상한치와 노출시간에 대한 권고 기준)

① 10분 이하 ② 20분 이하
③ 30분 이하 ④ 40분 이하

05 다음 중 미국 산업위생전문가협의회(ACGIH)에서 제시한 허용농도 적용상의 주의사항에 해당되지 않는 것은?

① TLV는 대기오염평가에 적용할 수 없다.
② TLV는 독성의 강도를 비교할 수 있는 지표가 아니다.
③ TLV는 산업장의 유해조건을 개선하기 위한 지침으로 사용하지 않는다.
④ TLV는 기존의 질병이나 육체적 조건을 판단하기 위한 척도로 사용할 수 없다.

06 허용농도(TLV) 적용상 주의할 내용으로 틀린 것은?

① 산업장의 유해조건을 평가하고 개선하기 위한 지침으로만 사용되어야 한다.
② 산업위생 전문가에 의하여 적용되어야 한다.
③ 24시간 노출 또는 정상 작업시간을 초과한 노출에 대한 독성 평가에는 적용될 수 없다.
④ 대기오염평가 및 관리에 적용될 수 없으며 단순히 독성의 강도를 비교 평가할 수 있는 기준이다.

07 TLV 적용상의 주의사항으로 맞는 것은?

① 반드시 산업위생 전문가에 의하여 적용되어야 한다.
② TLV는 안전농도와 위험농도를 정확히 구분하는 경계선이다.
③ TLV는 독성의 강도를 비교할 수 있는 지표가 된다.
④ 기존의 질병이나 육체적 조건을 판단하기 위한 척도로 사용될 수 있다.

08 미국 산업위생전문가협의회(ACGIH)에서 권고하고 있는 허용농도 적용상의 주의사항이 아닌 것은?

① 반드시 산업위생 전문가에 의하여 적용되어야 한다.
② 기존의 질병이나 육체적 조건을 판단하는 척도로 사용될 수 없다.
③ 안전농도와 위험농도를 정확하게 구분하는 경계선이 아니다.
④ 산업장의 유해조건을 평가하기 위한 지침으로 사용할 수 없다.

09 다음 허용농도(TLV)에 관한 설명으로 거리가 먼 것은?

① 허용농도 이하이면 모든 근로자는 안전하다고 볼 수 있다.
② 근로자의 건강장해를 사전에 예방하기 위함이다.
③ 직업병 예방 및 관리에 적용한다.
④ 작업환경관리의 기준으로 이용한다.

해설 허용기준 이하에서도 사람에 따라 건강에 영향을 미칠 수 있으며 절대적인 보건상의 안전수치를 의미하는 것은 아니다.

10 허용농도(TLV) 적용상의 주의사항과 거리가 먼 것은?

① 기존의 질병이나 육체적 조건을 판단하기 위한 척도로 사용될 수 없다.
② 안전농도와 위험농도를 정확히 구분하는 경계선이 아니다.
③ 산업위생 전문가뿐 아니라 일반인에 의하여 적용될 수 있어야 한다.
④ 24시간 노출 또는 정상 작업시간을 초과한 노출에 대한 독성평가에는 적용될 수 없다.

11 다음 작업장에서 허용기준(TLV) 적용에 관한 설명 중 거리가 먼 것은?

① 피부로 흡수되는 양은 고려되지 않았다.
② 대기오염 정도를 판단하는 데는 부적합하다.

③ 근로자 건강장해를 예방하기 위한 지침이다.
④ 안전이나 위험의 한계를 고려한다.

12 유해물질의 허용농도를 설정하는데 이용되는 자료와 가장 거리가 먼 것은?

① 화학구조상의 유사성 ② 작업장 역학조사 자료
③ 화학물질의 안전성 ④ 동물실험자료

13 작업장에서 트리클로로에틸렌(TLV=50 ppm)이 25 ppm, 톨루엔(TLV=100 ppm)이 50 ppm, 자일렌(TLV=100 ppm)이 50 ppm, N-Hexane(TLV=50 ppm)이 25 ppm 정도가 발생한다면 혼합물질의 허용농도 초과 정도는?

① 1.5 ② 1.7
③ 2.0 ④ 3.5

해설 $\frac{25}{50}+\frac{50}{100}+\frac{50}{100}+\frac{25}{50}=2$

14 공기 중에 트리클로로에틸렌(TLV=50 ppm)이 20 ppm, 카본 테트라클라이드(TLV=10 ppm)이 15 ppm, 1,2-디브로모에탄(TLV=20 ppm)이 10 ppm 정도가 발생한다면 혼합물질의 허용농도는?

① 약 15 ppm ② 약 19 ppm
③ 약 25 ppm ④ 약 30 ppm

해설 $\frac{20}{50}+\frac{15}{10}+\frac{10}{20}=2.4>1$(허용기준 초과) $\frac{45}{2.4}=18.75$ ppm(허용기준)

15 1일 8시간 작업 기준 시 납의 노출기준은 0.05 mg/m^{3}이다. 1일 10시간 작업일 경우 Brief와 Scala의 보정방법으로 허용농도를 보정하면 얼마가 되는가?

① 0.030 mg/m^3 ② 0.035 mg/m^3
③ 0.040 mg/m^3 ④ 0.045 mg/m^3

해설 $RF=\frac{8}{10}\times\frac{24-10}{16}=0.7$ $Pb-TLV=0.05\times0.7=0.035$ mg/m^3

16 Methanol의 경우 1일 8시간 작업 기준의 허용농도가 200 ppm이다. 1일 10시간 작업할 때 Brief와 Scala의 보정방법으로 허용농도를 보정하면 얼마가 되는가?

① 100 ppm ② 120 ppm
③ 140 ppm ④ 160 ppm

17 허용농도는 1일 8시간 작업기준으로 설정되었다. 1일 11시간 작업할 때 *n*-Hexane(TLV 50 ppm)의 허용농도를 Brief와 Scala의 보정방법으로 보정하면 얼마가 되는가?

① 약 30 ppm ② 약 38 ppm
③ 약 42 ppm ④ 약 46 ppm

18 우리나라 methanol의 노출기준은 200 ppm이며 잔업으로 인하여 작업시간이 10시간으로 늘었다면 이 기준치는 몇 ppm으로 보정해주어야 하는가? (단, Brief와 Scala의 보정방법 사용)

① 120 ppm ② 140 ppm
③ 160 ppm ④ 180 ppm

19 어떤 물질의 독성에 관한 인체실험 결과 안전 흡수량이 체중(kg)당 0.2 mg이었다. 체중 70 kg인 사람이 1일 8시간 작업 시 이 물질의 체내흡수를 안전흡수량 이하로 유지하려면 이 물질의 공기 중 농도를 얼마 이하로 규제하여야 하겠는가? (단, 작업 시 폐 환기율 1.25 m^3/hr, 체내 잔류율 1.0)

① 0.8 mg/m^3 ② 1.4 mg/m^3
③ 2.0 mg/m^3 ④ 2.6 mg/m^3

해설 체내 안전흡수량 : 70 kg×0.2 mg/kg = 14 mg, 1일 폐 흡입량 1.25 m^3×8시간(1일 작업시간) = 10 m^3 이에 따른 공기 중 안전농도는 14 mg/10 m^3 = 1.4 mg/m^3

20 공기 중 납(Pb)의 농도가 0.03 mg/m^3이다. 작업자의 노출 시간은 8시간이며 폐환기율은 1.2 m^3/hr 라고 하면 체내흡수량은? (단, 체내잔류율은 1.0로 가정한다.)

① 약 0.14 mg ② 약 0.19 mg
③ 약 0.24 mg ④ 약 0.29 mg

해설 $0.03\ mg/m^3 \times 1.2\ m^3/hr \times 8\ hr = 0.288\ mg$

21 근로자가 특정한 유해물질에 노출되었을 때 체액이나 조직, 또는 호기 중에 나타나는 반응을 평가함으로써 근로자의 노출정도를 권고하는 기준은?

① TLV ② BEI
③ PEL ④ MAX

22 작업장의 공기 중 허용농도에 의존하는 것 이외에 근로자의 폭로상태를 측정하는 방법으로 근로자들의 조직과 체액 또는 호기를 검사해서 건강장애를 일으키는 일이 없이 폭로될 수 있는 양을 규정한 것은?

① BEI ② LD
③ TLC ④ STEL

해설 BEI(생물학적 농도지표) : 근로자의 생체자료(머리카락, 소변 등)를 검사하여 폭로여부 결정.

23 다음 중 생물학적 노출지수(BEIs)를 이용하여 유해물질의 노출 및 흡수정도를 평가하기 위한 측정 시료로 가장 거리가 먼 것은?

① 소변 ② 호기
③ 혈액 ④ 피부

24 BEI(생물학적 노출지표)의 측정 내용에 들어갈 수 없는 것은?

① 혈액, 뇨, 모발, 손톱, 생체조직 또는 체액중의 유해물질의 양을 측정·조사한다.
② 생체조직 또는 체액 중에 함유되는 유해물질 대사산물의 양을 측정·조사한다.
③ 흡기 중의 유해물질량을 측정·조사한다.
④ 호기 중의 유해물질량을 측정·조사한다.

25 생물학적 모니터링을 위한 시료가 아닌 것은?

① 호기 중의 유해인자나 대사산물 ② 요 중의 유해인자나 대사산물
③ 혈액 중의 유해인자나 대사산물 ④ 흡기 중의 유해인자나 대사산물

26 반감기가 5시간 이상으로 주중 작업을 통하여 체내에 축적될 수 있는 물질의 생물학적 노출지수를 평가하기 위한 시료 채취시기로 가장 적절한 것은?

① 작업 전 또는 작업 종료 시 시료를 채취 ② 작업이 종료된 후 1주일이 경과한 시점
③ 측정 시기는 아무 때나 할 수 있다. ④ 주초나, 주말에 시료를 채취

정답 1. ④ 2. ② 3. ② 4. ③ 5. ③ 6. ④ 7. ① 8. ④ 9. ① 10. ③
11. ④ 12. ③ 13. ② 14. ② 15. ② 16. ③ 17. ① 18. ② 19. ② 20. ④
21. ② 22. ① 23. ④ 24. ③ 25. ④ 26. ④

Chapter 9

입자상 물질

학습목표

1. 일반적 특성
2. 입자상 물질의 종류 및 정의
3. 분진 발생 사업장의 종류
4. 분진의 종류 및 인체에 미치는 영향
5. 분진의 종류에 따른 진폐증의 구분
6. 진폐증 발생에 관여하는 요인
7. 분진의 호흡기내 침착 및 인체 방어기전
8. 분진의 노출기준
9. 분진 작업장의 관리

1 서론

먼지, 또는 분진으로 널리 알려진 고체상 물질에는 연기, 안개, 스모그, 미스트 등 다른 고체나 액체상 입자들도 접할 수 있다. 우리나라에서 분진에 의한 직업병은 산업의 발전과 함께 하였으며, 진폐증은 직업병의 역사와 같다고 할 수 있다. 현재도 전체 직업병 발생 건수 중 30~40%를 차지할 정도로 많은 사례가 발견되고 있다. 진폐증은 진폐를 유발할 수 있는 분진을 흡입함으로써 발생하는데 이 분진은 입자상 물질의 한 종류이며, 입자상 물질이란 고체상이나 액체상 물질을 통틀어 말한다.

가스나 증기 등의 물질과는 달리 입자상 물질은 크기를 가지고 있기 때문에 흡입할 경우 호흡기 내에 침착하는 부위가 다르며 침착하는 부위에 따라 인체에 미치는 영향도 서로 다르게 된다.

분진을 크기에 따라 흡입성이나 호흡성으로 분류하는 기준이 그에 대한 기준을 제정하는 기구인, ISO, ACGIH마다 다르다. 이런 다양한 분진 구분기준을 통합하여 혼란을 줄이자는 제안이 있었고(Soderholm, 1988), ACGIH는 1993년 TLV에 통합기준을 채택하였으며(ACGIH, 1994), 현재는 ISO-ACGIH 통합기준이 활용되고 있다. 이런 분진 크기별 구분기준에 따라, 입자 크기별 측정방법이 다르게 정해져 있다.

그러나 우리나라는 산업안전보건법 내 분진관련 법규에서 이러한 국제적인 변화를 빠르게 수용하지 못하고 법규 제정 초창기에 정해진 기준과 측정방법을 아직까지 그대로 사용하고 있다. 한 예로 분진의 측정은 총 분진과 호흡성 분진 두 가지만으로 나누고 있고, 호흡성 분진을 분리 포집하는 기기의 포집효율곡선도 수정되지 않고 있다. 또한 법규에 따라 작업환경측정을 실시하는 많은 관련 기관과 전문연구기관에서도 측정방법에 대한 변화를 인식하지 못하고 있는 실정이다. 따라서 현재의 분진기준은 적절히 수정되어야하고 분진관련 업무에 종사하는 전문인들은 이러한 시대적 흐름에 대처하여야 할 것이다.

이러한 통합된 기준에 따르려면 입자상 물질의 건강상 영향에 따른 분류작업이 선행되어야 하며, 분진의 측정방법과 기준에 맞는 입자의 크기를 선택적으로 분리, 포집할 수 있는 포집기기의 개발 및 결과에 대한 해석, 그리고 지금까지 얻어진 분진관련 자료를 새로운 기준에 맞게 재검토해 역학적 연구에 사용될 수 있도록 하는 작업 등이 제시되어야 하며 빠르게 변하는 상황에 능동적으로 대처해 나가야 한다(산업위생, 김광종 등, 신광출판사).

2 일반적 특성

1) 작업장에서 근로자 건강에 영향을 미치는 유해요인

화학적 요인, 물리적 요인, 생물학적 요인, 인간공학(작업적) 요인

2) 화학적 요인 분류

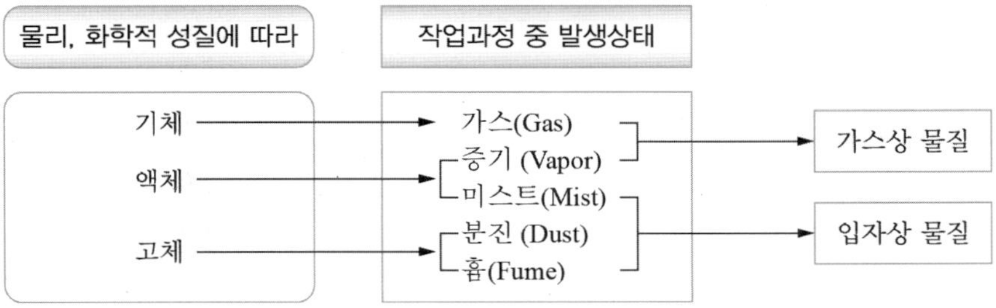

3 입자상 물질의 종류 및 정의

공기 중에 존재하는 고체나 액체의 형태를 입자상 물질이라고 하며, 고체의 형태는 먼지, 흄, 스모크 등으로 이들의 가장 큰 차이는 입자의 크기로, 먼지에 비해 입자크기가 작은 흄과 스모크는 폐포로 깊숙이 들어갈 가능성이 높다. 액체 상태는 미스트, 포그, 스모크이며 불완전연소에 의해 생성되는 스모크는 고체 및 액체형태로 존재한다.

1) 에어로졸(aerosol)

가스상 매체에 미세한 고체나 액체입자가 섞여있는 혼합체

① 유기물질이 불완전 연소할 때 발생하는 연기(smoke)가 연무질의 대표적인 것으로 연기에는 탄소, 회분, 타르질 등으로 된 수증기, 아황산가스, 질소산화물, 암모니아, 알데히드 등이 흡착되어 있다.

② 공기 중에 부유하고 있는 입자상 물질을 에어로졸로 총칭한다.

2) 먼지(dust)

작업과정에서 유기성 또는 무기성 고형물질이 분쇄되어 공기 중에 비산하는 미립자로 암석, 금속, 석탄, 양털, 곡식, 솜 등의 작은 입자고체물질이 파쇄, 분쇄, 연마, 마찰 등의 공정에 의해 공기 중으로 분산되어 떠다니는 고체미립자(1 μm 이상)이다. 공기 중으로 발생된 1차 먼지가 제거되지 않고 낙하된 후에 다시 비산하는 경우의 먼지를 2차 먼지라고 한다.

① 대부분 콜로이드(colloid)보다는 크고, 공기나 다른 가스에 단시간 동안 부유할 수 있는 고체입자

② 섬유(fiber) : 공기 중에 있는 일정한 길이와 폭을 가진 형태의 고체로서 석면, 유리섬유, 면, 아마, 대마 등을 말한다.

※ 호흡성 먼지(Respirable dust)

- 대기 중에 떠다니다가 호흡기로 들어와 건강장해를 일으키는 크기의 입자를 호흡성 먼지라 한다.
- 폐포에 먼지 침착률이 가장 높은 입자의 크기는 0.5～5.0 μm이다.

3) 안개(fog)

액체입자가 분산되어 있는 에어로졸

① 수증기가 적당한 핵을 중심으로 응결한 것

② 가스상태이던 것이 응결하여 액체상태의 미립자로 된 것

4) 흄(fume)

금속이 용해되어 액상물질로 되고 이것이 가스상 물질로 기화된 후 다시 응축되어 발생하는 고체입자를 말하며, 흔히 산화(oxidation) 등의 화학반응을 수반한다. 상온에서 고체상태의 물질로부터 생긴 다음 증기물의 응축 및 산화로 생기는 고체상의 미립자를 말하며, 발생기전은 3단계로 구분할 수 있다.

① 금속의 증기화 : 금속이 녹는점 이상의 열에너지를 받으며, 증기형태로 공기 중으로 증기화된다.

② 증기물의 산화 : 공기 중으로 발생된 금속 증기는 공기 중의 산소에 의해 쉽게 산화물을 형성한다.

③ 산화물의 응축 : 산화물을 형성하고 온도차에 따라 냉각, 응축되면서 다시 고체인 금속 입자가 된다.

용접에서 피용접물인 각종 철골가공물을 열원(연료인 아세틸렌이나 프로판과 산화제인 공기를 이용)으로 녹일 경우 철골가공물이 액체로 된 다음 공기 중으로 증기화 된다. 증기화 된 금속 증기는 공기 중의 산소와 산화물을 형성한 다음 냉각되면서 미세한 고체 입자가 된다.

흄 입자의 크기는 먼지보다 훨씬 작아 폐포까지 쉽게 도달할 수 있다는 점이 매우 중요하며, 용접공폐가 생기는 원인이다.

① 연소, 승화, 응결과 같은 작용에서 발생되는 고체형의 미립자

② 납(Pb), 카드뮴(Cd) 등은 전형적인 금속 흄을 형성하여 중독을 일으키고 아연(Zn), 알루미늄(Al), 알루미나, 망간(Mn), 마그네슘(Mg)의 흄은 독성은 거의 없으나 금속열을 일으킨다.

③ 염화수소(HCl)와 암모니아(NH_3)는 공기 중에 혼재하며 서로 반응하여 염화암모니아(NH_4Cl)의 흰 연기를 내뿜는데 이것도 흄의 일종이다.

5) 미스트(mist)

액체물질이 여건의 변화에 의해 미립자가 되어 공기 중에 분산한 상태로써, 상온에서 액체인 물질이 교반하거나(agitating), 뿌려지거나(spraying), 끓이거나(boiling), 버블링(bubbling)할 때 공기 중으로 발생되는 액체의 미립자를 말하며, 미스트가 증발하면 증기화 될 수 있다.

6) 증기(vapor)

상온과 상압에서 액체나 고체이던 물질이 기체로 된 것

7) 연기(smoke)

불완전 연소에 의하여 발생하는 에어로졸로써, 주로 고체상태이고 탄소와 기타 가연성 물질로 구성되어 있다.

8) 스모그(smog)

연기(smoke)가 안개(fog) 속에 섞여 있는 상태로써 연무질과 같은 뜻을 가진다.

① 자연오염이나 인공오염에 의하여 발생한 대기오염물질인 에어로졸에 대하여 광범위하게 적용되는 용어로 도시의 대기오염 문제에 많이 사용하는 용어이다.

② 크기는 흄과 비슷한 정도로 0.01～0.1 μm 정도이다.

4 입자의 모양 및 크기

입자는 모양에 따라 비정형, 구형, 판형, 섬유형으로 구분할 수 있다. 대부분의 분진은 특정한 모양이 없으나 헤어스프레이, 안개, 오일 미스트, 폴리스티렌 라텍스 등은 구형이다. 용접 흄(welding fume)은 그 자체로는 구형이지만 서로 응집하여 체인처럼 다른 모양을 하고 있는 경우도 있다. 무연탄이나 운모가 함유된 광석은 넓은 판과 같은 형상을 하고 있으며, 면, 아마, 석면 같은 자연섬유와 유리섬유, 암면, 아라미드나 케블라 같은 인공 광물섬유는 직경보다 길이가 긴 섬유상이다.

입자의 크기를 나타내는 방법 중 입자의 입경은 그 입자의 거동을 나타내는 가장 중요한 특성 중의 하나이다. 입경을 나타내는 기본적인 단위는 μm(1 μm = 10^{-6} m)이다. 입자는 그 크기가 매우 다양하여 기체분자 크기에서부터 눈에 보이는 입자까지 상당한 범위에 걸쳐 있는데 보통 산업보건학적으로 중요한 크기는 0.01～100 μm의 범위이다. 일반적으로 사람이 별다른 수단을 사용하지 않고 육안으로 볼 수 있는 가장 작은 크기는 50 μm로 알려져 있다. 참고로 가장 세밀한 체의 구멍은 40 μm이며 가시광선의 파장은 0.5 μm 정도이다.

입자는 여러 크기가 혼합된 형태로 존재하는 경우가 대부분으로 이러한 경우를 다분산이라 하며, 입자가 단일 직경으로 되어 있는 경우를 단분산이라 한다. 단분산의 경우는 보통 실험실에서 시험용으로 만들어진다. 다분산의 경우 입자의 크기를 나타내는 데는 통계학적인 기법을 이용하여 입경분포의 특징을 나타낸다. 이에 대해서는 입경분포 분석에서 좀 더 자세히 다루기로 한다.

입자의 크기를 결정하는 방법은 현미경으로 보아 실측하는 직접방법과 침강, 충돌, 이동도, 광산란과 같이 입경과 관련이 있는 물성치를 구하여 그 결과로부터 입경을 구하는 간접 방법이 있다.

직접 실측하는 경우, 구형이면 쉽게 입경을 측정할 수 있지만 불규칙한 입자일 때는 상당 직경(equivalent diameter)을 이용한다. 상당 직경으로는 기준면에 평행하면서 투영면적을 2등분하는 선분을 직경으로 하는 마틴 직경, 입자의 양 끝단까지의 거리를 직경으로 하는 페렛 직경, 그리고 입자투영상과 같은 면적을 갖는 원의 직경을 직경으로 하는 투영면적 또는 등면적(projected area) 직경 등이 있다. 일반적으로 마틴 직경＜투영면적 직경＜페렛 직경의 순으로 커진다.

※ 등면적 직경(projected area)의 측정은 porten reticle을 이용하여

$D=\sqrt{2^n}$ n : porten reticle의 원번호

※ 공기역학적 직경 : 대상먼지와 침강속도가 같고, 밀도가 1이며, 구형인 먼지의 직경으로 환산한 직경

5 입자의 발생

입자상 물질은 여러 산업공정에서 고체상과 액체상으로 발생하며 그 공정 수는 무수히 많다. 산업공정에서 발생하는 입자상 물질은 공정 자체의 부산물로써 뿐만 아니라 다양한 물리·화학적 변화에 의해서 발생하기도 한다. 이러한 공정을 다 언급하기란 어렵지만 어느 공정은 다른 공정보다 더 많이 발생시키는 것은 사실이다. 이러한 대표적인 공정 중 분진에 대한 것은 우리나라 산업안전보건법에서 산업안전보건기준에 관한 규칙(고용노동부, 2003)에 분진발생작업으로 표 9-1과 같은 작업을 열거하고 있다.

분진발생공정을 산업별로 구분해 보면 광업 전체, 석재 채취 및 가공업, 건설업에서 터널 굴착, 발파, 굴삭, 도로나 건물 보수, 해체 등에서 제조업에서는 광물질을 사용하는 주물, 제철, 제련, 파쇄나 분쇄 또는 분체, 도자기, 요업 등과 용접을 수행하는 작업, 연마재 사용 작업 등에서

발생하며, 운수 창고업에서는 하역, 청소, 실내 또는 용기 내 수리, 청소 작업 등에서 대표적으로 분진이 많이 발생한다. 이들 공정과 다른 공정에서 입자 발생에 기여하는 물리적 화학적 과정을 좀 더 세분해 보기로 한다.

❒ **표 9-1** 우리나라 산업안전보건법상 분진발생작업의 종류

1. 토석·광물·암석 등(이하 "암석 등"이라 하고, 습기가 있는 상태의 것을 제외한다. 이하 이 표에서 같다)을 파는 장소에서의 작업(다음 각 목의 1에서 정하는 작업을 제외한다)
   가. 갱외의 암석 등을 습식에 의하여 시추하는 장소에서의 작업
   나. 실외의 암석 등을 동력 또는 발파에 의하지 아니하고 파는 장소에서의 작업
2. 암석 등을 싣거나 내리는 장소에서의 작업
3. 갱내에서 암석 등을 운반, 파쇄·분쇄 또는 체질하는 장소(수중작업을 제외한다)나 이들을 쌓거나 내리는 장소에서의 작업
4. 갱내의 제1호 내지 3호의 규정에 의한 장소와 근접하는 장소에서 분진이 부착 또는 쌓여 있는 기계설비 또는 전기설비를 이설·철거·점검 또는 보수하는 작업
5. 암석 등을 재단·조각 또는 마무리하는 장소에서의 작업(제12호의 규정에 의한 작업과 화염을 이용하여 재단 또는 제작하는 장소에서의 작업을 제외한다)
6. 연마재의 분사에 의하여 연마하는 장소나 연마재 또는 동력을 사용하여 암석·광물 또는 금속을 연마·주물 또는 재단하는 장소에서의 작업(제5호의 규정에 의한 작업을 제외한다)
7. 암석 등 탄소원료 또는 알루미늄박을 파쇄·분쇄 또는 체질하는 장소에서의 작업(제3호·제14호 또는 제18호의 규정에 의한 작업을 제외한다)
8. 시멘트·비산재·분말광석·탄소원료 또는 탄소제품을 건조하는 장소, 쌓거나 내리는 장소, 혼합·살포·포장하는 장소에서의 작업
9. 분말상의 알루미늄 또는 산화티타늄을 혼합·살포·포장하는 장소에서의 작업
10. 분말상의 광석 또는 탄소원료를 원료 또는 재료로 사용하는 물질을 제조·가공하는 공정에 있어서 분말상의 광석·탄소원료 또는 그 물질을 함유하는 물질을 혼합·혼입 또는 살포하는 장소에서의 작업(제11호 내지 제14호의 규정에 의한 작업을 제외한다)
11. 유리 또는 법랑을 제조하는 공정에서 원료를 혼합하는 작업이나 원료 또는 혼합물을 용해로에 투입하는 작업(수중에서 원료를 혼합하는 장소에서의 작업을 제외한다)
12. 도자기·내화물·형사토 제품 또는 연마재를 제조하는 공정에서 원료를 혼합 또는 성형하거나 원료 또는 반제품을 건조하거나 반제품을 차에 싣거나 쌓은 장소에서의 작업이나 가마의 내부에서의 작업(다음 각목의 1에서 정하는 작업을 제외한다)
    가. 도자기를 제조하는 공정에서 원료를 투입 또는 성형하여 반제품을 완성하거나 제품을 내리고 쌓은 장소에서의 작업
    나. 수중에서 원료를 혼합하는 장소에서의 작업
13. 탄소제품을 제조하는 공정에서 탄소원료를 혼합하거나 성형하여 반제품을 노에 넣거나 반제품 또는 제품을 노에서 꺼내거나 제작하는 장소에서의 작업
14. 주형을 사용하여 주물을 제조하는 공정에서 주형을 해체 또는 탈사하거나 주물사를 재생하거나 혼련하거나 주조품 등을 절삭하는 장소에서의 작업(제6호의 규정에 의한 작업을 제외한다)
15. 암석 등을 운반하는 암석전용선의 선창 내에서 암석 등을 빠뜨리거나 한군데로 모으는 작업
16. 금속 그 밖의 무기물을 제련하거나 녹이는 공정에서 토석 또는 광물을 개방로에 투입·소결·탕출(湯出) 또는 주입하는 장소에서의 작업(전기로에서 탕출하는 장소나 금형을 주입하는 장소에서의 작업을 제외한다)

17. 분말상의 광물을 연소하는 공정이나 금속 그 밖의 무기물을 제련 또는 녹이는 공정에서 로·연도 또는 연돌 등에 부착 또는 쌓여 있는 광물찌꺼기 또는 재를 긁어내거나 한곳에 모으거나 용기에 넣는 장소에서의 작업
18. 내화물을 이용한 가마 또는 로 등을 축조 또는 수리하거나 내화물을 이용한 가마 또는 로 등에 해체 또는 파쇄하는 작업
19. 실내·갱내·탱크·선박·관 또는 차량 등의 내부에서 금속을 용접 또는 용단하는 작업
20. 금속을 녹여 뿌리는 장소에서의 작업
21. 동력을 이용하여 목재를 절단·연마 및 분쇄하는 장소에서의 작업
22. 면을 섞거나 두드리는 장소에서의 작업
23. 염료 및 안료를 분쇄하거나 분말상의 염료 및 안료를 개량·투입·포장하는 장소에서의 작업
24. 곡물을 분쇄하거나 분말상의 곡물을 계량·투입·포장하는 장소에서의 작업
25. 유리섬유 또는 암면을 재단·분쇄·연마하는 장소에서의 작업

분진(dust) 발생 사업장의 종류

- 무기성(광물) (비가역적 진폐증) : 광산, 건설공사장, 연탄제조, 유리공장, 보석가공(드릴작업), 요업 및 도자기업, 석공제업(돌 작업)
  - 금속 가공 작업으로 주조업(정해진 형틀), 자동차제조, 조선소 등
- 유기성(가역적 진폐증) : 면, 나일론 섬유 공장, 솜이불제조
  - 나무를 이용하여 가구, 피아노 등 악기, 목공소, 나무 건축 자재 등

※ 물리적, 화학적 성분이 서로 다르며, 생체에 대한 반응도 다름

6 입자상 물질 발생에 관여하는 물리·화학적 과정

1) 기계적인 힘에 의해 발생하는 건조한 분진

분진은 물질을 서로 결합하는 응집력인 반데르발스 힘이나 정전기력을 마찰, 교란, 분리 과정을 통하여 상대적으로 큰 원 물질을 균열, 파쇄, 절단 과정을 거쳐 더 작은 물질로 만들 때 발생하게 된다. 발생하는 분진량은 첨가제가 있거나 다른 공정을 거쳤는지 등의 조건에 따라 다르나 투입된 에너지가 많고, 함수율이 낮으며, 대기 중 습도가 낮을수록 많이 발생한다. 또한 물질의 부서지기 쉬운 정도를 나타내는 "파쇄성"(friability)에 따라 발생하는 분진량도 다르다. 이런 부류에 속하는 분진은 다음과 같다.

① 광업 : 석탄, 철광, 채석 등 광물채취 업종에서 굴착, 암석 절단, 파쇄, 선광, 체가름, 운반, 포장 등의 작업 시 발생한다.

② 섬유 : 직물산업(면, 아마, 석면 등)에서 원면을 들여와 개봉하는 작업에서부터 소면작업, 방사, 해사, 직조 등의 작업에서 발생한다.

③ 화학 : 비료, 실리카겔 제조 등 화학 산업에서 분체나 골재 형태의 원료물질을 가공,

운반, 처리하는 과정에서 발생한다.

④ 금속 : 주물제조 시 조형, 사 처리, 탈사, 마감 등에서 발생한다.

⑤ 목재 : 가구제조 시 재단, 사포, 마감작업 등에서 발생한다.

2) 기계적인 힘에 의해 발생하는 미스트

페인트 도포나 농약 살포시 원료물질에서 발생하는 미스트와 기계공작이나 전기도금과 같이 부산물로써 발생하는 미스트 등은 액체 표면을 튀기거나 교반하며 노즐을 통해 고압으로 밀어내는 전단력, 원심력, 정전기력으로 혼합하는 공정 등에서 발생한다. 이것은 기계적인 힘으로 원료물질을 결합하고 있는 표면장력을 분쇄함으로써 생긴다. 미스트의 크기는 분무화(nebulization), 미립화(atomization), 스프레이(spraying)의 순서로 커지며 일반적으로 투여된 에너지가 클수록 작은 미스트가 발생한다.

3) 분자 응집이나 화학적인 작용에 의해 생성

이미 존재하는 표면에 응집핵(condensation nuclei) 분자가 응집하는 현상으로 이와 같은 물리적인 형성과정을 핵형성(nucleation)이라 하며, 안개나 구름 같은 것이 형성되는 과정을 말한다. 또한 철의 용해나 용접과 같이 그 자체가 응결하여 1차 핵을 만들고 이것이 서로 결합하여 더 큰 입자인 흄을 형성하는 것이나 화학적 작용으로 탄화수소물 연소 시 검댕을 형성하는 것이 이에 해당한다.

7 입자상 물질의 종류별 인체에 미치는 영향

분진 중 입자가 작은 (0.5∼5 μm) 경우 폐로 쉽게 들어가게 되며 폐내에 축적되어 조직반응을 일으키고 폐의 섬유화로 진폐증을 유발하게 되는 등 여러 가지 병변을 일으킨다.

1) 진폐증(Pneumoconiosis)을 일으키는 분진

① 5 μm 이하의 미세한 분진이 폐에 들어가서 섬유증식, 결정형성 등의 증상을 나타내며 산소섭취 능력을 방해하여 폐결핵증을 유발한다.

② 유리규산(SiO_2), 석면, 활석, 산화베릴륨, 흑연 등

※ 진폐증 유발 분진의 특성

분진 자체의 유해성, 분진의 size(입경 분포), 분진의 농도

2) 알레르기성 분진

① 알레르기성 천식, 피부병 등을 일으키는 분진

② 꽃가루, 털, 나무가루 등의 유기분진

3) 전신중독성 분진

① 중추신경계, 콩팥, 조혈장기 등에 작용하여 급·만성 장해를 일으키는 먼지

② 납, 수은, 카드뮴, 안티몬, 망간, 베릴륨 등의 금속

③ 비소, 인, 셀레늄, 유황 등의 화합물과 다량체(monomer) 등

4) 자극성 분진

① 눈, 호흡기, 소화기 점막과 피부를 자극하여 염증 또는 궤양을 형성하고 치아를 부식하는 먼지

② 산, 알칼리, 불화물, 크롬산 등

5) 불활성 분진

① 다량 흡입하지 않는 한 유해 작용이 없다고 인정되는 먼지

② 석회석, 시멘트 등

6) 발암성 분진

① 암을 유발시킬 수 있는 분진

② 석면, 니켈카르보닐, 아민계 색소 등

※ 불용해성 분진(Insoluble Dust) : 폐 포에 침착되어 용해되지 않는 것
용해성 분진(Soluble Dust) : 작업장에 부유한 분진이 사람의 체액에 들어와 용해되어 조직, 장기에 운반되어 어떤 기관에 중독 증세를 일으키는 것

8 먼지의 종류에 따른 진폐증의 종류

1) 무기먼지(Inorganic dust)

① 불활성 분진(Inert dust) : 흑연 폐증(Antrocosis), 철 폐증(Siderosis)

② 섬유화 증식(Fibrosis dust) : 석탄 광부 폐증(Coal worker's pneumoconiosis), 규폐증(Silicosis), 석면 폐증(Asbestosis), 활석 폐증(Talcosis), 용접공 폐증(Welder's lung)

2) 유기먼지(Organic dust)

① 면 폐증(Byssinosis) : 면 방직(생화학적 반응을 일으켜서 나타난 증상)

② 농부 폐증(Farmer's lung) : “타작” 등을 하면서 농부가 흡입하는 먼지

③ 버섯재배 폐증, 사탕수수 폐증

※ 먼지는 물리적·화학적 성분이 서로 다르며, 인체에 대한 반응도 다르므로 먼지의 종류에 관계없이「폐에 흡입되어 폐포조직이 섬유화된 상태」모두를 진폐증으로 명명함

3) 진폐증의 3대 증상

① 숨이 차다(호흡곤란) : 인체는 O_2를 흡수하고, CO_2를 배출하는 Gas교환 작용을 함

- 폐포 내의 굳은살에서는 Gas교환이 불가능하여 필요한 산소(O_2)를 폐에서 흡수가 불가능

② 기침 : 기도부위가 폐쇄되어 막힌 기도를 뚫으려고 기침

③ 가래가 많음 : 먼지가 체내에 들어오면 점액섬모운동에 의해 밖으로 배출시키는 작용

9 진폐증 발생에 관여하는 요인

1) 분진의 크기(Size of dust)

① 공기 중 분진의 크기별 인체의 침착률은 정상 작업 시 1분당 호흡량이 20 L/min일 때 적용되며

(ㄱ) 폐포에 도달하여 침착되는 분진의 크기 : 10 μm 이하의 분진

(ㄴ) 특히 4 μm의 분진 침착률이 50%로 가장 문제가 됨

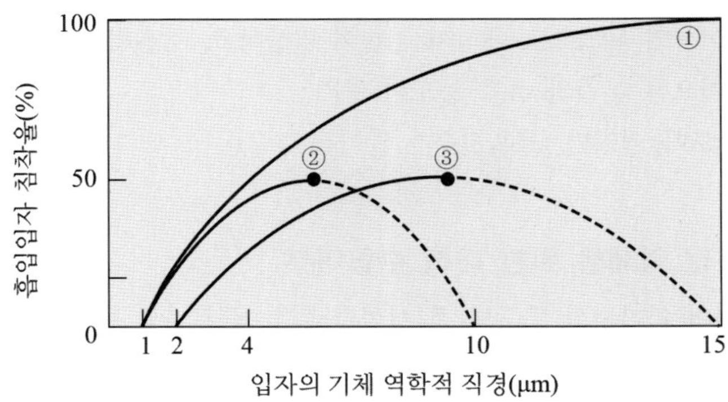

① 흡입성 입자 : 비인두(코, 인두) 등 상기도
② 호흡성입자 : 폐포
③ 흉곽성 입자 : 기관, 기관지

그림 9-1 공기 중 입자상 물질의 호흡기계 침착율

② 폐포에 도달할 수 있는 크기의 분진인 호흡성 분진의 측정이 매우 중요하며, 직경 0.5~5.0 μm 크기의 분진이 중요함

③ 석면과 같은 섬유성 분진은 길이가 5.0~8.0 μm보다 길고, 두께는 0.25~1.5 μm보다 얇으며, 길이와 두께의 비가 3 : 1보다 큰 분진이 석면 폐증 등 석면 장애를 일으킨다.

※ 작업환경측정 시는 총 분진과 호흡성 분진을 구별하여 측정하여야 함

2) 분진의 농도(Concentration of dust)

① 일상 생활환경 중에도 분진 존재 : 진폐증 발생 예는 없음

- 허용농도(TLV) 이상이어야 진폐증 발생이 가능함

② 분진의 허용기준은 분진의 종류와 그 분진 속에 함유된 유리규산(SiO_2)의 농도에 따라 다름

3) 분진의 폭로기간

① 폭로기간이 길수록 분진의 흡입량이 증대되어 진폐증 발생 위험도가 증가

② 진폐증 유병률과 폭로기간이 서로 비례한다는 보고 있음

4) 분진의 종류

종류에 따라 인체에 미치는 독성 반응이 다르며, 유리규산 함유량에 따라 독성의 차이가 매우 큼

5) 작업강도

중등도 이상의 작업으로 에너지 손실이 발생하고, 호흡횟수가 많아짐으로 인해 호흡기를 통해 들어오는 분진의 폭로 농도가 증가

- 작업강도가 커지면, 호흡횟수가 많아짐

6) 분진 흡입 억제를 위한 대책 수립여부

작업환경의 환기시설 등 공학적 시설과 설비, 근로자의 방진마스크 착용 등에 따라 밀접한 관계가 있음

7) 개인의 감수성 차

① 분진의 여과능력이 다르고, 면역기능의 차이가 있음

② 20년 이상 탄광 근무자 : 진폐증 진단은 약 51%이며, 49%는 진폐증에 불이완됨 반면 5년 근무자 중에도 진폐증에 이완된 사람이 있음

8) 호흡방법

입, 코는 여과능력이 다름, 입으로 숨을 쉬면 폭로량이 증가됨

9) 신장의 크기에 따라 코의 위치가 달라짐

10) 연령

20~30대와 40~50대는 폐의 생리적 여과 능력의 차이로 인해 10년 정도의 차이가 있음

10 입자상 물질의 호흡기계 침착 원리

1) 호흡기계의 구조

인간의 호흡기계를 보면, 입자상 물질이 포함된 공기가 상기도인 코와 인두를 지나 하기도인 후두 → 기관 → 기관지 → 세기관지 → 폐포로 들어간다. 기관은 좌우로 나뉘어져 기관지가 되고 기관지는 다시 세 기관지로 계속해서 8~10번 정도 갈라지며 마지막으로 나뉘어진 가지를 종말 세 기관지라고 한다. 이 종말 세 기관지는 다시 분지되어 호흡성 세 기관지를 이루고 마지막으로 폐포를 이룬다.

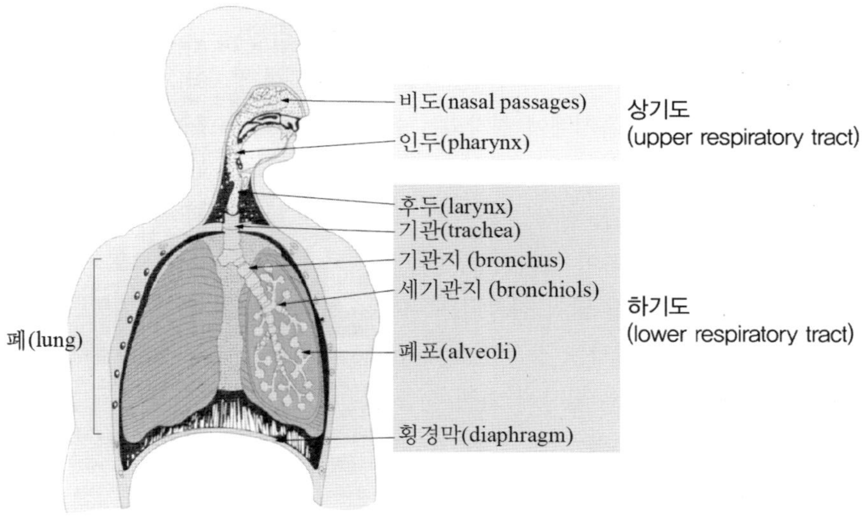

그림 9-2 호흡기계의 구조 (작업환경측정, 박동욱 등, 한국방송통신대학교출판부 자료 인용)

2) 입자크기별 농도

입자상 물질이 호흡기계에 침착하는데 영향을 미치는 인자는 무엇일까, 그것은 입자상 물질의 물리적인 크기와 용해도로 알려져 있다. 특별히 입자상 물질의 크기가 침착에 가장 큰 영향을 미치는 것으로 알려져 있다. 입자상 물질의 크기에 따라 침착되는 호흡기계의 부위가 다르고 독성도 다르므로 이러한 특성을 파악하려면 입자상 물질이 호흡기계에 침착되는 부위별로 입자 크기별 농도를 알아야 한다.

① **흡입성 먼지**(Inhalable Particulate Mass, IPM)

호흡기계의 어느 부위에 침착하더라도 독성을 나타내는 입자상 물질이다. 대표적인 것으로 상기도에 침착되어 비암을 일으키는 목재먼지나 비중격천공을 일으키는 크롬이 여기에 해당되며, 보통 입자의 크기는 0∼100 ㎛이다.

② **흉곽성 먼지**(Thoracic Particulate Mass, TPM)

폐기도 및 폐기관지에 침착 되었을 때 독성을 나타내는 입자상 물질로 50%가 침착되는 평균입자의 크기는 10 ㎛이다.

③ **호흡성 먼지**(Respirable Particulate Mass, RPM)

폐포에 침착될 때 독성을 나타내는 크기로서 평균입자의 크기는 4 ㎛이다.

3) 입자상 물질의 호흡기계 침착

일정한 크기를 가진 입자상 물질이 호흡기를 통해서 흡입되었을 때는 인두, 후두, 기관, 기관지, 세기관지, 폐포 등의 호흡기를 지나면서 침착된다. 호흡기계는 아래 그림 9-2에서 보는 바와 같이 일직선으로 되어 있는 것이 아니고 여러 개의 분지된 관으로 이루어져 있다. 입자상 물질이 호흡기계에 침착되는 율은 호흡기계의 구조, 입자크기, 입자의 특성 등에 따라 달라진다. 침착되는 메커니즘은 충돌, 중력침강, 확산, 간섭, 정전기침강 등이며 가장 중요한 것은 충돌, 침강, 확산이다. 공기의 흐름이 기관에서 기관지로 바뀔 때 입자상 물질은 관성에 의하여 흐름의 방향을 그대로 유지하려고 하므로 충돌하게 된다. 따라서 입자상 물질이 가장 많이 침착되는 부위는 호흡기계의 가지부분으로, 가지부분을 지나더라도 호흡기계 내에서는 정적인 상태이므로 입자가 가지고 있는 무게에 의해 침강되거나 매우 미세한 먼지는 확산에 의해서 침착된다. 섬유상의 입자상 물질은 일정한 길이를 가지고 있으므로 섬유의 한쪽 끝이 표면에 접촉하여 간섭받게 되어 침착되기도 한다.

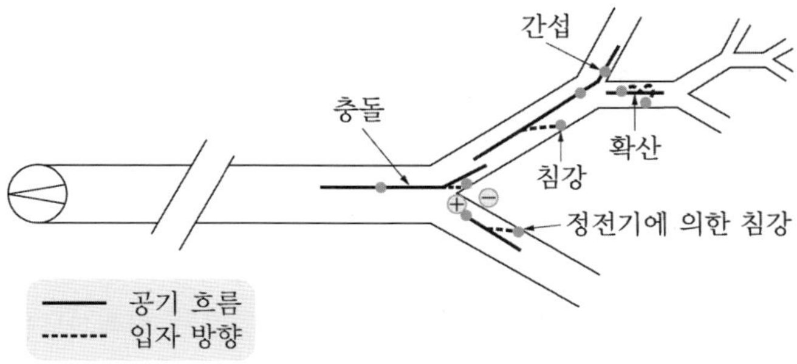

그림 9-3 먼지가 호흡기에 침착하는 작용기전

11 입자상 물질의 호흡기 내 침착 및 인체 방어기전

1) 분진의 호흡기 내 침착에 따른 분류

미국 ACGIH의 분류기준

① 흡입성(Inhalable) 입자 : 호흡기 어느 부위에 침착하여도 독성을 유발하는 물질(상기도 영역)

(ㄱ) 입경 범위 : 0～100 μm

(ㄴ) 인체의 영향 : 비암, 비중격천공 등

(ㄷ) 대표 물질 : 크롬, 비소

② 흉곽성(Thoracic) 입자 : 기도나 기관지에 침착할 때 독성을 유발하는 물질

(ㄱ) 평균 입경 : 10 μm

(ㄴ) 대표 물질 : 대부분의 중금속

③ 호흡성(Respirable) 입자 : 가스교환 부위 즉 폐포에 침착할 때 독성을 유발하는 물질

(ㄱ) 평균 입경 : 4 μm

(ㄴ) 대표 물질 : 대부분의 광물성 분진(석탄, 채석, 유리, 도자기 등)

2) 호흡기 내로 침입하는 작용기전

① 충돌(Impaction), 중력 침강(Gravitational sedimentation), 확산(Diffusion), 차단(Interception), 정전기 침강(Electrostatic precipitation)

② 흡입된 오염공기는 기도 → 기관지 → 미세기관지 → 폐포에 침착하게 되는데 기도, 기관지 등이 갈라질 때 분진의 방향이 바뀌므로 관성에 의해 호흡기 표면에 충돌하여 호흡기의 갈라지는 가지 부분에서 분진이 가장 많이 침착됨

(ㄱ) 미세기관지, 폐포 : 중력 침강이 중요한 역할

(ㄴ) 종단속도 0.001 cm/sec 이하일 때 : 확산이 중요한 역할

(ㄷ) 매우 미세한 분진(0.5 μm 이하인 분진) : 확산에 의하여 침착

3) 인체의 방어 기전

① 점액섬모운동으로 상기도로 이동되어 제거된다.

② 폐포에 침착된 분진은 대식세포에 포위되고 일부는 점액섬모운동으로 상기도로 이동되어 소화기 계통으로 들어가 제거되고 일부는 그대로 남아 있다.

(ㄱ) 대식세포는 일정한 수명이 다하면 파괴되고 다시 새로운 대식세포에 의해서 포위되며 이러한 과정이 연속적으로 발생한다.

(ㄴ) 침착된 물질의 독성이 높을 경우 대식세포의 수명이 짧게 된다.

③ 대식세포에 포위되거나 포위되지 않은 분진은 폐포에서 간질 물질로 이동한다.

(ㄱ) 어떤 분진은 거기에 머물러 있고 다른 분진은 임파조직으로 들어간다.

(ㄴ) 극소수의 분진은 임파조직에서 혈액에 의하여 다른 기관으로 운반된다.

④ 폐포 표면에 남아 있는 분진도 있다.

⑤ 분진의 일부분 또는 전부가 용해되거나 작은 입자로 부서진다.

12 입자상 물질의 노출기준

① 미국 ACGIH-TLV(Threshold Limit Value)를 가장 많이 사용

② 우리나라의 노출기준

(ㄱ) 2011년 3월 고용노동부 고시를 개정하여 유리규산 함유량에 따른 분진 및 용접 분진의 노출기준을 삭제하고, 개별 화학물질의 노출기준에 포함하였음

(ㄴ) 금속의 종류별로 노출기준을 설정하고 있음

(ㄷ) 면 분진 : 노출기준은 0.2 mg/m^3

(ㄹ) 석면 분진 : 노출기준은 0.1개/cc

(ㅁ) 고용노동부 고시 : 화학물질 및 물리적 인자의 노출기준을 참고

13 입자상 물질 발생 작업 공정의 관리

일반적 관리 방법 : 밀폐, 국소환기, 전체환기, 습식작업, 대치방법, 방진마스크 착용

1) 밀폐

① 발진원을 완전히 밀폐하고 환기함으로써 밀폐된 내부를 음압이 되도록 하는 방법

(ㄱ) 가장 완벽하고, 확실한 분진 대책이다.

(ㄴ) 분진발생이 비교적 적고, 고정되어 있는 경우에 가능하다.

(ㄷ) 분진발생이 이동하거나 발생원이 항상 일정하지 않으면 이용할 수 없다.

② 원격 조정 장치를 설치하는 방법

(ㄱ) 분진 발생원과 근로자를 분리할 수 있다.

(ㄴ) 사용할 때에 기술적, 경제적 제한점이 있다.

2) 국소환기

① 일반적으로 밀폐 방법과 국소환기 장치는 병행하여 사용한다.

② 국소환기는 고농도의 분진 발생 시 반드시 필요하다.

③ 효율이 매우 높다.

④ 연마작업 (Grinding, Buffing)에 많이 사용한다.

(ㄱ) 연마기의 회전체를 완전 밀폐하고 환기장치를 부착하여 제진 효과를 얻는다.

(ㄴ) 회전체의 회전속도와 방향에 따라 적절한 후드의 크기, 모양, 배풍량을 적용시킨다.

⑤ 밀폐형의 환기장치를 설치하기 어려운 경우

(ㄱ) 가능한 배출 기류의 흡입구가 분진 발생원에 가깝게 한다.

(ㄴ) 흡입구 주위에 난기류가 없어야 한다.

(ㄷ) 경우에 따라서는 환풍기와 송풍기를 동시에 가동하는 공급-배출형을 선택한다.

(ㄹ) 흡입구에 플랜지를 부착하여 효과를 높일 수 있다.

3) 전체 환기

① 분진 발생원이 여러 개 있고 각 발생원의 분진이 저농도일 경우

② 전체 환기는 환기장치의 설치 위치가 중요하다.

③ 공급과 배출 공기량의 평형이 잘 이루어져야 한다.

4) 습식작업

① 분쇄된 미세한 입자를 다루는 작업에서 적용한다.

(ㄱ) 암반에 구멍을 뚫는 작업

(ㄴ) 연마작업, 분쇄작업, 주물작업 등

② 입자가 함유하는 수분의 양이 공기로 비산되는 분진량과 관계가 있다.

③ 최대 75%까지 분진의 비산을 감소시킬 수 있다.

④ 작업장 바닥 분진의 재발산을 방지할 수 있다.

⑤ 수분 살포로 인하여 재질의 변화, 작업자의 불편 등이 발생하므로 사전에 반드시 검토되어야 한다.

5) 방진마스크의 착용

① 분진 작업장에서 방진마스크의 착용은 반드시 우선되어야 한다.
② 실제로 귀마개 등의 다른 보호구보다 착용이 저조한 이유
(ㄱ) 방진마스크의 착용이 불편하기 때문
(ㄴ) 단시간 작업보다 연속 작업에서는 착용하지 않고 벗어놓는다.
③ 착용이 편리하고 여진 효율이 좋고 호흡저항이 적은 마스크를 지급해야 한다.
④ 감독자, 단위작업 책임자가 착용하여 작업자의 착용을 유도해야 한다.
⑤ 전문기관의 성능 검사를 필한 제품을 사용해야 한다.
⑥ 밀폐된 장소에서 작업하는 경우는 방진마스크 대신 송풍마스크를 사용하는 것이 좋다.

6) 대치 방법

① 유해성이 적은 물질로 대체하는 방법
(ㄱ) 주물 공장에서 표면 손질용 모래나, 분리용 또는 마감용 물질을 유리규산 함유량이 적은 물질로 대체하는 방법
(ㄴ) Sand blasting에 쓰이는 모래를 철 또는 금강사로 바꾸거나 Grinding wheel을 산화알루미늄과 같은 인공적 마감 재료로 바꾸어 사용한다.
② 작업공정을 변경하는 방법
(ㄱ) 고속 회전식 Grinder를 저속의 왕복식 마감기로 바꾼다.
(ㄴ) 수동 용접을 자동 용접으로 한다.
(ㄷ) 용접봉을 유리규산이나 중금속이 적게 함유되어 있는 것으로 대체한다.

학습문제

01 진폐증의 발생 빈도가 높은 작업장을 맞게 연결한 것은 다음 중 어느 것인가?

㉠ 탄광　㉡ 도자기 공장　㉢ 채석장　㉣ 인쇄공　㉤ 도로 굴착장

① ㉢, ㉣, ㉤　② ㉡, ㉣, ㉤
③ ㉠, ㉡, ㉣　④ ㉠, ㉡, ㉢

02 진폐증과 관계가 가장 적은 작업은?

① 채석공　② 광부
③ 페인트공　④ 돌 연마공

해설 진폐증은 미세 분진에 의해 일어나는 질병이다.

03 다음 중 전신 중독성 분진은? ★

① 산　② 알칼리
③ 비소　④ 시멘트

해설 전신 중독성 분진 : 납, 수은, 카드뮴, 안티몬, 망간, 비소, 황

04 알레르기성 천식과 피부병을 일으키는 알레르기성 분진이라고 할 수 없는 것은?

① 꽃가루　② 털가루
③ 나무가루　④ 알칼리류

해설 알칼리류는 자극성 분진이다.

05 눈, 호흡기, 소화기, 점막 및 피부를 자극하여 염증이나 궤양을 형성하는 자극성 분진이 아닌 것은? ★★

① 산류　② 알칼리류
③ 불화물류　④ 셀레늄

해설 셀레늄, 비소, 인, 유황화합물과 단량제는 전신 중독성 분진이다.

06 발암성 분진에 속하지 않는 것은 어느 것인가?

① 석면 분진　② 니켈카르보닐 분진

③ 수은 분진 ④ 아민계 색소 분진

(해설) 수은은 중추신경계에 영향을 미치므로 전신 중독성 분진에 속한다.

07 다음의 분진 중 그 성격이 다른 것은 어느 것인가?

① 산화철 분진 ② 유리규산
③ 면 분진 ④ 석탄 분진

08 분진에 의한 건강장해에 관한 다음 기술 중 틀린 것으로 생각되는 것은?

① 0.5~5 μm의 입경의 분진은 폐에 대한 침착률이 높다.
② 석면 분진은 폐암을 일으킬 우려가 있다.
③ 탄소분진에 의한 진폐증 발생은 확인되지 못하였다.
④ 진폐증은 보통 만성적으로 경과하거나 본래의 건강한 상태로 완전히 회복할 수는 없다.

(해설) 진폐란 분진을 흡입함으로서 폐에 발생된 섬유증식성 변화를 주체로 하는 질병을 말한다. 진폐를 일으키는 분진 종류는 많으나 현 단계에서는 주로 무기성 분진을 말한다. 그 대표적인 것으로 유리 규산(SiO_2)을 많이 포함한 규산 화합물의 분진이 있다. 이외에도 석탄, 탄소, 활석 등 많은 것이 있다. 진폐는 흡입된 분진에 의하여 폐에 섬유상 기도의 변화 및 폐포의 변화를 일으키거나 진전되면 그 때문에 여러 가지의 증상을 일으키는 병이다. 그리하여 이 진폐는 치료를 가하더라도 본래의 건강한 폐의 상태로 회복시킬 수는 없다. 진폐 증상 중에 두드러진 것은 숨이 찬 것으로 기침, 담, 흉통, 각혈 등의 호흡기 장해도 완고히 집요하게 계속되는 일이 많다. 진폐증에 특히 규폐에는 결핵이 합병하는 일이 많다고 알려져 있다. 합병된 결핵은 난치성 또는 치명적이다. 또 석면 폐에서는 폐암을 합병하는 위험이 큰 것으로 알려져 있다.

09 진폐증 및 진폐 원인이 되는 분진에 관한 설명 중 틀린 것은? ★

① 0.5~5 μm의 분진이 폐에 침착되어 진폐가 발생한다.
② 진폐의 증상으로서는 폐에 섬유 증식 또는 결절 형성 등이 발생한다.
③ 폐에서 산소의 흡수 능력을 방해하고 폐결핵 등의 합병증이 발생한다.
④ 주로 납, 수은 등 금속성 분진흡입으로 진폐증이 발생한다.

10 흡입된 분진이 폐 조직에 축적되어 병적인 변화를 일으키는 질환을 총괄적으로 무엇이라고 하는가?

① 진폐증(塵肺症) ② 면폐증(綿肺症)
③ 규폐증(硅肺症) ④ 석면폐증(石綿肺症)

11 작업 공정 중 다량의 분진을 장기간 흡입함으로써 진폐증에 이완되면 치료가 거의 불가능한 것은 어느 것인가?

① 용접공폐증 ② 규폐증
③ 주석폐증 ④ 바륨폐증

12 진폐증의 일종으로 폐암을 합병증으로 유발할 수 있는 것은?

① 석면폐증 ② 면폐증
③ 규폐증 ④ 석탄폐증

13 다음 중 광산이나 탄광에서 인체에 피해를 주는 증상이 아닌 것은?

① 규폐증 ② 면폐증
③ 탄폐증 ④ 석면폐증

해설 면폐증은 목화(면)가 원인 물질이다.

14 면폐증의 작용 기전에 관한 기술로 적합하지 아니한 사항은 어느 것인가?

① 면폐증의 병인은 명확하지 않지만 휴일 직전에 호흡곤란이 온다.
② 면 분진의 히스타민 분비작용은 목화의 수용성, 내열성 저분자와 연관된다.
③ 면 분진은 기관지와 상기도를 자극하여 만성폐쇄성 폐질환을 유발한다.
④ 그람음성균의 Endotoxin은 면폐증양 증상을 유발시킨다.

해설 전형적인 면폐증은 휴일직후의 근무 첫날에 호흡곤란을 야기한다. 면폐증양 증상이란 면폐증 모양의 징후란 의미이다.

15 다음 중 증상 초기에 월요열(monday fever)을 나타내는 진폐증은?

① 농부폐증 ② 규폐증
③ 면폐증 ④ 석면폐증

16 다음 중 천식이 있는 근로자에 부적당한 작업은 어느 것인가? ★

① 정밀작업 ② 서서하는 작업
③ 운반작업 ④ 분진작업

해설 분진작업과 유해가스 발생사업장은 천식이 있는 근로자가 근무하기에 부적합하다.

17 병원을 내원한 환자에게서 다음과 같은 증상을 볼 수 있었다. 그 원인을 분류하면 무엇이겠는가? ★

> • 증상 : 휴일 다음날(월요일 등) 작업 시 기침, 흉부압박감 등의 증상으로 시작된다.
> - 기침이 점차 천식으로 변화되며 주초부터 수일간 계속된다.
> - 호흡곤란으로 작업에 장해를 받았다.

① 흑연분진으로 인한 진폐증(graphite pneumoconiosis)
② 활석분진으로 인한 활석폐증(Talcosis)
③ 면분진으로 인한 면폐증(Byssinosis)
④ 유기규산에 의한 규폐증(Silicosis)

18 먼지에 의한 인체장애로써 규폐증을 일으키는 데 관여하지 않는 인자는 다음 중 어느 것인가? ★★★

① 먼지 중의 유리규산의 함유량
② 먼지의 크기
③ 먼지의 농도
④ 먼지의 무게

해설 직접적으로 관여하는 요인은 입자의 크기, 입자의 농도, 폭로기간, 입자의 종류(SiO_2 함유량), 작업강도, 발생억제설비의 유무

19 진폐증 발생에 관여하는 요인이 아닌 것은 다음 중 어느 것인가? ★★

① 입자의 크기
② 폭로시간 및 농도
③ 작업경력
④ 분진의 물리·화학적 성질

20 진폐증을 일으키는 먼지 입자에 대한 설명으로 옳은 것은? ★

① 10 μm 이상의 입경에서 폐포에 잘 침착한다.
② 입경, 형상에 상관없이 보통 폐에 잘 침착한다.
③ 유기성 입자도 진폐증을 일으킨다.
④ 철분이 있는 먼지는 사람에게 필요한 금속이므로 진폐를 일으키지 않는다.

해설 ②는 크기, 성질, 양, 공기 중 농도에 따라 달라진다.
③은 대표적인 것이 면폐증이다.
④는 산화철에 의한 폐의 섬유화가 일어난다.

21 작업장의 공기 중에 부유하고 있는 부유분진의 인체영향을 파악하려고 한다. 조사 항목에서 제외시켜도 좋은 항목은 어느 것인가?

① 분진의 농도와 입도분포
② 분진의 밀도와 비중
③ 분진의 물리화학적 성질
④ 분진농도의 시간적·공간적 변동

해설 분진의 밀도와 비중은 분진의 부유성 연구에서는 필요한 사항이지만 인체영향연구에서는 별로 필요치 아니한 사항이다.

22 규폐증을 일으키는 물질은?

① 금강사
② 탄소분말
③ 유리규산
④ 먼지

23 규폐증을 일으키는 원인물질과 가장 관계가 깊은 것은 어느 것인가? ★

① 일반 부유분진
② 매연
③ 암석 분진
④ 석탄 분진

해설 유리규산(SiO_2)에 의해 발병되며 분진의 크기가 0.5~5 m(특히 1 m 전후)인 것이 폐포에 잘 침착된다.

24 결정성 유리규산에 속하지 않는 것은?

① Quartz(석영) ② Tridymite(인규석)
③ Portland Cement(포틀랜드 시멘트) ④ Cristobalite(크리스토발라이트)

해설 ③ Silicates(비결정성 유리규산)에 해당되며 1% Quartz이다.

25 다음 중 그 성격이 다른 것은?

① 산화철 분진 ② 용접할 때 생기는 퓸(fume)
③ 유리 규산 ④ 면 분진

해설 석분폐, 탄폐, 용접공폐, Beryllium 금속폐, 규폐, 철분진폐 등은 무기진폐.

26 다음 중 폐포에 침착률이 가장 높아 진폐증을 잘 일으킬 수 있는 먼지의 크기는? ★

① 0.01～0.05 μm ② 0.05～0.09 μm
③ 0.5～5 μm ④ 10～50 μm

해설 폐포에 침착률이 가장 높아 진폐증을 잘 일으킬 수 있는 먼지의 크기는 0.5～5.0 μ 정도이다. 5.0 μ보다 큰 먼지는 상부기관지에서 잡혀서 가래와 함께 밖으로 배출되며, 0.5 μ 이하의 작은 먼지는 폐포 내에 침착하지 않고 호기를 따라 다시 밖으로 나간다.

27 입자의 직경은 주로 상당직경(equivalent diameter)으로 나타내고 있다. 상당직경이란 어떠한 직경을 의미하는 것인가? ★★

① 입자 직경은 구하기 어려우므로 밀도와 비중에 상당하는 직경으로 환산한 것이다.
② 부유분진의 상승속도를 분진의 입경과 비교하여 구한 입자의 직경이 상당직경이다.
③ 어떤 분진의 공기 중 낙하속도가 밀도 1인 구형입자의 속도와 같은 때 당해 구경입자의 직경을 입자의 직경으로 본다.
④ 분진의 입도 분포와 물리화학적 특성 및 시간적·공간적 변동을 고려하여 환상방정식을 적용하여 구한 입경이다.

해설 공기 역학적 직경이란 대성먼지와 침강속도가 같고, 밀도가 1이며 구형인 먼지의 직경으로 환산한 직경
침강속도는 Lippman의 법칙 활용 : V(cm/sec) = 0.003 ρd^2 ρ : 입자의 비중 d : 입자의 직경

28 분진이 호흡기 내로 침입하는 작용기전이 아닌 것은 다음 중 어느 것인가? ★★★

① 충돌 ② 회전
③ 중력침강 ④ 확산

29 작업환경 공기 중에 발산된 분진입자는 중력에 의하여 침강한다. 침강속도는 공기의 점성계수에 반비례하고 무엇의 제곱에 비례하는가? ★★★

① 레이놀즈 수 ② 마하 수

③ 입자의 직경　　④ 입자의 비중

해설 스토크의 식은 $(\rho-\rho_0)\cdot g\cdot d^2/18\cdot\eta$이다. ρ는 밀도, g는 중력가속도, d는 입경, η는 공기의 점성계수. 산성위상에서의 침강속도는 Lippman의 법칙 사용. v(cm/sec) = $0.003\rho d^2$. 여기서, ρ는 입자의 비중, d는 입자직경(μm)

30 분진의 허용기준에 대한 설명으로 틀린 것은?

① 측정방법은 중량법과 작업자 위치에서 측정함을 원칙으로 한다(단, 석면은 계수법으로 한다).
② ACGIH에서는 석영의 경우 Impinger로 측정한 값을 사용한다.
③ 우리나라의 경우 작업환경 중에 부유하고 있는 각종 분진, 특히 석면 분진은 5 μm 이하의 입자를 측정대상으로 한다.
④ 미국에서는 호흡성 분진과 총 분진의 비율을 1 : 2~3으로 환산하고 있다.

해설 길이가 5 μm 이상이고, 길이 대 직경의 비가 3 : 1 이상인 섬유만 계수한다.

31 우리나라의 분진 허용기준을 잘못 연결한 것은?

① 석면 분진 : 0.2개/cm^2　　② 천연흑연 분진 : 2.5 mg/m^3
③ 시멘트 분진 : 10 mg/m^3　　④ 면 분진 : 5 mg/m^3

해설 석면 0.2개/cm^2, 면 분진은 0.2 mg/m^3이다.

32 다음의 내용 중에서 석면 폭로와 관계가 있는 것은?

㉠ 석면취급자의 가족	㉡ 차량생산의 증가	㉢ 단열재 사용의 증가

① ㉠과 ㉡　　② ㉠과 ㉢
③ ㉡과 ㉢　　④ 모두 관련됨

33 작업환경관리의 유해요인 중에서 물리학적 요인이라고 볼 수 없는 사항은 어느 것인가?

① 방사선　　② 이상기압
③ 한랭　　④ 분진

해설 유리규산, 석면, 면 분진, 석탄 분진 등의 분진은 화학적 요인이다.

34 작업환경 내에서 생성되는 발생분진의 방지대책으로 관련이 먼 사항은 어느 것인가?

① 원재료의 변경　　② 사용재료의 변경
③ 작업장의 밀폐　　④ 습식화에 의한 억제

해설 밀폐란 분진비산의 억제대책이다.

35 분진작업장에서 분진발생의 억제를 위한 작업환경 관리대책이 아닌 것은 어느 것인가? ★★★

① 습식작업
② 국소배기장치 설치
③ 방독마스크 착용
④ 발산원 밀폐

36 작업환경 중의 분진발생을 억제하고자 한다. 가장 우선적인 분진대책은 어느 것인가? ★★

① 국소배기장치에 의한 비산분진의 제거
② 밀폐나 격리에 의한 분진의 비산방지
③ 물이나 기름에 의한 취급물질의 습식화
④ 방진마스크나 송기마스크에 의한 흡입방지

해설 작업시간을 짧게 하고 작업강도를 낮게 하는 방안도 분진의 흡입을 적게 하는 것이다. 근원적이고 근본적인 분진의 발생억제는 작업의 습식화이다.

정답 1. ④ 2. ③ 3. ③ 4. ④ 5. ④ 6. ③ 7. ③ 8. ③ 9. ④ 10. ① 11. ② 12. ① 13. ② 14. ① 15. ③ 16. ④ 17. ③ 18. ④ 19. ③ 20. ③ 21. ② 22. ③ 23. ③ 24. ③ 25. ④ 26. ③ 27. ③ 28. ② 29. ③ 30. ③ 31. ④ 32. ④ 33. ④ 34. ③ 35. ③ 36. ③

과년도 출제 및 예상문제

01 다음 중 진폐증에 관한 설명 중 거리가 먼 것은?

① 무기성 및 유기성 분진에 의해서 발생한다.
② 면폐증은 대표적인 유기성분진에 의한 진폐증이다.
③ 석면은 폐암을 일으키는 것으로 알려져 있다.
④ 진폐증을 일으키는 입자는 주로 0.5 μm 이하의 아주 미세한 입자이다.

02 진폐증을 일으키는 분진의 크기는?

① 0.5 μm 이하 ② 0.5～5 μm
③ 5 μm 이상 ④ 10 μm 이상

03 규폐증은 공기 중 분진 내에 어느 물질이 함유되어 있을 때 발생하는가?

① 유리규산 ② 석면
③ 탄소가루 ④ 크롬

04 유리규산으로 인하여 발생되는 진폐증의 종류로 가장 적절한 것은?

① 석면폐증 ② 규폐증
③ 면폐증 ④ 농부폐증

해설 석면폐증 : 석면, 면폐증 : 면, 농부폐증 : 쌀, 겨, 이삭 등 ⇒ 진폐증.

05 다음 규폐증(Silicosis)을 일으키는 원인 물질은?

① 석면 ② 석탄
③ 유리규산 ④ 흑연

해설 석면은 석면폐증을, 석탄은 광부 진폐증을 일으킨다.

06 다음 진폐증 중에서 가장 많이 발견되며 폐결핵 합병증세를 일으키는 것은?

① 석면폐증 ② 규폐증
③ 면폐증 ④ 농부폐증

07 폐결핵과 가장 밀접한 관계가 있는 진폐증으로 가장 많이 발견되는 질병은?

① 규폐증　② 면폐증
③ 농부폐증　④ 석면폐증

08 흡입분진의 종류에 따른 진폐증의 분류를 아래에 적었다. 유기성 분진에 의한 진폐증을 고르면?

① 농부폐증　② 용접공폐증
③ 탄소폐증　④ 규폐증

09 다음의 진폐증 중에서 흡인분진의 종류가 다른 것은?

① 규폐증　② 연초폐증
③ 활석폐증　④ 탄소폐증

해설 연초폐증은 유기성 분진에 의한 진폐증임

10 다음 (　) 안에 알맞은 것은?

(　)의 원인이 되는 유기성 분진은 체내반응 보다는 직접적인 알레르기 반응을 일으키며 특히 호열성 방선균류의 과민증상이 많다.

① 규폐증　② 석면폐증
③ 면폐증　④ 농부폐증

11 다음 중 유기성 분진에 의한 진폐증은 어느 것인가?

① 규폐증　② 석면폐증
③ 석탄폐증　④ 면폐증

12 다음 중 분진 및 분진장해에 대한 설명으로 틀린 것은?

① 5 μm 이하의 미세한 분진은 폐내에 침착될 가능성이 크며 오랜 시일에 걸쳐 섬유증식 또는 결절형성 등의 증상을 나타낸다.
② 털, 나무가루 등의 유기분진은 알레르기성 천식을 유발시킬 수 있다.
③ 석탄, 시멘트와 같이 많은 양의 분진을 흡입하지 않아도 유해 작용이 큰 것을 불활성 분진이라 한다.
④ 석면, 카르보닐니켈은 발암성 분진이다.

13 비교원성진폐증에 관한 설명으로 틀린 것은?

① 비교원성 간질반응이 명백하고 정도가 심하다.
② 망상섬유로 구성되어 있다.

③ 분진에 의한 조직반응은 가역성인 경우가 많다.
④ 용접공폐증, 주석폐증, 바륨폐증, 칼륨폐증을 말한다.

해설 진폐증은 병리적 변화에 따라 교원성 진폐증(Collagenous pneumoconiosis)과 비교원성 진폐증(non-Collagenous pneumoconiosis)으로 구분되며, 전자는 폐포 조직의 비가역성변화나 파괴가 있고, 교원성간질반응이 명백하고 그 정도가 심할 뿐 아니라 폐조직의 병리적 반응이 영구적이라는 특징을 갖는다. 규폐증, 석면폐증이 대표적인 예에 속한다. 후자는 폐조직이 정상이고 간질반응이 경미하고 망상섬유로 구성되어 있으며 분진에 의한 조직반응은 가역성인 경우가 많은데 용접공폐증, 주석폐증, 바륨폐증, 칼륨폐증이 이에 속한다.

14 폐 조직이 정상이면서 간질반응도 경미하고 망상섬유를 나타내는 진폐증을 무엇이라 하는가?

① 교원성 진폐증　② 비교원성 진폐증
③ 활동성 진폐증　④ 비활동성 진폐증

15 분진흡입에 대한 인체 방어기전을 나타낸 것이다. 적합하지 않은 것은?

① 호흡기를 통하여 인체에 흡입된 먼지는 코 및 상기도 점막에서 분비되는 점액에 포착된다.
② 코 및 상기도에서 분비되는 점액은 소기관지에 이르기까지 섬모운동에 의하여 위쪽으로 3~4 cm/hour의 속도로 운반된다.
③ 먼지의 흡입량이나 점액의 분비량이 너무 많을 때에는 소기관지의 연동, 기침, 재채기 등에 의해 밖으로 배출된다.
④ 호흡기로 흡입되는 분진 중 주로 5~10 μm 크기의 먼지기 폐포에 들어가 축척된다.

16 먼지가 호흡기계로 들어올 때 인체가 가지는 방어기전을 조합한 것으로 가장 적절한 것은?

① 면역작용과 대식세포의 작용
② 폐포의 활발한 가스교환과 대식세포의 작용
③ 점액 섬모운동과 대식세포에 의한 정화
④ 점액 섬모운동과 면역작용에 의한 정화

17 다음 중 진폐증을 일으키는 작업과 거리가 먼 것은?

① 터널 공사　② 광산
③ 도자기 제조　④ 도장(페인트)작업

18 석면폐증(Asvestosis)에 관한 설명 중 맞지 않는 것은?

① 방적공장 근로자가 걸리기 쉽다.　② 폐하엽부위에 다발한다.
③ 폐암 발생률이 높은 진폐증의 일종이다.　④ 늑막과 복막에 중피종이 생기기 쉽다.

19 다음 분진 중에서 악성 중피종(mesothelioma)을 유발시키는 것은?

① 석면 ② 유리규산
③ 활석 ④ 유리섬유

20 다음 중 가장 적절한 기준이 되는 (   ) 안의 비율은?

> 섬유성분진 특히 석면분진의 경우는 길이와 두께의 비가 (길이 : 두께) 보다 큰 분진이 석면폐증을 잘 일으킨다.

① 2 : 1 ② 3 : 1
③ 4 : 1 ④ 5 : 1

21 진폐증을 잘 일으키는 석면 분진의 크기는?

① 길이가 5~8 μm보다 길고, 두께가 0.25~1.5 μm보다 얇은 것
② 길이가 5~8 μm보다 짧고, 두께가 0.25~1.5 μm보다 얇은 것
③ 길이가 5~8 μm보다 길고, 두께가 0.25~1.5 μm보다 두꺼운 것
④ 길이가 5~8 μm보다 짧고, 두께가 0.25~1.5 μm보다 두꺼운 것

22 진폐증을 유발시키는 분진이 석면 분진과 같이 섬유상인 경우에 관한 설명으로 가장 알맞은 것은?

① 길이 5 μm 이하고 너비가 1.5 μm보다 엷으면서 길이와 너비의 비가 3 : 1보다 큰 섬유가 유해하다.
② 길이 5 μm 이하고 너비가 1.5 μm보다 엷으면서 길이와 너비의 비가 3 : 1보다 적은 섬유가 유해하다.
③ 길이 5 μm 이상이고 너비가 1.5 μm보다 엷으면서 길이와 너비의 비가 3 : 1보다 큰 섬유가 유해하다.
④ 길이 5 μm 이상이고 너비가 1.5 μm보다 엷으면서 길이와 너비의 비가 3 : 1보다 적은 섬유가 유해하다.

23 진폐증을 일으키는 분진 중에서 폐암을 유발하는 분진은 어느 것인가?

① 규산분진 ② 석면분진
③ 활석분진 ④ 규조토분진

24 다음 분진에 의한 진폐증 중 폐암을 일으킬 확률이 제일 높은 것은?

① 석면폐 ② 규폐
③ 용접규폐 ④ 탄광부진폐

25 분진대책 중의 하나인 발진의 방지 방법과 가장 거리가 먼 것은?

① 원재료 및 사용재료의 변경
② 생산기술의 변경 및 개량
③ 습식화에 의한 분진발생 억제
④ 밀폐 또는 포위

26 분진작업장의 작업환경관리 대책과 가장 거리가 먼 것은?

① 습식작업
② 국소배기장치 설치
③ 방독마스크 착용
④ 발산원 밀폐

정답 1. ④ 2. ② 3. ① 4. ② 5. ③ 6. ② 7. ① 8. ① 9. ② 10. ③
11. ④ 12. ③ 13. ① 14. ② 15. ④ 16. ③ 17. ④ 18. ① 19. ① 20. ②
21. ① 22. ③ 23. ② 24. ① 25. ④ 26. ③

Chapter 10

석면(石綿, Asbestos)

학습목표

1. 석면의 특성 및 종류
2. 석면의 사용용도
3. 석면함유 제품의 종류
4. 석면대체 물질의 종류 및 용도
5. 건강영향 및 보호 방법
6. 개인보호구의 종류 및 기능

1 석면의 특성

1) 석면의 역사

석면(石綿, Asbestos)은 그리스에서 유래한 것으로 "불멸의, 끌 수 없는(inextinguishable)"이라는 의미를 갖는 물질로, 백만년 전 화산활동에 의해 생성된 화성암의 일종으로써 천연의 자연계에 존재하는 사문석(蛇紋石) 및 각섬석(角閃石)의 광물에서 채취된 섬유모양의 규산화합물이며 직경이 0.02~0.03 μm 정도의 유연성이 있는 견사상(繭絲狀) 광택이 특이한 극세 섬유상 광물이다.

4,000년 전부터, 아프리카와 핀란드에서는 석면이 함유된 도자기를 사용하고 있었으며, 핀란드에서는 통나무 오두막의 틈새를 막기 위해 석면이 함유된 돌을 사용한 것으로 알려져 있다. 고대 로마에서는 신녀가 사용하는 램프의 심지를 오일이 공급되는 한 영원히 불타도록 하기 위해 석면으로 만들었다고 한다. 로마 역사에 대해 연구하는 여러 연구자들은 석면광산에서 일한 노예들이 다른 사람에 비해 건강하지 않았다는 사실에 주목했으며, 또한 그들이 젊었을 때 죽었을 것이라고 생각했다(Selikoff and Lee, 1978).

신성로마제국의 샤를마뉴 대제(Charlemagne)는 석면으로 만든 테이블보를 사용하고 있었으며, 불타는 불길 속에서 테이블보를 세탁하는 것을 보여줌으로써 그를 찾아온 손님들을 놀라게 했다고 한다. 15세기부터 갑옷에 석면을 사용한 것으로 알려져 있고, 1700년대에는 노르웨이에서 석면심지와 석면종이를 제조한 것으로 알려져 있다. 1720년대에 우랄산맥에서 석면의 주요 매장처가 발견되면서 석면을 이용한 직물, 양말, 장갑, 그리고 가방을 생산하는 산업이 시작되었다. 바티칸에서는 중요 서류가 불로 소실되는 것을 막기 위해 석면종이를 개발하여 사용하기도 하였다(Abratt, 2004).

근대 석면의 역사는 캐나다와 남아프리카에서의 석면의 발견 또는 재발견부터 그 흔적을 추적할 수 있다. 1850년 백석면 광산이 캐나다 테드포드(thetford)지역 주변에서 발견되었다. 1870년 중반 산불이 이 지역 주변에서 일어났고 돌출된 암석이 산불에도 타지 않은 것을 계기로 이 지역은 다시 주목받기 시작하였다. 1876년까지 약 50톤의 석면광석이 퀘벡에서 채굴되었고, 1950년까지 매년 약 1억 달러에 해당하는 90만 톤 이상이 채굴되었다(Selikoff and Lee, 1978).

1800년대 초반 남아프리카, 특히 케이프 주(Cape Province)의 북서부지역에서 청석면(blue colored stone : 푸른색 돌, 또는 털돌 : wooly stone으로 불림)이 존재한다는 사실이 알려졌다. 그러나 1880년대까지 큰 주목을 받지 못했으며, 20세기 초반까지도 상당량의 생산이 이루어졌다는 기록도 발견되지 않았다. 1940년까지 매년 10,000톤 미만의 생산이 이루어졌으나, 이는 캐나다의 생산량보다 훨씬 적은 양이다. 남아프리카의 트란스발(Transvaasnltt)지역에서 다른 형태의 석면광산이 개발되었는데 그들은 이를 갈석면(amosite)으로 불렀다.

갈석면인 'amosite'의 'te'는 'te Minee of Southitfrica'의 두문자어(acronym)이다. 1970년대까지 매년 약 80,000톤의 갈석면이 생산되었고, 이들 갈석면을 생산하는 대부분의 광산은 현지인을 고용한 소수의 유럽인들에 의해 경영되었다(Dodson and Hammar, 2006).

상당량의 석면을 생산하였던 또 다른 국가는 이태리, 러시아, 미국, 짐바브웨, 그리고 최근에서는 중국을 들 수 있다. 이탈리아는 캐나다와 비견할 수 있는 석면생산국은 결코 아니었으나 러시아의 생산량은 캐나다와 비견될 만하였다. 미국의 경우 베르몬트(Vermont), 아리조나(Arizona), 캘리포니아에서 작은 규모의 석면광산이었다. 짐바브웨는 20세기 초까지 석면광산이 운영되었으며, 한해 95,000톤 생산이 정점이었다.

중국은 캐나다와 러시아의 생산라이벌이 될 수 있는 주요 석면생산국이었다. 2000년에 러시아는 700,000톤 생산으로 세계 최대였고, 중국이 450,000톤, 그리고 캐나다가 335,000톤을 생산했다. 2000년에 미국은 캘리포니아 및 몇몇 지역에서 총 7,000톤을 생산하였으며, 이 당시 세계 총 생산량은 2,130,000톤이었다. 러시아와 중국이 석면의 세계 최대 소비 국가이며, 다음으로 브라질, 인도, 태국, 그리고 일본이 뒤따르고 있다. 미국은 1970년 초 매년 750,000톤의 소비를 최고 정점으로 하여 점점 줄어들다가 2000년의 사용량은 약 15,000톤에 그쳤다(Tossavainen, 2004).

일본은 2차대전 중에 해군함정에 사용하는 석면의 수요가 급증함에 따라 1930년 중반부터 우리나라 전국에 걸쳐 석면광산을 개발하기 시작하였다. 이때 생산된 석면은 대부분 일본으로 수출되었으나 일부는 국내에서 사용되었다. 해방이 되면서 석면의 생산량은 급격히 감소하다가 산업의 발달과 더불어 석면의 생산량도 증가하여 1978년부터 1983년까지 연간 10,000톤 이상을 생산하였다. 대표적인 석면광산은 충남 홍성지역의 광천석면광산으로 1944년 4,815톤을 생산하여 우리나라 백석면의 90%를 생산하였다. 1984년 광천광산이 폐광될 때까지 우리나라에서 생산된 석면의 총 생산량은 145,000톤이었고 이들 대부분이 백석면이었다(최정근, 1998). 해방 당시 전국의 석면광산은 총 28개 정도이며, 이 중 남한에 분포한 것으로 충북 제천에 7개, 충주에 2개, 충남 서산에 2개, 당진 1개, 광천 1개, 그리고 강원 김화에 2개, 영월에 1개의 광산이 있었던 것으로 추정된다.

2) 석면의 특성과 종류

① 석면의 특성

석면은 수천 가지 이상의 제품 생산에 사용되어져 왔고, 증발하거나 녹거나 타지 않으며, 다른 화학물질과 심한 반응을 일으키지 않고 생분해가 되지 않기 때문에 일반 환경 및 작업환경 중에 축적된다. 이와 같은 성질 때문에 흡입된 석면은 사람의 생체 내에 축적되어 다양한 종류의 질병을 일으키게 된다. 다음은 석면이 갖고 있는 일반적인 특성을 나열한 것이다.

(ㄱ) 내화성(fire proofing) 및 단열성(heat resistance) : 백석면은 대략 500℃까지는 안정하기 때문에 내화성과 단열성이 우수한 물질이다.

(ㄴ) 절연성(insulation) : 석면은 일반적으로 열 절연성이 우수하다. 절연성은 내화성과 잘 어울려서 보온 재료로 사용하는 데 아주 중요한 특성이 된다.

(ㄷ) 방부성(corrosion resistance) : 백석면은 일반적으로 산성 물질에는 비교적 약하나 알칼리성 물질에는 강한 특성이 있다. 각종 석면 중에서 내산성 및 내알칼리성이 가장 우수한 것은 안소필라이트이며 백석면이 가장 약하고 다른 종류는 이들의 중간 정도이다.

(ㄹ) 방적성(spinability) 및 고 인장성 : 석면의 큰 인장강도와 그 형태가 섬유상이란 특징 때문에 천을 짤 수 있는 즉, 방적이 가능한 특성을 가진다.

(ㅁ) 비 흡습성 : 흡수·흡습성은 보온재로 사용하는 경우 고려해야 하는 성질이다. 석면은 유기섬유에 비해 흡수·흡습성이 매우 작다.

(ㅂ) 안정성 및 환경축적성 : 석면은 일반적인 환경조건 하에서는 반영구적으로 분해·변질되지 않는다.

(ㅅ) 내 마모성 등

② 석면의 종류

석면은 크게 두 계열(family)로 나눌 수 있다(표 10-1). 가장 널리 사용되는 백석면(크리소타일: Chrysotile) 등의 사문석 계열과 청석면(크로시도라이트: Crocidolite)과 갈석면(아모사이트: Amosite), 양기석 석면(악티노라이트: Actinolite), 투각섬 석면(트레모라이트: Tremolite), 직섬석 석면(안소필라이트: Anthophylite) 등의 각섬석 계열로 구분된다.

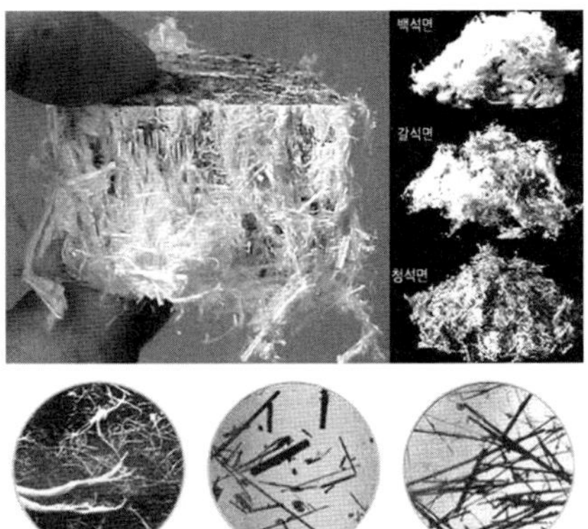

백석면 갈석면 청석면

석면은 주로 노천 광산에서 채굴되며, 암석에서는 단지 3～10% 정도의 섬유량 밖에는 얻을 수 없기에 기술적으로 필요한 섬유의 품질을 확보하기 위해서는 엄청난 작업과정이 수반된다. 개별 섬유를 현미경으로 관찰해보면 이들 섬유가 다수의 극히 작은 섬유형태의 결정으로 이루어져 있음을 알 수 있다.

❒ 표 10-1 석면의 종류 및 특성

계열	종류	CAS No*	화학식*	특성
사문석 Serpentine	크리소타일 (백석면) Chrysotile	12001-29-5	$3MgO.\ 2SiO_2.\ 2H_2O$	가늘고 부드러운 섬유 휨 및 인장강도 큼. 가장 많이 사용
각섬석 Amphibole	아모사이트 (갈석면) Amosite	12172-73-5	$11FeO.\ 3MgO.\ 16SiO_2.\ H_2O$	취성 및 고내열성 섬유
	크로시도라이트 (청석면) Crocidolite	12001-28-4	$Na_2O.\ Fe_2O_3.\ 3FeO.\ 8SiO_2.\ H_2O$	석면광물 중 가장 강함, 취성
	안소필라이트 Anthophylite	77536-67-5	$7MgO.\ 8SiO_2.\ 2H_2O$	취성 흰색섬유 거의 사용치 않음
	트레모라이트 Tremolite	77536-68-6	$2CaO.\ 5MgO.\ 8SiO_2.\ H_2O$	거의 사용치 않음
	악티노라이트 Actinolite	77536-66-4	$2CaO.\ 4MgO.\ FeO.\ 8SiO_2.\ H_2O$	거의 사용치 않음

(자료원; NLM, 2010)

③ 석면함유물질(ACM: Asbestos Containing Material)

석면함유물질(ACM: Asbestos Containing Material)이란 순수한 석면만으로 제조되거나 석면에 다른 섬유물질이나 비 섬유질이 혼합된 물질을 말한다. 관련법에서 석면함유물질(또는 제품)의 관리를 위해 석면의 함유량에 대해 구체적으로 규정하고 있다.

산업안전보건법에서 규정하고 있는 내용은 석면함유제품의 제조·수입·양도·제공 또는 수입 금지에 있어서 석면함유제품이라 함은 석면의 함유량이 0.1% 초과(중량기준)를 말하고, 석면이 함유된 건축물 및 설비를 해체·제거하는 경우 석면해체·제거업자를 통해 실시해야만 하는 석면함유물질의 석면함유량 기준은 1% 초과(중량기준)이다. 미국 환경보호청(EPA)에서 규정하고 있는 석면함유물질의 석면함유량 기준은 1% 이상이다.

석면함유물질의 분류는 사용 용도 또는 석면함유물질의 무른 정도에 따라 다음과 같이 분류하기도 한다.

㈀ 사용 용도에 따른 분류

- 표면재 : 분사 또는 미장 바름재
- 단열재 : 열전달 및 결로 방지를 위해 배관, 보일러, 탱크 등에 사용
- 기타 자재 : 천장타일, 바닥타일, 지붕재 등

㈁ 무른 정도에 따른 분류

- 부서지기 쉬운 석면(Friable asbestos) : 건조한 상태일 때 손 압력으로 부서져 가루로 변형되는 석면함유물질
- 잘 부서지지 않은 석면(Non-friable asbestos) : 평상시 사용하는 동안 부러뜨리기 전까지 공기 중에 석면 섬유를 방출하지 않는 석면함유물질

3) 석면의 용도

석면은 표 10-2와 같이 매우 광범위하게 사용되는 물질이므로 일반 환경 및 산업 현장 어디서나 석면이 발견될 수 있다. 빌딩의 구성 성분에서 석면이 포함되어 있는 경우에는 석면 함유 부위가 손상되거나 부식되면서 석면이 발생되어 실내공기가 석면에 오염될 수 있다.

① 산업장의 사용용도

㈀ 건축자재 : 각종 시멘트 제품, 석면 슬레이트, 비닐타일 등 강도를 높이고 마모방지 목적

㈁ 자동차 : 브리이크라이닝, 클러치페이싱, 디스크펫트 등 마찰제 및 윤활제

㈂ 페인트 : 첨가제

㈃ 이외 석면은 단열성과 절연성이 뛰어나며, 산과 알칼리의 침투 방지가 가능하기 때문에 방화 및 방음용 부착제, 전선의 피폭제, 기계 및 기구의 단열제, 가스켓트, 실링제로서 화학약품공업에 사용되는 필터류 등에 이용된다.

② 일반환경 속의 사용용도

㈀ 가정 : 바닥의 비닐타일, 온수파이프, 전기코드, 토스트오븐, 벽 칸막이, 구식 헤어드라이, 석유난로의 심지, 냄비나 프라이팬의 손잡이, 어린이들이 사용하는 종이 찰흙, 벽에 칠해진 페인트 등

㈁ 지붕 : 슬레이트

㈂ 상·하수도관 : 석면 약 17% 정도 함유되어 있는 시멘트 파이프 사용

㈃ 생활공간 : 극장, 영화관, 도서관, 병원 등 공공시설의 방화용, 실내 장식용으로 초고층 빌딩의 경량 내열피복제로 대량의 석면이 벽면과 철골 부분에 직접 도포

③ 아파트 및 일반주택 등 주거시설의 사용용도

㈀ 천장재 : 석고보드, 밤라이트보드, 밤라이트타일, 회반죽, 뿜칠재 등

㈁ 벽재 : 석고보드, 밤라이트보드, 보드연결이음재, 몰타르 등

㈂ 바닥재 : 바닥타일, 타일 접착재, 장판 등

㈃ 기타 : 가스켓, 탱크보온재, 파이프보온재, 파이프감싸개, 코크, 틈마감재, 지붕슬레이트, 지붕못머리마감재, 덕트연결관, 타르, 타르종이, 베이퍼베리어, 지붕마감아스팔트싱글, 싱크코팅, 화장실파티션 등

④ 기타

㈀ 석면 시멘트관

㈁ 자동차 부품 : 라이닝(lining), 클러치(clutch)

㈂ 배관공사의 플랜지(flange) 이음에서의 가스켓

㈃ 석면방직제품 : 소방관복, 고온물체 취급용 장갑 및 방석

⑤ 주거시설 석면

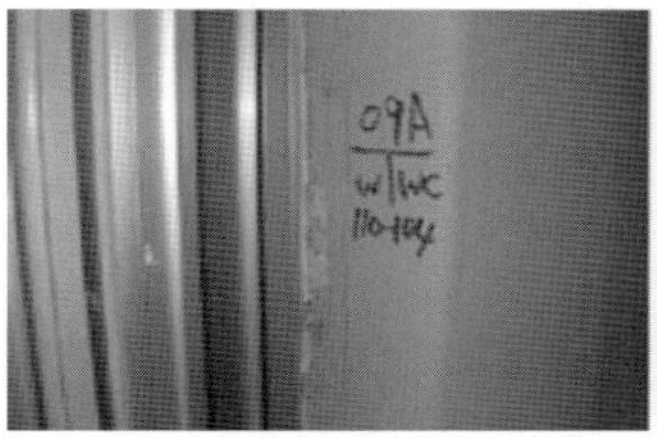

틈 마감재(코크)

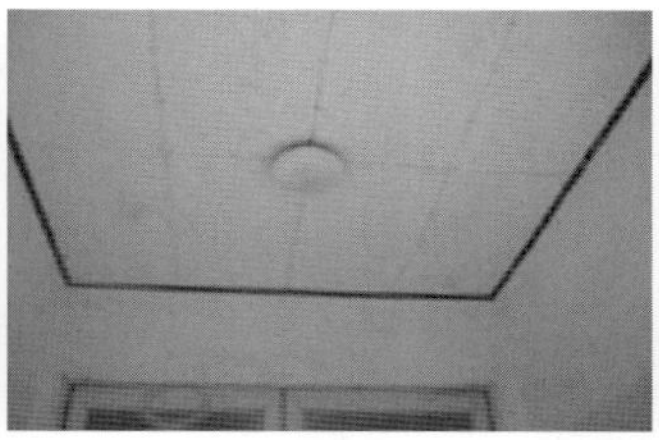

밤라이트타일

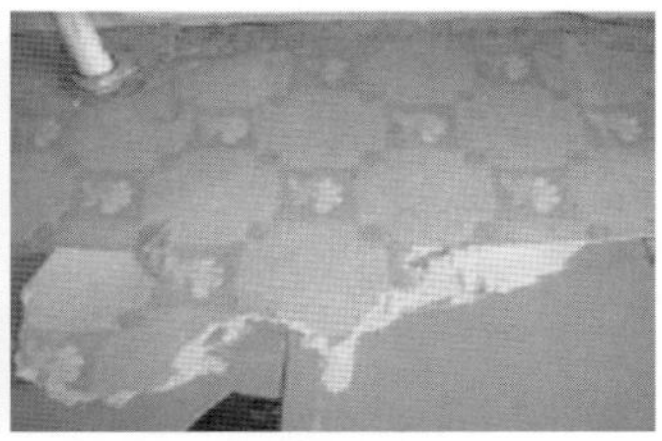

장판 및 바닥타일

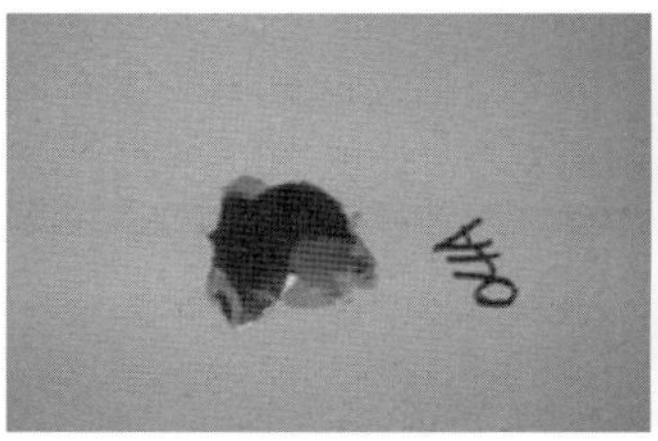

밤라이트보드(천장)

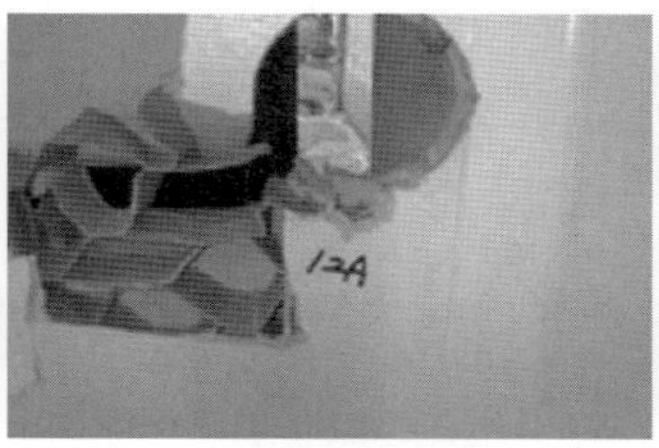

밤라이트보드(벽)

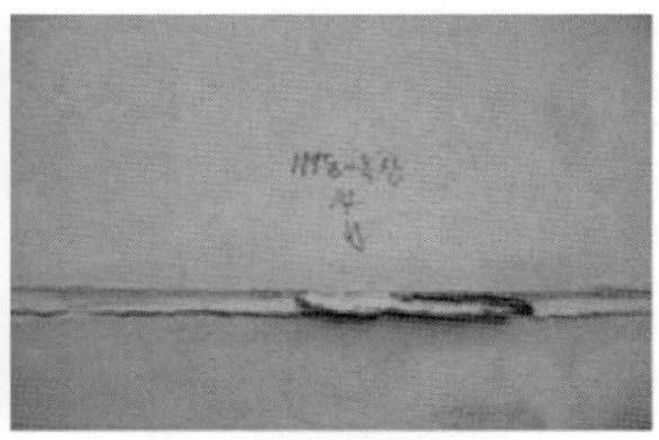

벽 틈마감재(코크)

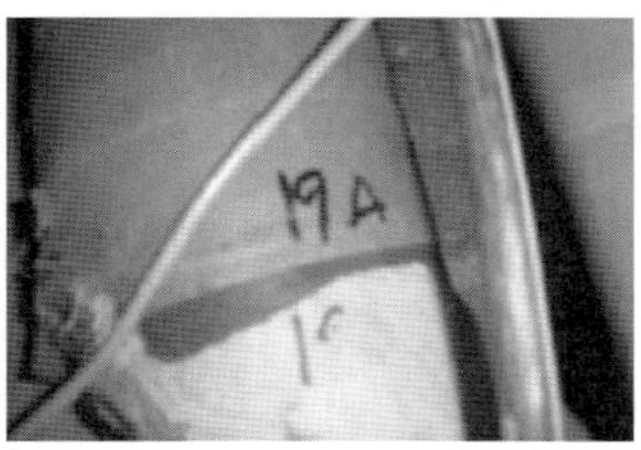

파이프감싸개

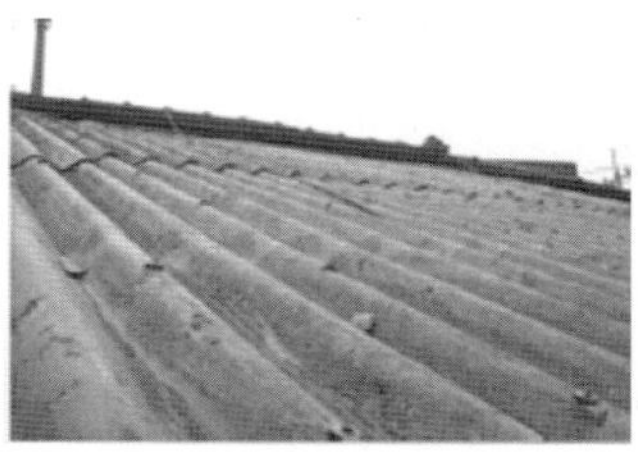

슬레이트

⑥ 상가/사무실 시설

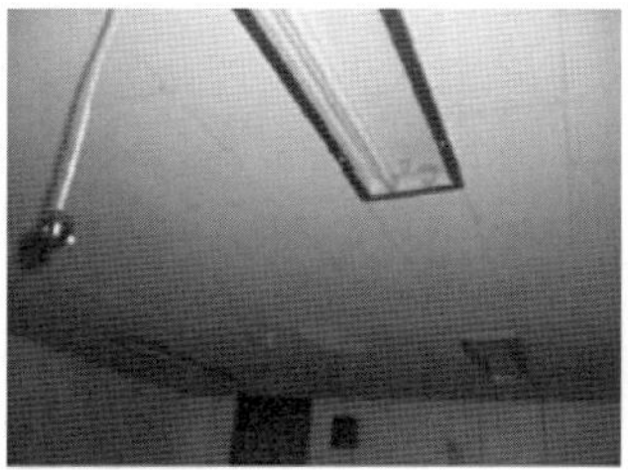
천장 텍스타일

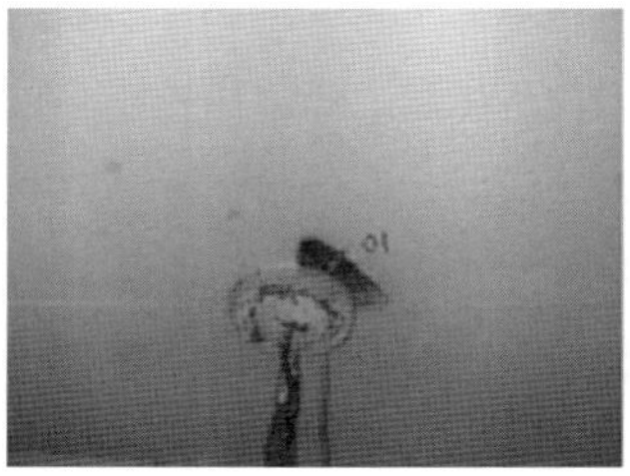
밤라이트보드(천장)

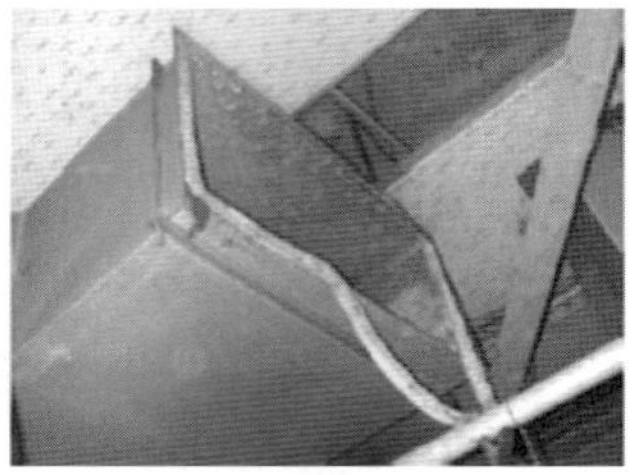
덕트가스켓

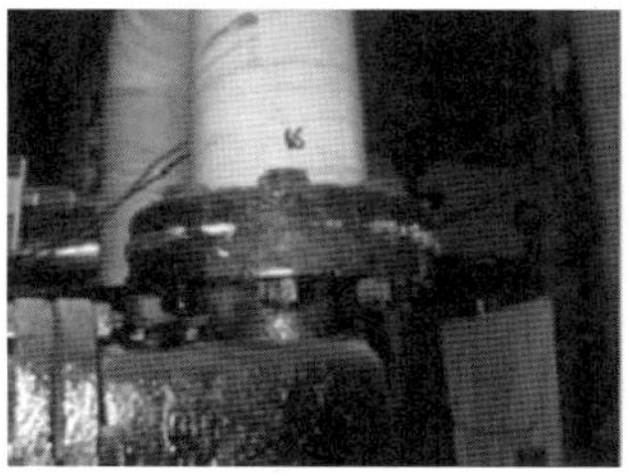
가스켓

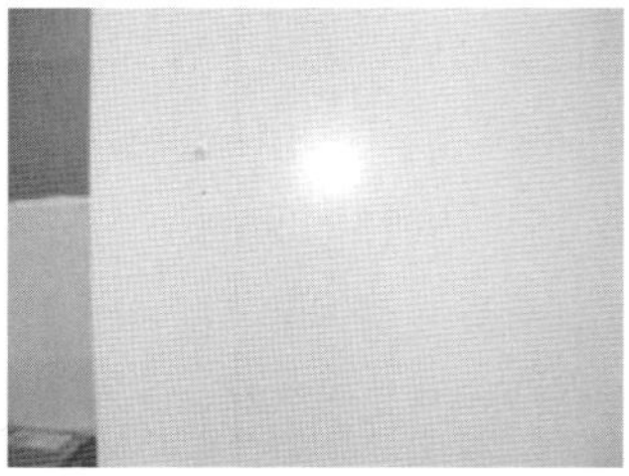
밤라이트보드(벽)

⑦ 다중이용시설

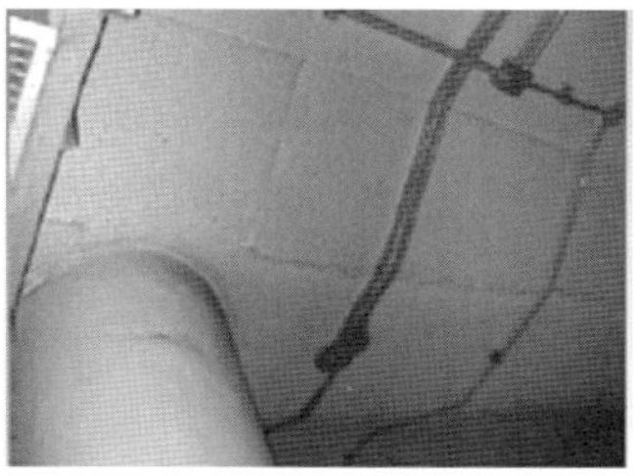
회반죽

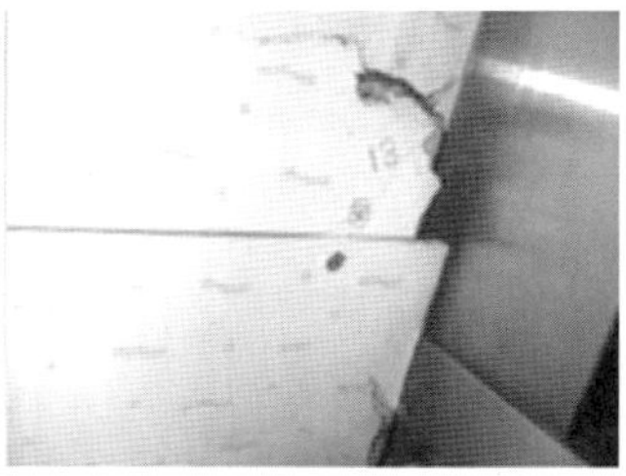
천장텍스타일

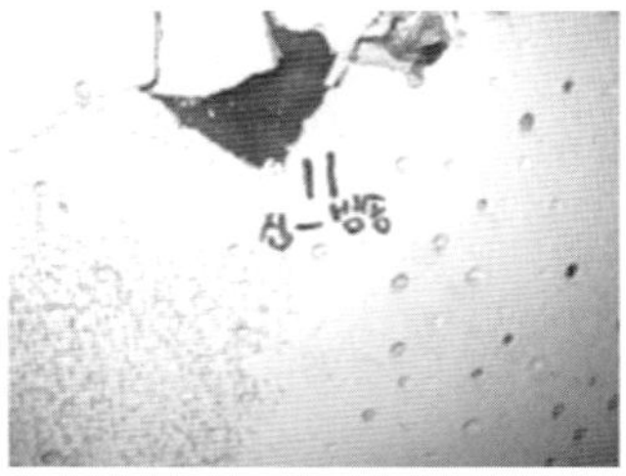
벽텍스타일

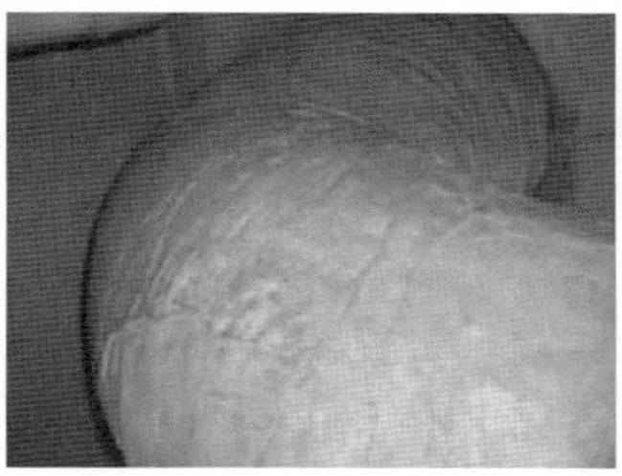
파이프보온재

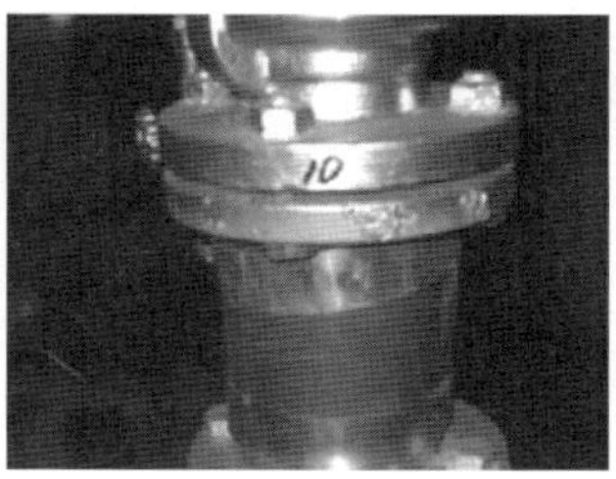
가스켓

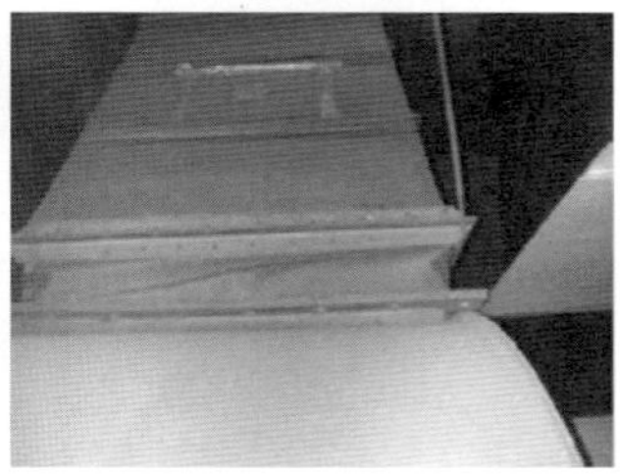
덕트연결관

⑧ 산업시설

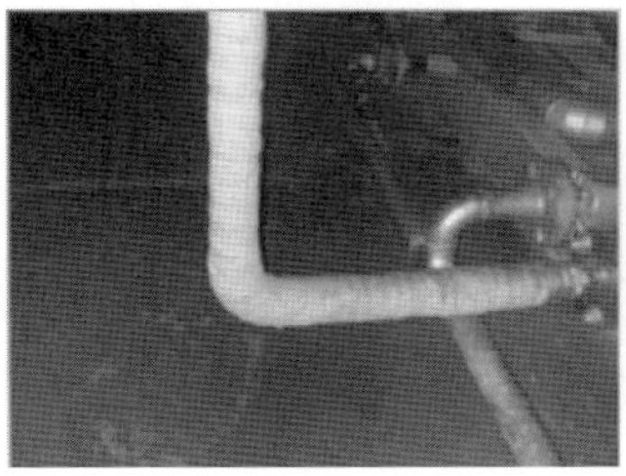

파이프감싸개

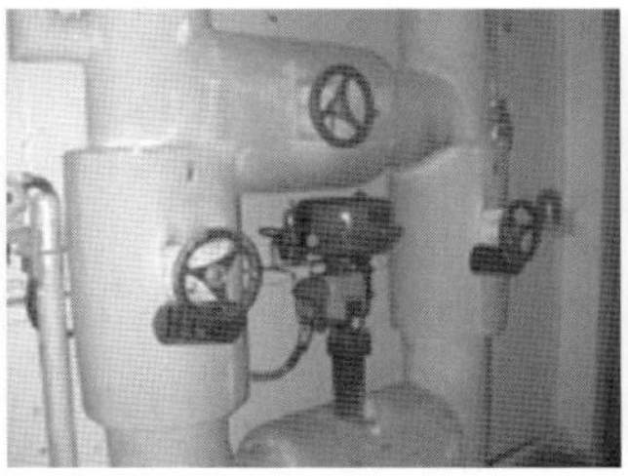

설비보온재

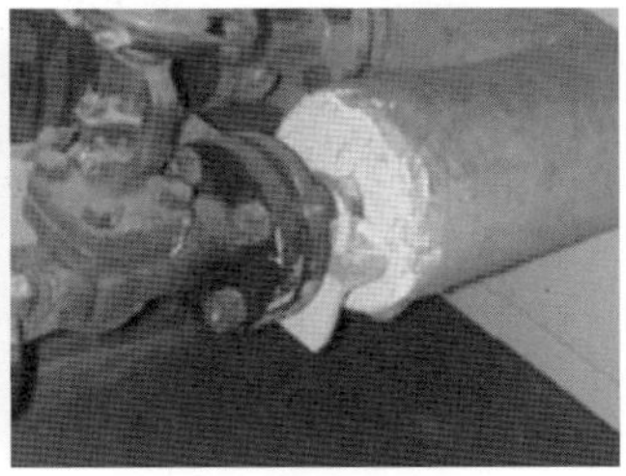

파이프보온재

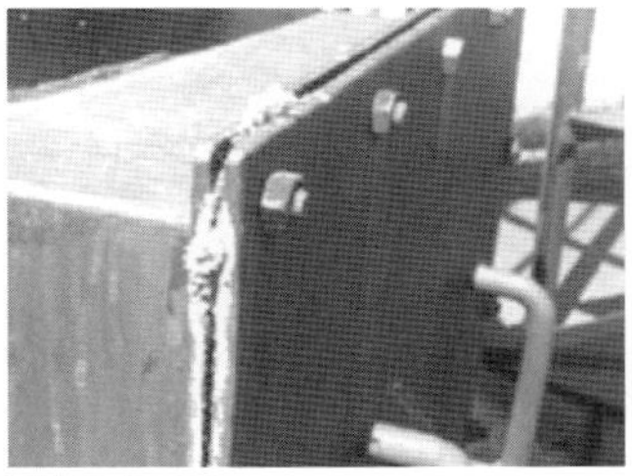

덕트가스켓

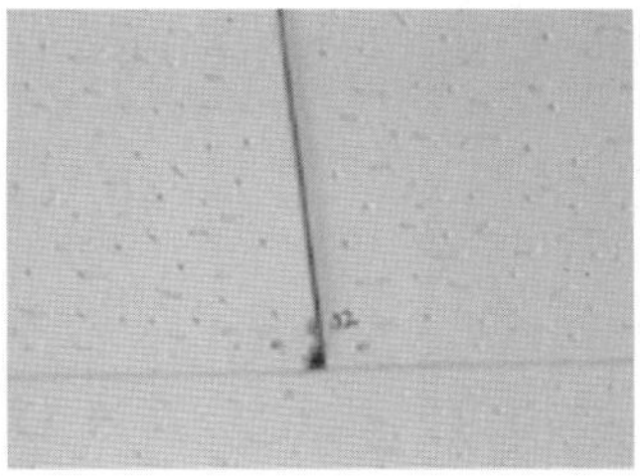

천장텍스타일

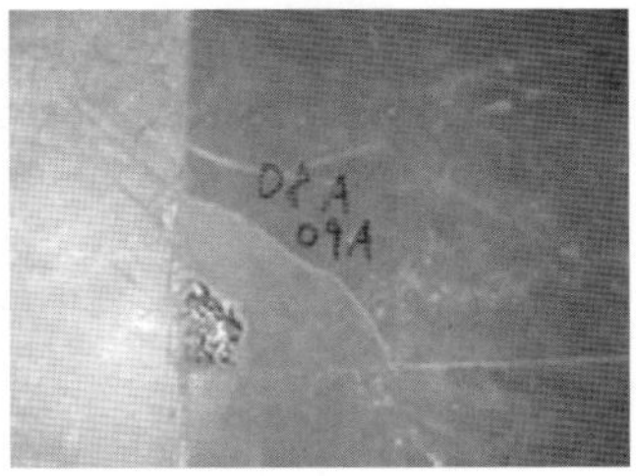

바닥재타일

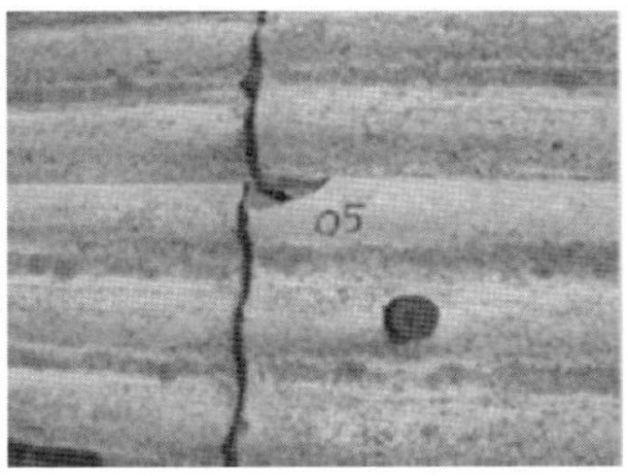

슬레이트

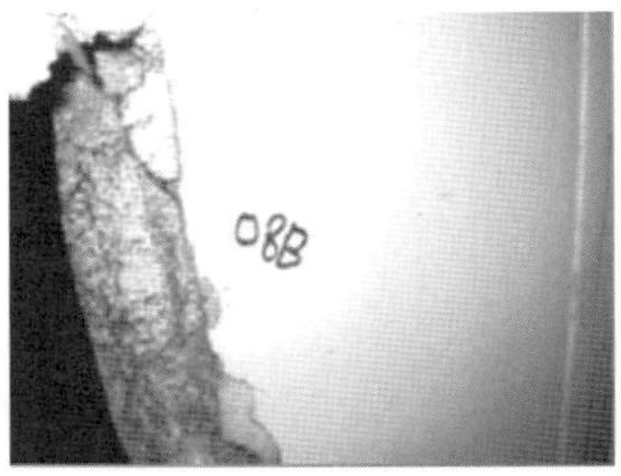

밤라이트보드

⑨ 학교시설

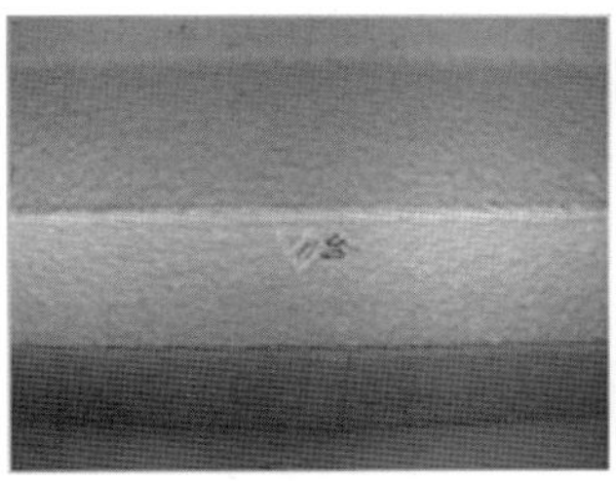

회반죽

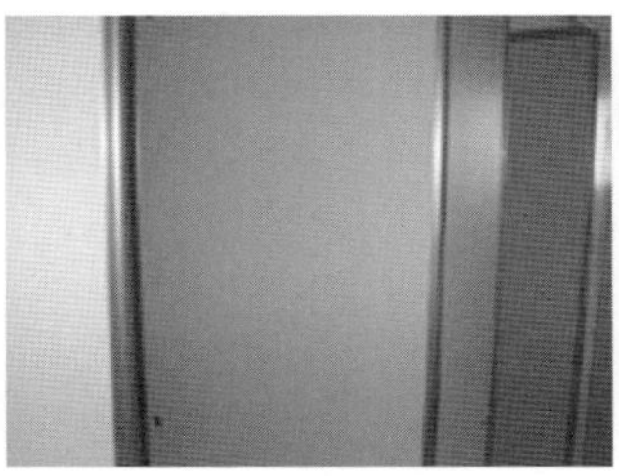

화장실파티션

천장텍스타일

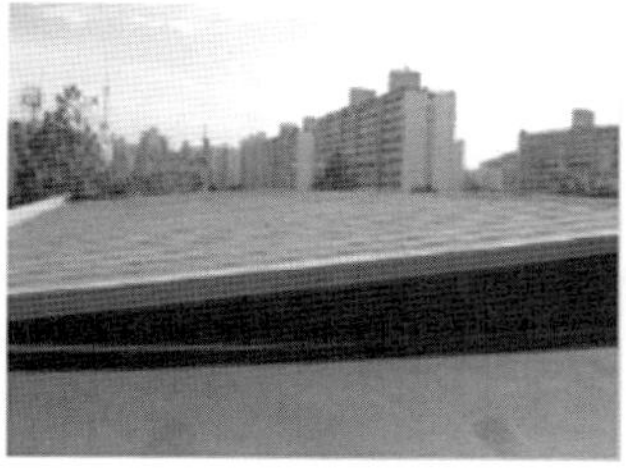

지붕못머리마감재

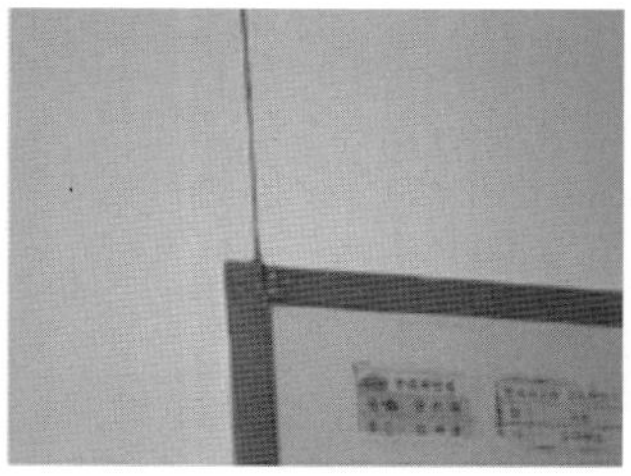

밤라이트보드

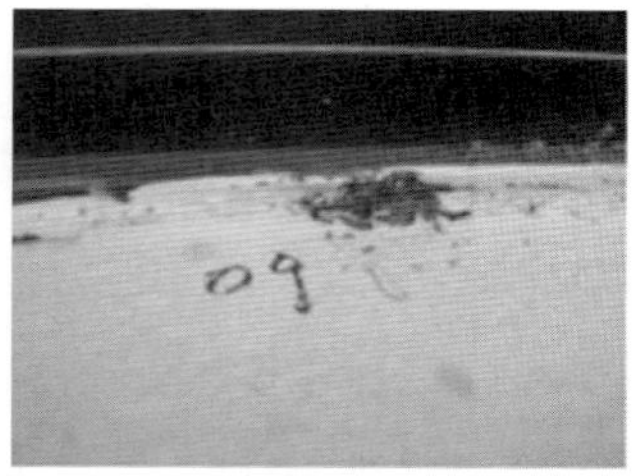

창틀마감재코크

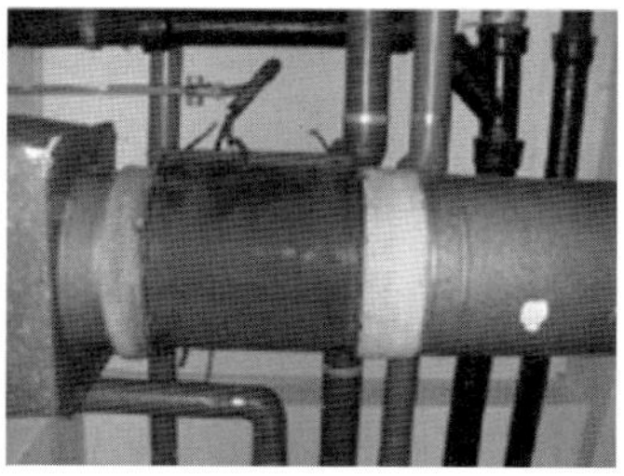

설비연결관

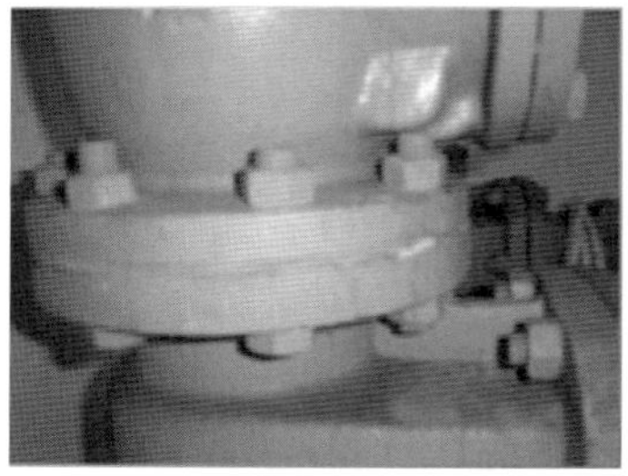

가스켓

❒ 표 10-2 석면이 함유되어 있는 주요 제품

구분	제품
공업용	보일러나 난방 배관 시멘트 파이프 브레이크, 클러치, 트랜스미션 부품 부식성 화학물질 컨테이너 전기모터 부품 내열성 패드 실험실의 가구 파이프 커버 지붕포장재 섬유제품(방화 커튼 등)
가정용 또는 빌딩용	배관이나 가정용 절연제품 내화벽 화덕의 단열패드(insulation) 파이프나 보일러 단열재 바닥 마감재 지붕의 타일 등

4) 석면함유제품의 종류

석면함유제품의 사용실태를 살펴보면 '70년대는 약 96%가 건축자재인 슬레이트 원료로 사용되었으나 '90년대에는 슬레이트와 보온 단열재 등으로 약 82.3%가 사용되었고, 다음으로 많이 사용하는 사업장은 석면 마찰재 생산 사업장으로 자동차와 기차, 중장비용 브레이크 라이닝과 패드, 클러치 페이싱 등에 약 8.5%가 사용되었으며 석면포와 석면사, 석면 패킹 등의 석면 방직에는 약 5.5%가 사용되었고, 기타 가스켓과 단열제품에 1.5%가 사용되었다(최정근 등, 1998).

현재는 관련규격이 폐지되었지만 과거 한국공업진흥청에서 KS(Korean Standards)규격 승인을 받았던 석면함유물질과 건축자재 중 석면함유량은 다음 표 10-3 및 표 10-4, 표 10-5와 같다.

❐ 표 10-3 과거 한국공업규격에 수록되어 있는 석면함유물질 (현재 관련규격은 폐지됨)

규격번호		제품명	석면함유량 (무게비)
KSL	5115	석면시멘트판	15~35%
	5116	석면시멘트관	14%
	5123	미장석면 규회판	-
	5202	석면포	80~99% 이상
	5203	석면편조패킹	80~99% 이상
	5209	석면규회판	20%
	5213	물전해용 석면격막	-
	5215	석면단열시멘트	-
	5301	석면사	80~99% 이상
	5302	석면시멘트질 압력판	-
	5304	석면패킹끈	80~99% 이상
	5311	석면판	50% 이상
	5314	석면시멘트질 하수관(무압력)	-
	5406	압축석면판	65% 이상

❐ 표 10-4 건축자재 중 석면함유물질

구분	제품	석면함유량 (%)	조합물 (Binder)	비산여부
벽, 천장	스프레이외장	1~95	포틀랜드 시멘트, 실리카 나트륨, 고착제	비산가능
	미장제	1~95	포틀랜드 시멘트, 실리카 나트륨	비산가능
	석면-시멘트 시트	20~50	포틀랜드 시멘트	비산불가
	Spackle	3~5	석회풀, 카세인, 인공수지	비산가능
	이음 접합재	3~5	아스팔트	비산가능
	하드보드 판지	80~85	풀, 석회, 진흙	비산가능
	비닐 벽지	6~8		비산불가
	단열, 절연판	30	규산	비산가능
바닥	비닐-석면 타일	21	폴리염화비닐	비산불가
	아스팔트-석면 타일	26~33	아스팔트	비산불가
	바닥용 탄성수지	30	드라이 오일	비산불가
	매스틱 점착제	5~25	아스팔트	비산가능

구분	제품	석면함유량 (%)	조합물 (Binder)	비산여부
지붕 및 외벽	지붕 펠트	10～15	아스팔트	비산불가
	펠트 싱글	1	아스팔트	비산가능
	지붕 싱글	20～32	포틀랜드 시멘트	비산가능
	지붕 타일	20～30	포틀랜드 시멘트	비산가능
	외벽 싱글	12～14	포틀랜드 시멘트	비산가능
	물막이 판자	12～15	포틀랜드 시멘트	비산가능
파이프 및 보일러	시멘트 파이프	20～90	포틀랜드 시멘트	비산불가
	블록 단열재	6～15	탄산마그네슘, 실리카 칼슘	비산가능
	전성 파이프 덮개	50	탄산마그네슘, 실리카 칼슘	비산가능
	슬레이트	90	실리카 칼슘	비산가능
	종이 테이프	80	폴리머수지, 풀	비산가능
	연마제	20～100	진흙	비산가능

❒ 표 10-5 육안으로 보는 석면제품

분 류	성분 (atomic %)	직경길이 (μm)
석면칸막이 (나무라이트)	Mg 55.9 ± 2.45 Si 41.3 ± 2.60 Fe 2.8 ± 0.87	0.03 ± 0.01 9.7 ± 2.69
석면벽재	Mg 53.0 ± 2.11 Si 44.3 ± 2.01 Fe 2.7 ± 0.48	0.04 ± 0.01 11.5 ± 6.53
석면 천장재 2	Mg 53.0 ± 1.88 Si 41.7 ± 1.72 Fe 4.8 ± 1.94	0.04 ± 0.01 12.0 ± 4.36
석면 천장재 3	Mg 55.2 ± 2.52 Si 41.4 ± 2.37 Fe 3.5 ± 1.43	0.05 ± 0.02 11.6 ± 6.41
석면지붕재 (슬레트 1)	Mg 52.6 ± 2.83 Si 42.7 ± 2.45 Fe 4.7 ± 1.00	0.04 ± 0.01 7.5 ± 2.34
석면지붕재 (슬레트 2)	Mg 53.9 ± 2.22 Si 42.8 ± 2.37 Fe 3.37 ± 1.22	0.05 ± 0.02 11.7 ± 6.45
석면 천장재 1	Mg 51.9 ± 2.50 Si 44.1 ± 2.49 Fe 4.0 ± 0.82	0.04 ± 0.01 8.0 ± 3.56
석면칸막이 (밤라이트 1)	Mg 53.8 ± 2.32 Si 42.7 ± 2.53 Fe 3.5 ± 0.54	0.04 ± 0.02 7.9 ± 2.61
석면칸막이 (밤라이트 2)	Mg 54.6 ± 1.83 Si 42.2 ± 2.05 Fe 3.2 ± 0.79	0.04 ± 0.02 9.9 ± 5.45

5) 석면 대체물질

건축물에 사용되는 석면 대체품은 유리면, 암면 등 인조광물섬유 보온재와 유리장섬유, 세라믹섬유, 석고보드, 퍼라이트 등의 규산칼슘 보온재가 있다(표 10-6).

❒ 표 10-6 석면 대체제품 분류

관련규격	구분	제품분류	용도
인조광물 섬유보온재 (KS L 9102)	유리면	보드	보온단열흡음재, 칸막이 심재, 방음벽 흡음재
		보온통	배관류 보온단열재
	암면	보온판	보온단열재, 내화구조심재
		보온통	배관설비 보온단열재
		피복충진재	내화용 분사단열재, 구조물내 충진단열재
		천장재	단열천장재, 흡음재
유리장섬유 (KS A 9002)	유리장섬유	산업용 복합재료	유리섬유강화플라스틱, 산업용소재
세라믹섬유 (KS L 9102)	세라믹섬유	내화 단열재	초고온 내화단열재
석고보드 (KS F 3504)	석고보드	불연 내장재	방수, 방화, 방균, 불연내장재
퍼라이트 (KS F 9102)	퍼라이트	뿜칠피복재	철골내화피복재, 단열흡음마감재
규산칼슘 보온재 (KS L 9101)	실리카	산업용 보온단열재	산업용 설비, 내화 단열재

① 유리면

유리면은 유리 원료를 1,400℃ 이상의 고온에서 용융하여 고속으로 회전시켜 3~10 μm 굵기의 섬유상으로 제조·가공 처리한 비결정형의 인조광물 무기질 섬유로써 보온, 단열, 보냉, 흡음, 방음 등의 용도로 사용된다.

유리면(CAS No. 65997-17-3) 제품의 특성은 모든 섬유가 잔가지가 없고 곧은 형태이다.

② 암면

암면은 현무암, 안산암 등의 규산암계 암석을 주원료로 하여 용해로에서 1,500℃ 이상의 고온에서 용융하여 고속으로 회전시켜 3~10 μm 굵기의 섬유상으로 제조·가공 처리한 비결정형의 인조광물 무기질섬유로써 보온, 단열, 보냉, 흡음, 방음 등의 용도로 사용된다. 제품의 종류는 보드, 매트, 흡음 천장판, 내화피복재 등으로 분류할 수 있으며 우리나라에서는 1973년에 암면 제품이 처음 생산된 이래 점차 생산이 증가하여 2001년에는 약 76,000톤이 생산되었다. 보온재로 사용된 암면 제품의 섬유는 잔가지가 없고 곧은 형태이며, 섬유 평균직경은 1.8~3.4 μm, 평균길이는 13.6~26.4 μm 범위이다.

암면 충진재와 암면 피복재 제품의 섬유 평균직경은 0.8~2.2 μm, 평균길이는 9.9~16.2 μm 범위이다.

③ 유리장 섬유 제품

유리장 섬유는 저알칼리 유리조성 원료를 고온에서 용융시킨 후 노즐을 통하여 섬유상으로 제조한 것으로써 강도가 강하고 우수한 내 화학성을 가지고 있어 유리섬유강화플라스틱 보강재료로 사용된다. 전기 전열성, 내열성 및 내구성이 우수하여 각종 산업용 부품뿐만 아니라 건축물의 부속품인 욕조, 물탱크, 정화조 그리고 각종 패널류에 사용되는 물질이다.

④ 기타 석면대체재

세라믹 섬유는 실리카 알루미나를 용융하여 섬유화시킨 것으로 주로 산업용 가열로, 용해로, 열처리 등 초고온 내화단열재로 사용된다.

석고보드는 소석고가 주원료로 물과 반응시켜 표면을 원지로 피복 성형하여 제조한다.

퍼라이트는 원광석을 분쇄하여 1,100℃ 이상의 초고온에서 급속 가열, 팽창시켜 건축물 외벽의 뿜칠피복재로 주로 사용되고 있다. 규산칼슘보온재는 보일러, 배관류의 단열재로 사용한다.

세라믹 섬유(CAS No. 142844-00-6)제품을 분석한 결과, 세라믹 섬유의 평균직경은 2.9 μm, 평균길이는 20.3 μm로 나타났다. 석고보드(CAS No.10101-41-4), 퍼라이트, 규산칼슘보온재(CAS No. 1344-95-2)를 분석한 결과, 모든 섬유는 길이 : 직경의 비(aspect ratio)가 3 : 1 미만의 덩어리 형태를 보였다.

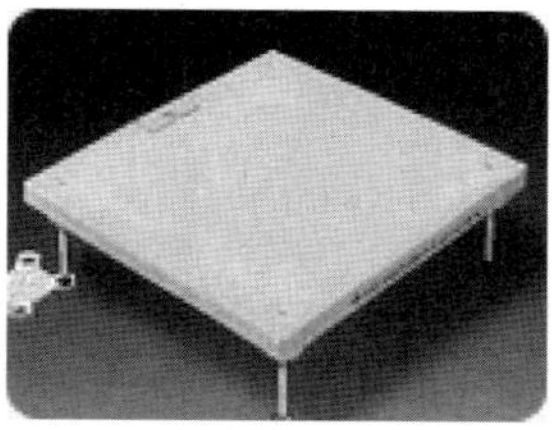
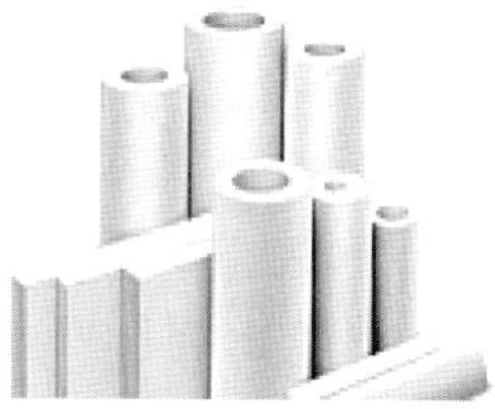
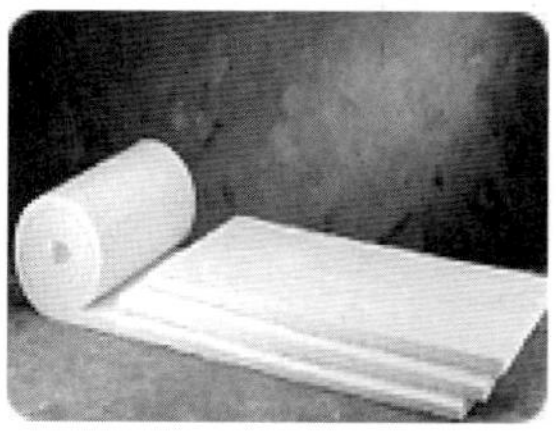
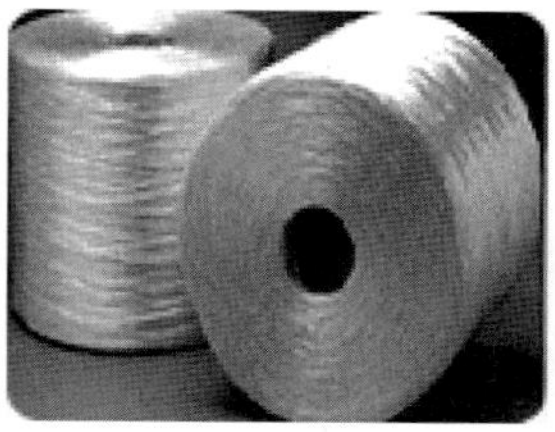
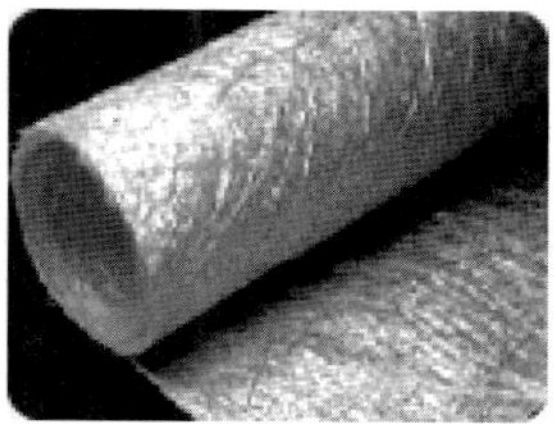
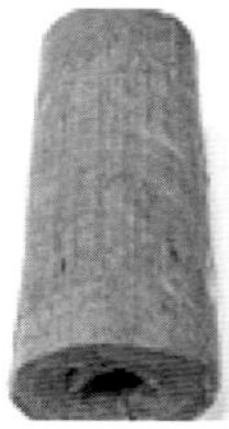

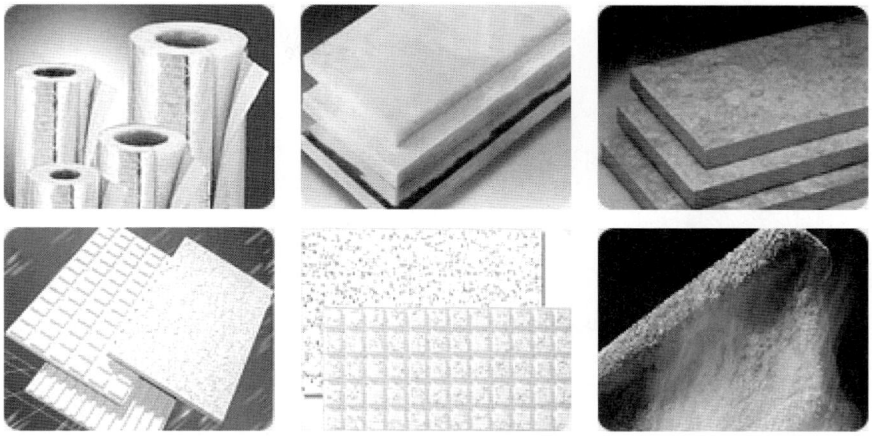

2 건강영향 및 보호

1) 호흡기 구조

석면노출로 인한 건강장해는 석면섬유가 호흡기계로 흡입될 때만 건강에 관련된 문제가 발생한다. 따라서 흡입의 노출경로인 호흡기계의 구조 및 생리를 이해하는 것이 석면노출로 인한 건강 영향 관계를 이해하는 데 도움이 된다.

신체의 모든 세포에는 지속적으로 산소를 공급해 주어야 하고, 또한 세포의 대사과정에서 발생한 이산화탄소는 우리 몸 밖으로 끊임없이 배출해주어야 한다. 호흡기계는 우리 몸에 필요한 산소를 혈액으로 공급하며, 몸 안에서 발생한 이산화탄소를 제거하는 기능을 담당한다.

호흡기계는 비강(nasal cavity), 인두(pharynx), 후두(larynx)로 구성된 상기도 영역과 기관(trachea), 기관지(bronchus), 세기관지(brochioles), 그리고 폐포(alveoli) 등으로 구성된 하기도 영역으로 구분할 수 있다.

말단세기관지는 아주 복잡한 분지로 갈라져 있으며, 각각의 말단기관지는 약 15,000개의 폐포로 구성되어 있어 폐포에서 실질적인 가스교환(산소와 이산화탄소교환)이 일어난다. 정상 성인의 폐는 약 3억 개의 폐포로 구성되어 있으며, 총 85m^{2}의 표면적을 가지고 있어 가스교환이 매우 용이하게 일어나는 것이다.

폐는 원뿔 형태로 풍선처럼 부풀려져 있으며 신축성 있는 조직으로 흉부 양측에 위치해 있다. 각각의 폐는 두 겹의 막층, 즉 흉막(pleura)에 의해 싸여져 있다. 한 층은 폐에, 다른 한 층은 늑골들에 부착되어 있다. 두 개의 막 사이에 형성된 공간 과유액은 폐가 흉강 내에서의 마찰없이 확장과 수축을 가능하게 한다.

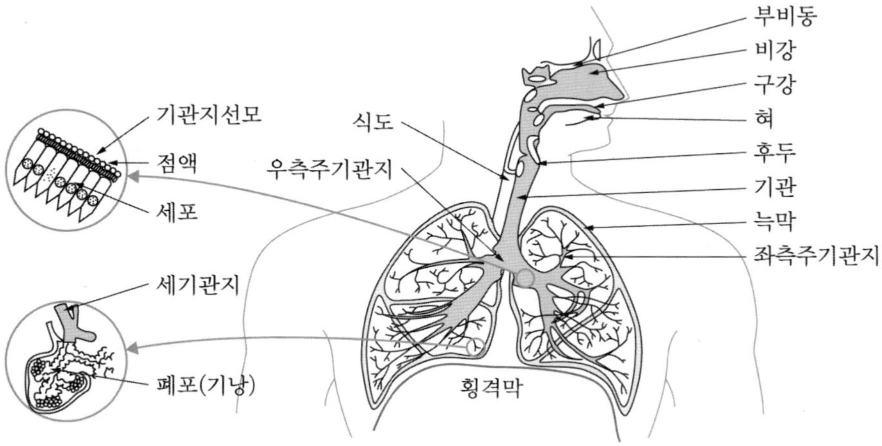

그림 10-1 정상인의 호흡기계

2) 석면의 독성

호흡기계는 숨을 쉴 때 공기를 여과할 수 있는 몇 가지 기전을 가지고 있다. 코 속의 미세한 털은 공기 내 먼지와 같은 입자상 물질들을 걸러낸다. 코에서처럼 기관과 기관지에도 "섬모"라 불리는 미세한 털이 덮여 있다. 기도 표면의 세포에서 분비된 점액들과 함께, 섬모는 입자를 잡아 윗방향으로 쓸어내는 섬모운동에 의해 외부입자는 다시금 입으로 나와 뱉어지거나 삼켜진다. 또한 바이러스와 박테리아는 점액세포 내의 리소자임(lysozymes)이라는 효소에 의하여 공격받는다. 그대로 미끄러져 폐까지 침범한 미생물들은 흔히 식세포(phagocytes)라는 백혈구에 의해 폐 내에서 탐식된다. 석면 섬유를 공격하는 백혈구들은 대식세포(macrophage) 또는 큰 식세포라 불린다.

흡연은 일시적으로 섬모를 마비시킨다. 만약 흡연이 오랫동안 계속되면, 섬모는 쇠퇴하여 죽으며 결코 대체되지 않는다. 흡연자의 섬모기능은 비효율적이지만 기침을 함으로써, 기도의 외부 입자를 제거하고 충분한 점액분비를 하게 된다.

더럽고 오염된 공기는 호흡기에 가장 큰 문제가 된다. 기도에 유입된 일부 입자들은 폐포까지 도달한다. 이 경우 대식세포라는 백혈구들이 입자들을 삼켜 소화시킨다. 석면의 경우, 대식세포가 성공적으로 공격하여 제거할 수 없는 광물성 섬유이다. 2차적 방어기전으로써 대식세포는 소기도에 침착된 석면 섬유에 코딩처럼 침착된다. 여기에 석면-대식세포는 폐포 조직을 상하게 하여 상처를 남긴다. 폐포 벽은 탄성을 잃고 유용한 호흡기능을 잃는다. 탐식된 석면 섬유, 즉 석면소체(asbestosbody)는 부검 시 자주 볼 수 있다.

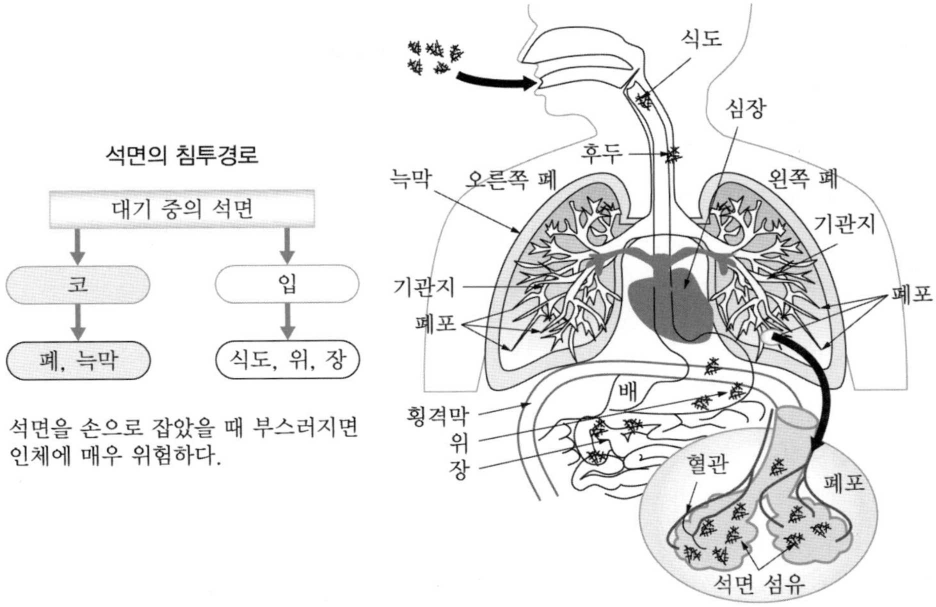

그림 10-2 석면의 침투경로

3) 석면관련 질병

고대 로마제국시절 그리스와 로마의 고서에서 석면의 인체 유해성에 관한 기록을 관찰할 수 있다. 노예들이 입는 석면 옷에서 호흡문제가 기록되어져 있다. 석면폐증이라는 석면과 폐질환과의 관련성에 대한 근대적 기록은 1900년대이다. 1938년에서 1949년대의 부검에서 석면폐증으로 사망한 많은 사람들이 폐암을 함께 가졌다는 것이 밝혀졌다. 1960년대에 악성중피종이라는 희귀 암종의 관련성에 관하여 알려지기 시작하였다.

다음은 석면노출과 관련 질병을 요약한 것이다(Bolton, et al, 2002; Rosenstock etal, 2005).

- 흉막 질환 : 흉막삼출액(Pleural effusion), 흉막비후(Pleural thickening), 흉막판(Pleural plaques)
- 석면폐(asbestos)
- 암 : 폐암(Lung cancer), 악성중피종(Mesothelioma)
- 합병증 : 폐성심(Cor Pulmonale)

① 흉막 질환

석면흡입으로 인한 호흡기 변화 중 가장 초기에 그리고 빈번하게 발견되는 것이 흉막 변화이다. 비교적 흉부엑스선 검사에서 쉽게 발견할 수 있으며 흉막 진찰을 통하여 확진한다. 석면관련성은 비교적 드물어 고농도 노출자의 약 3% 이내에서 노출 후 10년 이내 편측으로 발생하는 경우가 많다. 또 다른 흉막 변화에는 분리성 반응으로 주로 벽측 흉막에

병변을 보이고 다른 부위에 1개 이상의 병소를 동반하는 경우가 많으며 이를 흉막반(pleural plaque)이라고 한다. 흉막반은 흉막에 생기는 작고, 단단한 표면을 가진 판으로서 관상동맥의 동맥경화와 유사한 형태이다. 흉막반은 적은 노출(비연속적)이나 환경노출에서도 발생할 수 있으므로 석면노출의 전형적인 증거이다. 양성병변으로 악성의 가능성은 없으나, 비교적 잠복기가 짧고(평균잠복기: 10~20년, 10년 이하에서도 발생) 특별한 자각증상은 없다. 진단은 흉부엑스선이나 흉부 C-T로 확인할 수 있다. 치료는 불필요하나 흉막비후, 흉막삼출액을 유발시킬 수 있으므로 주기적인 관찰이 필요하다.

② 석면폐

석면폐는 폐의 석면침착 자국(scarring), 즉 섬유화된 것을 말한다. 폐의 섬유화는 폐조직의 신축성을 감소시키고, 가스교환능력을 저하시킨다. 결국 혈액으로의 산소공급이 불충분하게 된다. 이러한 질병은 폐활량을 감소시키는 제한성 폐질환 및 기도저항을 증가시킨다. 석면폐는 잠복기가 15~30년 정도이며 매우 느리게 진행된다. 석면폐는 드물지만 1달 이내의 노출에서도 일어난다는 보고도 있다. 석면폐는 비가역적이며 석면노출이 중단된 후에도 악화되는 경우도 있다.

③ 폐암

폐암은 해부학상 기관지(bronchi)를 덮고 있는 폐 세포의 악성종양이다. 이러한 종양은 조직을 파고들어 크기가 커지면 기도를 폐쇄시킬 수도 있다. 초기 증상은 지속적인 기침이며, 진찰 소견 상으로는 만성기관지염증의 소견과 유사하다. 때때로 흉부엑스선 상 종괴의 음영이나 크기가 증가된 임파선을 관찰할 수 있으나 폐암은 조직검사를 통하여 확진한다. 잠복기는 20~30년 정도이다. 석면이 폐암을 일으키는 기전에 대하여는 아직 충분히 규명되고 있지 않지만, 세포에 받아들여진 석면 섬유가 주요인자로 물리적 자극에 의하여 폐암이 발생된다고 알려져 있다. 또한 흡연과도 깊은 연관이 있다. 석면 노출로부터 폐암 유발까지는 15~40년의 잠복기가 있고 노출량이 많은 경우 폐암의 발생이 많은 것으로도 알려져 있다.

④ 악성중피종

악성중피종은 중피에 발생하는 악성종양이다. 중피는 흉부나 복부의 외벽에 붙어있는 막이다. 악성중피종은 석면노출과 관련된 대표적인 질병이다. 초기에는 거의 증상이 없이 지내다가 진단될 당시에는 이미 질병이 악화되어 대부분 사망하게 된다. 즉 효과적인 치료법이 없다. 중피종의 잠복기는 다른 석면관련 질병들이 긴 것과 같이 30~40년 정도이다.

4) 건강검진

석면노출과 관련된 건강검진 및 산재보상에 관련된 내용은 김수근이 가정의학회지 발표한 논문에 근거하여 정리한 것이다(김수근, 2009).

① 흉막 질환

흉막판은 타원형의 무 세포 교원질이 쌓인 덩어리로서 복막의 아래나 뒤쪽에 양측성으로 나타나며 증상은 없다. 석면에 만성 노출됨으로써 X-선 상에 경계가 분명한 흉막비후 부위가 나타나는 것을 말한다. 단순 흉부 엑스선 검사로 진단하며, 컴퓨터 단층촬영으로 확인할 수 있다. 석면에 노출된 직업력이 있고 흉부엑스선 상에 흉막판이 있을 때는 석면폐가 있는지를 조사하여야 한다. 폐실질 병변이 없더라도 정기적으로 건강진단을 하여 석면폐가 발생하는지를 관찰한다. 흉막판의 소견은 있으나 폐에 실질적인 병변이 없으면 폐기능 장애가 생기지 않지만, 흉부 엑스선 소견이 없는 사람에 비해서는 폐기능이 저하되는 경향이 있다. 흉막판은 석면에 노출되었다는 증거이다. 흉막판이 있는 사람에게 폐암이 많이 발생하지만 이것이 폐암의 전구소견은 아니다.

석면에 의한 흉막 삼출액은 노출된지 5~20년 후에 나타난다. 따라서 흉막 삼출액이 석면에 의해 생겼다고 진단(판정)하려면 석면에 처음 노출되었을 때부터 계속 노출되고 잠복기가 길어야 하며, 흉막 삼출을 초래할 수 있는 다른 원인과 감별이 되어야 하고, 흉막 삼출이 적어도 2년 동안 양성이라는 것이 확인되어야 한다. 석면에 노출되어 흉막 삼출이 생긴 대부분의 환자는 증상이 없다. 비 만성흉막 비후는 경계가 불분명한 섬유상 비후를 말한다. 벽 측에서도 발견되지만 장 측에서도 발견된다. 석면노출에서 발견되는 경우는 아마도 흉막 삼출의 결과로 생긴 비후때문인 것으로 보인다. 흉부엑스선 촬영에서 비 만성 흉부비후를 보이면 폐 기능 검사에서 경증 또는 중등도 제한성 폐기능장해가 나타날 수 있다.

② 석면 폐

석면폐의 특이증상은 호흡곤란이 석면노출을 중단한 후 여러 해에 걸쳐서 서서히 진행하는 것이다. 질병 초기에는 흔히 마른기침이 있으나, 말기에 이르러 기관지염이 생기면 점액성 또는 점액 화농성 가래가 나온다. 흔히 기운이 없다고 호소하며, 체중이 감소하면서 악성종양이 발생하였음을 암시한다. 석면폐 진단은 직업력, 임상검사, 엑스선 소견 및 폐기능 검사에 의하여 실시된다. 고해상 전산화 단층촬영(HRCT)을 하면 석면폐를 조기 감별하는데 도움이 된다. 감별하기 어려운 질환으로 심한 폐기종과 기관지 확장증이 있다.

③ 악성중피종

악성중피종에서 처음으로 나타나는 증상은 일반적으로 흉통과 호흡곤란이다. 이 밖에 피로감, 식욕부진, 체중감소 등의 증상이 있다.

악성중피종의 진단은 우선 흉부엑스선 사진을 촬영하여 비정상적인 음영이 인정되는 경우에 흉부 컴퓨터 단층촬영을 하고 있다. 흉막 삼출액이 있는 경우에는 흉강천자를 통해 세포검사를 실시하는 경우도 있다.

영상 의학적으로 폐암 및 흉막중피종이 의심스러운 경우에는 기관지경하 기관지나 폐의 생검, 흉강경하 흉막 생검을 실시하여 병리학적 진단으로 확진하고 있다.

④ 폐암

석면폐를 동반한 폐암은 석면에 의하였을 가능성이 높다. 병리학적으로나 방사선 상 석면폐가 있으면 폐암 위험도가 유의하게 증가하기 때문이다. 흉막판이나 비 만성 흉막 비후를 동반하는 폐암도 석면에 의해 발생했을 가능성이 높다.

⑤ 석면에 대한 건강장애 예방

(ㄱ) 석면을 유해성이 적은 대체재로 교체 : 유리섬유, 암면, 세라믹울 등
(ㄴ) 작업환경의 개선
(ㄷ) 석면의 작업 책임자 선임, 개인보호구 및 국소배기장치의 정기적 점검
(ㄹ) 정기적인 작업환경 측정실시
(ㅁ) 휴게시설 설치
(ㅂ) 목욕시설 및 갱의실과 세탁을 위한 시설 설치
(ㅅ) 담배나 음식섭취 금지
(ㅇ) 취급상 주의사항 게시
(ㅈ) 작업내용의 기록 및 보존
(ㅊ) 정기적 건강진단 실시
(ㅋ) 개인보호구 비치 및 착용

5) 산재보상

석면노출에 의한 업무상 질병기준은 산업재해보상보험법 제37조(업무상의 재해의 인정기준) 및 동법 시행령 제34조(업무상 질병의 인정기준)에 의해 구체적으로 규정하고 있으며, 구체적인 인정기준을 살펴보면 다음과 같다.

석면노출에 의한 업무상 질병인정 기준

석면에 노출되는 업무에 종사한 경력이 있는 근로자에게 다음 각 항목의 어느 하나에 해당하는 증상 또는 소견이 나타나면 석면노출에 위한 업무상 질병이라고 본다.

가. 석면폐증

나. 원발성 폐암 또는 악성중피종 중 다음의 어느 하나에 해당되는 경우

1) 석면폐증과 동반하는 경우
2) 늑막비후(흉막비후), 초자성 비후, 판상석회화, 담액증, 석면소체 또는 석면섬유를 동반하거나 발견되는 경우
3) 1)이나 2)에 해당하지 않거나, 석면에 10년 이상 노출된 경우. 다만, 노출기간이 10년 미만인 경우에도 흡연기간, 석면에 노출된 기간, 노출 후 발병까지의 기간 등을 고려하여 석면으로 인한 질병으로 인정되면 포함한다.

이 기준은 석면에 의한 건강장해로 석면폐증, 악성중피종, 폐암을 인정하고 있고 늑막 질환이나 기관지 질환은 아직까지는 인정하지 않고 있다.

6) 석면으로 인한 직업병 발생 현황 및 사례

① 직업병 발생 현황

연도	계	99~09	2010	2011	2012	2013	2014	2015	2016	2017	2018	2019
계[명(%)]	502 (100.0)	125	17	23	19	22	35	20	27	38	68	108
질병자	261 (52.0)	61	7	10	4	7	16	8	12	19	49	68
사망자	241 (48.0)	64	10	13	15	15	19	12	15	19	19	40

※ 출처 : 근로복지공단 산재요양승인 현황(공식통계 기준)

② 직업병발생 사례

㈀ 슬레이트 제조업의 배합작업자에게서 발생한 폐암

- 개요 : 12년간 슬레이트 제조공정의 원료 배합부서에서 근무한 근로자에게 석면노출로 인한 폐암 발생
- 원인 : 석면이 들어있는 포의 실밥을 뜯어 배합기에 직접 투입하는 과정에서 고농도의 석면분진에 노출

㈁ 석면방직 공장 근로자에게 발생한 악성중피종

- 개요 : 1978년부터 2년간 석면방직공장에서 기계설비 유지·보수 업무를 수행한 근로자가 석면노출로 인하여 2003년 악성중피종으로 진단받고 사망
- 원인 : 석면사, 석면포 등을 생산하는 데 필요한 정방기 등의 고장 시 수리와 유지·보수하는 작업과정에서 석면에 노출

㈂ 보일러 배관공에게서 발생한 폐암

- 개요 : 1978년부터 여러 업체에서 일용직 배관공으로 근무한 근로자가 2000년에 석

면노출로 인한 폐암 진단을 받고 사망

- 원인 : 주로 보일러의 설치와 보수작업을 하였고, 작업 중 석면포와 석면 테이프의 사용으로 석면에 노출

③ 석면에 노출될 수 있는 작업

㈀ 석면함유 건축물을 수리·보수 또는 해체·제거하는 근로자가 석면에 노출될 가능성이 높다.

㈁ 부서지기 쉬운 상태의 석면함유물질이 있는 건축물을 사용하는 일반인도 석면에 노출될 수 있는 가능성을 가지고 있다.

㈂ 일반적으로 더 많은 석면의 흡입은 건강에 더 큰 유해성을 준다고 알려져 있다. 그러므로 사업주 또는 건축물 소유주 등은 건축물을 사용하는 근로자 및 일반인들이 노출되지 않도록 주의를 기울여야 한다.

㈃ 일상적인 건물 유지·보수작업 시에도 때에 따라서 석면에 노출될 수 있다.

7) 개인보호구 (석면전문가 양성 교육자료 초안, 대한석면관리협회, 2010년)

개인보호구라 함은 작업자 신체의 일부 또는 전체에 직접 착용시켜 인체에 미치는 각종 물리적, 화학적, 그리고 생물학적 요인 등으로 인체를 보호하기 위한 보조기구라 할 수 있다.

유해요인으로부터 작업자를 보호하기 위한 가장 적극적인 방법은 유해·위험요인의 제거·대체·격리 등의 방법을 사용하는 가장 소극적인 방법이면서 유해요인 노출로 인한 건강장해 예방을 위한 가장 최종적인 방법이라 할 수 있다.

석면함유 여부를 조사하기 위해 시료채취 하는 사람은 채취한 시료가 분석되기 전까지는 석면함유 여부를 알 수 없다. 따라서 확실한 증거가 없는 한 석면이 함유되어 있다고 가정하고 시료를 채취해야 하는데, 이때 석면노출에 의한 인체 침투를 방지하기 위한 개인 보호구 착용은 필수적이다.

또한, 석면함유 물질의 해체·제거 업무를 행하는 작업자의 경우 작업 특성상 일반 작업장 같이 작업 시 산업환기 시설을 설치하여 유해 위험물질을 제거하는 방법과 같은 적극적인 방법을 사용할 수 없기 때문에 어쩔 수 없이 가장 소극적인 방법이지만 최종의 보호수단인 개인보호구를 착용하고 작업을 할 수밖에 없다.

석면뿐만 아니라 거의 모든 유해요인의 인체노출경로는 소화기계(입)를 통한 침투이거나, 피부를 통한 침투, 그리고 호흡기계를 통한 침투경로이다. 이 중 석면의 경우 가장 중요한 인체 침투경로는 호흡기계를 통한 경로이다.

여기서는 이러한 호흡기계를 통한 침투를 예방하기 위한 호흡보호구의 이해를 돕기 위해 전반적인 사항에 대해 먼저 설명하고, 이어서 석면작업과 관련된 개인보호구에 대해 설명하고자 한다.

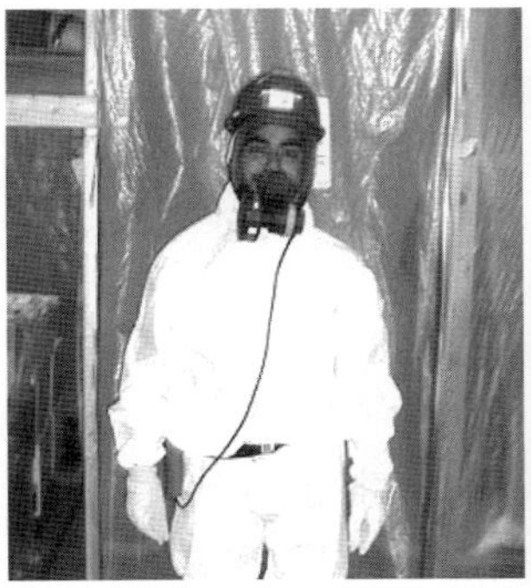

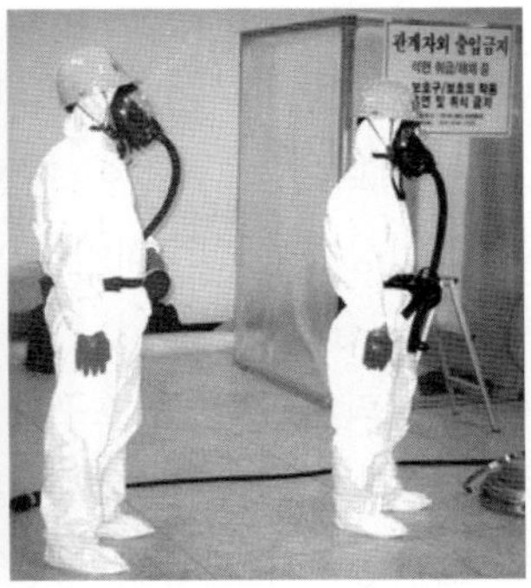

석면 취급/해체 작업장의 경고표지

> **관계자외 출입금지**
>
> 석면 취급/해체 중
>
> 보호구/보호의 착용
> 흡연 및 취식 금지

주의
1. 크기는 가로 70 cm, 세로 50 cm 이상
2. "관계자외 출입금지" 글자의 크기는 가로 8 cm, 세로 10 cm 이상
3. 그밖에 글자의 크기는 가로 6 cm, 세로 6 cm 이상
4. 글자는 흰색 바탕에 흑색, 다만 "석면 취급/해체 중" 글자는 적색

① 호흡보호구

㈀ 형태별 분류

• 밀착형(tight-fitting)

밀착형은 보호구가 착용자의 피부에 밀착되어 덮고 있는 형태를 말하며 보통 작업장에서 사용하고 있는 대부분이 여기에 속한다. 보호구 몸체의 재질은 탄력성이 있는 고무, 실리콘, 네오프렌(neoprene), 기타 신소재들이다. 호흡으로 인하여 보호구 안쪽은 음압이 만들어지기 때문에 밀착이 제대로 되지 않으면 유해물질의 누설이 쉽게 일어날 수 있다.

- 1/4형(quarter) : 입, 코 그리고 턱의 일부 즉, 얼굴의 1/4 정도를 감싸며 보호계수가 약하기 때문에 단순 분진, 미스트 발생 작업장에서 사용된다. 카트리지나 필터가 하나인 것이 특징이며 시계의 제한이 별로 없고 가볍기 때문에 우리나라에서 가장 많이 사용하지만 선진 외국에서는 보호계수가 약하여 가능한 한 사용을 제한하고 있다.
- 반면형(half mask) : 입, 코 그리고 턱 밑 부분 즉, 얼굴의 반 정도를 감싸며 카트리지나 필터가 2개인 것이 1/4형과 쉽게 구분된다. 1/4형보다 독성이 강한 작업장

에서 사용된다.

- 전면형(full facepiece) : 머리카락 선에서부터 얼굴 전체와 턱 아래까지 모두 감싼다. 반면형보다 더 독성이 강한 작업장에서 사용하며 눈에 대한 유해물질이 발생하는 작업장에서 필수적이다.

• 느슨형(loose fitting)

피부에 밀착되지 않는 보호구를 말하며 후드, 헬멧, 슈트(suits), 블라우스형이 여기에 속한다. 적어도 머리 부분은 완전히 감싸야 한다. 보호구 안쪽의 호흡영역으로는 깨끗한 압축공기가 공급되어 양압이 형성되기 때문에 보호계수가 높다. 유해물질의 노출이 심한 블라스팅(blasting) 작업 등에 사용된다.

• 직결식과 격리식

카트리지나 필터를 갈아 끼우는 홀더가 보호구의 몸체에 바로 붙어 있어 카트리지나 필터가 보호구의 몸체에 직접 연결되면 직결식이라고 하고 홀더와 몸체 사이를 연결 관에 의해 연결되어 카트리지나 필터가 몸체와 분리되어 있는 형태를 격리식 혹은 분리식이라고 한다. 격리식은 독성이 매우 강한 작업장에서 캐니스터(canister: 카트리지의 용량을 크게 한 것)를 부착할 때 사용한다.

㈁ 기능별 분류

호흡기보호구를 기능별로 분류하면 다음과 같이 분류할 수 있다.

• 공기정화식(air-purifying respirators)
  - 비전동식(nonpowered)
    ○ 입자상 물질 제거용 : 방진마스크
    ○ 가스/증기 제거 : 방독마스크
    ○ 입자상 물질, 가스/증기 제거 겸용 : 방진·방독 겸용 마스크
  - 전동식(powered)
    ○ 입자상 물질 제거용 : 방진마스크
    ○ 가스/증기 제거 : 방독마스크
    ○ 입자상 물질, 가스/증기 제거 겸용 : 방진·방독 겸용 마스크
• 공기공급식(atmosphere supplying respirators) : 송기 마스크라고도 함
  - 외부공기 공급식(SAR: supplied air respirator)
    ○ 에어라인(air-line) : 연속흐름식(continuous flow), 폐력식(demand), 압력식(pressure demand)
    ○ 호기마스크 : 블로워식(nlower), 비 블로워식(non-blower)
  - 자가 공기공급식(SCBA: self-contained breathing apparatus) : 공기호흡기
    ○ 폐쇄식(closed-circuit) : 압축산소 실린더식, 산소발생 장치식

○ 개방식(open-circuit) : 연속흐름식(continuous flow), 페력식(demand), 압력식 (pressure demand)

- 외부공급 및 자가공급 병용식

• 공기정화 및 공기공급식 겸용

작업장에 따라 공기정화식과 공기공급식을 엄격히 구분하여 사용해야 한다. 일반적으로 독성물질을 제거하기 위한 작업장에서는 공기정화식 호흡기보호구를 착용하지만 산소결핍장소와 생명에 위험을 줄 수 있는 치사농도(IDLH) 상황에서는 반드시 공기공급식 호흡기보호구(송기마스크)를 착용해야 한다.

일반적으로 석면사전조사자나 해체작업자는 산소결핍작업장에 해당되지는 않는다. 그러나 특별한 상황에서는 산소결핍도 고려해야 한다. 예를 들어, 스팀 터널, 기계류 홈(chase) 혹은 보일러를 조사 및 작업할 경우에는 산소결핍이 일어날 수 있다. 이 같은 지역을 밀폐 공간(confined space)이라고 한다. 산소결핍을 고려하지 않고 작업을 수행하는 경우에는 사망에 이를 수 있다.

㈐ 공기정화식 호흡기보호구

• 입자상 물질 제거용 – 방진마스크

입자상 물질 즉, 분진, 미스트, 흄 등의 에어로졸을 제거하는 데는 필터를 사용한다.

• 가스/증기 제거 – 방독마스크

가스/증기의 제거는 입자상 물질 제거와는 달리 흡착제가 들어있는 카트리지나 캐니스터를 사용해야 한다. 일반적으로 흡착제로는 비극성의 유기증기에는 활성탄, 극성물질에는 실리카겔을 사용한다.

㈑ 전동식 공기정화형 호흡기보호구(PAPR: powered air- puriflying respirators)

공기정화식 호흡기보호구의 특별한 아류가 전동식 공기정화형 호흡기보호구(PAPR)이다. 방독마스크와 방진마스크에 모터를 이용하여 일정량의 깨끗한 공기를 공급하는 형태이다. PAPR은 휴대용 건전지 팩과 깨끗한 공기를 착용자의 호흡영역에 강제로 공급할 수 있는 블로워(blower)가 부착되어 있어 안면부 내에 양압이 형성된다. PAPR은 밀착형이나 느슨형에 모두 적용할 수 있다. PAPR은 작업장의 공기를 바로 사용하기 때문에 산소결핍장소에는 사용할 수 없다. PAPR은 안면부 내에 양압이 형성되어 공기의 흐름이 안면부 내에서 밖으로 흐르기 때문에 누설(leak)이 적을 수 있는 장점이 있으나 건전지 팩과 블로워 착용에 의한 무게로 착용자에게 신체적인 부담을 주는 단점이 있다.

㈒ 공기공급식 호흡기보호구(송기마스크)

• 에어라인(air-line)

에어라인이란 일정 장소에 설치되어 있는 콤프레셔나 압축공기실린더에서 호흡할 수 있는 공기를 보호구 안면부에 연결된 관을 통하여 공급하는 호흡기보호구를 말한다. 호흡하는 데 신체적 부담은 덜하나 에어라인은 착용자의 이동성을 제한하는 단점이 있다.

• 공기호흡기 : 자가 공기공급장치(SCBA: self-contained breathing apparatus)
SCBA는 산소나 공기를 공급하는 실린더를 착용자가 직접 지니고 다니는 장치로 산소결핍과 유해물질의 농도가 생명에 위험을 줄 수 있는 상황을 포함한 어떤 작업 상황에서도 사용이 가능하다. 보호구의 안면부는 반면형 마스크, 후드도 사용될 수 있으나 대부분이 전면형 마스크를 사용한다. SCBA는 그 무게와 크기 때문에 밀폐 공간에서 사용하기에는 제한적이고 신체적인 부담을 준다.

② 호흡기보호구의 선정

㈀ 보호계수의 중요성

일반 작업장에서 호흡기보호구를 선정할 때는 호흡기보호구 선정 흐름도를 따라야 한다.

호흡기보호구의 종류에 따라서 석면으로부터의 보호정도는 달라진다. 이를 이해하기 위해서는 보호계수(PF: protection factor)의 개념을 알아야 한다. 보호계수는 마스크 밖의 농도를 안의 농도로 나누어 얻어진 숫자로 단순하게 다음과 같이 표현할 수 있다.

$$\text{보호계수(PF)} = \frac{\text{마스크 밖의 농도}}{\text{마스크 안의 농도}}$$

보호계수는 착용자의 얼굴에 마스크가 얼마나 밀착이 잘되는가에 따라 크게 좌우된다. 따라서 어떤 한 호흡기보호구에 의해 제공되는 보호계수는 각 개인에 의해 따라 달라진다. 더구나 보호 정도는 작업자의 활동과 심지어 수염을 깎는 습관에 의해서도 끊임없이 변하게 된다. 착용자가 웃거나 기침을 했을 때는 밀착(fit)이 잘되지 않기 때문에 보호계수는 떨어진다. 어느 날 작업자가 면도하는 것을 잊어버렸다면 마스크가 밀착이 되지 않아 보호계수는 떨어질 수 있다.

매번 작업할 때마다 각 작업자의 마스크 안의 농도를 측정한다는 것은 불가능한 일이다. 따라서 광범위한 연구를 거쳐 보호계수는 호흡기보호구의 종류에 따라서 달리 정하게 되었다. 이것이 할당보호계수(assigned protection factor: APF)이다. 일반적인 보호계수(PF) 개념의 특별한 적용으로써 적절히 밀착이 이루어진 호흡기보호구를 훈련된 일련의 착용자들이 작업장에서 착용하였을 때 기대되는 최소 보호정도를 말한다. 예를 들어, APF가 100인 보호구를 착용하고 작업장에 들어가면 착용자는 외부 유해물질로부터 적어도 100배만큼의 보호를 받을 수 있다는 의미이다. 표 10-7과 10-8은 미국 ANSI와 NIOSH에서 정한 APF 값들이다.

❒ **표 10-7** 호흡기보호구의 할당보호계수(APF) (ANSI Z88.2-1992)

음압 호흡기보호구				
	반면형	전면형		
① 공기정화식	10	100		
② 공기공급식(송기마스크)				
• SCBA(폐력식)	10	100		
• 에어라인(폐력식)	10	100		
양압 호흡기보호구				
	반면형	전면형	헬멧/후드	느슨형
③ 전동식 공기정화식(PAPR)	50	1,000	1,000	25
④ 공기공급식				
• 에어라인				
압력식	50	1,000	-	-
연속흐름식	50	1,000	1,000	25
• SCBA				
압력식(개방/폐쇄식)	-	10,000		

❒ **표 10-8** 방진마스크에 대한 할당보호계수(APF) (NIOSH, 2004)

APF	호흡기보호구 종류
5	• 1/4(quarter)형
10	• 적절한 타입의 안면부여과식 • 적절한 타입의 필터를 장착한 반면형 • 적절한 타입의 필터를 장착한 전면형
25	• HEPA 필터를 장착한후드 혹은 헬멧의 전동식(PAPR-hood, helmet) • 연속흐름식 후드 혹은 헬멧타입 공기공급식(SAR-hood, helmet)
50	• N100, R100, P100을 장착한 전면형 • HEPA 필터를 장착한 전동식 반면형 혹은 전면형(PAPR-half, full) • 모든 종류의 음압 공기 공급형 (SAR)
1,000	• 양압 반면형 공기공급형(SAR-half, pressure demand)
2,000	• 양압 전면형 공기공급형(SAR-full, pressure demand)
10,000	• 전면형 SCBA • 보조장치 SCBA를 부착한 양압 SAR

한편 유럽(EN)의 호흡기보호구에 대한 기준은 미국기준과 약간 다르지만 주요 개념은 거의 대동소이하다. EN의 석면에 대한 보호계수는 표 10-9와 같다.

❒ **표 10-9** 유럽(EN)의 석면에 대한 보호계수 (EN, 2001)

공기정화형							
보호 계수 (PF)	안면부여과식 (반면형)	밸브부착 안면부여과식 (반면형)	흡입밸브 없는 안면부여과식 (반면형)	반면형 + 필터	전면형 + 필터	전동식 (후드) + 필터	전동식 마스크 + 필터
20	FFP3	FFP3	FMP3	마스크 + P3	-	모든 타입 안면부 + P3	모든 타입 안면부 + P3
40					마스크 + P3	후드, 블라우스 + P3	전면형마스크 + P3
공기공급장치(Breathing Apparatus: BA)							
보호 계수 (PF)	호스 BA	에어라인 BA	에어라인 BA, 후드 헬멧, 바이저	연속흐름 에어라인 BA 후드 + 마스크		디맨드 타입 에어라인 BA	SCBA
20		LDM1, LDM2	LDH2	반면형			
40	전면형 마스크 후드		LDH3	후드 블래스팅 헬멧		음압 디맨드 전면형	음압 디맨드 전면형
100		LDM3		전면형 마스크			
200				슈트			
2,000						양압 디맨드 전면형	양압 디맨드 전면형

㈁ 방진마스크의 검정규정에 대한 한국, 미국 및 유럽 간의 비교

보호구 성능검정 규정 고시(노동부고시 제2008-77호)를 보면 방진마스크의 등급 및 사용 장소를 표 10-10과 같이 구분한다. 또 우리나라의 방진마스크의 포집효율에 관한 성능기준은 표 10-11과 같다. 실험에 사용하는 염화나트륨 에어로졸의 입경분포는 004~1.0 μm이며, 평균 입경은 약 0.6 μm이다. 파라핀 오일 미스트의 입경분포는 0.05~1.7 μm이며, 평균 입경은 약 0.4 μm이다(미국의 에어로졸 질량 중간 값의 입경은 0.3 μm).

우리나라 방진마스크에 대한 검정규정은 유럽기준(EN)을 그대로 따온 것으로 유럽기준은 표 10-12와 같다. 우리나라 특급은 EN 149:2001의 FFP3, 1급은 FFP2, 2급은 FFP1에 해당한다.

미국 방진마스크 검정규정은 과거 dust and mist[DM]와, dust, fume and mist [DFM], 스프레이 페인트용, 농약 살포용과 같이 되어 있었지만 1988년 7월 10일부터 생산되는 제품부터는 모두 새로 개정된 규정을 따르도록 하였다. 42 CCR part84 (NIOSH No. 96-101)의 방진마스크 검정규정에 따르면 표 10-13과 같이 사용용도와 포집효율에 따라 총 9가지로 분류한다.

❐ 표 10-10 우리나라 방진마스크의 등급 및 사용 장소

등 급	특급	1급	2급
사용 장소	• 베릴륨 등과 같이 독성이 강한 물질들을 함유한 분진 등 발생장소 • 석면 취급 장소	• 특급 마스크 착용 장소를 제외한 분진 등 발생장소 • 금속흄 등과 같이 열적으로 생기는 분진 등 발생장소 • 기계적으로 생기는 분진 등 발생장소(규소 등과 같이 2급 마스크를 착용하여도 무방한 경우는 제외한다)	• 특급 및 1급 마스크 착용장소를 제외한 분진 등 발생장소

* 단, 배기밸브가 없는 안면부 여과식 마스크는 특급 및 1급 사용 장소에서 사용하여서는 아니 된다.

❐ 표 10-11 우리나라 방진마스크의 성능기준

종 류	등 급	염화나트륨(NaCl) 및 파라핀 오일(Paraffin Oil) 시험(%)
분리식	특급	99.95 이상
	1급	94.0 이상
	2급	80.0 이상
안면부여과식	특급	99.0 이상
	1급	94.0 이상
	2급	80.0 이상

❐ 표 10-12 유럽 EN 149:2001의 방진필터 포집효율

기 준	등 급	포집효율
European EN149:2001	FFP1	80%
European EN149:2001	FFP2	94%
European EN149:2001	FFP3	99%

* FFP: Filter Facepiece의 약자임

고효율필터(HEPA)란 입경이 0.3 μm인 에어로졸을 가지고 실험하였을 때 포집효율이 99.97% 이상인 것을 말한다. 따라서 지금은 포집효율이 99.97%인 100시리즈의 필터들이 여기에 해당한다.

미국의 검정실험조건과 유럽의 그것과는 약간의 차이가 있어 우리나라와 유럽에서는 미국의 검정규정을 통과한 방진마스크를 인정하지 않고 있으나 미국의 검정실험조건이 유럽 및 우리나라의 것보다 더 엄격하기 때문에 미국 100시리즈는 객관적으로 우리나라의 특급, 유럽의 FFP3보다 포집 효율이 더 우수하다고 할 수 있다.

❐ 표 10-13 미국 42 CFR part 84에 의한 방진마스크 필터의 구분

방진필터	포집효율(%)	실험물질	사용오염물질	서비스타임	비고
N100 N99 N95	99.97 99 95	NaCl	고체 및 수분 함유입자 (비오일 에어로졸)	non-specific	Not resistant to Oil
N100 N99 N95	99.97 99 95	DOP Oil	모든 에어로졸	한번 작업	Resitant to oil
N100 N99 N95	99.97 99 95	DOP Oil	모든 에어로졸	non-specific	Oil Proof

③ 석면 사전조사자에 대한 호흡기보호구

표 10-14는 미국 환경보호청(EPA)의 자료를 예를 들어 본 것이다. 모든 종류의 석면에 대한 미국 ACGIH의 TLV-TWA는 0.1 f/cc로 되어 있다(우리나라의 노출기준도 2002년부터 0.1 f/cc로 되어 있음). 석면 작업에서는 때때로 마스크 안에서 농도가 0.01 f/cc 이하가 되는 것을 요구한다. 다음 표에 있는 것처럼 설정된 보호계수를 사용할 때 사전조사자는 호흡보호구 안의 농도가 0.01 f/cc가 될 수 있는 마스크를 선정해야 한다. 사전조사자에게 공기공급식 호흡보호구는 필요하지 않을 것이다.

예를 들어, 사전조사자가 조사 시 밖의 농도가 0.30 f/cc가 된다고 예상하였을 때 마스크의 농도를 0.01 f/cc로 유지하고 싶다면(0.30/0.01 = 30) 고효율필터를 장착한 반면형 혹은 헬멧형 PAPR을 사용해서는 안 되며, 적어도 고효율필터(HEPA)를 장착한 전면형 혹은 밀착형의 PAPR을 착용해야 한다.

❐ 표 10-14 밀착이 잘된 후 각 호흡기보호구가 유지할 수 있는 보호정도

호흡기보호구	보호계수 (PF)	마스크 안을 0.01 f/cc로 유지하기 위한 보호구 밖의 최대농도
고효율필터(HEPA) (반면형)	10	0.10 fiber/cc
고효율필터(HEPA) (전면형)	50	0.50 fiber/cc
PAPR(HEPA) (헬멧)	25	0.25 fiber/cc
PAPR(HEPA) (밀착형)	50	0.50 fiber/cc

그렇다면 과연 우리나라 실정에 맞는 사전조사자의 호흡기보호구는 어떤 것이 적합할 것인가?

우선, 1, 2급 방진마스크는 우리나라 검정규정에도 나와 있듯이 절대 사용해서는 안 된

다. 미국 EPA에 따르면 최소한 HEPA 필터를 장착한 반면형 마스크 이상을 요구하고 있다. 미국처럼 이렇게 엄격하게 적용할 수는 없어도 호흡기보호구 선택에 있어서 적어도 보호계수의 개념과 포집효율을 적용해야 할 것이다. 따라서 안면부 여과식 마스크를 사용하려면 적어도 특급마스크를 착용해야 할 것으로 판단된다.

결론적으로『특급의 안면부 여과식』혹은『특급 필터를 장착한 반면형 마스크』이상을 권장한다. 그러나 공기공급형 호흡기보호구 즉, 에어라인과 SCBA는 불필요하다. 특급 필터가 부착된 PAPR은 경우에 따라서 필요할 것이다. 예를 들어, 사전조사자가 석면 부분을 떼어내는 샘플작업을 할 경우에는 PAPR(헬멧 혹은 밀착형)이 필요할 것이다.

④ 해체작업자에 대한 호흡기보호구

㈀ 미국

미국 산업안전보건법에 따르면 '석면작업 시 호흡기보호구의 착용은 공학적인 관리방법이 설치 혹은 수행되고 있는 동안이나, 공학적인 관리방법이 불가능한 장소에서 유지, 보수 혹은 기타 작업 활동 시, 공학적인 관리방법으로 허용기준 이하로 줄이기가 불충분 한 장소에서 작업할 때, 그리고 응급상황 시 착용해야 한다'라고 규정하고 있다.

표 10-15는 미국 산업안전보건법에서 규정한 석면노출 작업에 필요한 호흡기보호구 목록이다.

❒ 표 10-15 미국의 석면노출 작업에 필요한 호흡기보호구(29CFR 1910.1001(g)(3))

공기 중 석면 농도 혹은 사용 조건	필요한 호흡기보호구
1 f/cc (10×PEL)를 초과하지 않음	고효율필터(HEPA)가 장착 된 일회용이 아닌 공기정화형 반면형 마스크
5 f/cc (50×PEL)를 초과하지 않음	고효율필터(HEPA)가 장착 된 공기정화형 전면형 마스크
10 f/cc (100×PEL)를 초과하지 않음	고효율필터(HEPA)가 장착 된 전동식 공기정화형 마스크(PAPR) 혹은 연속흐름모드의 공기공급형 호흡보호구(SAR)
100 f/cc (1,000×PEL)를 초과하지 않음	압력디맨드모드(pressure demand)의 전면형 공기공급형 호흡보호구(SAR)
100 f/cc 초과 혹은 농도가 알려지지 않음	보조 장치로 양압 SCBA가 부착된 압력디맨드모드의 전면형 공기공급형 호흡보호구(SAR)

Note : a. 높은 환경 농도로 배정된 호흡기보호구는 더 낮은 농도에서 사용 가능
b. 고효율필터(BEPA)란 입병 0.3 ㎛의 포집효율이 99.97% 이상인 필터

㈁ 유럽

영국 보건환경청(HSE)의 예를 보면 보호계수가 20인 FFP3의 안면부 여과식도 사용할 수 있으나 기대노출농도가 가장 낮은 해체작업 즉, 1 f/cc에서 조차도 작업자에 대한 보호를 최대로 유지하기 위해 적어도 P3필터가 달린 전면형 마스크를 권하고 있다. 더 나아가 작업자의 폐에 대한 신체적 부담을 줄여주기 위해 보호계수가 40인 전동식 공기정화형 호흡기보호구(PAPR)를 권장하고 있다.

㈂ 한국

산업안전보건법에서 규정한 석면해체·제거작업 근로자에 지급해야 할 개인보호구를 다음과 같이 규정하고 있다.

• 방진마스크 또는 송기마스크
• 고글(Goggles)형 보호안경(근로자의 눈 부분이 노출된 경우에 한함)
• 신체를 감싸는 보호의(保護衣) 및 보호신발

현행법에서는 석면해체 제거 작업자에게 지급해야하는 호흡용보호구의 경우 방진마스크 또는 송기마스크로만 규정하고 있어, 어떤 형태의 어느 정도 포집효율을 가진 보호구를 지급해야 하는지에 대한 구체적인 사항은 법으로 규정하고 있지 않은 상태이다.

앞서, 사전조사자들에게도 최소한 특급 안면부 여과식 마스크 이상을 권고한 바 있다. 사전조사가 아닌 해제작업에서는 공기 중 석면 발생량을 고려해 보면 적어도 이보다 보호계수가 더 높은 마스크가 필요할 것이다. 미국 산업안전보건법에서도 최소한 "고효율필터(HEPA)가 장착된 일회용이 아닌 공기정화형 반면형 마스크"를 사용하도록 하고 있다. 우리나라의 특급 안면부 여과식 방진필터는 미국의 HEPA 필터(현재의 100시리즈)의 기준이 아니라 99시리즈에 해당하며 특급 분리식 방진필터만 HEPA 필터에 해당한다. 영국(HSE)의 경우에도 기대노출농도가 1 f/cc로 최소인 작업장에서 조차도 최고 포집효율필터인 P3필터를 장착한 전면형 마스크를 권장하고 있으며 더 나아가 전동식 공기정화형 호흡기보호구(PAPR)를 권장하고 있다.

이상을 종합하여 볼 때 우리나라의 산업보건기준에 관한 규칙에서 정한 석면해체 작업 시 "방진마스크"는 기대노출농도가 최소인 작업장에서도 적어도 "특급 필터가 장착된 안면부 여과식(일회용)이 아닌 반면형 마스크" 이상을 권장한다.

이상을 종합하여 볼 때 석면해체 작업자에게는 표 10-16과 같은 호흡기보호구를 착용하는 것이 좋을 것으로 판단된다.

❐ 표 10-16 석면 해체작업자에게 권하는 호흡기보호구

공기 중 석면 농도 혹은 사용 조건	필요한 호흡기보호구
1 f/cc (10×노출기준)를 초과하지 않음	특급 필터가 장착 된 일회용이 아닌 반면형 마스크
5 f/cc (50×노출기준)를 초과하지 않음	특급 필터가 장착 된 전면형 마스크
10 f/cc (100×노출기준)를 초과하지 않음	특급 필터가 장착 된 전면형 전동식 공기정화형 마스크(PAPR)
10 f/cc (100×노출기준)를 초과 혹은 농도가 알려지지 않음	양압 SCBA

⑤ 밀착도 검사(fit testing)

㈀ 밀착도 검사의 의미

얼굴의 접촉면과 호흡기보호구의 안면부가 적합하게 밀착되지 않으면 보호구와 피부 접촉면 사이로 오염물질의 누설현상(faceseal leakage)이 생기는데 심할 경우 마스크를 착용하고도 작업자는 심각한 정도로 오염물질에 노출된다. 밀착도 검사(fit test)란 얼굴 피부 접촉면과 보호구 안면부가 적합하게 밀착되는지를 측정하는 것으로 그 목적은 작업자가 작업장에 들어가기 전 누설정도를 최소화시키고 어떤 형태의 마스크가 작업자에게 가장 적합한지를 선택하는 데 도움을 주어 작업자의 건강을 보호하기 위함이다. 현재 미국, 캐나다, 호주 그리고 뉴질랜드에서는 밀착도 검사가 제도화되어 사용되고 있다. 밀착도 검사는 오염물질의 침투경로를 피부 접촉면과 보호구 사이로만 간주하는 반면 유럽에서 사용하는 안면부 누설률(TIL: total inward leakage) 테스트는 보호구 안쪽으로의 누설현상을 피부접촉면 이외에도 필터, 밸브 등 모든 경로를 통하여 침투한 것으로 간주한다. 국내에서는 현재 밀착도 검사에 관한 법적인 규정은 없으나 2000년 7월1일부터 새로 개정된 호흡기보호구 검정규격실험에 유럽과 같은 안면부 누설률 실험을 실시하고 있다.

㈁ 밀착도 검사방법과 밀착계수(FF: fit factor)의 의미

밀착도 검사는 정성적인 방법(QLFT: Qualitative Fit TEst)과 정량적인 방법(QNFT: Quantitative Fit Test) 두 가지가 있다. 정성적인 방법은 착용자가 화학물질에 대한 수의 혹은 불수의적인 반응, 즉, 맛, 냄새, 자극 등을 통하여 측정하는 것이고 정량적인 방법은 보호구의 안과 밖의 농도 차이나 압력 차이를 이용하여 객관적인 수치로 나타내는 방법을 말한다.

정량적인 방법을 이용하여 호흡기보호구의 안과 밖에서 그 농도를 측정하여 비(ratio)로 나타내면 이것을 밀착계수(FF: Fit Factor)라고 한다.

$$\text{밀착계수(FF)} = \frac{\text{호흡기보호구 밖의 aerosol 농도}(C_o)}{\text{호흡기보호구 안의 aerosol 농도}(C_i)}$$

따라서 밀착계수 값이 높을수록 안면과 보호구간의 밀착정도가 우수하다고 할 수 있다. 미국에서는 호흡기보호구 착용 시 밀착계수 값이 일정한 값 이상이 되도록 권고 또는 규정하고 있는데, 미국표준협회(ANSI)에서는 공기정화형 보호구의 반면형은 100, 전면형은 1000을 권고하고 있다. 그러나 미국 산업안전보건법에서는 각각 100과 500을 넘어야 적합한 것으로 규정하고 있다(29CFR1910.134).

한편, 영국(HSE)에서의 밀착계수 값은 FFP3 안면부 여과식 마스크 100, 반면형 마스크 100, 전면형 마스크 2,000을 넘어야 적합한 것으로 권고하고 있다.

⑥ 기타보호구

석면의 기대노출농도가 노출기준을 초과할 것으로 예상되는 장소나 눈에 대한 자극 가능성이 있는 작업 장소에서는 사용주는 작업자에게 즉시 개인보호 장구(PPE: personal protective equipment)를 지급하고 사용하도록 해야 한다.

석면해체 작업자는 반드시 다음에서 언급하는 개인보호 장구를 착용하고 작업을 실시해야 한다. 사전조사자의 경우 샘플을 취하는 작업같이 석면이 공기 중에 방출되어 흡입 가능성이 있는 작업을 수행할 경우에는 호흡기보호구 착용과 더불어 다음의 개인보호 장구 착용이 필요하다.

㈀ 전신 보호복 - 커버롤(coverall)

- 일회용 커버롤이 적합하다. 아직까지 국내에서는 석면제거용 전신 보호복 검정규정이 따로 없기 때문에 유럽의 Type5(EN ISO 13982-1)가 적합하다.
- 옥외 작업 시에는 방수복이 필요할 수 있다.
- 큰 사이즈 전신 보호복을 입는 것이 좋다 : 그러면 이음새 부분이 찢겨지는 것을 막을 수 있다.
- 옷소매가 늘어지면 테이프로 밀봉한다.
- 긴 소매의 셔츠를 입지 않는 것이 좋다 : 이는 적절하게 커버하기가 어렵다.
- 신발 위를 덮을 수 있는 작업바지를 입는다. 신발 속으로 분진이 들어가지 않도록 접어 올린다.
- 작업 후 전신보호복은 반드시 적절한 방법에 의해서 폐기해야 한다. 사용한 보호복은 절대 집으로 가져가지 말아야 한다.

(ㄴ) 장갑

- 만약 보호 장갑이 필요하다면 단일용도의 일회용 장갑을 선정한다. 라텍스(latex) 장갑을 사용해야 한다면 '저단백파우더-프리' 장갑을 선정한다.
- 작업 후 장갑도 적절한 방법에 의해서 폐기해야 한다.

(ㄷ) 부츠

부츠는 넉넉한 일회용의 덧신(overshoes)을 우선적으로 고려한다. 레이스가 있는 부츠는 사용하지 말아야 한다.

(ㄹ) 기타 장비

경우에 따라서는 안면 보호 장구, 고글, 보안경과 같은 기타 개인보호구가 필요할 수 있다.

8) 호흡기보호 프로그램

산업안전보건법(보건기준에 관한 규칙 제14조)에 따르면 석면에 대한 작업환경측정결과 노출기준을 초과한 사업장이나 석면관련 작업으로 인해 근로자에게 건강장해가 발생한 작업장의 경우 호흡기보호 프로그램을 수립·시행토록 하고 있다.

호흡기보호프로그램이란 분진(석면)에 노출되는 근로자의 건강을 보호하기 위하여 분진(석면)노출평가, 노출기준 초과에 따른 공학적 대책, 호흡용보호구의 지급 및 착용, 분진(석면)의 유해성과 예방에 관한 교육, 정기적 건강진단, 기록·관리 등이 포함된 호흡기 질환을 예방·관리하기 위한 종합적인 프로그램이라고 할 수 있다.

산업안전보건법에서는 호흡기보호 프로그램에 대해 정형화된 틀을 규정하고 있지는 않고 있다. 따라서 여기서 설명하는 내용은 호흡기보호 프로그램을 수립·시행하는 데 있어서 구성요소를 설명하고자 하는 것으로 반드시 지켜야 하는 법적 사항이 아니라 하나의 예시이며, 사업장 상황에 따라서 적절히 구성요소를 조합하여 해당사업장에 가장 적합한 형태로 구성·운영하면 된다.

① 프로그램 구성원의 책임

(ㄱ) 사용주(프로그램 관리자) 책임

- 호흡기보호 프로그램의 수립, 유지 및 관리 : 석면노출에 의한 건강장해 예방을 위한 종합적인 호흡기보호 프로그램을 수립, 시행해야 하는 책임이 있다.
- 노출 위험성의 평가 : 사용주는 작업장에서 작업자에게 노출될 수 있는 석면의 위험성을 평가하고 기록으로 남겨두어야 한다.

- 석면노출을 억제 또는 최소화 할 수 있는 공학적 대책이나 관리적 대책의 실현가능성을 평가해야 한다.
- 적절한 호흡보호구를 선택해야 하고 사용에 대한 근로자 교육도 실시해야 한다.
- 사용 전 밀착도 검사 : 비록 현재 법적인 규정은 없지만 밀착도 검사는 착용자의 건강을 위해서는 반드시 필요한 조치이다. 정량적인 평가방법이 우선되어야하지만 이것이 어려우면 적어도 정성적인 평가방법이라도 실시해야 한다.
- 보호구에 대한 검사 : 자주 호흡기보호구를 검사해야 한다. 사실 호흡기를 보호하기 위해서는 보호구를 착용하는 것보다 좋은 방법은 없다. 정기적인 검사는 다음 사항이 필요하다.
  - 적절한 보호구를 선택하였는가?
  - 적합하게 착용은 하고 있는가?
  - 착용자에 대한 컨설팅 : 편안함 정도, 호흡저항 정도, 피로도의 제한 여부, 의사소통 제한 여부, 움직임의 불편함 여부, 작업수행 제한 여부, 착용에 대한 수용여부 이외에도 보호구의 검사, 보관, 관리 등이 포함되어야 한다.
- 근로자 건강상태에 대한 평가계획을 수립하고 시행해야 한다.

㈁ 착용자의 책임

보호구를 착용하는 각 개인도 다음의 책임이 있다.

- 매번 착용할 때마다 밀착도 체크(fit check)를 실시해야 한다.
- 지시대로 착용해야 한다.
- 보호구가 손상되지 않도록 잘 관리해야 한다.
- 착용하고도 유해물질로부터 보호가 안 된다고 생각하면 즉각 그 장소를 탈출해야 한다.
- 보호구가 제대로 작동하지 않으면 담당자에게 즉각 보고해야 한다.

② 프로그램 구성요소

㈀ 행정

적절한 보호구를 작업자들에게 제공하는 것은 단순한 일이지만 중요한 것은 부적절한 보호구는 착용자의 건강을 해치거나 심지어 죽음에 이르게 할 수 있다는 점에서 가볍게 다룰 문제가 결코 아니다. 따라서 호흡기보호 프로그램은 호흡기보호구에 대한 훈련을 받고 작업환경의 위험성을 정확히 판단할 수 있는 사람이 담당해야 한다. 전체적인 프로그램의 담당자는 한 사람이 맡는 것이 좋으며 보건관리자인 산업위생기사나 산업의사, 안전관리자인 안전기사가 적절하다.

한 사이즈가 모든 작업자의 얼굴에 맞을 수 없기 때문에 가능하면 여러 브랜드의 여러 사이즈를 구매해야 하며 또 착용자의 착용감과 수용여부를 고려해야 한다. 단지

가격 하나만 고려하여 구매하는 것은 바람직하지 않다.

㈁ 구성요소

- 프로그램의 문서화 : 위험요소, 훈련프로그램, 세척·검사·보관 등 관리, 구매 관련 내용, 화재 등 응급상황, 건강검진 등을 문서 파일로 만든다.
- 건강검진 : 보호구 착용자는 반드시 의사로부터 보호구 착용 시 건강상 문제가 없는지 검사를 받아야 한다. 검사는 신체적, 심리적 검사가 병행되어야 하며 보호구 착용으로 생리적 변화가 있는지도 검사해야 한다.
  - 호흡기 질환의 병력 : 천식, 폐기종, 만성 폐질환은 보호구 착용 시 위험
  - 직업력 : 석면, 규소, 면 분진, 베릴륨 등 폭로여부, 과거 직업, 정상작업 시 건강문제, 과거 보호구 착용으로 생긴 건강문제
  - 기타 정보 : 밀실공포증 같은 심리적 건강문제, 신체적 결함이나 비정상, 약물복용 여부, 고열작업 시 심박동 증가 정도
- 감독자, 착용자에 대한 훈련 : 훈련 프로그램에는 여러 가지 사항이 포함되어야 하지만 가장 중요한 것은 호흡기보호구를 착용해야 하는 필요성과 이유를 가능하면 많이 설명하는 방향으로 훈련되어야 한다. 이것은 착용자로 하여금 보호구를 적절하게 착용하고 관리하려는 동기를 유발하게 하기 위함이다. 보호구를 착용하면 호흡저항이 생기고 불편하기 때문에 작업자가 기피하려는 것은 당연하며 이를 극복하고 보호구 착용을 수용하기 위한 많은 시간과 노력이 필요하다.
- 밀착도 검사 : 현재 우리나라 법에는 규정되어 있지 않으나 착용자의 건강을 위해서는 반드시 필요하다.
- 검사, 보관, 취급방법 : 보호구에 대한 검사방법, 세척방법, 보관 방법 등 관리방법이 구체적으로 규정화되고 그에 따라서 실시되어야 한다.

호흡기보호 프로그램은 한 번 수립하여 시행만 하면 되는 일회성 사업이 아니다. 일단 호흡기보호 프로그램이 마련된다면, 잘된 요소는 계속 유지를 해야 하고, 평가결과 문제점이 도출된다면 그 원인을 파악하여 이를 개선해 나가는 피드백 활동을 끊임없이 해 나가야 한다.

그림 10-3은 호흡기보호 프로그램의 추진절차에 대한 흐름도를 나타낸 것이다. 일단, 석면노출로 인한 호흡기질환 발생 우려가 있는 경우 호흡기보호 프로그램을 수립한다. 이 때, 앞서 설명한 호흡기보호 프로그램의 구성요소, 주체별 역할에 따른 전체적인 예방 및 관리 대책이 수립되어야 한다. 수립된 예방 및 관리대책을 시행하기 위해서는 추진주체에 대한 관련 교육뿐만 아니라 근로자에 대한 교육이 필요할 것이다. 아울러, 노출로 인한 초기 증상자가 발생했다면 이들에 대해서는 의학적인 관리를 시

행해야 하고, 노출수준이 높은 작업공간에 대해서는 예방관리 대책에서 수립한 내용에 따라 작업환경 개선 활동을 시행해야 한다. 의학적 관리 및 작업환경 개선활동의 결과를 평가하여 애초 수립한 프로그램이 효과가 있었는지를 평가하고, 문제점이 발견되었다면, 이 문제점을 개선할 수 있는 방안이 처음의 호흡기보호 프로그램에 반영되어 보완이 이루어져야 한다. 이러한 순환과정이 끊임없이 이루어지는 것이 호흡기보호 프로그램이다. 물론 처음에 수립한 프로그램이 효과가 있었다면 그 프로그램은 지속적으로 운영하면 된다.

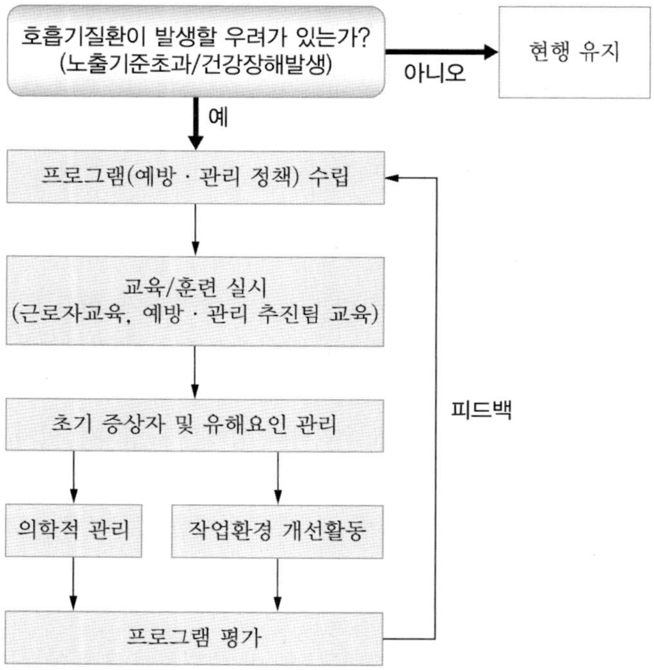

그림 10-3 호흡기보호 프로그램의 추진절차에 대한 흐름도

9) 석면작업의 관리

① 작업장에서의 관리 방법

㈀ 석면 취급 작업장

자동차 브레이크 제조업, 석면 방직 공장, 슬레이트 제조업, 석면 광산, 기타 석면취급 작업 등

㈁ 국소배기 시설을 설치해야 한다.

(ㄷ) 작업자는 석면방지용 방진마스크를 착용해야 한다.

(ㄹ) 작업자는 작업복과 평상복을 구별하여 착용해야 한다.

(ㅁ) 석면 공장에서 석면이 공장 밖으로 나가지 않도록 해야 한다.

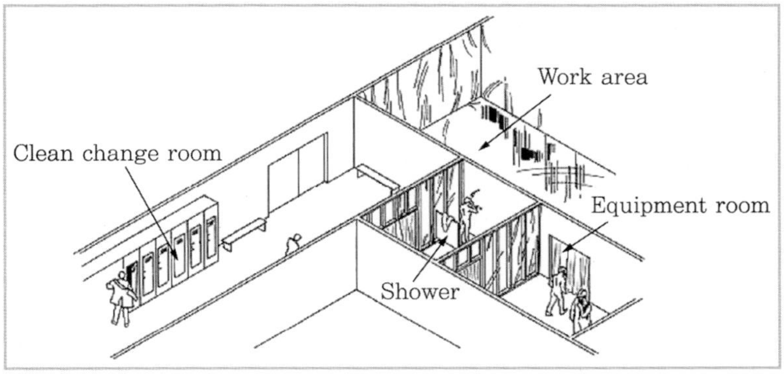

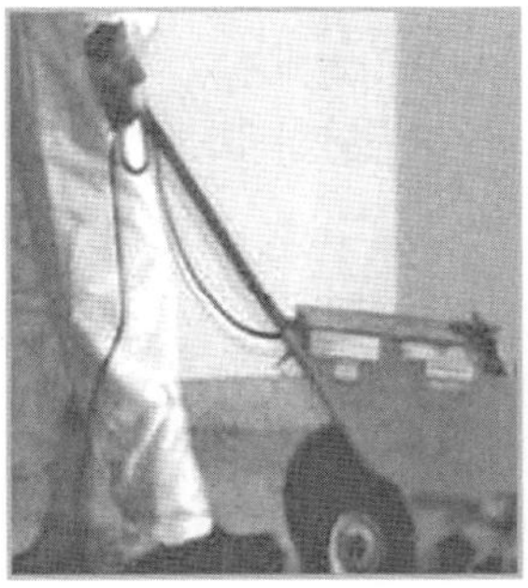

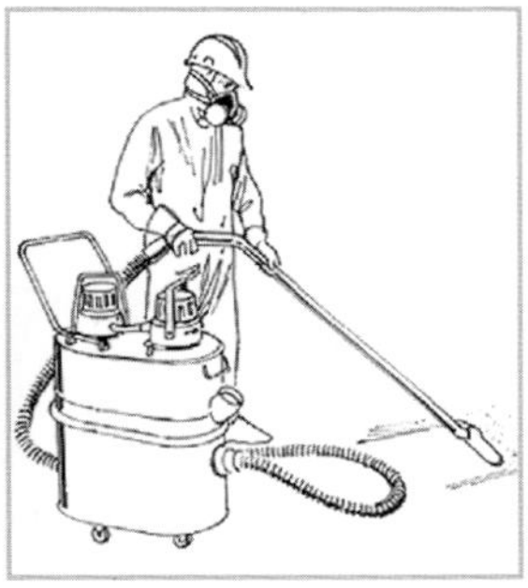

② 빌딩이나 공공시설에서의 관리 방법

(ㄱ) 석면을 포함하고 있는 물질을 물리적으로 격리한다.

- 근본적인 대책이 못되며, 완전한 대책도 아니다.

(ㄴ) 석면이 포함된 물질 위에 특수한 물질을 살포하여 석면 분진이 공기 중으로 떨어져 나오지 못하게 한다.

- 근본적인 대책이 못 되며, 시간이 흐르면 결국 석면이 공기 중으로 비산한다.

(ㄷ) 석면을 제거한다.

- 석면의 오염원을 제거하는 방법으로 완전하고, 근본적인 최종적인 관리방법이다.
- 석면의 제거방법은 가능한 습식법을 이용한다.

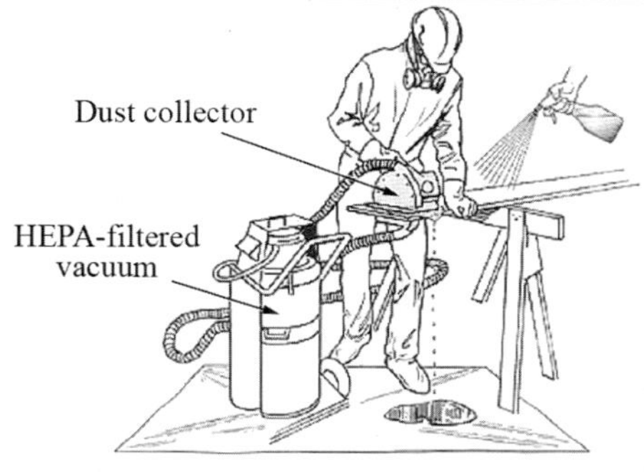

Power saw equipped with dust collector and HEPA-filtered vacuum

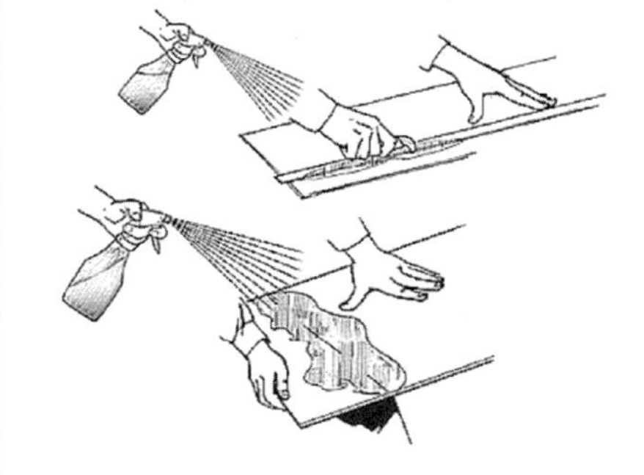

Scribing and breaking asbestos cement

③ 석면 제조·수입·사용 등의 금지

석면에 의한 건강장해를 근원적으로 예방하기 위해 1997년에 청석면, 갈석면, 2003년에 악티노라이트, 트레모라이트, 안소필라이트 등 5종의 석면에 대해 제조·수입·사용 등을 금지한 바 있다. 이에 따라 석면 원재료 수입은 눈에 띄게 감소한 반면, 석면함유제품 수입이 상대적으로 증가하여 제품 취급에 의한 석면노출 문제가 대두되었다. 이에 2007년 1월 건축용 석면시멘트제품 및 자동차용 석면마찰제품의 사용 등을 금지한 것을 시작으로, 2008년도에는 석면 개스킷, 2009년에는 산업용 석면마찰제품, 2015년에는 군수용 및 화학공업용 일부 제품 등 그간 대체품 개발 시까지 적용이 유예되었던 제품을 포함한 모든 석면함유제품에 대하여 사용을 금지하였다.

④ 석면 제조·사용 및 해체·제거 사업장 관리 방법

백석면을 제조·사용할 경우 고용노동부 장관의 사전허가를 받도록 하고 있으나 2007년 이후 석면의 제조·수입·사용 금지 대상이 확대됨에 따라 고용노동부 장관의 허가를 받아 제조·사용한 사업장은 없으며, 사실상 백석면에 대해서도 제조·사용 등이 금지된 현실을 반영하여 백석면을 포함한 모든 석면에 대한 제조·사용 등을 금지토록 법 개정을 준비 중에 있다.

또한 석면은 제조·사용뿐 아니라 건축물이나 설비에 사용된 석면에 대한 해체·제거 시에도 고용노동부 장관의 허가를 받도록 하였다. 그 결과 2004년 8건에 불과하던 석면 해체·제거 허가 건수는 2005년에는 115건, 2006년에는 749건, 2007년에는 1,933건, 2008년에는 11,114건으로 급증하였다.

이에 따라 석면해체·제거작업의 안전성과 전문성을 제고하기 위해 일정 규모 이상의 건축물 또는 설비를 철거·해체하려는 경우에는 일정요건을 갖추어 고용노동부 장관에게 지정받은 석면조사기관을 통해 석면함유 여부 등을 사전 조사하고, 그 결과 일정기준 이상의 석면이 함유된 경우에는 일정요건을 갖추어 고용노동부 장관에게 등록한 업체를 통해 석면 해체·제거작업을 하도록 제도를 개선하고 2009년 8월 7일 시행에 들어갔다.

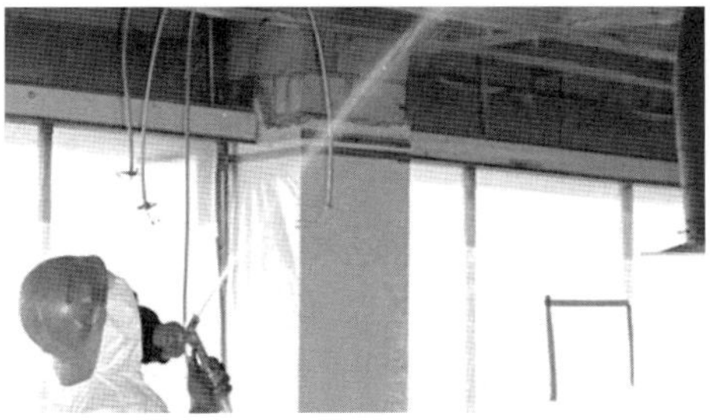

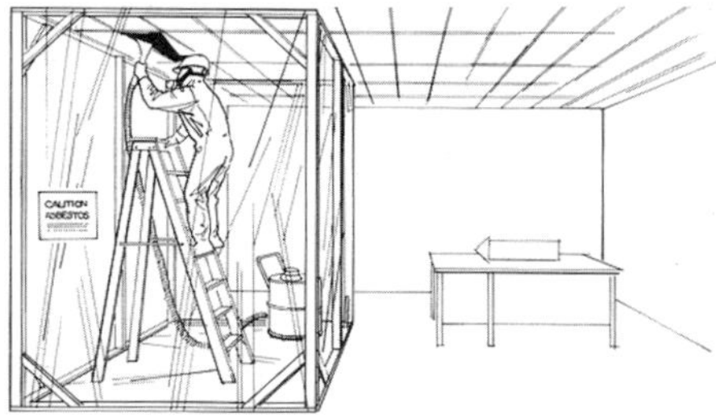

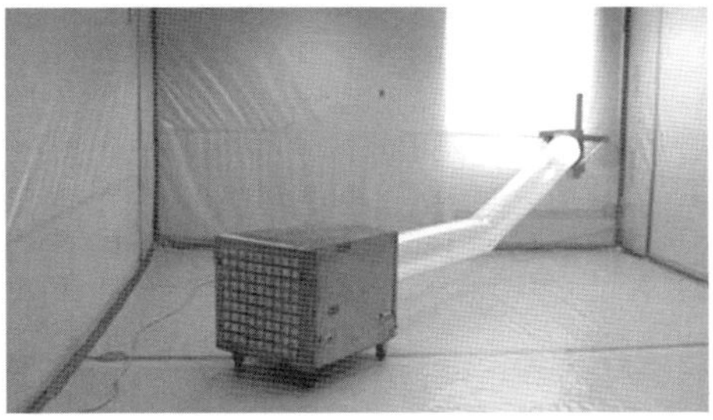

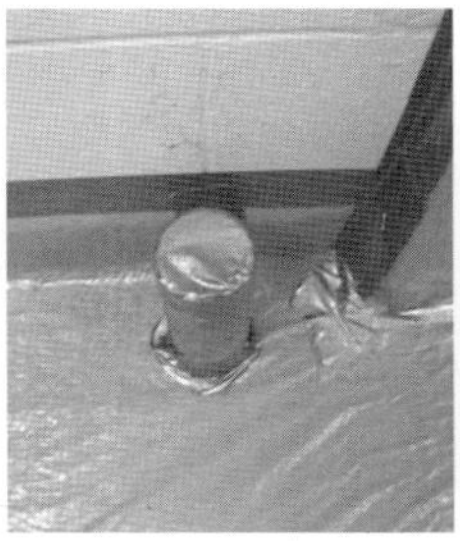

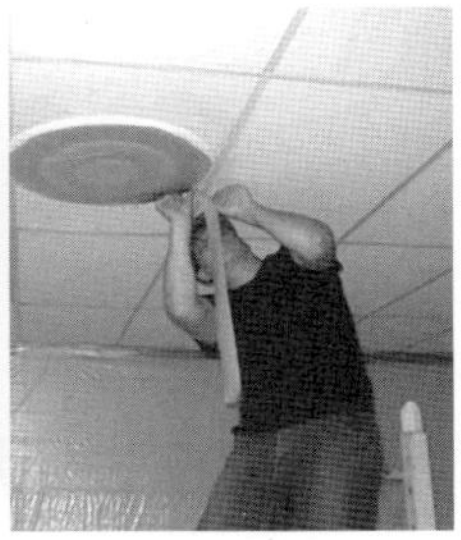

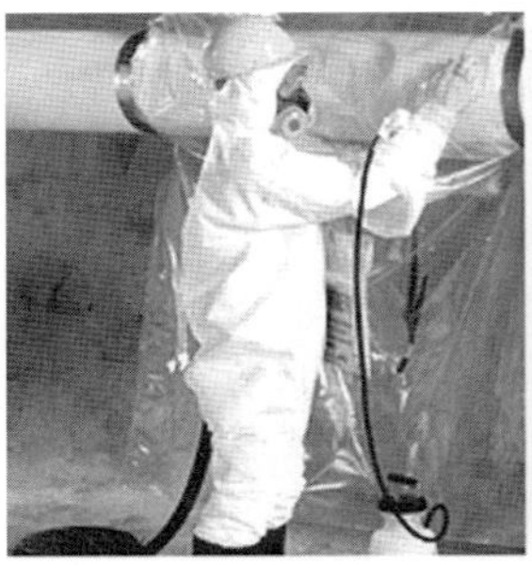

글로브백의 사용

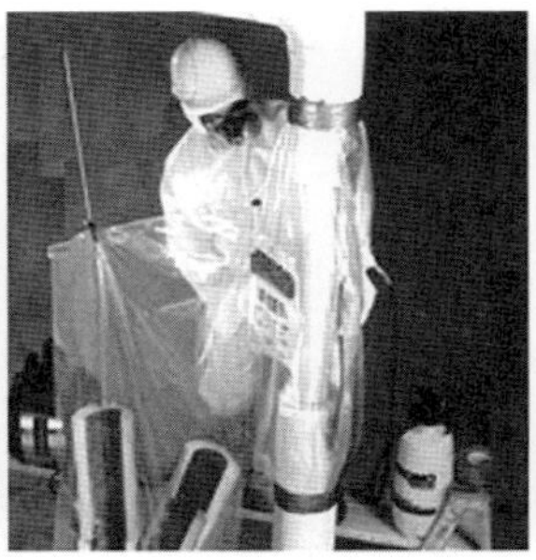

수직부 해체작업

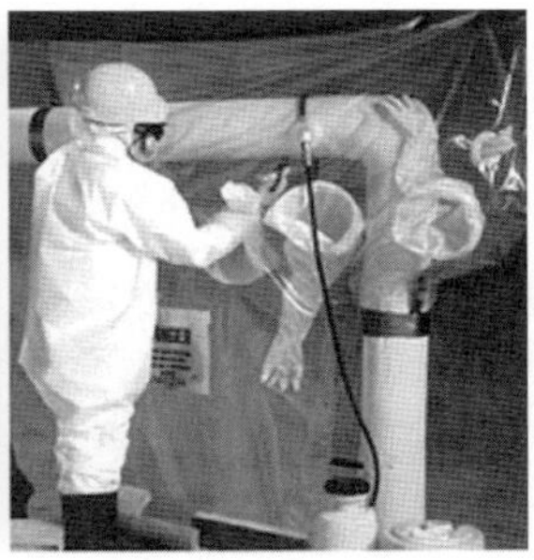

모서리부 해체작업

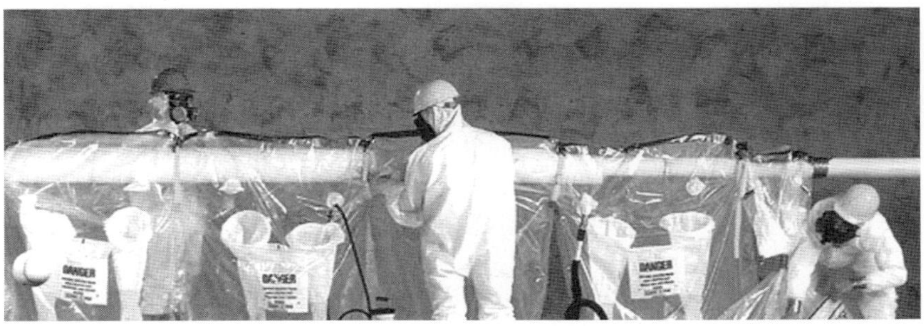

수평길이가 긴 경우 연속적인 글로브백 해체작업

일정규모 이상*의 건축물 또는 설비의 경우 지정조사기관을 통해 사전 석면조사 실시 건축물의 연면적 및 철거하려는 부분의 합이 50 m^2 이상(주택의 경우 200 m^2 이상)

설비의 경우 자재의 면적의 합이 15 m^2 또는 1 m^3 이상(파이프 보온재는 길이 합이 80 m 이상)* 조사결과 일정기준* 이상의 석면이 함유된 경우 등록된 석면해체·제거업자를 통해 작업 건축물의 경우 석면이 1% 초과 함유된 면적의 합이 50 m^2 이상(주택의 경우 200 m^2 이상) 1% 초과 함유된 분무재 및 내화피복재, 석면이 1% 초과 함유된 단열재 등 자재면적의 합이 15 m^2 또는 1 m^3 이상(파이프 보온재인 경우 1% 초과 함유된 보온재의 길이의 합이 80 m 이상) 등록한 석면해체·제거업자는 작업 전 신고 및 작업 기준을 준수하고, 작업완료 후 석면농도를 측정하여 일정기준(0.01개/cc) 이하로 유지 석면해체·제거작업이 허가제에서 신고제로 전환된 이후 2009년 4,776건, 2010년에는 13,761건, 2011년에는 15,250건, 2012년에는 18,157건, 2013년에는 15,833건, 2014년에는 15,923건의 신고가 접수되었다.

동 제도의 시행으로 2013년 말 기준, 석면조사기관은 238개소가 지정을 받았고, 석면해체·제거업체는 2,105개소가 등록하였다.

또한 석면 해체·제거업자는 작업 전 고용노동부 장관에게 작업을 신고하고, 작업 시에는 산업보건기준에 관한 규칙의 작업 기준을 준수토록 하며, 작업완료 후에는 작업장의 공기 중 석면농도가 일정기준 이하가 되도록 하는 등의 체계적인 관리를 통해 석면으로부터 근로자의 건강장해를 예방하고 있다.

이 장에서 꼭 기억해야 할 포인트

- **석면(石綿, Asbestos)** : 백만 년 전 화산활동에 의해 생성된 화성암의 일종으로서 천연의 자연계에 존재하는 사문석(蛇紋石) 및 각섬석(角閃石)의 광물에서 채취된 섬유모양의 규산화합물로서 직경이 0.02~0.03 μm 정도의 유연성이 있는 견사상(絹紗狀) 광택이 특이한 극세섬유상 광물을 말한다.
- **석면의 특성** : 내화성(fire proofing) 및 단열성(heat resistance), 절연성(insulation), 방부성(corrosion resistance), 방적성(spinability) 및 소인장성, 비흡습성, 안정성 및 환경축적성, 내마모성 등이 있다.
- **석면의 종류** : 가장 널리 사용되는 백석면(크리소타일: Chrysotile) 등의 사문석계열과 청석면(크로시도라이트; Crocidolite)과 갈석면(아모사이트; Amosite), 양기석석면(악티노라이트; Actinolite), 투각섬석면(트레모라이트; Tremolite), 직섬석석면(안소필라이트; Anthophylite) 등의 각섬석계열로 구분된다.
- **석면함유물질(ACM: Asbestos Containing Material)** : 순수한 석면만으로 제조되거나 석면에 다른 섬유물질이나 비섬유질 혼합된 물질을 말한다.
  - 부서지기 쉬운 석면(Friable asbestos) : 건조한 상태일 때 손 압력으로 부서져 가루로 변형되는 석면함유물질
  - 잘 부서지지 않는 석면(Non-friable asbestos) : 평상시 사용하는 동안 부러뜨리기 전까지 공기 중에 석면섬유를 방출하지 않는 석면함유물질
- **석면 대체물질** : 건축물에 사용되는 석면대체품은 유리면, 암면 등 인조광물섬유 보온재와 유리장섬유,

세라믹섬유, 석고보드, 퍼라이트, 규산칼슘 보온재 등이 있다.

- 유리면 : 유리원료를 1,400℃ 이상의 고온에서 용융하여 고속으로 회전시켜 3~10 μm 굵기의 섬유상으로 제조·가공 처리한 비결정형의 인조광물 무기질섬유. 0℃ 이상의 고온에서 용융하여 고속으로 회전시켜 3~10 μm 굵기의 섬유상으로 제조·가공 처리한 비결정형의 인조광물 무기질섬유
- 유리장섬유 : 저 알칼리 유리조성 원료를 고온에서 용융시킨 후 노즐을 통하여 섬유상으로 제조
- 기타석면대체재 : 세라믹섬유, 석고보드, 퍼라이트 등이 있다.

• **석면노출과 관련된 질병의 종류**
  - 흉막 질환 : 흉막 삼출액(Pleural effusion), 흉막 비후(Pleural thickening), 흉막판(Pleural plaques)
  - 석면폐(asbestos)
  - 암 : 폐암(Lung cancer), 악성중피종(Mesothelioma)
  - 합병증 : 폐성심(Cor Pulmonale)

• **석면노출에 의한 업무상 질병인정 기준** : 석면에 노출되는 업무에 종사한 경력이 있는 근로자에게 다음 각 항목의 어느 하나에 해당하는 증상 또는 소견이 나타나면 석면노출에 위한 업무상 질병이라고 본다.
  - 석면폐증
  - 원발성 폐암 또는 악성중피종 중 다음의 어느 하나에 해당되는 경우
    ① 석면폐증을 동반하는 경우
    ② 늑막비후(흉막비후), 초자성 비후, 판상석회화, 담액증, 석면소체 또는 석면섬유를 동반하거나 발견되는 경우
    ③ ①이나 ②에 해당하지 않거나, 석면에 10년 이상 노출된 경우. 다만, 노출기간이 10년 미만인 경우에도 흡연기간, 석면에 노출된 기간, 노출 후 발병까지의 기간 등을 고려하여 석면으로 인한 질병으로 인정되면 포함한다.

  이 기준은 석면에 의한 건강장해로 석면폐증, 악성중피종, 폐암을 인정하고 있고, 늑막질환이나 기관지 질환은 아직까지는 인정하지 않고 있다.

• **개인보호구** : 작업자 신체의 일부 또는 전체에 직접 착용시켜 인체에 미치는 각종 물리적, 화학적, 그리고 생물학적 요인 등으로 인체를 보호하기 위한 보조기구를 말한다.

• **보호계수**(PF: protection factor) : 마스크 밖의 농도를 안의 농도로 나누어 얻어진 숫자로, 보호계수는 착용자의 얼굴에 마스크가 얼마나 밀착이 잘되는가에 따라 크게 좌우된다.

• **고효율필터**(HEPA) : 입경이 0.3 μm인 에어로졸을 가지고 실험하였을 때 포집효율이 99.97% 이상인 필터

• **밀착도 검사**(fit test) : 얼굴 피부 접촉면과 보호구 안면부가 적합하게 밀착되는지를 측정하는 것으로 그 목적은 작업자가 작업장에 들어가기 전 누설정도를 최소화시키고 어떤 형태의 마스크가 작업자에게 가장 적합한지를 선택하는데 도움을 주어 작업자의 건강을 보호하기 위함이다.

• **밀착계수**(FF: fit factor) : 밀착도 검사는 정성적인 방법(QLFT: Qualitative Fit Test) 두 가지가 있다. 정성적인 방법은 착용자가 화학물질에 대한 수의 혹은 불수의적인 반응, 즉, 맛, 냄새, 자극 등을 통하여 측정하는 것이고 정량적인 방법은 보호구의 안과 밖의 농도 차이나 압력 차이를 이용하여 객관적인 수치로 나타내는 방법을 말한다. 정량적인 방법을 이용하여 호흡기보호구의 안과 밖에서 그 농도를 측정하여 비(ratio)로 나타내면 이것을 밀착계수(FF: Fit Factor)라고 한다.

• **호흡기보호프로그램** : 분진(석면)에 노출되는 근로자의 건강을 보호하기 위하여 분진(석면)노출평가, 노출기준 초과에 따른 공학적 대책, 호흡용보호구의 지급 및 착용, 분진(석면의 유해성과 예방에 관한 교육, 정기적 건강진단, 기록·관리 등이 포함된 호흡기질환을 예방·관리하기 위한 종합적인 프로그램을 말한다.

학습문제

01 석면의 광물학적 및 형태학적인 다음 설명 중 옳지 않은 것은?

① 약 백만 년 전에 화산활동에 의해 생성된 화성암의 일종이다.
② 자연계에 존재하는 사문석 및 각섬석 계열의 광물이다.
③ 섬유모양의 규산화합물로 직경이 0.2~0.3 μm 정도이다.
④ 유연성이 있는 견상상 광택이 특이한 극세 섬유상 광물이다.

02 세계에서 가장 많은 석면을 생산하였던 캐나다와 견줄만한 석면 생산국은?

① 러시아
② 미국
③ 중국
④ 일본

03 다음 중 석면의 특성이 아닌 것은?

① 내화성이 우수하다.
② 절연성이 뛰어나다.
③ 방적성이 좋다.
④ 흡습성이 좋다.

04 다음 중 각섬석 계열의 석면이 아닌 것은?

① 백석면
② 갈석면
③ 청석면
④ 트레몰라이트

05 석면을 구성하는 화합물 중 가장 함량이 많은 것은?

① 유리규산
② 산화마그네슘
③ 산화철
④ 알루미나

06 석면제거 해체·제거 작업에서 산업안전보건법에서 규정하고 있는 석면함유물질의 석면 함량기준(중량기준)은?

① 0.1% 이상
② 0.1% 초과
③ 1% 이상
④ 1% 초과

해설 석면함유물질의 제조, 수입, 사용은 석면이 0.1% 초과한 것을 말함

07 우리나라에서 석면함유제품의 사용처로 가장 많이 사용된 곳은?

① 슬레이트 ② 보온재
③ 브레이크 라이닝 ④ 석면포

08 다음 중 석면대체물질이 아닌 것은?

① 유리면 ② 암면
③ 세라믹 섬유 ④ 트레몰라이트

09 규산암계 암석을 주원료로 하여 용해로에서 1,500℃ 이상의 고온에서 용융하여 고속회전시켜 섬유상 물질로 만들어지는 것은 무엇인가?

① 유리면 ② 암면
③ 세라믹 섬유 ④ 석면

10 다음 인체기관 중 산소와 이산화탄소의 교환이 일어나는 곳은?

① 폐 ② 간
③ 신장 ④ 대장

11 인체 호흡기계를 구성하는 요소 중 상기도 영역에 해당하지 않는 것은?

① 비강 ② 인두
③ 후두 ④ 기관지

12 석면노출에 의해 발생할 수 있는 질병이 아닌 것은?

① 석면폐 ② 중피종
③ 폐암 ④ 기관지

13 석면폐질환에 대한 설명 중 잘못된 것은?

① 석면폐는 석면섬유 노출에 의해 폐의 섬유화가 진행된 것이다.
② 석면폐에 걸리면 폐활량과 기도저항을 감소시킨다.
③ 석면폐의 평균 잠복기간의 15~30년 정도이다.
④ 석면폐는 비가역적인 질병이다.

14 석면노출에 의해서 발병되는 가장 대표적인 질병은?

① 진폐증 ② 폐암
③ 악성중피종 ④ 폐성심

15 현재 산업재해보상보험법에서 규정하고 있는 석면노출에 의한 업무상 질병인정기준에 대한 설명 중 잘못된 것은?

① 석면폐증이 있는 경우
② 석면폐증을 동반한 악성중피종
③ 늑막비후를 동반한 속발성 폐암
④ 석면노출에 의한 질병이란 확증이 뚜렷하지는 않지만 석면에 10년 이상 노출된 경우

해설
- 속발성 : 어떤 병으로 인해 다른 병이 그 병에 이어서 생기는 특성
  예를 들어 간견변증이나 속내장 따위에서 볼 수 있다.
- 원발성 : 다른 원인으로 질병이 생겨난 것이 아니고 그 자체가 질병인 성질

16 호흡보호구의 형태별 분류에 해당하지 않는 것은?

① 밀착형
② 느슨형
③ 전면형
④ 직결식

17 입, 코, 그리고 턱을 감싸는 호흡보호구를 무엇이라 하는가?

① 1/4형 호흡보호구
② 반면형 호흡보호구
③ 전면형 호흡보호구
④ 밀착형 호흡보호구

18 다음에서 열거한 방진마스크 중 할당보호계수 값이 가장 큰 것은?

① 필터를 장착한 반면형
② 필터를 장착한 전면형
③ 양압 반면형 공기공급형
④ 전면형 SCBA

19 석면취급 장소에서 사용할 수 있는 호흡보호구는?

① 특급
② 1급
③ 2급
④ 모두 다 사용할 수 있다.

20 석면 사전조사자가 착용해야 할 최소한의 호흡보호구는?

① 특급필터를 장착한 반면형 마스크 이상
② 일급필터를 장착한 반면형 마스크 이상
③ 특급필터를 장착한 1/4형 마스크 이상
④ 일급필터를 장착한 1/4형 마스크 이상

21 산업안전보건법에서 규정하고 있는 석면 해체·제거 작업자에게 사업주가 지급해야 하는 개인보호구에 해당하지 않는 것은?

① 방진마스크
② 보안면
③ 고글
④ 보호의

22 공기 중 석면농도가 10개/cc 이상일 것으로 추정되는 장소에 착용해야 하는 호흡보호구는?

① 특급필터를 장착한 반면형 마스크
② 특급필터를 장착한 전면형 마스크
③ 특급필터가 장착된 전면형 전동식 공기정화형 마스크
④ 양압 SCBA

해설 보호계수(PF) = $\frac{\text{마스크 밖의 농도}}{\text{마스크 안의 농도}}$

할당보호계수(APF) : 100인 보호구

보호구 착용시는 유기물질로부터 100배 보호함

23 호흡보호구 착용 시 누설되는지 여부를 확인하기 위해 실시하는 검사를 무엇이라고 하나?

① 밀착도 검사
② 착용감 검사
③ 누설 검사
④ 밀폐도 검사

24 다음 중 호흡기 보호프로그램을 구성하는 요소 중 사업주 책임이 아닌 것은?

① 프로그램의 수립 및 유지
② 노출 위험성 평가
③ 밀착도 체크
④ 근로자 건강검사

25 다음은 호흡기 보호프로그램에 대한 설명이다, 올바르지 않은 것은?

① 호흡기 보호프로그램이란 분진(석면)에 노출되는 근로자의 건강보호를 위한 것이다.
② 프로그램 내용 안에는 노출기준초과에 따른 공학적인 대책, 유해성에 대한 근로자 교육, 정기적인 건강진단 등의 내용이 포함된다.
③ 호흡기 보호프로그램은 총체적인 종합프로그램이므로 한번만 시행하면 종결되는 프로그램이다.
④ 산업안전보건법에서는 호흡기 보호프로그램에 대한 정형화된 틀을 규정하고 있지는 않다.

정답 1. ③ 2. ① 3. ④ 4. ① 5. ② 6. ③ 7. ① 8. ④ 9. ② 10. ① 11. ④ 12. ④ 13. ② 14. ② 15. ③ 16. ③ 17. ② 18. ④ 19. ① 20. ① 21. ② 22. ④ 23. ① 24. ④ 25. ③

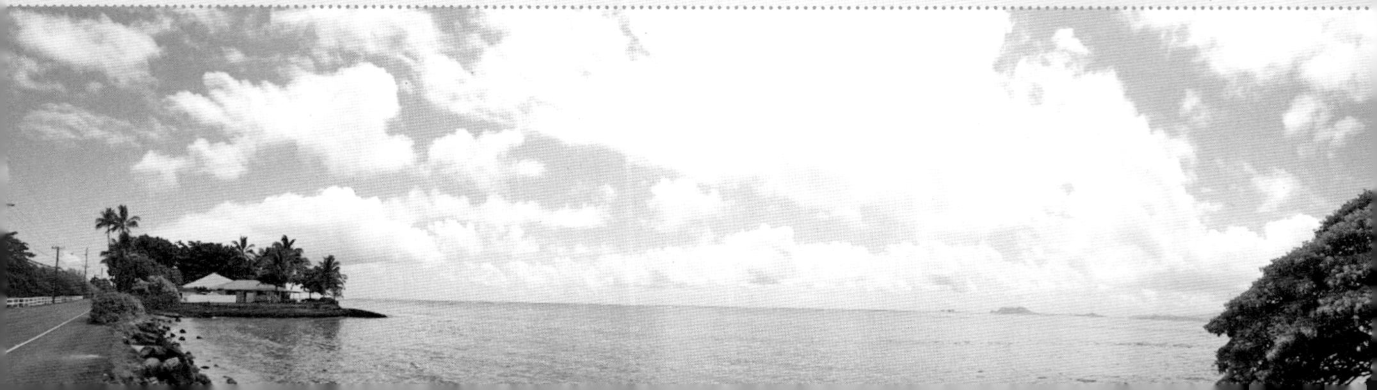

Chapter 11

소음(Noise)

학습목표

1. 음의 개념
2. 소음의 발생원 파악
3. 소음이 인체에 미치는 영향
4. 음의 물리적 특성
5. 소음의 단위
6. 소음의 종류
7. 노출 기준
8. 노출 평가
9. 청력검사 결과의 판독
10. 소음성 난청의 판정기준
11. 소음 작업장의 관리

1 음의 구분

1) 음 또는 소리(Sound) : 귀가 감지할 수 있는 공기의 압력변화
   소리가 나서 들리는 것 : 대화, 음악
2) 소음(Noise) : Unwanted Sound(원하지 않는 소리)
   ① 락, 디스코 음악 : 젊은이들은 음악, 나이든 사람은 소음
   ② 조용한 클래식 음악 : 반대가 될 수 있음
   ⇒ 음과 소음의 구분은 "주관적", "심리적", "정신적인 면"이 매우 큼

※ 소음의 정의 : 기계, 기구 등으로부터 발생되는 강렬한 소리(음)로 규정

2 소음 발생원

1) 일상생활

① 자동차가 달리는 소리, 경적 소리
② 공사현장의 굴착기 사용이나, 건물 건축 시 망치 소리 등
③ 지하철이용 시 지하철역이나 지하철 내부에서 느끼는 소음 등에 의해
⇒ 시민들이 수면에 방해를 받고, 대화나 근무, 공부에 집중이 안 되는 정신활동에 방해가 되는 등 불쾌감이나 스트레스를 유발하는 중요한 요인으로 작용

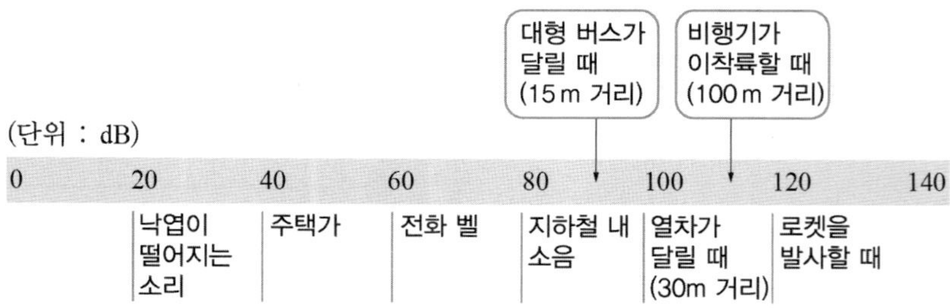

2) 작업장

① 자동차 공장 : 리벳팅기, 절삭기, 프레스기, 연마기
② 조선업 : 요철부분을 펴는 망치작업, 금속 표면 녹 제거(Grinding)
③ 주물업 : 쇠와 혼합된 모래를 털어내는 주형 및 후처리 작업
④ 파쇄기(분쇄기) : 광물, 금속물질을 파쇄

⑤ 자동차 정비공장 : 판금, 절단·절곡, 연마 등 금속을 이용해 제품을 만드는 작업장의 소음발생은 필연적인 요인으로 작용됨
⑥ 연탄공장 : 윤전기
⑦ 광산 : 석탄을 캐기 위해 또는 폭약 충진을 위해 착암기로 천공
⑧ 나무제품 : 동력으로 목재를 절단, 절곡
⑨ 섬유제품 : 직포기를 사용하는 방직 공정 이외에도 운수업, 군인(포병), Jet기 조종사, 전화교환수 등

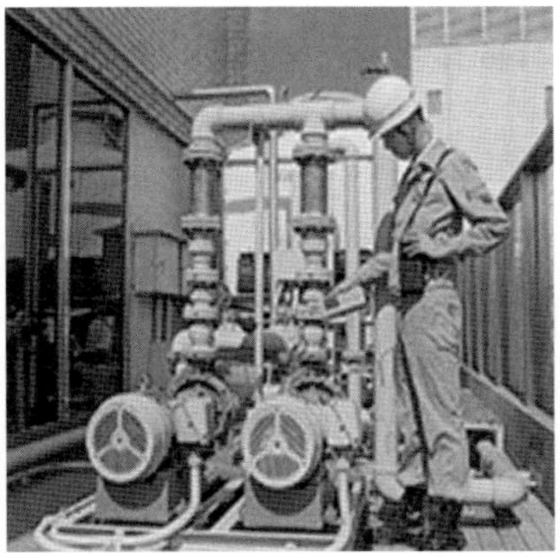

⇒ 일상생활에서뿐만 아니라 다양한 제품을 만드는 대부분의 작업장에서 소음이 발생되며 이에 따라 많은 근로자들의 소음에 무방비로 노출되고 있는 실정임

3 소음이 인체에 미치는 영향

1) 소리가 청신경에 전달되어 들을 수 있는 과정

음파가 고막을 진동하면 중이에 있는 3개(추골, 침골, 등골)의 청소골을 움직이고 이러한 움직임은 내이(內耳)의 달팽이관 입구인 난형창을 진동하여 달팽이관 내에 있는 체액이 진동에 따라 움직이며 유모세포의 움직임이 전기적으로 변화하여 청신경을 통해 뇌의 기능에 전달하여 소리를 들을 수 있다.

귓바퀴에 의해서 모아진 소리가 외이(外耳)도를 통해서 고막에 도달 ⇒ 소리가 고막을 진동시켜 중이(中耳) 내의 청소골(이소골)로 전달 ⇒ 청소골의 움직임은 달팽이관 내의 림프액(체액)으로 전달 ⇒ 림프액이 움직이게 되면 달팽이관 내 청세포의 섬모(유모세포)에서 전류가 발생 ⇒ 유모세포의 움직임이 전기적으로 변화하여 청신경을 자극하게 되고 이때 생긴 신호가 대뇌에 전달된다.

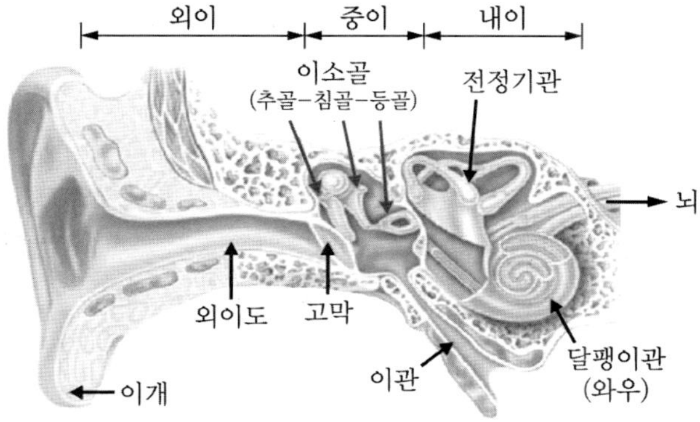

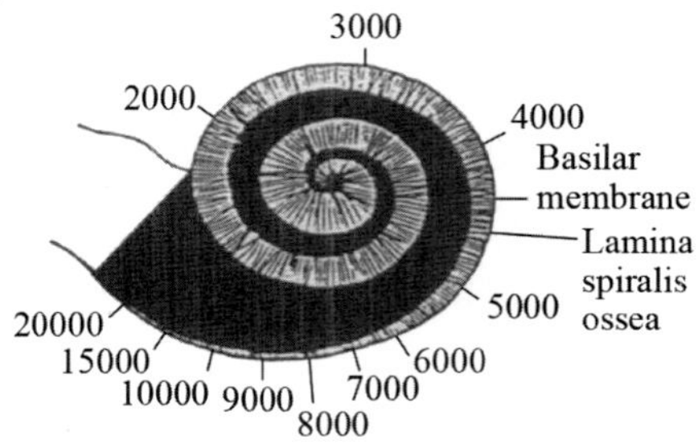

2) 인체에 미치는 영향

① 소음성 난청(Noise induced hearing loss: NIHL)

소음작업장에 종사하는 자가 강렬한 소음에 자주 폭로되어 청신경에 자극을 받아서 청력장해를 일으키는 것(재해성 난청)

㈀ 일시적 청력변화(Temporary Threshold Shift: TTS)

- 소음의 노출을 멈추면 다시 노출 전의 상태로 회복되는 변화
- 일시적으로 신경의 전도성이 저하되는 가역적인 피로현상

㈁ 영구적 청력변화(Permanent Threshold Shift: PTS)

- 강렬한 소음에 반복하여 노출되면 영구적인 청력변화가 되며, 코르티씨 기관에 손상이 온 것으로 회복이 불가능
- 코르티씨 기관 내의 신경수용기의 불가역적인 파괴현상
- 주로 4,000 Hz를 중심으로 한 청력손실이 가장 현저하게 감소(C_5-dip 현상)

㈂ 노인성 난청(Presbycusis)

- 소음노출과 관계없이 연령에 따라 발생하는 청력장해(신경성 난청)
- 생리적인 불가피한 노화현상(30세 이후, 연령에 따라 급격히 증가)

청력장해의 종류

- 전음성 난청 : 소리를 와우각까지 전달하지 못하여 생기는 난청 (적절하게 치료하면 고칠 수 있다.)
- 신경성 난청(감각성 난청) : 코르티씨 기관과 청신경에서 변성이 일어나서 생기는 것으로 대개는 회복되지 않는다.
- 호흡성 난청(혼합성 난청) : 전음성 난청과 신경성 난청이 겹친 경우 외이+중이+내이 모두가 문제 있다.

- **중추성 난청** : 뇌 중추에 이상이 있어서 청각을 통하여 들어온 정보를 해석하지 못하는 경우
- **심인성 난청** : 기질적인 변화는 없고, 개인의 청력 역치가 높아져 있기 때문에 생기는 것으로 꾀병인 경우와 히스테리의 경우

② 정신피로 : 집중 불가능(불쾌감이 증가)

③ 재해의 증가 : 회화 장애

④ 작업능률의 저하

4 일반적 특성

1) 소리(음)의 특성

파동운동 : 에너지 형태로 공기 중으로 전파

2) 음의 2가지 요소

① 음정(음의 높낮이) : [도레미파솔라시도 / 저음 ⟶ 고음] ⇒ 진동수, 즉 주파수에 영향

② 음압(음의 세기) : 진폭의 영향

※ 귀는 음의 높고 낮음을 정확히 판단 가능하나 음의 세기(크기)는 정확한 파악 불가능

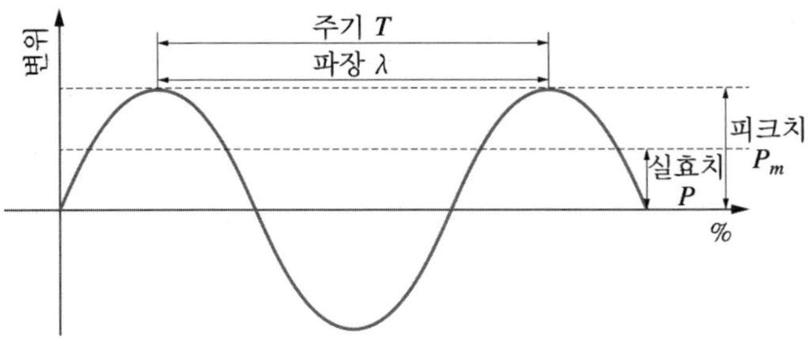

3) 주파수(진동수)란 (Frequence)

① 진동(파동)이 얼마나 자주 일어나는가

② 가청주파수 범위 : 20~20,000 Hz

회화주파수 범위 : 250~3,000 Hz

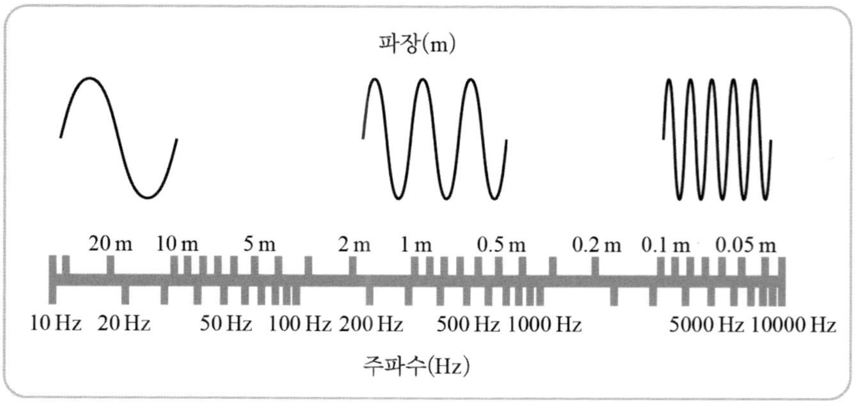

4) 전파속도 : 소리가 귀에 전달되는 속도(음속)

① 음속(C) = 파장(λ) × 주파수(Hz)

(ㄱ) 공기 중 속도(C) = 344.4 m/sec

(ㄴ) 철의 속도(C) = 5 km/sec

(ㄷ) 물속에서의 속도(C) = 1,410 m/sec

② 공기 중 음파의 전달속도 계산

$$C = 331.5 + 0.6t \ \text{(m/sec)}$$

여기서, C : 음속

t : 공기의 온도(℃), 15℃일 때 C = 340 m/sec

※ 기찻길에서 기차의 운행 소리를 못 듣지만 철로에 귀를 대면 기차 달려오는 소리를 들을 수 있음. 이것은 쇠 소리의 전파속도가 매우 빨라서 전달되는 현상

※ 소리가 강하면 진폭이 좁아짐. 따라서 소리가 진동하는 폭이 크면 강한 소리임
음의 세기(음압)의 단위는 귀가 듣는 상대적 소리의 크기를 음량 즉, dB 단위로 측정되며 dB는 log 눈금을 사용한다.

- 10 dB은 사람이 들을 수 있는 가장 작은 소리인 0 dB보다 10배 큰소리
- 20 dB은 10 dB의 2배가 아니라 10배 큰소리이며, 0 dB의 100배 큰소리
- 30 dB은 10 dB의 3배가 아니라 10배 큰소리이며, 0 dB의 1000배 큰소리를 나타냄

5 음의 단위

1) 음압 수준(Sound Pressure Level; SPL = L_P)

사람의 귀가 외부 자극에 반응하는 압력

$$L_P = 10\log_{10}\left(\frac{P}{P_o}\right)^2 = 20\log_{10}\left(\frac{P}{P_o}\right) \tag{11.1}$$

여기서, P : 측정한 음압 수준(N/m^2)

P_o : 기준 음압 ⇒ 정상인이 들을 수 있는 음압

(가청주파수인 20～20,000 Hz에서 가장 낮은 주파수인 20 Hz를 음의 압력으로 나타내면 0.00002 dynes/cm^2, 2×10^{-5})

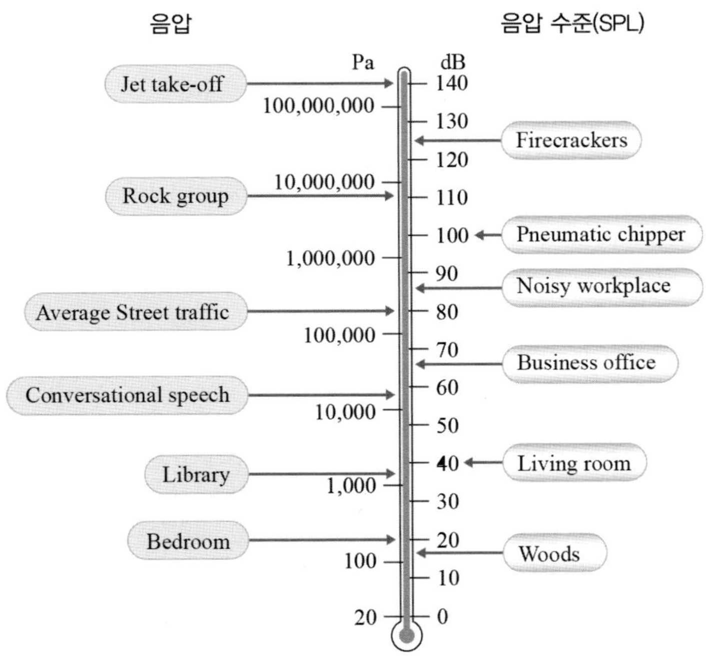

2) 음의 강도(Sound Intensity, I = 세기)

단위시간에 단위면적을 통과하는 음의 에너지

$$I(\mathrm{watt/m^2}) = \frac{P^2}{\rho c} \tag{11.2}$$

여기서, P : 음압(N/m^2)

ρ : 공기밀도(25℃, 1기압, 1.18 kg/m^3)

C : 공기음속(344.4 m/sec)

3) 음력 수준(Sound Power Level, L_w)

음원에서 발생한 에너지

$$L_w\,(\mathrm{dB}) = 10\log_{10}\frac{\mathrm{W}}{\mathrm{W_o}} \tag{11.3}$$

여기서, W : 측정음력

W_o : 기준음력(10^{-12} watt/m^2)

4) dB(deci Bel)

① 어원 : 소음의 크기를 나타내는 데 사용하는 단위.

② Bell : 소리의 크기를 최초로 수량화 한 A. Graham Bell의 이름 첫머리인 B 사용.

③ deci : 사람이 들을 수 있는 최소 가청 음의 세기인 10^{-12} watt/m^2～최대 가청 음의 세기인 10 watt/m^{2}까지 14단계로 구분됨

※ 너무 단위가 크기 때문에 이를 좀 더 세분화하여 나타내기 위해 1/10로 분류하면 0～130까지 140단계로 표시. 이때 1/10로 분류한 것을 영어로 deci라는 단어 사용.

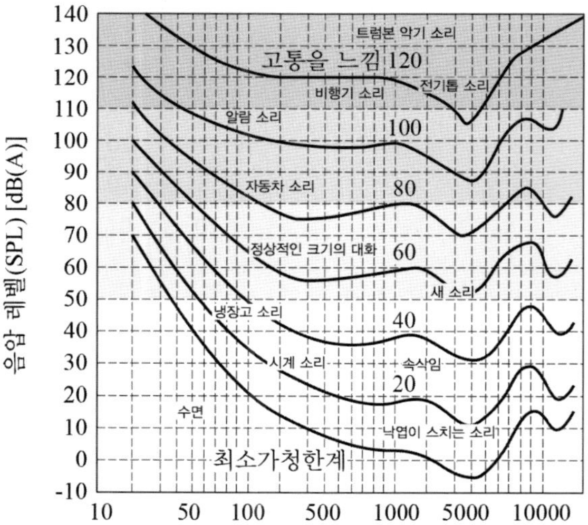

일상생활의 소음도

5) 소음의 특성치

① dB(A) : 사람의 청각에 대한 반응에 가깝게 나타내 주기 위해 전기적으로 청감 보정된 회로 ⇒ 사업장소음 측정에 사용

② dB(C) : 기계에서 발생되는 음의 측정 ⇒ 주파수 분석을 통해 소음대책을 수립하는 데 사용

③ dB(D) : 제트 엔진 측정

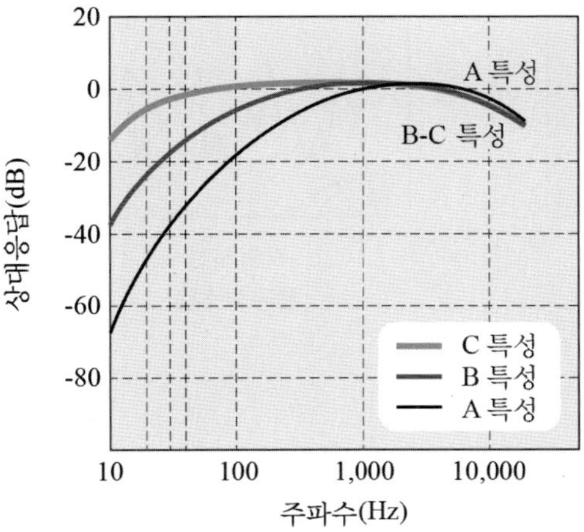

중심주파수(Hz)	보정량(dB)
31.5	−39.4
63	−26.2
125	−16.1
250	−8.6
500	−3.2
1 K	0
2 K	+ 1.2
4 K	+ 1.0
8 K	−1.1

6 소음의 종류

1) **연속음** : 계속해서 같은 크기의 소리가 발생, 반복음이 1초에 1회 이상인 소음
   - 종류 : 자동 press기, 방직공장의 직기, 콤퓨레셔 등
2) **단속음** : 소음이 연속음의 형태를 가지면서 소리의 크기가 변동하거나 단절되는 시간이 1초 보다 간격이 긴 경우의 소음
   - 종류 : 수동 press기

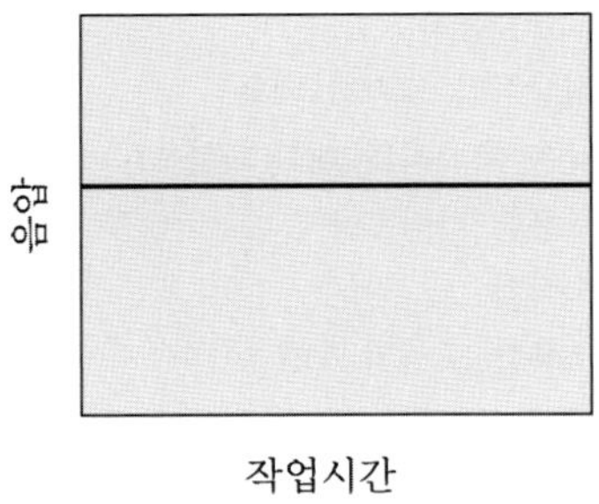

연속음

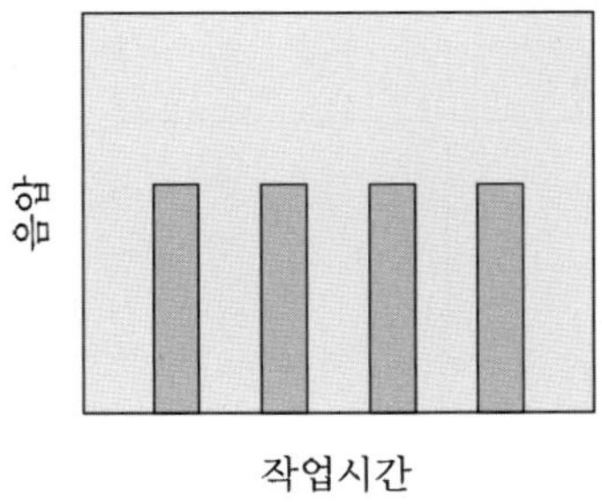

단속음

3) **충격음** : 최대 음압 수준이 “120 dB 이상”인 소음이 1초 이상의 간격으로 발생되는 소음
   - 종류 : 망치, 함마 작업

4) **변동(불규칙)소음** : 소음이 불규칙하고 연속적으로 넓은 범위에 걸쳐 변화하는 소음
- 종류 : 대기환경소음(자동차 교통량이 많은 도로소음)

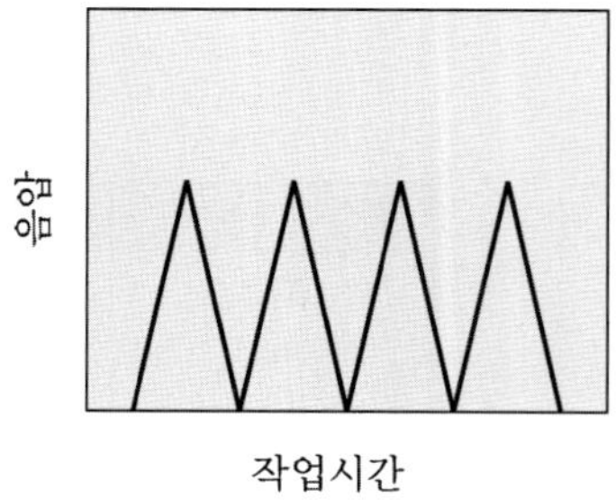

충격음

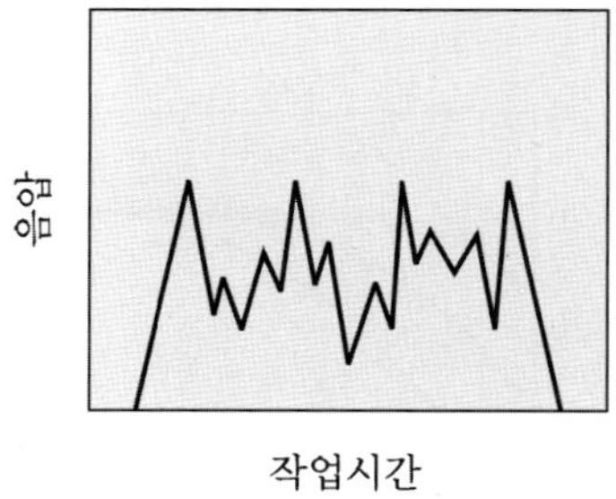

불규칙소음

7 소음 발생원에 따른 소음수준

인체에 대한 영향	소음수준[dB(A)]	소음 발생원
	140	제트기 엔진
매우위험	130	리벳팅기
↑ 고통을 느끼는 한계	120	망치, 프로펠러 비행기
	110	착암기, 전기톱, 연마기
	100	판금(자동차, 금속), 방직기
청력손상가능	90	인쇄기, 큰 트럭 달리는 소리 ⇐ 소음 노출기준
↑	85	전기면도기 ⇐ 특수건강진단 대상
대화불가능	80	재봉틀, 교통량 많은 거리
	70	고급승용차
불쾌감	60	정상적인 크기의 대화
	50	낮은 목소리의 대화(회화음)
	40	조용한 라디오음악
	30	속삭임
	20	조용한 도시의 APT
	10	낙엽이 스치는 소리
	0	들을 수 있는 한계

8 소음의 노출기준

1) 연속음

노출시간 [시간/일]	음압수준 [dB(A)]
8	90
4	95
2	90
1	105
1/2	110
1/4	115*

① 115 dB(A) 초과 금지

② 소음에서 절반이라 함은 : 90 dB(A) → 85 dB(A) → 80 dB(A) → 75 dB(A) …

③ 소음작업이란 1일 8시간 작업을 기준으로 85 dB 이상의 소음이 발생하는 작업을 말한다.

④ 강렬한 소음작업이란 다음 각목의 어느 하나에 해당하는 작업을 말한다.

가. 90 dB 이상의 소음이 1일 8시간 이상 발생하는 작업

나. 95 dB 이상의 소음이 1일 4시간 이상 발생하는 작업

다. 100 dB 이상의 소음이 1일 2시간 이상 발생하는 작업

라. 105 dB 이상의 소음이 1일 1시간 이상 발생하는 작업

마. 110 dB 이상의 소음이 1일 30분 이상 발생하는 작업

바. 115 dB 이상의 소음이 1일 15분 이상 발생하는 작업

2) 충격음

1일 노출 횟수	충격소음의 강도 [dB(A)]
100	140
1,000	130
10,000	120

140 dB(A) 초과해서는 안 됨

9 소음 측정기기의 종류

1) Sound Level Meter(지시, 보통 소음계) : 연속음, 단속음 측정

단순히 소음 발생원에서 발생되는 음의 압력 측정

- SPL(Sound Pressure Level : 음압 레벨)

2) Octave Bend Analyzer(주파수 분석기)

사람이 들을 수 있는 가청주파수 영역 : 20~20,000 Hz이고,

- 이중 소음성 난청 유발 주파수는 3,000~4,000 Hz의 고주파수 영역임
- 따라서 기계에서 발생되는 소음이 저주파수냐, 고주파수냐를 평가하는 것이 중요
- 왜냐하면 소음대책 수립 시 높고 낮음에 따라 적합한 흡음재 사용 가능

3) Noise Dosimeter(누적소음 폭로량 측정계) : 불규칙소음, 충격음 측정

불규칙한 소음과 같이 소음레벨이 시간과 함께 변화하는 경우 측정시간 내에 발생된 변동 소음의 총 에너지를 "연속 정상음"(연속음)의 에너지로 바꾸어 얻어진 소음레벨로 근로자 몸에 부착시키고 마이크로폰을 청각위치에 고정시켜 측정

> **소음기의 성능표시 : 삽입손실치**
> 소음원에 소음기를 부착하기 전과후의 공간상 어떤 특정위치에서 측정한 음압레벨의 차와 그 측정위치로 정의됨

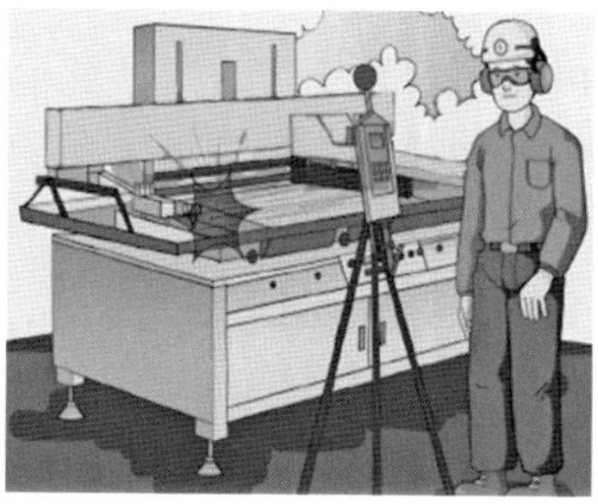

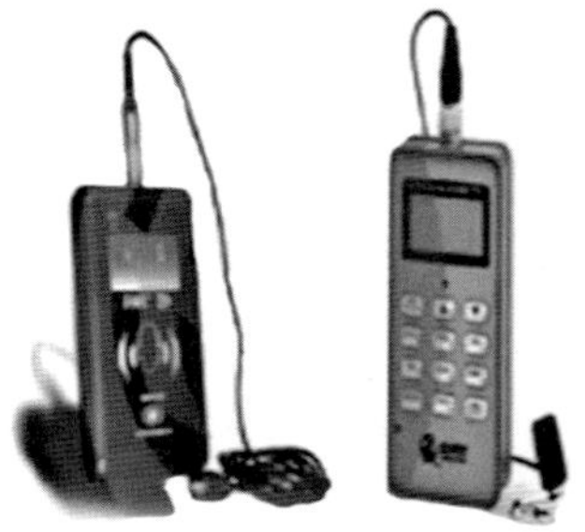

10 노출평가

1) 강도가 서로 다른 소음의 평가

여러 종류의 소음에 장시간 동안 복합적으로 노출될 때의 상가 작용 고려

⇒ 노출지수는 1 미만이 되어야 함

$$\text{노출지수} = \frac{C_1}{T_1} + \frac{C_2}{T_2} + \cdots + \frac{C_n}{T_n}$$

여기서, C_n : 측정소음에 노출된 총 노출시간

T_n : 그 소음에 노출될 수 있는 허용 노출시간

2) 2개 이상 소음 발생원의 복합음 평가

① 공식

$$L_c = 10\log\left(10^{\frac{L_1}{10}} + 10^{\frac{L_2}{10}} + \cdots + 10^{\frac{L_n}{10}}\right)$$

② 환산계수 이용

(ㄱ) 두 음의 차이가 0일 때 : 큰 소음의 강도에 3 dB 더함
(ㄴ) 두 음의 차이가 1일 때 : 큰 소음의 강도에 2.5 dB 더함
(ㄷ) 두 음의 차이가 2일 때 : 큰 소음의 강도에 2.1 dB 더함

③ A기계 90 dB(A), B기계 70 dB(A)이 동시에 발생될 때의 평가

90 − 70 = 20, 차이가 20 dB 정도이면 70 dB의 소음은 90 dB(A)의 소음에 의해 들리지 않음. 따라서 90 dB(A)의 소음만 들리게 되는데 이를 Masking effect(음폐 효과)라 함
※ 음폐 효과 : 큰소리가 작은 소리를 들을 수 있는 능력을 감소시키는 현상

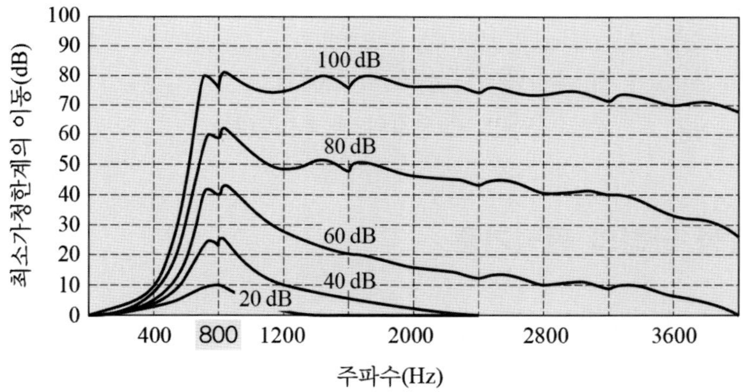

3) 소음 노출량계(Noise Dose Meter)를 이용한 평가

① 소음 노출량은 허용기준에 대한 백분율(%)로 표시
② 소음수준과 소음 노출량과의 관계
소음계로 측정한 값과 소음 노출량계로 측정한 값의 관계식

$$L_P = 90 + 16.61\log D/12.5T$$

$$\mathrm{TWA} = 90 + 16.61\log D/100$$

여기서, L_P : 측정시간에 있어서의 평균치[dB(A)]
D : 소음 노출량계로 측정한 노출량(%)
T : 측정시간, 시간(hr)
TWA : 8시간 평균치[dB(A)]

4) 소음레벨에 따른 노출 최대허용시간 평가

$$T = \frac{8}{2^{(L-90)/5}}$$

여기서, L : 소음레벨 측정치[dB(A)]
T : 노출 최대허용시간(hr)

5) 등가소음레벨 평가

$$L_{eq}\,[\mathrm{dB(A)}] = 16.61\log\frac{\mathrm{n_1}\times 10^{\frac{\mathrm{LA_1}}{16.61}} + \mathrm{n_2}\times 10^{\frac{\mathrm{LA_2}}{16.61}} + \cdots + \mathrm{n_N}\times 10^{\frac{\mathrm{LA_N}}{16.61}}}{\text{각 소음레벨 측정치의 발생시간량}}$$

여기서, LA_N : 각 소음레벨의 측정치[dB(A)]
n_N : 각 소음레벨 측정치의 발생시간(분)

11 소음성 난청의 판정기준

1) 소음성 난청의 판정기준

① 소음작업의 직력이 인정되어야 한다.

② 감각신경성 난청이어야 하며 중이질환, 약물중독, 급성감염병, 열성질환, 매독, 메니엘씨 증후군, 재해성 폭발음 장해, 두부외상 등에 의한 난청, 가족성 난청, 그리고 순수한 노인성 난청에 의한 청력손실이 아니어야 한다.

③ 순음어음청력 정밀검사상 4,000 Hz의 고음영역에서 50 dB 이상의 청력손실이 인정되고 기도 및 골도 오디오메타(Audiometer) 측정검사에 의하여 500 Hz(a), 1,000 Hz(b) 2,000 Hz(c)에 대한 청력손실정도를 측정하여 (a + b + c)/3 산 식에 의하여 산출한 순음어음 영역 평균 청력손실이 30 dB 이상이어야 한다.

④ 린네씨 검사결과 양성이어야 한다.

2) 소음성 난청의 업무상재해 인정기준

직업성 난청

① 일반적 인정 요건

적어도 한쪽 귀의 청력손실이 40 dB를 초과하는 감각신경성 난청

② 의학적 진단 요건

(ㄱ) 90 dB(A) 내외의 소음에 폭로되고, 소음폭로기간이 5년 전후 또는 그 이상

(ㄴ) 최소 24시간 이상 소음작업을 중단한 후, 방음시설이 잘 된 청력검사실을 갖춘 의료기관에서 500(a), 1,000(b), 2,000(c), 4,000(d) Hz의 주파수 음에 대한 청력 측정 후 6분법 (a + 2b + 2c + d/6)으로 판정.

(ㄷ) 순음청력검사는 최소 3회 이상 실시

(ㄹ) 오디오그램 소견 : 고 음력의 청력손실

(ㅁ) 다른 원인 제외

(ㅂ) 근로자의 과거 직업력, 과거 병력 및 건강 진단 시 측정결과(입사 시 또는 이직 시) 등을 참고.

진단상의 참고사항

직업성 난청의 청력장해 진단 시 참고사항

- 직종, 취업기간, 병력의 유무(특히 소음에 피폭된 사실의 유무 등)
- 소음성 난청이 소음작업을 계속함으로써 악화되는 성질이 있는 것
- 소음작업을 이탈하는 경우 악화되지 않는 성질이 있는 것

3) 청력검사

① 3분법 : 청력손실(dB) = (a + b + c)/3 → 이상소견 25 dB

② 4분법 : 청력손실(dB) = (a + b + c + d)/4 → 이상소견 30 dB

③ 6분법 : 청력손실(dB) = (a + 2b + 2c + d)/6 → 이상소견 40 dB

단, a : 500 Hz에 대한 청력손실도

b : 1,000 Hz에 대한 청력손실도

c : 2,000 Hz에 대한 청력손실도

d : 4,000 Hz에 대한 청력손실도

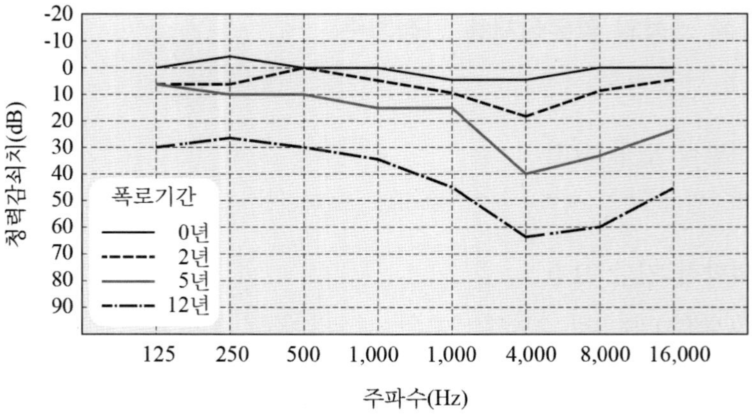

12 소음발생 작업장 관리

1) 소음대책

① 소음원의 제거 및 억제

㈀ 가장 효과적인 방법이다.

㈁ 기계의 노후, 불균형, 불안정한 고정, 공작불량, 조립불량, 마찰의 제거 등 소음발생 요소를 제거

㈂ 진동음원의 방진(기계의 방진설치, 뜬 바닥 등)

㈃ 소음기(消音器) 부착, 흡음닥트 설치, 음원실 안의 흡음 처리, 차음벽 시공

㈄ 작업방법, 작업시간의 변경 등

② 장해물에 의한 차음(遮音)효과

㈀ 발생한 음향에너지에 대한 장해물을 통과한 음향에너지의 비가 대수치의 10배에 해당한다.

㈁ 장해물의 전음방해(全音妨害)는 물질의 물리적 성질과 벽체를 만든 구조형태에 달려있다.

㈂ 작업장에서 일반소음(continuous random noise)에 대한 차음효과는 벽체의 단위 표면적에 비하여 벽체의 무게를 2배로 할 때마다, 그리고 주파수가 2배로 될 때마다 6 dB씩 증가한다.

㈃ 방음병풍 등의 설치로 회절감쇠 효과에 의한 소음 저감을 시도한다.

③ 소음기(消音器)의 이용

흡·배기가 따르는 Engine, 강제송풍 등을 할 때 발생하는 소음을 제거

④ **피해자 측의 차음 : 피해자 측을 차음재에 넣는 방법**

(ㄱ) 보호구 착용 : ear plug, ear muff 등

(ㄴ) 차음효과 : 25∼35 dB (cotton : 9∼16 dB)

(ㄷ) 120 dB 이상의 소음작업장 : ear plug, ear muff 동시 착용 권고

※ 차음효과 = (NRR−7) × 50%
NRR(Noise reduction rating) : 차음 평가수, 50% : Safety factor

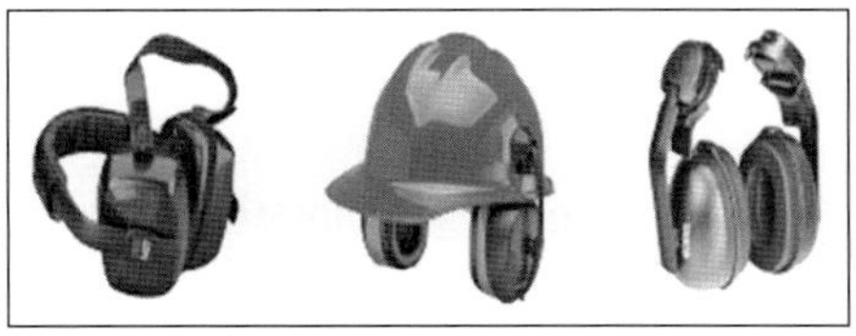

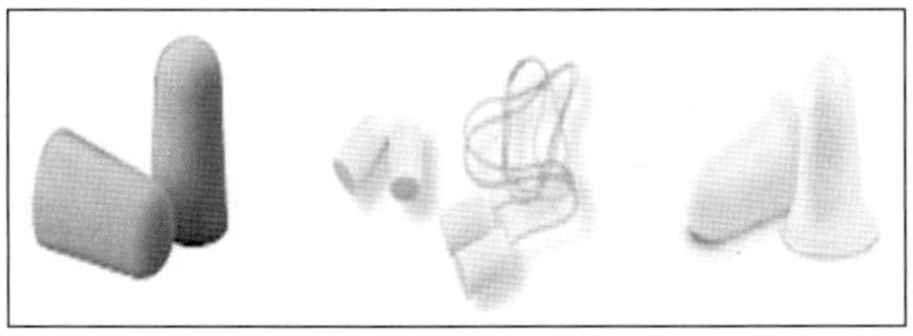

2) 작업장 관리

① 소음방지 대책 시 고려할 사항

(ㄱ) 소음원 : 소음원의 특성 파악

- 음원파워, 스펙트럼, 시간별 변동, 공간별 변동, 발열성, 환기의 필요성

(ㄴ) 전파경로 : 거리(거리감쇠), 장애물

- 지형, 지표면 성상, 수목, 기상(기온, 바람), 공기의 음향흡수 등

(ㄷ) 수음 측 : 전반음의 물리적 크기, 소음의 평가척도,

- 인간의 반응 : 개인, 집단, 사회
- 허용값, 목표값

② 소음방지 대책의 순서

(ㄱ) 허용치의 설정　(ㄴ) 소음원의 조사　(ㄷ) 전파경로의 조사

(ㄹ) 계산을 위한 경로의 선정　(ㅁ) 계산 패턴의 결정　(ㅂ) 수치의 설정

(ㅅ) 소음레벨의 산정　(ㅇ) 부가 감음량 산출　(ㅈ) 부가 감음량 할당

(ㅊ) 재점검

3) 소음(消音) 재료

① 소음(消音) 재료의 특성

(ㄱ) 흡음재 : 상대적으로 경량이며, 내부통로를 가진 다공성 자재이나 차음 재료로는 사용

할 수 없다.

• 음 에너지를 소량의 열 에너지로 변환시킨다.

• 잔향음의 에너지와 공기에 의해 전파되는 음을 저감시킨다.

※ 종류 : Glass wool(유리섬유), Rock wool(암면), 발포수지, 석고보드 등.

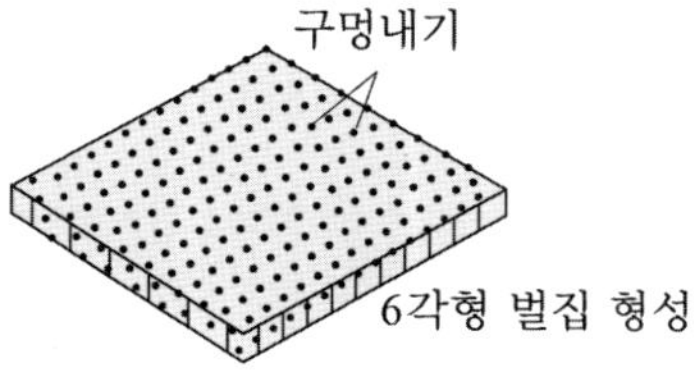

(a) 알루미늄판(구멍난)에
알미늄 벌집 형심을 붙임

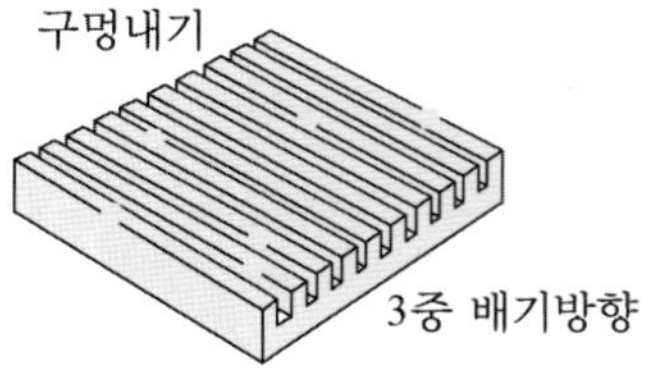

(b) 이중 다이아몬드 형심에
유리섬유를 붙임

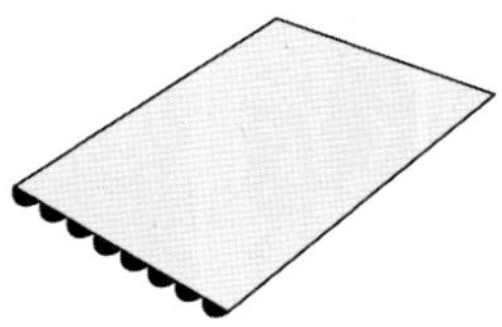

(c) 구멍난 철심에 주름진 철판심을 붙임

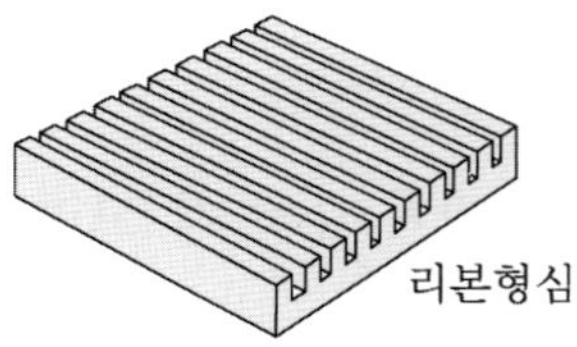

(d) 구멍난 철판에 리본형 철판심을 붙임

(ㄴ) 소음기(消音器) : 반작용이나 전환요소의 직렬이나 병렬 조합

• 기체의 정상흐름 상태에서 음 에너지의 전환

• 기계의 닥트 소음 저감을 위해서 사용 : 엔진의 흡·배기, 압축기, 팬터빈

• 공기에 의해 전파되는 음을 저감

(ㄷ) 차음재 : 상대적으로 고밀도이며, 기공이 없고 흡음 재료로는 사용할 수 없다.

• 음 에너지를 감쇠시키며, 음의 투과를 저감하여 음을 억제시킨다.

• 차음효과에 영향을 주는 인자 : 차단(격리)의 정도, 차단벽의 재질, 두께

(ㄹ) 제진재 : 상대적으로 큰 내부 손실을 가진 신축성 있는 점탄성 자재이다.

• 음 에너지를 진동에너지로 전환시킨다.

• 진동으로 패널이 떨려서 그에 따라 발생하는 음 에너지를 저감한다.

• 공기 전파음에 의해 발생하는 공기진폭을 저감한다.

• 패널 가장자리나 구성요소 접속부의 진동에너지 전달을 저감한다.

(ㅁ) 차진재 : 탄성패드나 금속스프링으로 되어 있다.

• 구조적 진동과 진동전달력을 저감한다.

• 팬, 압축기, 엔진, 기계류 등에 대한 방진을 위해 사용한다.

• 회전기계류의 진동 전달력을 저감한다.

② 소음(消音) 재료의 종류

(ㄱ) 다공질 재료(연속기포) : 중음, 고음역을 흡음

• 그라스 울, 록 울, 스랙 울, 펠트(felt)

• 발포 수지재료, 목모(木毛) 시멘트 판, 목편(木片) 시멘트 판, 흡음용 연질 섬유판

• 철물, 식모(植毛)제품

(ㄴ) 구멍 뚫린 판 구조체 : 중음역을 흡음한다.

• 구멍 뚫린 석고보드, 석면 시멘트 판, 하드보드, 합판, 알루미늄 판 및 철판

(ㄷ) 막상(膜狀) 재료 : 중 음역을 흡음한다.

• 비닐 필름, 레저, 캔버스, 금속박, 발포 수지재료(독립기포)

(ㄹ) 판상(板狀) 재료 : 저음역을 흡음한다.

• 구멍 뚫린 판 구조체, 슬라브 구조체, 단일 레즈레이터

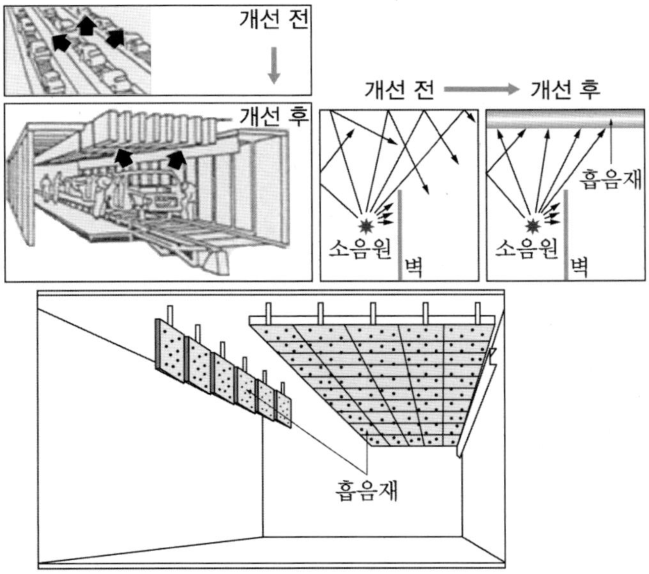

③ 차음 재료의 용도

(ㄱ) 소음원의 음향적 격리 : 기계류의 방음커버

• 기계실이나 음악실 등의 외주구조

• 소음이 큰 기류에 대한 닥트 외관

(ㄴ) 소음점의 음향적 격리 : 기계소음이 있는 공장 내의 방음실 외주구조로 작동자의 감시 또는 휴식, 원격조정실

- 소음이 큰 부지에 세운 주택, 사무소 등의 외주구조

㈐ 거실 사이의 상호 음향 격리 : 집합주택의 각호 계벽(各戶界壁), 경계바닥
- 호텔의 칸막이 벽
- 사무소의 사무실, 회의실, 간부실 등의 칸막이 벽

㈑ 차음 이외의 소음대책과의 병용
- 방음벽의 재료는 방음벽에 필요한 감음량에 적당한 차음성능을 가져야 한다.
- 환기닥트 외관의 재료는 닥트계의 소음기구에 적당한 소음량의 차음성능을 가져야 한다.

4) 건강관리

① 채용 시 건강진단 실시 : 중이염, 고막 이상자, 약물복용, 노령자 등은 비소음 부서에 작업배치.

② 정기적 청력검사 실시

학습문제

01 다음은 귀의 구조에 대하여 설명한 것이다. 기관을 연결한 것 가운데 틀리는 것은 어느 것인가? ★

① 강한 음에 대해 내이(inner ear)를 보호한다. - 이내근(Auditory muscles)
② 고막진동을 내이에 전달한다. - 이소골(ossicle)
③ 소음의 만성노출로 난청을 일으킨다. - 중이(middle ear)
④ 중이안의 기압을 조절한다. - 이관(eustachiantube)

02 다음은 적정한 작업 배치상 고려하여야 할 질환을 묶은 것이다. 적합치 않은 것은?

① 저온 작업장 - 고혈압, 류마티스성 질환, 기관지염, 신염, 심질환
② 소음 작업장 - 시신경염, 관상동맥 질환, 비만증, 탈홍, 빈혈
③ 분진 작업장 - 폐질환, 기관지염, 심질환, 고혈압, 빈혈
④ 수은 작업장 - 정신질환, 내분비계질환, 만성장염, 신염, 동맥경화증

03 소음에 의한 인체의 장해 정도에 영향을 미치는 요인이 아닌 것은? ★

① 소음의 크기
② 소음의 주파수 구성
③ 소음의 시간적 변동
④ 소음의 장소

해설 소음에 의한 인체의 장해 정도는 소음의 크기, 소음의 주파수 구성, 소음에 폭로되는 기간, 소음의 시간적 변동 등에 따라 다르다.

04 소음성 난청에 대한 설명 중 맞는 것은? ★★

① 청력손실은 일상대화의 주파수보다 높은 주파수에서 일어난다.
② 청력손실은 개인에 따라 큰 차이가 없다.
③ 소음성 난청과 노인성 난청의 오디오그램 소견은 유사하다.
④ 일반적으로 저주파 소음이 고음파 소음보다 같은 음압 수준에서 더 큰 피해를 준다.

05 소음성 난청의 설명으로 맞지 않는 것은?

① 소음성 난청의 초기단계를 C_5-dip 현상이라고 한다.
② 주로 4,000 Hz 부근에서 가장 많은 장해를 가져오며 진행되면 전반적으로 각 주파수에도 파괴된다.
③ 일시적 난청은 corti씨관의 피로에 의해서 생긴다.
④ 영구성 난청은 노인성 난청과 같은 현상이다.

해설 영구성 난청은 불가역적이고 청각기에서 신경세포의 이상으로 일어나지만 노인성 난청은 신경세포의 노화

현상으로 오는 것이므로 근본적으로 다르다. 노인성 난청은 고령자의 청력손실 평가에 사용될 뿐이다.

06 직업성 난청중의 설명 중 옳지 않은 것은?

① 일시적 난청은 청각의 피로현상이다.
② 직업성 난청의 초기 청력손실을 C_5-dip 현상이라고 한다.
③ 직업성 난청은 감음계 난청이고 처음에 저음역에서 시작되어 중간음역, 고음역 순서로 파급된다.
④ 직업성 난청자는 골전도 청력의 저하가 있고 후에는 공기전도 장해로 나타난다.

07 소음이 높은 작업장에서 장기간 일을 함으로써 난청이 된 사람이 말한 다음의 내용에서 일반적으로 인정할 수 없는 것은 어느 것인가?

① 비타민제로 완치되었다는 말을 들어 치료해 보고자 한다.
② 초기에 자기 자신보다 부인 쪽이 난청이라 생각되었다.
③ 보청기를 하고 있으나 효과가 없는 것 같이 생각되었다.
④ 초기에는 전화벨의 음을 듣기 어려웠으나 사람의 말을 듣는데 곤란을 겪지 않았다.

해설 소음작업자에 오래 근무하면 소음성 난청이 걸리는데 소음성 난청에서는 처음 4,000 Hz 부근의 청력역치의 저하로 인하여 발생되는 특징이 있다. 통상 회화의 음역은 250~3,000 Hz이기 때문에 난청의 초기에는 청력저하가 지각되지 않는 것이 보통이다. 보통 청력저하가 진행하여 저 음역에 달하는 회화에 지장이 일어난다. 소음성 난청은 소음의 음압수준이 높을수록 폭로시간이 길수록 주파수가 높을수록 일으키기 쉽다. 그러나 개인차도 크고 또 일반으로 고령이 되는데 따라 청력저하도 진행하므로 소음의 영향을 평가하는 데는 연령도 고려할 필요가 있다. 현재의 상태에서는 소음성 난청에는 적절한 치료가 없으며 약물투여에 의한 완치도 기대할 수 없다.

08 언어음에 대한 청력상실이 작업자의 일상 활동에 대하여 가장 큰 영향을 미친다. 작업자의 언어를 구성하는 주파수는 어느 범위인가?

① 200~2,000 Hz ② 300~3,000 Hz ③ 400~4,000 Hz ④ 250~3,000 Hz

해설 Hertz는 음의 진동수인 CPS(cycle per second)이다. dB는 음의 크기를 측정하는 단위이다. phone은 소리의 세기단위이다. sone은 감각상의 소리크기 단위이다.

09 사람이 들을 수 있는 음역범위는?

① 20~1,000 Hz ② 20~20,000 Hz ③ 50~2,000 Hz ④ 50~10,000 Hz

10 소음작업장에서 강력한 소음에 장기간 폭로 시 제일 먼저 청력장애를 주는 가청 주파수 영역은?

① 500 Hz ② 4,000 Hz ③ 2,000 Hz ④ 1,000 Hz

11 소음성 난청의 초기단계인 C_5-dip 현상이 잘 일어나는 소음의 주파수는 얼마인가?

① 120 Hz ② 1,000 Hz ③ 4,000 Hz ④ 20,000 Hz

12 다음 중 소음과 관계되는 질환은?

① 잠함병　② 군집독　③ 레이노 현상　④ C_5-dip

13 직업성 난청에서 초기에 청력 결손이 나타나는 주파수는 어느 것인가?

① 1,000 Hz　② 2,000 Hz　③ 5,000 Hz　④ 4,000 Hz

(해설) 소음에 장기간 동안 폭로되어 일어나는 직업성 난청에서는 초기인 때는 청각기능 손상으로서 일시적인 청력손실이 확인되고 있으나 반복하여 폭로되면 이러한 기간에 영구성 청력손실이 된다. 이 청력손실은 특이한 pattern을 보이는데 audiometer로 측정하면 우선 4,000 Hz 부근의 주파수에 청력손실이 나타나 난청이 진행함에 따라 청력손실은 전 주파수역에 영향을 끼치게 된다. Audiometer는 250 Hz로부터 8 kHz까지의 각 주파수의 순음이 어느 정도 들리는가를 test하는 기계이다.

14 소음의 음폐 효과(masking effect)로 인하여 회화방해(SIL : Speech Interference Level)가 나타난다. 회화방해에 관한 다음 사항 중에서 틀린 것은? ★

① 회화음의 주파수 범위는 모음의 경우 300~3,000 Hz이고, 자음의 경우 2,000~5,000 Hz의 범위이다.

② 음폐 효과는 소음의 강도가 낮을수록 심하고, 음폐음의 주파수보다 높은 음성에서 현저하다.

③ 500 Hz 이상의 소음성분이 주로 음성을 방해하며, 회화 방해의 정도는 음압수준 및 소리 전달거리와 관계가 있다.

④ 회화 방해 수준을 구할 때는 600~1200Hz, 1200~2400Hz, 2400~4800Hz의 음역대에서 음압수준의 평균치를 구한다.

(해설) 음폐 효과는 소음강도가 클수록 심하다.

15 일반적으로 음폐(masking) 효과는 어느 정도의 음압 차가 있을 때 생기는가?

① 5 dB 이상　② 10 dB 이상　③ 15 dB 이상　④ 20 dB 이상

(해설) 음폐란 음의 한 성분이 다른 성분에 대한 귀의 감수성을 감소시키는 상황을 말한다. 예를 들면 사무실의 타자기들의 소리 때문에 말소리가 묻히는 따위이다. 그리고 음폐효과는 10 dB 이상의 차이가 있을 때 나타난다.

16 청취명료도가 소음으로 인하여 저하하는 것에 가장 관계가 깊은 것은 다음 중 어느 것인가? ★★

① 음폐작용　② 반사작용　③ 간섭작용　④ 회전작용

(해설) 청취명료도란 사람이 들을 수 있는 소음의 강도를 말함

17 소음에 있어 1,000 Hz에서 0decibel이란 무엇을 뜻하는가?

① 진공된 상태에서 소리가 나지 않는 상태

② 모든 사람이 들을 수 있는 가장 작은 소리

③ 사람들 중에서 예민한 사람이 들을 수 있는 가장 작은 소리
④ 사람이 들을 수 있는 가장 작은 소리의 평균

18 음압(Sound pressure level, SPL)의 표시는? ★

① sone ② phone ③ decibel(dB) ④ NRN

해설 sone : 감각의 크기, phone : 음의 크기, dB : 음의 강도(음압), NRN : 소음 평가치, cycle : 음의 주파수(cycle/sec로 표시)

19 인간의 감각량과 가까우며 일반소음을 측정할 때 사용되는 특성 단위는? ★

① dB(A) ② dB(B) ③ dB(C) ④ dB(D)

20 소음측정기계로 소음레벨을 측정할 때 사용되는 단위는 어느 것인가?

① dB(A) ② dB(B) ③ dB(C) ④ dB(D)

21 소음으로 인하여 직업성 난청을 일으키는 음의 강도는?

① 50～60 dB ② 80～90 dB ③ 100～120 dB ④ 150～180 dB

22 다음 중 음압레벨(SPL) 공식으로 옳은 것은? (단, P : 측정되는 음압, P_0 : 기준이 되는 음압) ★★

① $SPL(dB) = 20\log\frac{P}{P_0}$ ② $SPL(dB) = 20\log\frac{P_0}{P}$

③ $SPL(dB) = 10\log\frac{P}{P_0}$ ④ $SPL(dB) = 10\log\frac{P_0}{P}$

23 작업환경 내의 소음이란 음원에서의 거리가 2배로 될 때 음의 세기 레벨(음압레벨)은 점 음원인 경우 어느 정도 감쇠 하겠는가? ★★★

① 6 dB ② 10 dB ③ 1 dB ④ 0.5 dB

해설 역 제곱의 법칙으로 6 dB씩 감쇠된다.
SPL = PWL−20 log r−11 dB (점 음원) PWL : 음력레벨
SPL = PWL−10 log r−8 dB (선 음원) r : 이격거리

24 소음의 세기(I)와 소음의 실효치(P) 사이의 관계는 어떠한 비례관계이겠는가? ★

① 소음의 세기는 소음의 실효치에 비례한다.
② 소음의 세기는 소음의 실효치의 대수에 비례한다.
③ 소음의 세기는 소음의 실효치에 반비례한다.
④ 소음의 세기는 소음의 실효치의 제곱에 비례한다.

해설 $I = P^2/\rho_o C$의 관계이다. 여기서 ρ_o는 공기의 밀도이고, C는 음속이다. 또한 음압레벨(Sound Pressure Level : SPL) = 20 log(P/P_o) [dB]의 관계이다.

25 음력 0.1 W의 작은 점 음원으로부터 100 m 떨어진 곳의 SPL은 얼마인가? ★★

① 50 dB ② 60 dB ③ 70 dB ④ 80 dB

해설 $\mathrm{PWL} = 10\log\dfrac{W}{10^{-12}}$ [dB]

점 음원의 경우 구면과의 음압수주(SPL : Sound Pressure Level)는 $\mathrm{SPL} = \mathrm{PWL} - 20\log 10r - 11$,

$\mathrm{PWL} = 10\log\dfrac{W}{10^{-12}} = 10\log\dfrac{0.1}{10^{-12}} = 110\ \mathrm{dB}$

$\therefore\ \mathrm{SPL} = \mathrm{PWL} - 20\log 10r - 11 = 110 - 20\log 100 - 11 = 59\ \mathrm{dB} \fallingdotseq 60\ \mathrm{dB}$

26 다음 사항 중 틀린 것은?

① 일일 8시간 근로 시 90 dB(A) 이상의 소음에 노출되어서는 아니 된다.
② C_5-dip는 4,000 Hz에서 청력저하가 일어나는 것을 말한다.
③ 보통 회화음역은 3,000 Hz 이상을 넘지 않는다.
④ 산업재해를 보상할 때는 평균 청력손실을 4분법으로 계산한다.

해설 3분법 $= \dfrac{a+b+c}{3}$, 6분법 $= \dfrac{a+2b+2c+d}{6}$

a : 500 Hz의 청력손실도
b : 1,000 Hz의 청력손실도
c : 2,000 Hz의 청력손실도
d : 4,000 Hz의 청력손실도

27 작업환경에서 발생되는 소음원이 80 dB와 86 dB 및 78 dB의 세 개이다. 이때의 전체 소음은 어느 정도이겠는가?

① 81.33 dB ② 81.26 dB ③ 86 dB ④ 88 dB

해설 3개의 산술평균은 81.3이고 기하평균은 81.26이다. 그러나 이러한 경우의 전체 음은 크기순서로 정리하여 음압수준 표를 이용하여 계산한다.

86 80 78
Δ6 (86, 80)
+1 (음압수준 표 이용)
87
Δ9 (87, 78)
+0 (음압수준 표 이용)
87.5 → 사사오입 88 dB

[공식] $L_c = 10\log\left(10^{\frac{L_1}{10}} + 10^{\frac{L_2}{10}} + \cdots + 10^{\frac{L_n}{10}}\right) = 10\log\left(10^{\frac{80}{10}} + 10^{\frac{86}{10}} + \cdots + 10^{\frac{78}{10}}\right) = 87.3\ \mathrm{dB(A)}$

28 어느 공장에서 3대의 press가 동시에 가동되고 있다. A press기의 소음은 85 dB이고, B press는

90 dB, C press는 95 dB일 때 이 공장의 소음은 몇 dB이겠는가? ★★★

① 95 dB ② 90 dB ③ 95.3 dB ④ 96.5 dB

해설 2개 이상의 소음 발생원에서 복합음 평가 $L_c = 10\log\left(10^{\frac{85}{10}} + 10^{\frac{90}{10}} + \cdots + 10^{\frac{95}{10}}\right) = 96.5\ \text{dB}$

29

주물공장의 작업환경소음을 측정하였더니 95 dB(A)의 소음이 2시간(TLV는 4시간임) 동안 발생되었고, 90 dB(A)의 소음이 4시간(TLV는 8시간임) 동안 발생되었으며, 나머지 2시간의 측정소음은 허용기준 이하인 85 dB(A)이었다. 이러한 경우의 소음허용기준의 초과 도는 어느 정도이겠는가? ★★★

① 0.9 ② 1.0
③ 1.2 ④ 1.5

해설 강도가 서로 다른 소음 평가, $R_N = \frac{N_1}{\text{TLV}_1} + \frac{N_2}{\text{TLV}_2} + \cdots + \frac{N_n}{\text{TLV}_n} = \frac{2}{4} + \frac{4}{8} = 0.5 + 0.5 = 1.0$: 허용기준치이다.

30

앞의 문제(29번)에서 3개의 음이 동시에 발생된다면 총 음압수준은 얼마이겠는가?

① 89.5 dB ② 91.5 dB
③ 93.5 dB ④ 96.5 dB

해설
$$\begin{aligned}\text{PWL} &= 10\log(10^{N_1/10} + 10^{N_2/10} + 10^{N_3/10}) = 10\log(10^{95/10} + 10^{90/10} + 10^{85/10})\\ &= 10\log(10^{9.5} + 10^{9} + 10^{8.5}) = 10\log(3.16\times10^9 + 1\times10^9 + 3.16\times10^9)\\ &= 10\log(4.476\times10^9) = 10\times9.65 = 96.5\ \text{dB}\end{aligned}$$

31

어떤 작업장의 단위작업 장소에서 다음과 같이 서로 다른 강도의 소음이 발생되고 있다. 이 작업의 소음수준을 평가하고 허용기준초과의 여부를 판정하였다. 다음 중 맞는 것은? ★★

> 조건 : 90 dB(A)에 2시간, 95 dB(A)에 2시간, 100 dB(A)에 1시간, 나머지 시간은 85 dB(A)에 폭로되고 있다.

① 0.95, 허용기준 미만 ② 0.95, 허용기준 초과
③ 1.25, 허용기준 미만 ④ 1.25, 허용기준 초과

해설 $k = \frac{2}{8} + \frac{2}{4} + \frac{1}{2} = 1.25$로 노출기준 1을 초과함

32

다음 소음의 허용기준으로 틀리게 짝 지워진 것은?

① 연속음 - 90 dB(A) ② 충격음 - 140 dB(A)
③ 소음평가수 - 85NRN ④ 간헐음 - 25 dB(A)

해설 간헐적으로 소음에 폭로되는 경우에는 일시적인 청력역치의 변동이 휴식시간 동안에 완전히 회복될 정도를 허용한계로 삼는다.

33

다음 (　)에 맞는 것만으로 조립된 것은? ★★

일반적으로 소음의 허용기준은 하루 8시간 폭로되는 경우 (ㄱ) dB(A)을 넘어서는 안 되고 어떠한 경우에도 (ㄴ) dB(A)을 넘어서는 안 된다. 소음평가수(NRN; Noise Rating Number)에 의한 병원의 소음 허용 기준은 (ㄷ) NR 이하이다.

① ㄱ-70, ㄴ-105, ㄷ-25
② ㄱ-80, ㄴ-105, ㄷ-25
③ ㄱ-80, ㄴ-115, ㄷ-30
④ ㄱ-90, ㄴ-115, ㄷ-30

34 1일 8시간 이내 폭로 시의 소음허용기준이다. 적합하지 아니한 것은?

① 15분 폭로 시 110 dB(A)
② 1시간 폭로 시 105 dB(A)
③ 4시간 폭로 시 95 dB(A)
④ 8시간 폭로 시 90 dB(A)

해설 30분 폭로 시 110 dB(A)이고 15분 폭로 시 115 dB(A)이다. 2시간 폭로 시 100 dB(A)이다.

35 1회 충격소음의 최대허용기준은 얼마인가?

① 120 dB(A)
② 130 dB(A)
③ 135 dB(A)
④ 140 dB(A)

해설 1일의 노출횟수가 100회이면 허용기준이 140 dB(A)이고, 1,000회이면 130 dB(A)이며, 10,000회이면 120 dB(A)이다.

36 작업환경 내의 일반소음에 대한 차음효과는 벽체의 단위표면적에 대하여 주파수가 2배로 될 때마다 어느 정도씩 증가하는가? ★

① 2 dB
② 3 dB
③ 6 dB
④ 10 dB

37 소음방지 중 기본 대책에 들지 않는 것은?

① 소음원의 제거
② 소음원의 차단
③ 청력보호구 사용
④ 흡음과 차음

38 소음방지대책 가운데 가장 효과적인 것은? ★

① 소음원 제거 및 억제
② 차음벽 설치
③ 흡음설비 설치
④ 소음기 부착

해설 소음방지대책 중 가장 효과적인 것은 소음원 제거 및 억제 방법이다.

39 소음에 대해 적합한 작업환경관리 방법이다. 틀리는 것은 어느 것인가?

① 설비기계기구의 진동을 감소하기 위해 제진 구조를 한다.
② 밀폐가 가능한 부분을 밀폐한다.

③ 소음발생형태, 주파수경로, 형태에 따른 적정흡음재를 선택하여 흡음 시설을 한다.
④ 작업에 지장을 주지 않는 범위 내에서 소음수준이 높은 부서에 차단벽 등 차폐시설을 강구한다.

40 소음방지대책으로 귀마개를 착용하는데 4,000 Hz에서 감음 효과를 나타낼 수 있는 범위는?

① 1~10 dB
② 10~20 dB
③ 20~30 dB
④ 30~40 dB

41 소음작업장에서 ear plug와 ear muff를 동시에 사용하도록 권장할 때는? ★★

① 80 dB
② 90 dB
③ 110 dB
④ 120 dB 이상

42 소음이 발생하는 작업장에서 근로자들의 청력보호를 위한 귀마개 착용 시 어느 주파수 영역에서 가장 감음 효과가 크게 나타나는가? ★

① 고주파수 영역
② 저주파수 영역
③ 전주파수 영역
④ 회화음역 주파수

43 소음작업장에서 개인보호구인 귀마개의 차폐작용에 맞는 것은 어느 것인가? ★★

> ㉠ 어느 음역이건 다 차단
> ㉡ 고음은 차단, 저음은 차단 안함
> ㉢ 저음은 차단, 고음은 차단 안함
> ㉣ 회화에 지장 없다.
> ㉤ 회화에 지장이 있다.

① ㉠, ㉣
② ㉡, ㉣
③ ㉠, ㉤
④ ㉢, ㉣

정답

1. ③	2. ②	3. ④	4. ①	5. ④	6. ③	7. ①	8. ④	9. ②	10. ②
11. ③	12. ④	13. ④	14. ②	15. ②	16. ①	17. ②	18. ③	19. ①	20. ①
21. ②	22. ①	23. ①	24. ④	25. ②	26. ④	27. ④	28. ④	29. ②	30. ④
31. ④	32. ④	33. ④	34. ①	35. ④	36. ③	37. ③	38. ①	39. ①	40. ③
41. ④	42. ①	43. ②							

과년도 출제 및 예상문제

01 소음성 난청의 초기 증상으로 C_5-dip 현상이 나타나는 주파수는?

① 500 Hz ② 1,000 Hz ③ 2,000 Hz ④ 4,000 Hz

02 소음성 난청 시 청력손실이 가장 먼저 나타나는 주파수 부위는?

① 100 Hz ② 500 Hz ③ 2,000 Hz ④ 4,000 Hz

03 소음성 난청의 초기단계인 C_5-dip 현상이 가장 심하게 나타나는 주파수는?

① 10,000 Hz ② 6,000 Hz ③ 4,000 Hz ④ 1,000 Hz

04 다음 소음성 난청에 대한 설명 중 거리가 먼 것은?

① 소음성 난청이라 함은 영구적 소음성 난청을 말하는 것이다.
② 영구적 소음성 난청은 청각신경에 피로가 축적되어 발생하는 것으로 보고 있다.
③ 소음성 난청의 특징은 평소 대화할 때의 주파수인 500~3,000 Hz에 대한 청력손실이 가장 먼저 일어난다.
④ 소음성 난청은 일시적인 난청과 영구적인 난청으로 분류할 수 있다.

해설 4 kHz부터 시작한다.

05 다음 소음에 대한 인체의 영향 중 알맞은 것은?

① 연속적 폭로보다는 간헐적 폭로가 더 유해하다.
② 고주파보다는 저주파수에 영향을 더 받는다.
③ 음압 수준은 낮을수록 더 유해하다.
④ 건강한 자보다는 노약자가 더 소음에 민감하다.

해설 소음에 대한 감수성은 개인마다 다르며 특히 노약자, 아이, 환자 등이 건강한 사람보다 소음에 더 민감한 것으로 보고 있다.

06 ( ) 안에 알맞은 단위는?

> 1,000 Hz 순음의 음의 세기레벨 40 dB의 음의 크기를 1( )로 정의한다.

① NRN ② sone ③ PWL ④ phon

(해설) 사람이 느끼는 음의 크기는 주파수에 따라 다르며, 동일한 크기의 소음을 느끼기 위해서는 저주파수음에서는 고주파수음 보다 높은 압력이 요구된다.

㉠ 1000 Hz에서의 압력수준 dB을 기준으로 하여 등감곡선을 나타내는 단위는 Phon을 사용하고, 소음의 시끄러운 정도인 감각의 크기를 비교 평가할 때는 Phon과 Sone을 사용한다.

㉡ 1000 Hz에서 0 dB란 모든 사람이 들을 수 있는 가장 작은 소리이다.

07 음의 크기 sone과 음의 크기레벨 phon과의 관계를 알맞게 나타낸 것은? (단, sone : S, phon : L)

① $S=2(L-40)/10$　② $S=3(L-40)/10$

③ $S=4(L-40)/10$　④ $S=5(L-40)/10$

08 음의 세기가 10배로 되면 음의 세기 수준은?

① 2 dB 증가　② 3 dB 증가　③ 6 dB 증가　④ 10 dB 증가

09 음향출력 10^{-2} W의 음원이 있다. 이 음원의 음력수준(power level)은?

① 80 dB　② 90 dB　③ 100 dB　④ 110 dB

10 중심주파수가 1,000 Hz일 때 밴드의 주파수 범위는? (단, 1/1옥타브밴드, 낮은 쪽 주파수 ~ 높은 쪽 주파수)

① 624~1421 Hz　② 707~1414 Hz

③ 824~1192 Hz　④ 814~1214 Hz

(해설) 주파수 분석은 소음의 특성을 정확히 평가하기 위해서 주파수 분석을 실시하는 것으로 주파수 분석 측정기를 사용한다.

㉠ 중심주파수(Center frequence : f_c) : 20~20,000 Hz

㉡ 한 옥타브밴드의 중심주파수(f_c)와 낮은 주파수(f_1), 높은 주파수(f_2)와의 관계를 보면 $f_2=2f_1$, $f_c=(f_1\times f_2)1/2$. $f_c=(f_1\times 2f_1)1/2=(f_1\times 2)1/2=1.414f_1$, 1,000 Hz $=1.414f_1$, f_1은 1,000/1.414 = 707 Hz, f_2는 $2f_1$이므로 2×707=1,414 Hz가 됨

11 다음의 그림과 같이 소음원이 작업장의 모서리에 놓여 있을 때 지향계수(directivity factor) Q는?

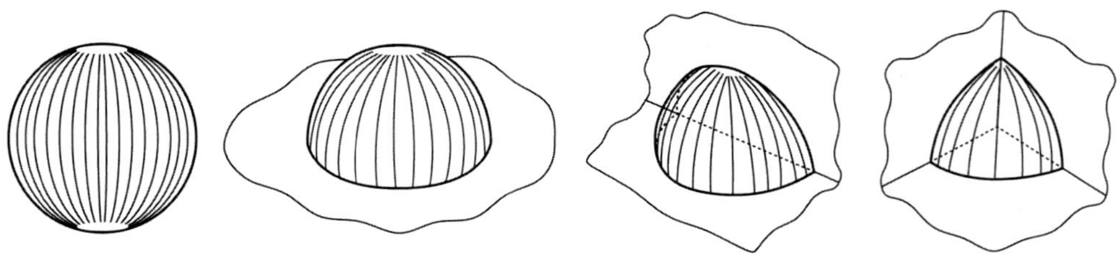

구형 (Q=1)　반구 (Q=2)　1/4 구형 (Q=4)　1/8 구형 (Q=8)

① 1　② 2　③ 4　④ 8

12 소음원이 자유공간에 있으며 구형일 때의 지향계수(directivity factor)는?

① 1　② 2　③ 4　④ 8

13 출력이 0.1 W인 기계에서 나오는 파워 레벨(PWL)은 몇 dB인가?

① 80 dB　② 90 dB　③ 110 dB　④ 120 dB

14 출력 1 Watt의 점 음원으로부터 100 m 떨어진 곳의 SPL은? (단 무지향성음원, 자유공간인 경우)

① 50 dB　② 59 dB　③ 69 dB　④ 79 dB

해설 거리에 따른 감쇠효과.

㉠ $PWL = 10\log\frac{W}{10^{\beta\mu\epsilon}} = 10\log\frac{1}{10^{\beta\mu\epsilon}} = 120dB$

㉡ $SPL = PWL - 20\log r - 11$ (자유공간)　∴ $SPL = 120 - 20\log 100 - 11 = 69$ dB

15 출력이 0.5 W의 점 음원으로부터 약 150 m 떨어진 곳의 음압수준(SPL)은?

① 45 dB　② 53 dB　③ 62 dB　④ 75 dB

해설 $PWL = SPL + 20\log r + 11$ [dB]에서

$10\log\frac{0.5}{10^{-12}} = SPL + 20\log 150 + 11$ [dB]　$117\text{ dB} = SPL + 44 + 11$　∴ $SPL = 62$ dB

16 인간이 소리로 느낄 수 있는 음압이 60 N/m²이라면 음압레벨(dB)은?

① 약 120　② 약 130　③ 약 140　④ 약 150

해설 $SPL\ [dB] = 20\log\frac{P}{P_o}$　여기서, P_o(기준음압) $= 2\times10^{-5}$ N/m²

$SPL\ [dB] = 20\log\frac{60}{2\times10^{-5}} = 20\log 3{,}000{,}000 = 130$ dB

17 음압이 2배가 되면 음압수준(dB)은 어떻게 변하는가?

① 약 6 dB 증가한다.　② 약 4 dB 증가한다.

③ 약 3 dB 증가한다.　④ 약 2 dB 증가한다.

해설 $SPL\ [dB] = 20\log\frac{P}{P_o}$에서 ($P_o$는 기준음압 : 2×10^{-5} N/m²) P가 1 N/m²이면 SPL는 94 dB, P가 2 N/m²이면 SPL는 100 dB 즉 6 dB씩 증가.

18 직포공장의 소음을 측정하였는데 0.2 N/m²였다. 음압도는 몇 dB인가? (단, 사람이 들을 수 있는 최소음압은 0.00002 N/m²이다.)

① 80 dB　② 90 dB　③ 100 dB　④ 110 dB

(해설) SPL [dB] $= 20\log\frac{P}{P_o}$, P_o(기준음압) $= 2\times10^{-5}$ N/m², P = 측정된 음압

SPL [dB] $= 20\log\frac{0.2}{2\times10^{-5}} = 80$ dB

19 한 사업장에서 각각 87 dB, 88 dB, 89 dB 정도의 소음을 내는 기계를 3대를 설치하고자 한다. 동시에 가동할 경우 이 작업장의 소음 수준은?

① 88 dB ② 90 dB
③ 93 dB ④ 95 dB

(해설) $L_c = 10\log\left(10^{\frac{87}{10}} + 10^{\frac{88}{10}} + 10^{\frac{89}{10}}\right) = 93$ dB

20 공장 내에 각기 다른 3대의 기계에서 각각 90 dB(A), 95 dB(A), 88 dB(A)의 소음이 발생된다면 동시에 가동시켰을 때 합성 소음도와 가장 가까운 것은?

① 96 dB(A) ② 97 dB(A)
③ 98 dB(A) ④ 99 dB(A)

21 음압레벨이 80 dB로 동일한 두 가지의 소음이 합쳐질 경우 총 음압레벨은 얼마가 되는가?

① 81 dB ② 83 dB
③ 85 dB ④ 87 dB

22 95 dB 정도의 소음을 직조기 3대가 동시에 가동할 경우 이 작업장의 소음 수준은?

① 96 dB ② 98 dB
③ 105 dB ④ 285 dB

(해설) $L_c = 10\log\left(10^{\frac{95}{10}} + 10^{\frac{95}{10}} + 10^{\frac{95}{10}}\right) = 98$ dB

23 한 사업장의 소음을 측정한 결과 소음이 90 dB(A) 수준으로 2시간, 92 dB(A) 수준이 3시간 정도 발생한다면 평균소음은?

① 86 dB(A) ② 92 dB(A)
③ 95 dB(A) ④ 97 dB(A)

(해설) 일정 시간 동안의 평균 소음 정도를 구하는 공식으로

$$\text{Leq [dB(A)]} = 10\log \times \frac{n_1\times10^{\left(\frac{LA_1}{10}\right)} + n_2\times10^{\left(\frac{LA_2}{10}\right)}}{\text{각 소음레벨측정치의 발생시간 합}}$$

LA : 각 소음레벨의 측정치의 측정[dB(A)], n : 각 소음레벨측정치의 발생시간[분]

$$\text{Leq [dB(A)]} = 10\log \times \frac{120\times 10^{\left(\frac{90}{10}\right)} + 180\times 10^{\left(\frac{92}{10}\right)}}{300} = 91\ \text{dB(A)}$$

24 그라인딩 작업의 소음을 측정한 결과 다음과 같다. 다음 설명 중 거리가 먼 것은? (단, 1일 8시간 근무하고, 폭로시간 외에는 해당 작업이 없는 것으로 본다.)

NO	측정치 [dB(A)]	폭로시간 [분]
1	95	120
2	97	120

① 평균 음압 수준은 96 dB(A)이다.
② 8시간 허용기준 이내이다.
③ 소음 수준을 평가할 수 없다.
④ 적절한 청력 보호대책이 필요하다.

해설 유해요인 발생시간이 4시간이며 등가소음레벨방법을 적용할 경우.

$$\text{Leq [dB(A)]} = 10\log \times \frac{n_1\times 10^{\left(\frac{LA_1}{10}\right)} + n_2\times 10^{\left(\frac{LA_2}{10}\right)}}{\text{각 소음레벨측정치의 발생시간 합}}$$

LA : 각 소음레벨의 측정치의 측정[dB(A)], n : 각 소음레벨측정치의 발생시간[분]

$$\text{Leq [dB(A)]} = 10\log \times \frac{120\times 10^{\left(\frac{95}{10}\right)} + 180\times 10^{\left(\frac{97}{10}\right)}}{240} = 96\ \text{dB(A)}$$

유해인자 발생 시간이 4시간이므로 허용기준인 95 dB(A)를 초과한 상태이다.
이에 따라 적절한 근로자 청력 보호 대책이 필요하다.

25 ( )에 알맞은 내용은?

> 어떤 음을 대상으로 생각할 때 그 음이 아니면서 그 장소에 소음을 대상음에 대한 ( )이라 한다.

① 음폐소음 ② 실소음 ③ 암소음 ④ 현장소음

26 청력손실이 500 Hz에서 6 dB, 1000 Hz에서 10 dB, 2000 Hz에서 10 dB, 4000 Hz에서 20 dB일 때 6분법에 의한 평균 청력손실은 얼마인가?

① 10 dB ② 11 dB ③ 15 dB ④ 20 dB

해설 6분법에 의한 청력손실, $\frac{6+(10\times 2)+(10\times 2)+20}{6} = 11\ \text{dB}$

27 소음의 흡음 평가 시 적용되는 잔향시간(Reverberation time)과 관련하여 기술한 내용 중 올바른 것은?

① 잔향시간은 실내공간의 크기와 비례한다.
② 실내 흡음량을 증가시키면 잔향시간도 증가한다.
③ 잔향시간은 음압수준이 30 dB 감소하는데 소요되는 시간이다.
④ 잔향시간을 측정하려면 실내배경소음이 90 dB 이상이어야 한다.

(해설) 반향시간이란 음압수준이 60 dB 감소하는데 소요되는 시간(초)

$T = 0.161 \times \frac{V}{A}$ A : 총 흡음량, V : 작업공간의 부피(m^3)

28 일반소음에 대한 차음효과는 벽체의 단위 표면적에 대하여 벽체의 무게가 2배가 될 때마다 몇 dB 씩 증가하는가?

① 4 ② 6 ③ 8 ④ 10

29 일반소음을 차음하기 위해 차음벽을 설치할 때 벽체의 단위표면적에 대하여 벽체의 무게를 2배로 할 때 마다 몇 dB씩 차음효과가 증가하는가?

① 3 dB ② 6 dB ③ 9 dB ④ 12 dB

30 방음벽 설계 시 유의사항 중 틀린 것은?

① 음원의 지향성과 크기에 대한 상세한 조사를 실시한다.
② 벽의 투과손실은 회전감쇠치보다 최소한 5 dB 이상 크게 하는 것이 바람직하다.
③ 벽의 길이는 점 음원일 경우 벽 높이의 3배 이상으로 하는 것이 바람직하다.
④ 벽에 의한 실용적인 삽입손실 값의 한계는 점 음원일 경우 25 dB 정도이다.

(해설) 벽의 길이는 점 음원일 경우 음의 방향이 큼에 따라 벽 높이의 5배 이상으로 하는 것이 바람직하나 비용손실이 매우 큰 단점이 있다.
선 음원일 경우에는 음원과 수음점 간의 직선거리에 2배 이상이 좋다.

31 어떤 작업장의 음압수준이 80 dB(A)이고, 근로자는 귀덮개를 착용하고 있다. 귀덮개의 차음 평가수는 NRR = 19이다. 근로자가 노출되는 음압(예측)수준은? (단, OSHA 기준)

① 62 dB(A) ② 68 dB(A) ③ 74 dB(A) ④ 78 dB(A)

(해설) 차음효과 = (NRR−7)×50% NRR : 차음 평가수, 50% : 안전계수
= (19−7)×0.5 = 6 dB
80−6 dB = 74 dB(A)

정답
1. ④ 2. ④ 3. ③ 4. ③ 5. ④ 6. ② 7. ① 8. ④ 9. ③ 10. ②
11. ④ 12. ① 13. ③ 14. ③ 15. ③ 16. ② 17. ① 18. ① 19. ③ 20. ②
21. ② 22. ② 23. ② 24. ② 25. ③ 26. ② 27. ① 28. ② 29. ② 30. ③
31. ③

Chapter 12

산업피로

학습목표

1. 산업피로의 정의
2. 산업피로의 발생기전 및 발생요인
3. 근육운동에 필요한 에너지의 발생원
4. 육체적 작업능력
   - 작업강도에 따른 작업 분류 및 작업대사율
   - 작업능력에 영향을 주는 요소
5. 산업피로의 종류
6. 전신 피로와 국소 피로의 발생요인
7. 산업 피로의 주요 증상
8. 피로의 예방과 회복대책

1 개념

- 무리한 동작을 가함
- 반복적인 작업

} ➡ 전신피로(만성피로 증후군)

- 부자연스러운 작업 자세 ➡ 국소피로(누적외상성질환, 요통)
- 정신이나 몸을 지나치게 활용한 결과 신경, 근육이 쇠약해지는 생체기능의 변화

2 정의

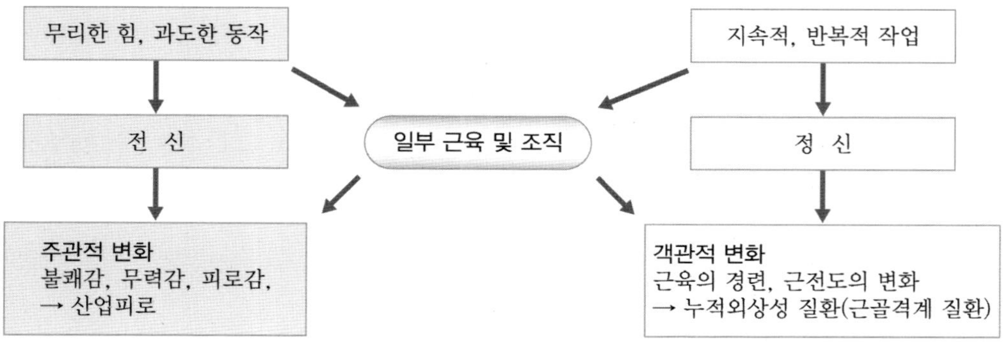

→ 작업능률의 저하, 생체기능의 변화를 가져오는 현상

→ 생리적 기능의 변화 : 활동에너지원의 소모, 젖산 등 피로물질의 축적, 신체조절기능의 저하 등

3 인간 활동에 필요한 에너지원의 생산과정

1) 혐기성 대사

근육 내 존재하는 화학요소인 크레아틴인산, 글리코겐, 포도당 등이 혐기성 반응에 의해 에너지 생산, 즉 아데노신 삼인삼염(ATP)의 화학반응

ATP ⇄ ADP + P + 자유에너지

크레아티닌인산 + ADP ⇄ 크레아틴 + ATP

글리코겐 또는 글리코스(포도당) + P + ADP ⇄ 젖산(유산) + ATP

2) 호기성 대사

음식물 섭취에 따른 에너지 열량소로 포도당과 단백질은 1 g당 4 kcal를, 지방은 1 g당 9 kcal의 에너지를 생산한다.

3) 근육운동

처음에는 혐기성 대사에 의해 에너지를 생산하나 2분이 경과하면, 혐기성 대사에 의해 생성된 에너지는 고갈되고 호기성 대사에 의해 생성된 에너지를 공급하게 된다.

4 육체적 작업능력(Physical Work Capacity, PWC)

1) 작업능력

	휴 식	운 동
산소 소비량	0.25 L/min	5 L/min
심박수	50회/min	200회/min
박출량	100 mL	150 mL

※ 산소 소비량을 에너지량(작업대사량)으로 환산
산소 소비량 1 Liter = 4.92 kcal ≒ 5 kcal

2) 작업강도

① **작업대사율**(Relative Metabolic Rate: RMR) **또는 에너지대사율의 지수로 사용**

작업강도는 매우 복잡하므로 작업 시 열량 소비량을 기준으로 결정한다. 손만 사용하는 작업과 전신이동작업은 열량 소비량이 다르다. 같은 작업이라도 이를 수행하는 작업자의 성별, 연령, 체격에 따라 열량 소비량이 달라짐을 알 수 있다.

$$\text{작업대사율} = \frac{\text{작업에 소요된 열량} - \text{안정시 열량}}{\text{기초대사량}} = \frac{\text{작업대사량}}{\text{기초대사량}}$$

$$= \frac{\text{작업시 산소 소비량} - \text{안정시 산소 소비량}}{\text{기초대사시 산소 소비량}}$$

㈀ 기초대사량이 한 개인으로 볼 때 일정하고, 체표면적에 비례하며 남자가 여자보다 높다.
㈁ 1분간의 대사량을 표준체격 성인남자는 0.95 kcal, 여자는 0.80 kcal로 할 때
㈂ 1일 기준 남자 1,350 kcal/day, 여자 1,150 kcal/day에 해당됨

작업 종류	작업대사율
경작업	0~1
중등작업(中)	1~2
강작업	2~4
무거운 작업(重)	4~7
격심작업	7 이상

② ACGIH의 분류

(ㄱ) 가벼운 작업(light work) : 200 kcal/hr (앉거나 서서 손과 팔을 사용하는 근접작업)

(ㄴ) 중등도 작업(moderate work) : 200~350 kcal/hr (중량물체를 운반하는 작업)

(ㄷ) 심한 작업(heavy work) : 350~500 kcal/hr (삽질, 곡괭이질 작업)

5 피로의 발생기전

Shimonson(시몬슨)에 의한 피로현상

1) 산소, 영양소 등의 활동 에너지원의 소모
2) 젖산, 초성포도당, 암모니아, 시스틴, 시스테인, 크레아틴, 크레아티닌, 잔여질소 등 물질대사에 의한 피로물질의 체내 축적
3) 체내의 물리·화학적 변화
4) 신체조절기능의 저하 등

6 피로의 발생요인

1) 작업요인
   작업 공간, 작업방법, 작업강도 및 양, 작업속도, 작업시간 및 작업 자세 등
2) 작업환경요인
   조명, 환기, 온열조건, 소음, 진동 등 물리·화학적 환경요인이 피로 촉진
3) 신체적 요인
   체력 부족, 작업의욕의 상실, 신체 허약
4) 생활조건
   출퇴근거리, 부업 여부 등 근무 외의 생활조건도 영향

※ 지적속도(optimum speed) : 피로를 가장 적게 하고 생산량을 최고로 증대시킬 수 있는 경제적인 작업속도

※ 지적작업(optimum work) : 피로를 가장 적게 하고 생산량을 최고로 증대시킬 수 있는 경

제적인 작업내용

7 산업피로의 종류

1) 정신피로와 육체피로

① 정신피로 : 중추신경계의 피로

② 육체피로 : 육체적 노동에 의한 근육의 피로

2) 전신피로와 국소피로

① 전신피로

몸 전체를 움직이는 작업은 전신피로를 초래하며 과도한 일을 반복하거나 무리한 힘을 가하는 동작을 반복하면, 과로에 의한 만성피로증후군이 발생

② 국소피로

(ㄱ) 몸의 일부분만 사용하는 경우(손·팔)로 국소피로를 초래

(ㄴ) 지속적이고 반복적인 일부 근육운동으로 인하여 근육에 주관적 및 객관적 변화가 초래된 상태인 근골격계질환이 발생한다.

3) 보통피로, 과로 및 곤비

① 보통피로 : 하룻밤을 지나면 회복하는 정도

② 과로 : 다음 날까지도 피로상태가 지속되는 경우

③ 곤비 : 과로 상태가 축적, 단기간의 휴식으로 회복할 수 없는 병적인 상태 (만성피로증후군)

8 피로 증상

1) **순환기능의 변화**

맥박이 빨라지고 회복 시까지는 장기간 소요되며, 초기 혈압이 증가한다. 피로가 진행되면서 혈압이 감소

2) **호흡기능의 변화**

호흡이 얕고 빠르며 심할 때는 호흡이 곤란하며, 혈액 중 CO_2가 증가하여 호흡중추 자극함

3) **신경기능의 변화**

맛, 냄새, 시각, 촉각 등 지각 기능이 둔해지며, 중추신경이 피로하면 판단력이 감퇴되고,

권태감, 졸음이 발생

4) **혈액 및 소변의 소견**

혈당치가 낮아지고, 젖산과 탄산량이 증가하여 산혈증(Acidosis) 발생

5) **체온변화** : 체온조절 기능의 장애

6) **자각증상** : 머리가 무겁고, 아프고, 전신이 나른해짐

- "고단하다"는 주관적인 느낌이 있으면서, 작업능률이 떨어지고, 생체기능의 변화를 가져오는 현상
- 정신이나 몸을 지나치게 활용한 결과 신경이나 근육이 쇠약하여 일을 견뎌내기 어려운 상황

9 전신피로와 국소피로

1) 전신피로(Whole body fatigue)

① 생리적 원인

㈀ 산소의 공급부족

- 산소 소비량은 작업이 시작된 후 서서히 증가
- 작업강도에 따라 일정한 양에 도달
- 작업이 끝난 후 서서히 감소

→ 산소 부채(Oxygen debt) : 산소 소비량은 작업이 시작된 후 서서히 증가하고 작업강도에 따라 일정량에 도달한 후, 작업이 끝나면 서서히 감소하는데 작업이 종료된 후에도 산소가 소비되는 것은 작업을 시작할 때 발생한 산소 소비를 보상하기 위한 것임

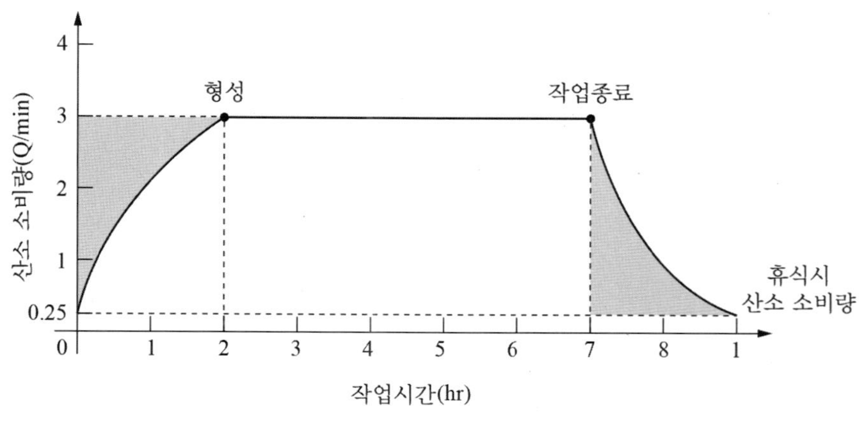

(ㄴ) 혈중 포도당 농도의 저하

작업시간이 경과할수록, 작업강도가 높을수록 혈중 포도당 농도는 급속히 저하

(ㄷ) 근육 내 글리코겐량의 감소

훈련된 근로자가 글리코겐의 농도가 높다.

② 피로 예방을 위한 허용작업시간과 휴식시간의 설정

(ㄱ) 허용작업시간

- 육체적 작업능력(PWC)
  - 젊은 남성 : 평균 16 kcal/min (피로를 느끼지 않고 4분간 지속)
  - 젊은 여성 : 평균 12 kcal/min (피로를 느끼지 않고 4분간 지속)
- 8시간 작업 시 → PWC의 1/3에 해당하는 작업을 선택
  - 젊은 남성 : 평균 5.3 kcal/min
  - 젊은 여성 : 평균 4.0 kcal/min

작업강도에 따른 허용작업시간

$$\log T_{end} = b_o + b_1 \cdot E = 3{,}720 - 0.1949E$$

여기서, T_{end} : 허용작업시간(endurance time), (분)

b_o, b_1 : 작업능력에 따른 상수

E : 작업 대사량(kcal/min)

적정 휴식기간

$$T_{rest}(\%) = \frac{E_{MAX} - E_{task}}{E_{rest} - E_{task}} \times 100$$

여기서, E_{MAX} : 1일 8시간 작업에 적합한 작업 대사량 즉, PWC의 1/3에 해당하는 값

E_{task} : 해당작업의 작업 대사량

E_{rest} : 휴식 중에 소모되는 대사량

연습 1 35세 된 남성근로자의 육체적 작업능력(PWC)이 16 kcal/min이며 1일 8시간 동안 물체를 운반하고 있다. 이때 작업대사량은 8 kcal/min이고 휴식 시의 대사량은 1.5 kcal/min이다. 이 근로자가 쉬지 않고 계속하여 작업할 수 있는 최대 허용시간은 얼마인가, 또 휴식시간과 작업시간은 어떻게 배분하는가를 설명하시오.

③ 전신피로의 측정

(ㄱ) 작업 후 회복기의 심박 수(heart rate, beat/min)를 측정 후 평가

- HR30~60 : 작업종료 후 30~60초 사이의 평균 맥박 수
- HR60~90 : 작업종료 후 60~90초 사이의 평균 맥박 수
- HR150~180 : 작업종료 후 150~180초 사이의 평균 맥박 수

(ㄴ) 심한 전신피로 상태
- HR30~60이 110 초과
- HR150~180과 HR60~90의 차이가 10 미만

2) 국소피로(localized fatigue)

① 원인

(ㄱ) 생리학적 원인 : 대사산물의 근육 내 축적, 근육 내 에너지원의 고갈

(ㄴ) 인간공학적인 원인 : 건(tendon), 인대(ligament)와 같은 결합조직의 신장 또는 압박하며, 기타 다른 조직 즉 점액낭, 신경 또는 피부 등을 압박

(ㄷ) 심리학적 원인 : 동기(motivation)

② 국소피로와 적정 작업시간

(ㄱ) 국소피로를 초래하기까지의 작업시간은 작업강도에 의해 결정

(ㄴ) 작업강도는 근로자가 가지고 있는 최대의 힘(Maximum Strength, MS)에 대해 그 작업이 요구하는 힘(Required force)을 말하며, 백분율(%)로 표시한다.

(ㄷ) 작업강도는 근로자의 근력에 따라 다르다.

$$작업강도(\%\ MS) = Required\ force\ /\ Maximum\ strength \times 100$$
$$적정\ 작업시간(초) = 671{,}120 \times \%MS^{-2.222}$$

작업강도와 적정 작업시간과의 관계
- 힘의 단위는 kp(kilo pound)로 표시
- 1 kp는 2.2 pounds의 중력에 해당한다.
- 적정 작업시간은 작업강도와 대수적으로 역비례한다.
- 작업강도가 10% 미만인 경우 국소피로는 오지 않는다.
- 작업강도가 30% 이상일 때 국소피로가 제한요소가 되며, 불쾌감이 선행된다.

연습 2 젊은 근로자에 있어서 약한 손(오른손잡이인 경우 왼손)의 힘은 평균 45 kp이라고 한다. 이 근로자가 무게 10 kp인 상자를 두 손으로 들어 올릴 경우 작업강도와 적정한 작업시간을 설명하시오.

③ 국소피로의 평가

(ㄱ) 국소피로를 평가하는 데는 근전도(electromyogram, EMG)를 가장 많이 이용

(ㄴ) 피로한 근육에서 측정된 EMG와 정상 근육에서 측정된 EMG와 비교할 때의 차이

- 저주파수(0~40 Hz) 힘의 증가
- 고주파수(40~200 Hz) 힘의 감소
- 평균 주파수의 감소
- 총 전압의 증가

※ 피로의 주관적 측정방법 : CMI(Cornell Medical Index)나 일본 산업위생학회의 피로의 자각 증상

10 피로의 예방대책

1) 작업에 숙련 : 불필요한 동작을 줄여 에너지소모 최소화
2) 정적 작업을 동적 작업으로 바꿈
3) 작업속도 조절 : 빠르거나 너무 느리면 에너지 소모가 많아짐(지적속도유지)
4) 각 개인의 작업량 조절
5) 작업 과정 중 적절한 간격의 휴식시간 부여
6) 작업환경의 정리, 정돈
7) 작업시간 중 간단한 체조, 오락시간
8) 충분한 수면은 피로 예방과 회복에 좋음

11 피로의 회복대책

1) 충분한 영양 섭취
2) 작업 후 목욕 또는 마사지를 함으로써 혈액순환을 좋게 하면 근육에 축적된 노폐물의 배설을 촉진(피로회복)
3) 커피, 홍차에 함유된 카페인이 피로 회복에 도움을 줌, 비타민 B_1 섭취

학습문제

01 작업환경관리 상의 산업피로에 관한 설명이다. 적당치 아니한 사항은 어느 것인가?

① 피로가 축적되기 전에 작업방법을 변경시켜 볼 필요가 있다.
② 자발휴식은 피하고 소정의 시간 내에 업무를 처리하며 추가업무는 하지 않도록 한다.
③ 업무의 구분을 명확히 하여 일련의 연속작업시간을 설정한다.
④ 수면이나 휴양도 취하면서 가능하면 규칙적인 생활리듬을 확보한다.

해설 필요한 추가업무를 하지 아니할 수는 없으므로 적정하게 전체적으로 조정한다.

02 작업환경관리 상의 산업피로에 관한 기술이다. 적합지 아니한 사항은 어느 것인가?

① 작업강도가 세고 작업이 많았던 시대의 피로는 국소피로였으나, 오늘날과 같이 작업밀도가 높은 작업이 많은 시대의 피로는 전신피로로 쌓여가고 있다.
② 피로는 단조로움, 환경요인, 작업강도와 길이, 심리적 요인, 건강상태, 음식습관 등의 원인에 의하여 발생되어 인체 내에 쌓여지게 된다.
③ 피로증상이 나타나는 측면으로부터 보면 피로란 급성피로, 준 급성피로, 일주성 피로, 만성피로 등으로 분류하여 생각할 수도 있다.
④ 연속작업에 의한 피로, 예를 들어보면 정적인 근육수축에 의한 자세의 유지, 근육 작업 강도가 큰 키펀쳐 작업, 눈의 부담이 큰 검사작업 등이 있다.

해설 작업강도가 높으면 전신피로를 유발하고 작업밀도가 높은 전문가의 작업은 국소피로를 유발한다.

03 증상에 의한 피로를 분류하여 보면 보통피로, 과로, 곤비의 3가지이다. 다음의 내용 중에서 ( )에 들어갈 알맞은 말을 고르시오. ★★

> 산업피로는 ( ), 육체적 그리고 신경적인 노동 부하에 반응하는 생체의 태도이다. 이 산업피로 자체는 질병이 아니라 가역적인 생체 변화로서 건강의 장해에 대한 경고 반응이라고 할 수 있다.

① 사회적　② 정신적
③ 환경적　④ 생물적

04 산업피로가 생길 수 있는 요인은 다음 중 어느 것인가? ★★★

① 만성적으로 피로가 축적되었을 때　② 적성에 맞지 않는 직무를 수행했을 때
③ 소음에 의해 신경쇠약이 겹칠 때　④ 이상 모두

05 다음의 문구 중 피로의 정의에 해당되지 않는 것은? ★★★

① "고단하다"는 주관적인 느낌이 있다.
② 작업능률이 떨어진다.
③ 생체기능에 변화가 오는 현상이다.
④ 생리적 피로현상은 영양소가 분해하여 에너지원으로 공급되는 과정이 원활하게 평형을 이루고 있는 동안은 피로현상이라 할 수 없다.

06 산업피로의 정의에 대한 설명이다. 옳지 못한 것은? ★★

① 작업능률이 저하된다.
② 고단하다는 주관적인 느낌이다.
③ 생체기능의 변화가 일어난다.
④ 작업에 대한 거부감이 커진다.

해설 일반적으로 피로라고 하면, "고단하다"는 주관적인 느낌이 있으면서, 작업능률이 떨어지고, 생체기능의 변화를 가져오는 현상이라고 정의할 수 있다.

07 산업피로의 원인적 인자를 알맞게 묶은 것은? ★

㉠ 작업환경개선 ㉡ 작업강도 ㉢ 작업편성과 작업시간 ㉣ 개인의 건강상태 ㉤ 생활조건

① ㉠, ㉡, ㉢
② ㉡, ㉣, ㉤
③ ㉠, ㉡, ㉢, ㉣
④ ㉠, ㉡, ㉢, ㉣, ㉤

08 다음의 설명 중 옳은 것은?

① 피로를 일으키는 물질인 소위 피로소라고 하는 것은 유산이 대표적이다.
② 피로는 근육에 저장되어 있는 글리코겐이 분해하여 유산을 생성하기 때문이다.
③ 피로물질(피로소)이라고 하는 것은 없다는 것이 정설이다.
④ 정신노동의 경우에도 피로를 느끼게 되면 혈중의 유산량이 증가하고 있다.

해설 피로물질로써 젖산이나 초성포도당, 암모니아, 인산 등을 들고 있었으나 일반의 승인을 얻지 못하고 피로물질(피로소)이라 말하는 특별한 물질은 없다는 것이 정설이다.

09 피로의 원인에 관한 아래 설명 중 옳은 것은 어느 것인가?

① 피로란 생명현상에 관한 복잡한 것으로 현재 아직 잘 알려져 있지 않다.
② 염류 이온의 조직체액 간 이동과 세포막의 투과성 변화로 피로는 설명된다.
③ 피로는 체내의 수소이온 농도와 깊은 관계를 갖는다.
④ 피로의 원인은 에너지원의 소모에 의한다.

해설 피로에 관해서는 여러 가지 피로 원인설이 있으나 아직 완전한 정설은 없으며 원래 피로에 관해서는 부분적인 현상으로서 보는 것이 아니고 생명기능의 전체상으로 다루어지는 것으로 아직 확실히 알지 못하고 있다.

10 다음 중 산업피로의 용어들을 잘못 설명한 것은? ★★

① 보통 피로는 하루가 지나면 완전히 회복되는 피로를 말한다.
② 정신피로는 중추신경계의 피로에서 보다 빨리 온다.
③ 과로란 보통피로를 말한다.
④ 곤비는 단기간의 휴식으로 회복될 수 없는 병적 상태를 말한다.

해설 신경조직에서 근육보다 20배의 산소소모량을 보인다.

11 다음 중 산업피로를 유발하는 인자 중 심리적인 요인에 속하는 것은? ★

① 휴식시간의 연장 ② 인간관계의 마찰
③ 시력이나 청력의 결함 ④ 근로시간의 연장

해설 산업피로 인자
㉠ 작업적 요인 : 작업환경불량, 근로시간과 근로시간연장, 휴식시간과 휴일의 부족, 작업조건 불량 등
㉡ 신체적 요인 : 수면부족, 과음, 임신, 생리현상, 신체적 결함 등
㉢ 심리적 요인 : 직업에 대한 불안, 피로 누적으로 인한 작업의욕 상실, 인간관계 마찰, 가정불화, 걱정 등

12 정신피로의 메커니즘을 적절히 설명한 것은?

① 복잡한 작업일수록 피로도가 높다.
② 장시간 동일 작업에서 피로도가 높다.
③ 단순작업일수록, 작업시간이 길수록 피로도가 높다.
④ 정신피로현상은 주어진 과제의 강도에 비례한다.

해설 정신피로의 메커니즘은 피로에 의해서 제반기능이 저하하는 것이기 때문에 그것에 따라서 작업능력이 감퇴될 것이라는 생각이 상당히 인정되고 있다. 그러나 이러한 추론은 완전한 것이라고 보기는 힘들 것이다.

13 산업피로의 원인을 설명한 것 중 틀린 것은? ★

① 작업자세, 작업시간, 작업의 강도와 양, 속도에 따라 피로의 양이 달라진다.
② 인간관계, 사회경제적 요인으로는 산업피로가 생기지 않는다.
③ 휴식시간과 생활환경의 부조화에 의해서도 산업피로가 생긴다.
④ 개인의 신체적 조건이나 작업적응도, 숙련도와 깊은 관계가 있다.

해설 산업피로의 원인을 작업부하(Work Loading), 노동시간, 휴식, 휴양, 적용도 등 크게 4가지로 분류한다.

14 산업피로의 발생요인과 거리가 먼 것은?

① 개인의 정신 조건 ② 휴식 휴양조건
③ 노동시간 조건 ④ 작업 부하조건

해설 사업장에서 일어나는 산업피로는 작업의 속도와 양, 강도, 작업시간과 작업에 있어서의 자세, 작업환경

등 외부적인 요인과 신체적으로는 체력부족, 신체허약, 작업적성의 결함, 작업의욕 상실 등 여러 인자들의 복합으로 일어난다.

15 피로는 작업조건과 밀접하게 관계하지만 다음 중 피로의 성립과정에서 구별하여야 할 것은?

① 단조작업 ② 근육작업의 종류(경노동, 중노동)
③ 공정 간에서 노동력의 불균형 ④ 작업 밀도의 대소

해설 단조작업은 현상적으로는 피로와 비슷한 양상을 보이나 성립과정의 입장에서 보면 피로와는 구별해야 할 것이다.

16 피로의 발생 메커니즘에 관한 설명이다. 적합지 아니한 사항은 어느 것인가? ★★

① 산소, 영양소 등 에너지원의 소모에 기인한다.
② 신진대사에 의하여 노폐물, 즉 피로물질의 체내 축적에 기인한다.
③ 체내에서의 생물학적 변조 내지 변화에 기인한다.
④ 여러 가지 신체조절기능의 저하에 기인한다.

해설 체내에서의 물리화학적 변조에 기인하는 것이 피로의 형태로 나타난다. 젖산, 초성포도당, 암모니아, 크레아티닌 등 피로물질의 축적에 기인한다.

17 Viteles가 분류한 산업피로의 3가지 본질에 해당되지 아니하는 사항은 어느 것인가? ★★★

① 생체의 생리적 변화 ② 피로감각
③ 작업량의 감소 ④ 재해유발

해설 ①항은 의학적 본질이고, ②항은 심리학적 본질이며, ③항은 생산적 본질이다.

18 다음 중 피로의 본질과 관계가 없는 것은?

① 피로감각 ② 작업량의 감소
③ 신체의 생리적 변화 ④ 작업량의 증가

19 산업피로의 발생기전은 다음 중 어느 것인가? ★★

① 산소, 영양소 등 에너지원의 소모 ② 물질대사에 의한 노폐물질의 축적
③ 체내의 물리화학적 변화 ④ 이상 모두

20 피로의 발생기전과 관계없는 것은? ★

① 신체조절기능의 저하 ② 중간대사 물질의 축적
③ 체내의 물리 화학적변화 ④ 에너지원의 과잉섭취

21 피로는 생체의 활동에 수반되는 현상이다. Shimonson의 피로현상에 관한 설명 중에서 적합지 아니한 사항은 어느 것인가?

① 중간대사물질의 축적　　② 활동자원의 증가
③ 체내의 물리화학적 변화　　④ 조절기능의 장애

(해설) 피로의 현상이라고도 하며 Shimonson이 주장했다. 활동자원이 감소되면 피로가 발생된다.

22 산업피로의 발생기전이라고 할 수 없는 것은?

① 체내의 물리화학적 변화　　② 에너지원의 증가
③ 신체 조절기능의 저하　　④ 중간 대사물질의 축적

(해설) Shimonson이 주장한 피로의 현상이다. ④는 젖산, 초성포도당, 암모니아, 시스틴, 크레아틴, 크레아티닌 등을 말한다.

23 신진대사 시 체내에 축적되며 피로를 일으키는 피로물질이 아닌 것은? ★★

① 잔여질소와 핵산　　② 시스틴과 시스테인
③ 젖산과 암모니아　　④ 크레아틴과 크레아티닌

(해설) 핵산은 피로물질이 아니다. 피로축적물질은 젖산, 초성포도당, 암모니아, 크레아틴

24 신체적인 쇠약으로서 가장 빨리 쇠약이 시작되는 것으로 다음 중 적당한 것을 골라라.

① 순발반응(전신도약)　　② 근력
③ 평형능　　④ 유연성

(해설) 순발 반응(전신도약), 산소운동기능(혈액)등은 35~39세로 쇠약이 시작되는 기능

25 산업피로의 종류에 관한 설명이다. 옳지 못한 것은? ★★

① 근육의 일부 부위에만 발생되는 국소피로와 전신에 피로가 나타나는 전신피로가 있다.
② 신체피로는 육체적 노동에 의한 근육의 피로를 말하는 것으로 근육노동이 위주인 경우에 주로 발생된다.
③ 정신피로는 중추신경계의 피로를 말하는 것으로 정밀작업 등과 같은 정신적 긴장을 요하는 작업 시에 발생된다.
④ 피로는 그 정도에 따라 보통피로, 과로 및 곤비 상태의 3단계로 분류하고 있으며, 3단계의 피로 상태는 뚜렷이 구별된다.

(해설) 3단계의 피로상태는 뚜렷하게 구분할 수는 없으나 보통 피로는 하룻밤 잠을 자고 나면 완전히 회복할 정도의 것을 말하며, 이 정도는 생리적 범위라고 볼 수 있다.

26 산업피로의 정도에 따른 변화 단계별 용어의 정의를 설명하고 있다. 잘못된 것은? ★★

① 곤비는 피로가 축적된 상태를 말하며 단기간 휴식으로 쉽게 회복된다.
② 피로는 정도에 따라 보통피로, 과로, 곤비 상태를 말한다.
③ 보통피로는 하룻밤 잠을 자고 나면 완전히 회복되는 상태를 말한다.
④ 다음날까지도 피로 상태가 지속되는 것을 과로라고 한다.

27 피로의 종류를 설명한 것 중 틀리게 설명한 것은?

① 정신피로란 중추신경계의 피로를 말한다.
② 보통피로란 하루 자고 나면 완전히 회복되는 피로를 말한다.
③ 과로란 피로가 계속 축적된 상태를 말한다.
④ 곤비는 과로 상태가 축적된 상태를 말한다.

해설 과로란 다음 날까지 피로가 계속되는 상태를 말한다.

28 다음 중 육체적인 피로에 속하지 않는 것은?

① 근육피로
② 젖산이 축적되어 근육활동 저하
③ 감각기 피로
④ 특정 근육통

29 피로의 자각증상 상태라고 볼 수 없는 것은?

① 신체적 자각증상으로 머리가 띵해지고 생각이 정리되지 않는다.
② 정신적 자각증상으로 주의력이 산만해지고 안정이 되지 않으며 설렌다.
③ 신체적 자각증상으로 두통, 전신권태감이 있다.
④ 신체적 자각증상으로 어깨, 가슴이 결리고, 숨쉬기가 어렵고, 팔다리가 쑤시며, 입이 마르고, 하품이 나온다.

30 산업피로의 증상에 대한 설명이다. 옳은 것은?

① 순환기능의 변화로써 혈압은 초기에 높아지나 피로가 진행되면 오히려 낮아진다.
② 호흡기능의 변화로써 호흡이 얕고 빨라지며 혈액중의 일산화탄소량이 증가하여 중추신경을 자극한다.
③ 신경기능의 변화로써 지각기능이 둔해지고 반사기능이 낮아지며 중추신경이 피로하면 판단력이 떨어지고 권태감이 온다.
④ 혈액 및 소변의 소견으로 혈당치가 낮아지고 젖산과 탄산량이 증가하여 산혈증으로 되며, 소변량이 줄고 단백질 배설이 증가한다.

해설 피로의 증상으로 호흡이 얕고 빠르며 심할 때는 호흡곤란을 일으키는데 이것은 혈액 중의 이산화탄소량이 증가하여 호흡중추를 자극하기 때문이다.

31 피로의 증상 중 틀리게 설명한 것은?

① 맥박이 느려지고 혈압이 높았다가 낮아진다.
② 혈당치가 높아진다.
③ 소변량이 줄고 진한 갈색을 나타낸다.
④ 체온조절 기능의 장해를 초래한다.

해설 맥박은 빨라지고, 지각이 둔해지며, 체온은 높았다가 낮아진다.

32 산업피로의 증상이 아닌 것은 어느 것인가? ★

① 체온조절 기능에 장해가 온다.
② 젖산과 탄산의 증가로 산혈증(acidosis)이 생긴다.
③ 맥박이 느려지고 진한 갈색의 소변이 나온다.
④ 판단력이 떨어지고 권태감이 뚜렷해진다.

33 산업피로의 증상을 나열한 것이다. 비교적 거리가 먼 사항은 어느 것인가?

① 자각증상 및 타각증상
② 순환기능 및 호흡기능의 변화
③ 신경기능 및 체온의 변화
④ 혈액의 소견 및 소변의 소견

해설 피로는 자각증상이 위주이다. 과로나 곤비상태 라야 타각증상이 나타난다.

34 산업피로의 증상이다. 거리가 가장 먼 것은?

① 자각증상
② 안구충혈
③ 신경기능변화
④ 호흡기능변화

해설 안구충혈은 공통되는 증상이 아니다.

35 산업피로의 증상 중 잘못 설명된 것은?

① 고단하다는 주관적 느낌이 있다.
② 작업능률이 떨어진다.
③ 생체기능에 변화가 온다.
④ 산소량이 증가한다.

36 다음 중 객관적인 산업피로현상이라고 볼 수 없는 것은? ★★

① 체중 증가 및 수면 장해
② 근육과 신경의 협조 약화
③ 체내의 물리화학적 변화
④ 작업능률의 저하

37 피로의 증상이라고 설명될 수 없는 것은?

① 순화기능의 변화
② 호흡기능의 변화
③ 체온의 변화
④ 소화기능의 변화

38 근로자의 잦은 피로와 생리적 현상으로 인하여 식욕이 감퇴하고 소화가 잘 안 되게 되는 작업환경이란 어떤 경우인가?

① 저온저습 ② 고온다습
③ 저온고습 ④ 고온저습

해설 한 여름철의 경우처럼 고온다습의 환경에 폭로되는 경우 잦은 피로와 생리적 현상으로 인하여 식욕이 감퇴되는 수가 있으며 또한 소화가 잘 안되는 경우가 많다.

39 ( ) 안에 들어갈 알맞은 단어는? ★

근로자 개인의 적응능력, 기초체력과 영양상태, 심리적인 적응, 기능이나 지식, 숙련도 등이 ( )과 맞지 않으면 산업 피로가 쉽게 올 수 있다.

① 작업조건 ② 작업내용
③ 근무시간 ④ 작업시간

40 근로자가 휴식 중일 때의 산소소비량(Oxygen uptake)은 보통 얼마인가?

① 0.15 L/min ② 0.25 L/min
③ 3.3 L/min ④ 5.0 L/min

해설 근로자의 휴식 시와 운동 중일 때의 산소소비량의 비교

근로자의 상태	휴식 중일 때	운동할 때
산소소비량	약 0.25 L/min	약 5.0 L/min (20배)
심박수	50회/min	200회/min (4배)
심박출량	100 mL	150 mL (1.5배)

41 피로의 정도를 측정하기 위한 검사항목으로 다음 중 적당하지 못한 것은 어느 것인가?

① 심전도 ② 뇌파
③ 혈액의 Hb의 정량 ④ 뇨의 단백검사

해설 요단백검사, 혈액의 hemoglobin 정량, 등은 물질대사의 면에서 피로의 정도를 보고하는 것이고 이외의 피로의 판정에 뇌파, 심전도, 맥박수 등 생체부담에 의한 기능변화를 측정하는 방법도 사용되고 있다.

42 피로측정방법 중 생리적 변화를 이용한 측정방법이 아닌 것은?

① 감각기능 ② 작업동작경로
③ 반사기능 ④ 순환기능

해설 ㉠ 정신적 피로 : 작업동작경로, 작업태도, 자세, 사고활동, 정의 등의 변화
㉡ 육체적 피로 : 감각기능, 순환기능, 반사기능, 대사기능, 대사물의 질량 등의 변화

43 피로대책에 관한 다음 설명 중 옳지 못한 것은 어느 것인가? ★

① 전신의 근육을 쓰는 작업에서도 휴식 시에는 체조 등으로 몸을 움직이는 편이 피로회복에 도움이 된다.
② 정신 신경작업, 단조 작업 등은 다른 종류의 작업을 조화할 필요가 있다.
③ 작업밀도와 작업속도에 관해서는 단위시간당의 작업량의 적정화를 도모하고, 일간·월간의 작업량의 균형화에도 노력할 필요가 있다.
④ 정신 신경작업, 단조작업 등에서는 몸을 움직이는 것이 피로회복에 도움이 되는데 이것을 적극적 휴식이라 부르고 있다.

해설 휴식 시에는 몸을 움직이지 않고 저에너지인 상태로 놓아두는 편이 피로의 회복에 도움이 되며, 체조 등으로 몸을 움직이는 것은 전신·근육을 쓰는 작업일 때다.

44 피로의 예방대책으로 옳지 못한 것은? ★★★

① 작업시간 중 적당한 때에 간단한 체조 또는 오락시간을 갖도록 한다.
② 각 개인마다 작업량을 조절한다.
③ 동적 작업은 더 피로하므로 될수록 정적 작업으로 바꾼다.
④ 불필요한 동작을 피하고 에너지 소모를 적게 한다.

해설 정적 작업은 더 피로하므로 될수록 동적 작업으로 바꾸어 되도록 정적인 작업량을 줄인다.

45 피로의 예방대책 중 틀린 것은?

① 동적 작업을 정적 작업으로 변경 ② 작업량 조절
③ 적정휴식 시간 배분 ④ 작업환경의 정리정돈

46 다음 중 산업피로의 회복 대책에 속하는 것은?

① 불필요한 동작을 피하고 에너지 소모를 적게 한다.
② 정적인 작업에서 동적인 작업으로 바꾸고 작업량을 줄인다.
③ 작업 과정에 적절한 간격으로 휴식시간을 둔다.
④ 작업장에 따라 필요한 열량을 고려하여 충분한 영양섭취를 한다.

해설 ①, ②, ③은 산업피로 예방대책에 속한다.

47 산업피로의 예방대책이라고 할 수 없는 것은 어느 것인가?

① 정적인 작업을 동적인 작업으로 전환 ② 작업속도 조절
③ 쾌적한 작업환경 조성 ④ 충분한 영양섭취

해설 ④는 산업피로 예방대책으로도 볼 수 있으나 피로회복 대책 중의 하나이다.
이 밖에 목욕, 마사지 등으로 혈액순환을 돕고 커피, 홍차, 비타민 B_1도 피로회복을 돕는다.

48 피로의 회복대책으로 맞지 않는 것은? ★★★

① 작업의 종류에 따라 필요한 열량을 고려하여 충분한 영양섭취를 한다.
② 작업환경을 정리 정돈한다.
③ 작업 후 목욕 및 마사지를 하여 근육에 축적된 노폐물의 배출을 촉진시킨다.
④ 커피, 홍차, 비타민 B_1 등을 마시거나 먹는다.

49 다음 중 산업피로의 대책 수립을 위한 기초자료에 속하지 않는 것은?

① 각 부서별 작업특성을 분석하여 근로자들에게 미치는 영향을 조사한다.
② 근로자들의 작업에 대한 반응부담을 조사한다.
③ 부서별 결근율, 사고율 등을 산출한다.
④ 부서별 관리 층의 인원을 조사한다.

50 피로회복에 관한 설명 중 틀리게 짝지어져 있는 것은 어느 것인가? ★★

① 육체노동 – 철분 공급
② 근육운동 – 마사지, 목욕
③ 고열작업 – Vit. B_1
④ 중근작업(重勤作業) – 칼슘강화식품

해설 단백질, 탄수화물은 1 g당 4.1 cal, 지방은 9.3 cal의 에너지를 발생한다. 다만, 기초 대사량에는 탄수화물 1, 단백질 0.7~0.9, 지방 0.7 이하의 순으로 환산된다.

51 산업피로의 회복 대응 방법으로 옳은 것은 다음 중 어느 것인가? ★★

① 중근 작업 : 칼슘강화 식품의 섭취
② 근육 작업 : 운동
③ 저온 작업 : 염분 다량 섭취
④ 정신 작업 : 소음진동 작업장의 방문

해설 고열작업에는 비타민 B_1, 중근작업에는 칼슘강화 식품의 섭취, 근육운동에는 마사지나 목욕이 필요함

52 산업피로를 가장 적게 하고 생산량을 최고로 올릴 수 있는 경제적인 작업속도를 무엇이라 하는가? ★★★

① 작업환경속도
② 지적속도
③ 산소섭취속도
④ 작업연장속도

해설 지적속도(至適速度 : Optimum speed) : 산업피로를 가장 적게 하고 생산량을 최고로 올릴 수 있는 경제적인 작업속도를 말한다.

53 다음 중 호흡기능이 저하되어 작업시의 생리적인 부담을 가중시키는 작업환경은 어느 것인가?

① 저온환경
② 고온환경
③ 갱내 작업환경
④ 소음환경

해설 갱내작업자, 항공 산업 종사자 등 저 산소 환경에서는 호흡기능이 저하되므로 작업시의 생리적인 부담을 가중시키게 된다.

54 다음 중 체온조절기능에 부담을 주는 작업환경은 어느 것인가? ★★

① 고온 환경
② 저산소 환경
③ 유해광선 환경
④ 이상기압 환경

정답

1. ②	2. ①	3. ②	4. ④	5. ④	6. ④	7. ④	8. ③	9. ①	10. ③
11. ②	12. ④	13. ②	14. ①	15. ①	16. ③	17. ④	18. ④	19. ④	20. ④
21. ②	22. ②	23. ①	24. ①	25. ④	26. ①	27. ③	28. ②	29. ①	30. ②
31. ①	32. ③	33. ①	34. ②	35. ④	36. ①	37. ④	38. ②	39. ①	40. ②
41. ④	42. ②	43. ①	44. ③	45. ①	46. ④	47. ④	48. ②	49. ④	50. ①
51. ①	52. ②	53. ③	54. ①						

과년도 출제 및 예상문제

01 산업피로(Industrial fatigue)에 대한 설명으로 가장 거리가 먼 것은?

① 육체적, 정신적 그리고 신경적인 노동부하에 반응하는 생체의 태도이다.
② 산업피로는 건강장해에 대한 경고반응이라 말할 수 있다.
③ 산업피로는 생산성의 저하뿐만 아니라 재해와 질병의 원인이 된다.
④ 산업피로는 원천적으로 일종의 질병이며 비가역적 생체변화이다.

02 노동에 필요한 에너지원으로 근육에 저장된 화학적 에너지와 대사과정을 거쳐 생성되는 에너지로 구분된다. 근육운동의 에너지원이 대사에 주로 동원되는 순서(시간대별)를 가장 바르게 나타낸 것은? (단, 혐기성 대사)

① Glycogen → CP → ATP
② Glycogen → ATP → CP
③ ATP → CP → Glycogen
④ CP → ATP → Glycogen

03 근육이 운동을 시작하면 필요한 에너지를 여러 가지 방법에 의하여 공급받게 되는데, 가장 먼저 에너지를 공급하기 시작하는 것은 무엇인가?

① 아데노신 삼인산(ATP)
② 크레아틴 인산(CP)
③ 글리코겐
④ 포도당

04 근육운동을 하는 동안에 혐기성 대사에 동원되는 에너지원과 가장 거리가 먼 것은?

① 아데노신삼인산(ATP)
② 크레아틴 인산(CP)
③ 글리코겐
④ 아세트알데히드

05 다음 중에서 피로물질이라고 할 수 없는 것은?

① 클레아틴
② 젖산
③ 글리코겐
④ 초성포도당

해설 ③ 글리코겐은 당원으로 에너지원임

06 지금까지 밝혀진 산업피로의 본태와 관계가 가장 적은 것은?

① 체내에서의 물리화학적 변조
② 산소, 영양소 등 활동자원의 소모
③ 여러 가지 신체 조절기능의 저하
④ 체내에서의 ATP 축적

07 다음 중 Viteles가 주장하는 산업피로의 현상과 가장 거리가 먼 것은?

① 작업부하의 증가
② 생체의 생리적 변화
③ 피로감각
④ 작업량의 감소

해설 ② 생체의 생리적 변화 : 의학적 본질
③ 피로감각 : 심리적 본질
④ 작업량 감소 : 생산적 본질

08 Viteles가 분류한 산업피로의 세 가지 본질에 해당되지 않는 사항은 어느 것인가?

① 재해유발
② 생체의 생리적 변화
③ 피로감각
④ 작업량 감소

09 다음 중 Shiminson이 말하는 산업피로 현상이 아닌 것은?

① 중간대사물질의 소모
② 활동자원의 소모
③ 조절기능의 장애
④ 체내의 물리화학적 변화

10 산업피로의 종류에 관한 설명 중 알맞지 않은 것은?

① 과로 : 단기간 휴식으로 회복될 수 없는 병적상태의 피로
② 정신 및 신체피로 : 보통은 함께 나타나므로 구별이 어려움.
③ 국소피로와 전신피로 : 피로를 나타낸 신체의 부위가 어느 정도인지에 따라 상대적으로 표현
④ 보통피로 : 일반적으로 하룻밤을 지내고 완전히 회복

11 피로의 종류 및 증상에 관한 설명으로 적합하지 않은 것은?

① 피로는 정신적 기능과 신체적 기능의 저하가 통합된 생체반응이다.
② 과로는 피로상태가 축적된 상태로써 단기간의 휴식으로 회복될 수 없는 병적상태다.
③ 피로는 지각적인 피로감과 더불어 점차 기능적인 저하가 일어나게 된다.
④ 산업피로는 생리학적 기능변동으로 인하여 생긴다고 생각할 수 있다.

해설 ② 과로 → 곤비

12 산업피로에 관한 설명으로 합당하지 않은 것은?

① 피로는 곤비, 보통피로, 과로로 나눌 수 있다.
② 곤비는 주관적 피로감으로 단시간의 휴식으로 회복될 수 있다.
③ 보통피로는 하룻밤 잠을 자고 나면 완전히 회복 될 수 있다.
④ 다음날까지도 피로 상태가 지속되는 것을 과로라고 한다.

해설 곤비라 함은 일종의 병적 상태로서 과로가 누적되어 치료를 요하는 경우이다.

13 산업피로의 증상 중에서 틀린 것은?

① 소변의 단백질 또는 교질물질의 배설량이 증가한다.
② 혈액 내에 혈당치, 젖산량이 높아진다.
③ 권태감, 졸음이 온다.
④ 체온 조절기능이 저하된다.

(해설) 혈액내의 혈당치는 낮아지고, 젖산과 탄산량이 증가하여 산혈증이 됨

14 다음 중 피로의 증상과 거리가 가장 먼 것은?

① 혈압은 초기에는 높아지나 피로가 진행되면 도리어 낮아진다.
② 혈당치의 상승으로 산혈증 증상이 나타나기도 한다.
③ 체온이 높아지나 피로정도가 심해지면 도리어 낮아진다.
④ 뇨단백질 또는 교질물질의 배설량이 증가한다.

15 일반적인 피로의 증상으로서 틀린 것은?

① 맥박이 느려지고 회복 시까지 시간이 걸린다.
② 맛, 냄새, 시각, 촉각 등 지각기능이 둔해지고 반사기능이 낮아진다.
③ 혈당치가 낮아지고 젖산과 탄산량이 증가한다.
④ 체온이 높아지나 피로정도가 심해지면 도리어 낮아진다.

16 산업피로의 증상으로 알맞지 않은 것은?

① 체온은 높아지나 피로정도가 심해지면 낮아진다.
② 혈당치와 젖산이 증가한다.
③ 소변양이 줄고 진한 색깔이 된다.
④ 호흡이 빨라진다.

(해설) 혈당치는 오히려 감소한다.

17 전신피로의 정도를 평가하려면 작업종료 후 심박수(heart rate)를 측정하여 이용한다. 다음 중 가장 심한전신피로 상태라 판단할 수 있는 경우는? [단, HR1(종료 후 30~60초 사이의 평균 맥박수), HR2(종료 후 60~90초 사이의 평균 맥박수), HR3(종료 후 150~180초 사이의 평균 맥박수)]

① HR1이 60을 초과하고 HR3와 HR2의 차이가 10 미만인 경우
② HR1이 60을 초과하고 HR3와 HR2의 차이가 30 미만인 경우
③ HR1이 110을 초과하고 HR3와 HR2의 차이가 10 미만인 경우
④ HR1이 110을 초과하고 HR3와 HR2의 차이가 30 미만인 경우

(해설) 전신피로의 측정에서 심한전신피로상태란?
HR30~60이 110 초과 : HR1

HR150~180 : HR3와 HR60~90 : HR2의 차이가 10 미만

18 전신피로상태라 판단될 수 있는 경우는? (단, 작업을 마친 직후 회복기의 심박수를 측정하여 「HR30~60 : 작업종료 후 30~60초 사이의 평균 맥박수, HR60~90 : 작업종료 후 60~90초 사이의 평균 맥박수, HR150~180 : 작업종료 후 150~180초 사이의 평균 맥박수를 구한 수치를 적용하는 경우」)

① HR30~60이 100 미만이고 HR60~90과 HR150~180의 차이가 20 이상인 경우
② HR30~60이 100 초과하고 HR60~90과 HR150~180의 차이가 20 미만인 경우
③ HR30~60이 110 미만이고 HR60~90과 HR150~180의 차이가 10 이상인 경우
④ HR30~60이 110 초과하고 HR60~90과 HR150~180의 차이가 10 미만인 경우

19 전신피로 정도를 평가하기 위한 다음의 회복기 심박수 측정 수치 중 적절한 것은?

① 작업 종료 후 90~120초 사이의 평균 맥박수
② 작업 종료 후 120~150초 사이의 평균 맥박수
③ 작업 종료 후 150~180초 사이의 평균 맥박수
④ 작업 종료 후 180~210초 사이의 평균 맥박수

20 다음 전신피로 중 생리학적 원인과 가장 거리가 먼 것은?

① 산소 공급부족
② 근육에서 측정된 EMG의 증가
③ 혈중 포도당 농도의 저하
④ 근육내 글리코겐량의 감소

21 육체적 작업능력(PWC)에 관한 설명으로 알맞은 것은?

① 젊은 남성에서 일반적으로 평균 16 kcal/hr 정도의 작업은 피로를 느끼지 않고 하루에 40분간 계속할 수 있다.
② 젊은 남성에서 일반적으로 평균 16 kcal/sec 정도의 작업은 피로를 느끼지 않고 하루에 80분간 계속할 수 있다.
③ 젊은 남성에서 일반적으로 평균 16 kcal/min 정도의 작업은 피로를 느끼지 않고 하루에 4분간 계속할 수 있다.
④ 젊은 남성에서 일반적으로 평균 16 kcal/hr 정도로 이러한 작업은 피로를 느끼지 않고 하루에 8시간 계속할 수 있다.

22 근로자가 휴식 중일 때 산소소비량은 보통 얼마인가?

① 약 0.15 L/min
② 약 0.25 L/min
③ 약 3.0 L/min
④ 약 5.0 L/min

(해설) 육체적 작업능력 = 개인의 심폐기능, 즉 폐활량에 좌우
산소소비량 : 휴식 - 0.25 L/min ┐
운동 - 5 L/min (20배 증가)

산소소비량을 에너지량(작업대사량)으로 환산 1 L ≒ 5 kcal

23 젊은 남성의 육체적 작업능력(PWC)은 16 kcal/min이다. 이 때 하루 8시간 동안 작업할 수 있는 작업의 강도로 가장 적절한 것은?

① 4.0 kcal/min ② 4.5 kcal/min
③ 5.3 kcal/min ④ 8.0 kcal/min

24 젊은 여성의 육체적 작업능력(PWC)은 12 kcal/min이다. 이때 하루 8시간 동안 작업할 수 있는 작업의 강도는?

① 4.0 kcal/min ② 4.8 kcal/min
③ 5.3 kcal/min ④ 8.6 kcal/min

25 작업대사량이 4,000 kcal이고, 기초대사량이 1,500 kcal인 작업자가 계속하여 작업할 수 있는 계속작업 한계시간(CWT)은 약 얼마인가? (단, 일본의 사이또와 오사마가 제시한 작업대사율 계산식인 log(CWT) = 3.724 – 3.25 log(RMR) 적용)

① 120분 ② 170분
③ 220분 ④ 280분

해설 RMR은 작업대사량/기초대사량 = 4000/1500 = 2.67이며, 위의 식에 대입하면 2.34가 되므로 로그를 제거하기 위해 10의 2.34승을 하면 약 219분

26 어떤 사람의 육체적 작업능력(PWC)은 18 kcal/min이다. 이 때 하루 8시간 동안 작업할 수 있는 작업의 강도는?

① 4.5 kcal/min ② 5.0 kcal/min
③ 6.0 kcal/min ④ 9.0 kcal/min

27 PWC가 16 kcal/min인 근로자가 1일 8시간 동안 물체 운반 작업을 하고 있다. 이때의 작업대사량은 7 kcal/min이고, 휴식시의 대사량은 1.5 kcal/min일 때 적절한 휴식시간과 작업시간의 배분은? (단, Treat E = ma – E task×100)E rest – E task

① 9분 휴식, 51분 작업 ② 14분 휴식, 46분 작업
③ 18분 휴식, 42분 작업 ④ 22분 휴식, 38분 작업

28 38세 된 남성근로자의 육체적 작업능력(PWC)은 15 kcal/min이다. 이 근로자가 1일 8시간 동안 물체를 운반하고 있으며, 이때의 작업대사량은 7 kcal/min이고, 휴식 시 대사량은 1.2 kcal/min이다. 이 사람의 휴식시간과 작업시간의 배분(매시간별)은 어떻게 하는 것이 이상적인가? (단, Treat(%)E = max – E task×100)E rest – E task

① 12분 휴식, 48분 작업
② 17분 휴식, 43분 작업
③ 21분 휴식, 39분 작업
④ 27분 휴식, 33분 작업

29 어떤 근로자에 약한 손(오른손잡이인 경우 왼손)의 힘이 약 50 kp(kilo pond) 정도이다. 이 근로자가 무게 15 kg인 상자를 두 팔로 들어 올릴 경우 작업강도(%MS)는?

① 10%
② 15%
③ 20%
④ 25%

30 젊은 근로자의 약한 손(오른손잡이인 경우 왼손)의 힘이 평균 45 kp라고 한다. 이러한 근로자가 무게 7 kg인 상자를 두 손으로 들어 올릴 경우 작업강도는?

① 31.2%
② 15.2%
③ 7.8%
④ 3.9%

해설 작업강도(%MS)는 $\frac{\text{작업에 요구되는 힘}}{\text{최대힘}} \times 100$ = 한 손에 가해지는 힘인 7 kg/45 × 100 = 15%

31 국소피로를 평가하는 데는 근전도(EMG)를 많이 이용한다. 정상근육과 비교하여 피로한 근육에서 나타나는 EMG의 특징과 거리가 먼 것은?

① 총 전압의 증가
② 평균주파수의 증가
③ 저주파수(0~40 Hz) 힘의 증가
④ 고주파수(40~200 Hz) 힘의 감소

32 국소피로를 평가하는 데에는 근전도(EMG)를 가장 많이 이용하고 있다. 피로한 근육에서 측정된 근전도의 특징을 바르게 짝지은 것은?

① 저주파(0~40 Hz) 힘의 감소 - 총 전압의 감소
② 고주파(40~200 Hz) 힘의 감소 - 총 전압의 감소
③ 저주파(0~40 Hz) 힘의 증가 - 평균주파수의 감소
④ 고주파(40~200 Hz) 힘의 증가 - 평균주파수의 감소

33 피로의 검사방법으로 심리학적 방법의 검사항목이 아닌 것은?

① 피부의 저항
② 동작분석
③ 집중유지기능
④ 인지역치

34 피로의 주관적 측정을 위해 사용하는 측정방법으로 적절한 것은?

① MMI
② KMI
③ CMI
④ AMI

해설 CMI(Cornell Medical Index) 또는 일본산업위생학회의 피로자각증상 체크리스트 사용

35 피로의 판정을 위한 평가(검사) 항목(종류)과 가장 거리가 먼 것은?

① 혈액
② 감각기능
③ 작업성적
④ 신장기능

36 산업피로 판정시 생화학적 검사항목인 것은?

① 혈액, 뇨단백
② 근력, 근활동
③ 대뇌피질 활동
④ 호흡순환기능

37 작업에 수반되는 피로예방 대책으로 가장 거리가 먼 것은?

① 불필요한 동작을 피한다.
② 동적인 작업을 늘리고 정적작업을 줄인다.
③ 작업속도와 작업량을 조절한다.
④ 작업에 따라 충분한 영양섭취를 한다.

38 다음 중 피로의 예방대책과 가장 거리가 먼 것은?

① 정적작업으로 바꾼다.
② 개인마다 작업량을 조절한다.
③ 작업과정에 적절한 간격으로 휴식시간을 둔다.
④ 작업환경을 정비, 정돈한다.

39 산업피로에 방지대책으로 적절치 않은 것은?

① 불필요한 동작을 피하고 에너지 소모를 적게 한다.
② 작업시간 중 또는 작업 전후에 간단한 체조나 오락시간을 갖는다.
③ 너무 정적인 작업은 피로를 더하게 되므로 동적인 작업으로 전환한다.
④ 일반적으로 단시간씩 여러 번 나누어 휴식하는 것보다 장시간 한 번 휴식하는 것이 피로회복에 도움이 된다.

40 산업피로에 대한 영양대책으로 알맞지 않은 것은?

① 음식물을 섭취하여 체내에서 합성과정인 이화작용, 분해과정인 동화작용 과정을 반복하는 신진대사를 통하여 영양소를 얻는다.
② 열원인 당질, 지방, 소모조직을 보충해 주는 단백질을 3대 영양소라 한다.
③ 영양소 연소 시 발생한 열량은 지방 1 g에 9.3 kcal, 단백질, 당질은 4.1 kcal이다.
④ 암모니아 중독이 우려되는 작업환경에서 작업을 하는 작업자에게는 비타민 C를 보충하여야 한다.

41 피로예방대책으로 거리가 먼 것은?

① 동적 작업을 정적 작업으로 전환　② 쾌적한 작업환경 조성
③ 충분한 수면과 휴식　④ 적절한 운동

해설 정적 작업의 경우 오히려 피로도가 증가한다.

42 다음 피로의 예방대책과 거리가 먼 것은?

① 정적 작업은 동적 작업으로 바꾸도록 한다.
② 적당한 작업속도를 둔다.
③ 적절한 휴식시간을 준다.
④ 커피, 홍차 및 비타민 B_1 등을 섭취한다.

해설 ④는 피로의 회복대책에 해당함

정답 1. ④ 2. ③ 3. ① 4. ④ 5. ③ 6. ④ 7. ① 8. ① 9. ① 10. ①
11. ② 12. ② 13. ② 14. ② 15. ① 16. ② 17. ③ 18. ④ 19. ③ 20. ②
21. ③ 22. ② 23. ③ 24. ① 25. ③ 26. ③ 27. ③ 28. ③ 29. ② 30. ③
31. ② 32. ③ 33. ④ 34. ③ 35. ④ 36. ① 37. ④ 38. ① 39. ④ 40. ①
41. ① 42. ④

Chapter 13

노동과 영양

학습목표

1. 영양소의 종류
2. 각 영양소별 역할
3. 작업환경에 따른 필요 영양소

1 영양(Nutrition)

1) 영양소(Nutrients) : 에너지원

① 단백질(Protein) : 구성 물질(근육, 피, 물, 뇌)
② 지방질(Lipid) : 저장에너지(근육운동의 연속, 추위에 견딤)
③ 탄수화물(Carbohydrate) : 일상적 에너지, 지방성물질
④ 무기질(Mineral) : 조립적(골격, 뼈, 피), 세포구성, 모든 기관을 조정, 보호하는 역할
⑤ 비타민(Vitamin) : 성장과 조직체의 효능, 전체의 평형에 있어서 중요한 역할, 내부의 기능조절, 우리가 먹는 모든 식품에서 발견(동물과 식물, 특히 과일과 야채)
⑥ 미량 무기원소 : 철분(Fe), 구리(Cu), 불소(F), 요오드(I), 아연(Zn), 망간(Mn), 크롬(Cr), 니켈(Ni), 코발트(Co), 황(S) 등 아주 미량의 무기질이지만 중요한 기능, 많은 식품에서 발견(동물, 식물), 성질에 따라 분류

2) 비타민(Vitamin)

※ 영양소 부족에 따른 질병의 연결이 중요함

① Vitamin A (Retinol)

㈀ 역할
- 성장비타민
- 시력보호, 밤에 시력용이(결핍증 : 야맹증)
- 피부와 점막의 상태 유지
- 식물에서 비타민 A는 케로틴 형태로 존재, 기관 내에서 부분적으로 비타민 A로 전환
- 단백질이 충분해야 이용률이 높아진다.

㈁ 급원식품
해조류(김, 파래), 버터, 계란, 치즈

㈂ 부수식품
우유, 견과류, 신선한 과일

㈃ 방해물질
빛, 공기, 지나친 알코올음료

② Vitamin B_1 (Thiamine)

㈀ 역할
- 신경체계의 비타민

- 신경과 소화조직, 심장의 상태유지
- 탄수화물이 에너지원으로 공급될 때 꼭 필요(당대사의 보조효소 기능)
- 성장보조(결핍증 : 각기병) → 영양실조의 일종, 다리가 붓고, 맥박이 빨라지며 전신 권태 등의 증상

(ㄴ) 급원식품

돼지고기, 건채류, 견과류, 내장·간·콩팥

(ㄷ) 부수식품

우유, 계란, 과일과 채소

(ㄹ) 방해물질

- 열, 물, 지나친 알코올음료
- 지나친 가당 식품과 가당 음료

③ Vitamin B_2 (Riboflavin)

(ㄱ) 역할

- 활동 비타민
- 비타민 A 및 비타민 B와 함께 작용
- 성장, 기관의 발달과 상태에 작용
- 산화·환원반응의 조효소

(ㄴ) 급원식품

간, 콩팥, 곰팡이로 제조한 고급 치즈

(ㄷ) 부수식품

고기, 생선, 버섯류, 곡식·빵 전체, 채소, 과일, 우유, 계란

(ㄹ) 방해물질

빛

(ㅁ) 결핍증

구강염, 구순염, 피부의 지루성 안건염, 설염

④ Vitamin B_5 (Pantothenic acid)

(ㄱ) 역할

- 머리카락 촉진 비타민
- 피부, 머리카락, 점막의 좋은 상태 유지
- 탄수화물과 지방산의 에너지 이행에 도움을 줌
- 조효소 A의 구성성분
- 중추신경계의 발달에 필수

- 인체가 스트레스를 견디어 내는데 도움

(ㄴ) 급원식품
간, 이스트, 계란, 곡식

(ㄷ) 부수식품
건채류, 대부분의 음식물

(ㄹ) 방해물질
물, 열

(ㅁ) 결핍증
수면장애, 하복부 경련증, 구토

⑤ Vitamin B_6 (Pyridoxine)

(ㄱ) 역할
- Pyridoxine Pydoxal, Pyridoxamine 형태 존재
- 아미노산 대사에 관여하는 조효소(PLP, PNP)
- 조절 비타민
- 조직의 구성 비타민
- 생체 내의 수많은 반응의 중재역할
- 태아의 성장에 필요

(ㄴ) 급원식품
내장(간, 콩팥), 육류

(ㄷ) 부수식품
곡류, 채소(양배추, 감자, 콩류, 시금치), 과일(오렌지, 배, 바나나), 우유, 계란

(ㄹ) 방해물질
물, 빛, 열에 의해 쉽게 파괴

⑥ **엽산** B_9 (Folic acid)

(ㄱ) 역할
- Polyglutamyl 유도체로 존재
- 아미노산 대사 및 핵산 합성에 작용
- 빈혈 방지, 조혈인자(항악성 빈혈의 외인자)
- 비타민 B_{12}와 함께 백혈구와 적혈구 생성에 도움을 줌
- 임신 중의 태아와 산모에 특히 필요한 비타민

(ㄴ) 급원식품
잎 달린 채소, 아스파라거스, 당근

㈂ 부수식품

계란, 건채류, 양배추

㈃ 방해물질

빛, 먹는 피임약

㈄ 결핍증

거대적 아구성 빈혈

⑦ Vitamin B_{12} (Cobalamin)

㈀ 역할

- Cobalt 함유
- 빈혈방지 비타민
- 비타민 B 및 엽산과 함께 작용
- 적혈구 형성에 필요
- 위점막에서 분비되는 내인성 인자에 의해 흡수

㈁ 급원식품

간, 쇠고기

㈂ 부수식품

우유, 유제품

㈃ 방해물질

빛

㈄ 결핍증

악성빈혈(항악성 빈혈의 외인자)

⑧ Vitamin C (Ascorbic acid)

㈀ 역할

- Collagen 합성
- 신경전달물질 합성(catecholamine · serotonin)
- 성장에 필수불가결함(연골, 뼈, 치아구성)
- 철분흡수에 도움을 줌
- Folic acid 대사에 관여 → 조혈과정에 필요
- 호르몬이나 약물대사 과정에 매우 중요한 기능
- 강력한 환원제

㈁ 급원식품

모든 과일(귤, 감, 딸기 등), 모든 야채(양배추, 고추, 시금치, 무청 등)

(ㄷ) 방해물질

물, 열, 공기, 지나친 흡연

(ㄹ) 결핍증

괴혈병 : 잇몸, 피부 등에서 피가 나고, 빈혈 등을 유발

⑨ Vitamin D (Calciferol)

(ㄱ) 역할

- D_2(ergocalciferol : 식물성), D_3(cholcalciferol : 동물성)으로 분류 → 자외선에 의해 전환
- Ca과 P의 homeostasis에 중요한 역할
- Ca의 흡수에 도움이 되고 뼈에 집중하도록 한다.

(ㄴ) 급원식품

태양 광선 하의 기관에 의해 피부에 형성, 생선, 계란, 간, 버터, 버섯, 강화식품(우유, 치즈)

(ㄷ) 방해물질

공해에 의한 일광의 차단, 지역적인 일조의 부족, 야간 또는 지하근무자인 경우

(ㄹ) 결핍증

구루병(뼈의 발육이 부족하여 척추가 구부러지는 병), 골연화증

⑩ Vitamin E (Tocopherol)

(ㄱ) 역할

- 산화방지 비타민(지방산 섭취량에 따라 요구량이 조절된다)
- 생체 막 조직에서 인지질의 천연 항산화제로서의 역할
- 체내대사를 정상으로 유지, 성세포 기능유지
- 비타민 A의 존재 하에서 작용
- 사람을 포함한 고등동물에 필수적인 영양소

(ㄴ) 급원식품

식물성 기름(옥수수, 해바라기, 유채, 콩), 이러한 기름을 함유한 마아가린, 곡류

(ㄷ) 부수식품

곡류, 푸른 채소, 계란

(ㄹ) 방해물질

빛, 열, 공기

(ㅁ) 결핍증

수태불능, 습관성 유산, 태아발육부진, 빈혈

⑪ Vitamin K

(ㄱ) 역할

- K_1(phylloquinone : 녹색 식물성 식품 존재), K_2(menaquinom : 동식물성 식품 미생물에 존재), K_3(menadione)로 존재
- 혈액응고 비타민
- 출혈방지 : 혈액응고의 주된 요인 생성에 도움을 줌
- 성장 촉진

(ㄴ) 급원식품

푸른 채소(시금치, 완두콩), 토마토

(ㄷ) 부수식품

과일, 곡류, 우유, 고기, 계란, 장내박테리아에 의해 생성

(ㄹ) 방해물질

빛, 지나친 알코올 음료, 과량 섭취하면 독성 유발

(ㅁ) 결핍증

혈액응고장애

⑫ Vitamin PP (Nicotinic acid)

(ㄱ) 역할

- 탄수화물 및 지방대사에서 산화환원 반응에 조효소 작용(NAD, NADP)
- ATP 생성과정에 중요한 역할
- 가열, 조리, 저장 시 거의 손실이 없는 안전한 비타민
- 체내에서 필수 아미노산인 tryptophan으로부터 합성
- 혈관 내 투과성을 조절했을 때 필요
- 내구력, 저항력이 강하다.
- 필요량은 에너지 소비량으로 결정

(ㄴ) 급원식품

고기, 생선, 버섯류

(ㄷ) 부수식품

견과류, 건채류, 감자, 곡식

3) 미량 무기원소

① 요오드 (I : Iodine 미량 무기원소)

(ㄱ) 역할

- 갑상선종 방지
- 갑상선 샘의 기능 확산(목 아래 있는 갑상선)
- 지능발달과 성장에 역할

(ㄴ) 급원식품

바다소금, 미역 등의 해초류, 바다생선, 조개류, 갑각류

(ㄷ) 결핍증

Simple goiter(증식 갑상선종), Cretinism, 갑상선기능 저하증, 기능 항진증

② 불소 (F : Fluorine 미량 무기원소)

(ㄱ) 역할

- 충치예방
- 치아를 단단하게 보호
- 뼈의 성장에 필요
- 충치 형성을 촉진시키는 효소들의 기능을 억제
- 탄수화물에 작용하는 구강 내 균들의 성장 억제

(ㄴ) 급원식품

버섯, 토마토, 상추, 바나나, 건채류, 차, 천연수에 함유, 식수에 불소첨가

(ㄷ) 부수식품

일반채소와 과일

(ㄹ) 결핍증

충치 이완성이 높다.

③ 철분 (Fe : Iron 미량 무기원소)

(ㄱ) 역할

- 적혈구, heme 복합체, 금속효소의 구성요소
- 산소운반과 세포호흡에 관여
- Fe^{2+}의 형태로 환원되었을 때 흡수가 가장 잘 된다.
- 소장내의 용액이 산성일 때, 아스코르빈산, 유기산에 의해 흡수촉진
- 성장과정, 출산 전·후 피가 부족한 모든 경우에 필요

(ㄴ) 급원식품

내장류(간, 심장, 콩팥), 고기, 생선류, 달걀

(ㄷ) 부수식품

곡류, 과일, 야채

(ㄹ) 결핍증

혈색소성 빈혈

④ **구리** (Cu : Copper **미량원소**)

(ㄱ) 역할

- 산화환원작용의 촉매 역할
- 헤모글로빈(hemoglobin)합성
- 정상적인 골격형성 및 신경계 내에서 필수인자로 작용
- 적혈구 성숙에 필수성분(빈혈방지)
- 소장에서 흡수, 간에 저장

(ㄴ) 급원식품

굴, 송이버섯, 간, 초콜릿, 밤, 코코아, 당밀, 소맥껍질, 배아

(ㄷ) 부수식품

닭고기, 달걀, 바나나, 우유

⑤ **칼슘** (Ca : Calcium **무기염**)

(ㄱ) 역할

- 뼈의 주요 구성성분
- 혈액응고에 의한 심장박동의 주요 역할
- 체액을 알칼리화시킴
- 비타민 D와 함께 효력발생
- 섭취된 칼슘은 장에서 흡수

(ㄴ) 급원식품

우유, 요구르트, 치즈, 뼈째 먹는 생선

(ㄷ) 부수식품

견과류, 녹색 채소류, 건채류

(ㄹ) 결핍증

골다공증, 골연화증

⑥ 마그네슘(Mg : Magnesium 무기염)

(ㄱ) 역할

- 신경의 균형유지, 근육의 흥분조절
- 심장박동 조절
- 방어기능의 중재 역할
- 성장에 작용(칼슘의 흡수 촉진)
- 골격구성성분(75%), 연조직, 체액(25%)

(ㄴ) 급원식품

견과류, 곡류·콩류, 녹색 채소류

(ㄷ) 부수식품

조개류

(ㄹ) 결핍증

신경과민, 경련

⑦ 인(P : Phosphorus 무기염)

(ㄱ) 역할

- 인의 85%는 칼슘, 마그네슘과 결합해서 골격과 치아구성
- 나머지는 혈액과 연 조직에 무기인산의 형태로 존재
- 혈액 pH조절에 가장 중요한 완충제
- 핵산, 인지질의 구성요소
- 탄수화물 산화 및 에너지 대사에 관여
- 효소의 활성화, 비타민의 조효소 형태로의 전환
- 신경세포의 기능을 돕는다.

(ㄴ) 급원식품

거의 모든 음식물, 가공식품, 탄산음료, 곡식, 빵, 우유

(ㄷ) 부수식품

푸른 채소

⑧ 칼륨(K : Potassium 무기염)

(ㄱ) 역할

- 산, 염기 및 수분 평형조절
- 근육 및 신경의 정상 흥분도 유지
- 심장박동 조절
- 열량 방출

- 글리코겐 및 단백질 합성과 관련된 반응의 촉매작용
- 세포 내에 몰려 있다.

(ㄴ) 급원식품

모든 과일과 채소, 육류, 두류, 견과류, 곡류, 생선

(ㄷ) 결핍증

근육 쇠약증, 글리코겐 고갈, 오심 및 식욕부진

⑨ 나트륨(Na : Sodium 무기염)

(ㄱ) 역할

- 체액의 양, 삼투압조절, 산·염의 평형 유지
- 영양소의 흡수, 신경자극의 발생 및 전달, 근육수축 등에 관여
- 체액의 양 조절시 K(칼륨)과 함께 작용
- 실제 우리에게 필요한 양보다 많이 섭취

(ㄴ) 급원식품

양념의 소금, 햄, 생선 탄 것, 돼지고기, 치즈, 빵

(ㄷ) 부수식품 : 통조림, 조개류

기본 영양소의 보강

- 고온 환경 : 식염, 비타민 A, B, C
- 저온 환경 : 지방질, 비타민 A, B, D
- 근육 노동 : 비타민 B_1, Ca 강화식품
- 벤젠의 급성중독, 이황화탄소 중독 : 비타민 B_2
- 벤젠의 만성중독 : 비타민 B_6
- 암모니아 중독 : 비타민 C
- 일산화탄소 중독 : 비타민 B_1
- 사염화탄소 중독 : 비타민 E, nicotin산
- 아연 중독 : Fe, Cu, 대두, 단백질

영양소 부족시 질병과 연결

- 비타민 A : 야맹증
- 비타민 B_1 : 각기병
- 비타민 B_2 : 구강염(구순염)
- 비타민 B_{12} : 악성 빈혈
- 비타민 C : 괴혈병
- 비타민 D : 구루병
- 비타민 E : 생식기능 저하(유산, 수태불능)
- 비타민 K : 혈액응고 장애

학습문제

01 다음 중 5대 영양소에 들어가지 않는 것은? ★★★

① 단백질 ② 지방질 ③ 무기질 ④ 조절소

해설 5대 영양소는 단백질, 탄수화물, 지방질, 무기질 및 비타민이다.

02 근로를 할 때 필요한 영양소에 속하지 않는 것은?

① 단백질 ② 지방 ③ 펩신 ④ 무기질

해설 펩신은 위에서 분비되는 단백질 분해 효소이다.

03 영양소와 영양소 작용과의 관계 중 옳지 못한 것은? ★★★

① 탄수화물, 지방질은 칼로리 원이다.
② 단백질은 체내조직의 구성성분이다.
③ 무기질과 비타민은 영양소의 매개가 되고 생활기능을 조절한다.
④ 칼슘과 인은 체내조직의 구성성분이다.

해설 ㉠ 신체의 열량공급 : 탄수화물, 지방질 및 단백질
㉡ 신체의 조직구성 : 단백질, 무기질, 물
㉢ 신체의 생리작용 : 비타민, 무기질, 물

04 영양소를 고르게 충분히 섭취하는데 있어서의 식품의 기본적 내용에 속하지 않는 것은?

① 무엇을 섭취해야 할 것인가 ② 얼마나 섭취해야 할 것인가
③ 어떻게 실생활에 활용할 것인가 ④ 어디서 구입해야 할 것인가

해설 영양소를 고르게 충분히 섭취하는데 있어서의 식품의 기본적 내용은 질의 문제, 분량의 문제 및 배합, 조리, 섭취방법의 문제이다.

05 일반적으로 단백질 : 탄수화물 : 지방질의 열량비를 알맞게 연결한 것은? ★★★

① 4 : 4 : 9 kcal ② 4 : 9 : 4 kcal
③ 9 : 4 : 4 kcal ④ 9 : 9 : 4 kcal

06 다음 고온 사업장에서 근로하는 작업자가 섭취해야 할 영양소와 거리가 먼 것은?

① 식염 ② 비타민 및 무기질

③ 지방　　④ 수분

해설 고온 작업장에서 소화기능이 감소하므로 지방과 같은 열량이 높은 음식을 피하는 것이 좋다.

07 다음의 영양소 중 1g이 체내에서 산화, 연소할 때 내는 열량을 옳게 연결한 것은?

① 지방 - 12 kcal　　② 탄수화물 - 6 kcal
③ 단백질 - 4 kcal　　④ 무기질 - 5 kcal

해설 지방과 탄수화물, 단백질을 3대 영양소라고 하며 각각 9 : 4 : 4의 열량비를 유지한다.

08 모심기, 광부, 석공, 철강공 등 중근노동(重筋勞動)을 하는 성인 남자의 경우 필요한 열량은 어느 정도인가? ★★

① 2,500 kcal　　② 2,700 kcal　　③ 3,200 kcal　　④ 3,700 kcal

해설 20~40대 사이의 남자의 체중이 60 kg일 때 2,700 kcal가 영양 권장량이다.

09 다음의 영양소 중에서 열량이 가장 많은 영양소는? ★★

① 단백질　　② 탄수화물　　③ 지방질　　④ 비타민과 무기물

10 열량이 가장 낮은 영양소는 어느 것인가?

① 탄수화물　　② 단백질　　③ 지방　　④ 무기질

11 육체적 작업을 하는 근로자가 필요로 하는 영양소 중에서 열량공급의 측면에서 가장 유리한 것은? ★

① 지방　　② 단백질
③ 탄수화물　　④ 비타민

해설 지방의 열량은 9 kcal/g이고, 단백질과 탄수화물의 열량은 각기 4 kcal/g이다. 과량의 지방섭취는 근육작업에 있어 피로하기 쉬운 단점도 있다.

12 노동 강도가 높은 중노동의 경우 섭취해야 할 영양소는 다음 중 어느 것인가? ★★★

① 탄수화물과 Vit. A　　② 탄수화물과 Vit. B
③ 지방과 Vit. D　　④ 단백질과 Vit. E

해설 특히 Thiamine을 필요로 한다(비타민에 주의). 근육의 열량공급을 원활하게 하는 것은 비타민 B_1이다. 당분은 호기적 산화를 도와서 근육의 열량공급을 도와준다. 감기몸살에 당분섭취도 같은 원리이다.

13 근로자가 중노동을 할 때 많이 섭취해야 하는 식품류는 어느 것인가?

① 지방질과 비타민 D　　② 탄수화물과 비타민 A

③ 단백질과 비타민 E　　④ 탄수화물과 비타민 B

14 육체적 작업을 하는 근로자가 가장 많이 필요로 하는 영양소는? ★★

① 지방　② 단백질　③ 탄수화물　④ 비타민

15 근육의 성분으로 근로자에게 증가 보급함이 필요하지만 일단 다량으로 저장된 후에는 큰 보급량이 필요하지 않기 때문에 근로자에 대하여 특별히 보급할 필요가 없는 영양소는 어느 것인가?

① 당분　② 지방　③ 비타민　④ 단백질

해설 단백질은 근육의 성분으로 근로자에게 증가 보급함이 필요하나 일단 다량으로 저장된 후에는 당질만큼 큰 증량은 필요하지 않다.

16 근육노동에 특히 주의하여 보급해야 할 조절소는?

① 비타민 B_1　② 비타민 D
③ 비타민 E　④ 비타민 A

해설 근육노동에 있어서 특히 주의하여 보급해야 할 비타민은 B_1이다. 이 비타민은 호기적 산화를 도와서 근육의 열량공급을 원활하게 해주기 때문이다.

17 육체노동을 위주로 하는 근육운동에 있어서 특히 유의하여 보급하여야 할 비타민은 어느 것인가? ★

① 비타민 A　② 비타민 B
③ 비타민 C　④ 비타민 E

해설 호기성 산화를 도와서 근육의 열량공급을 원활하게 해주는 것은 비타민 B_1이다.

18 격심한 노동을 하는 남성근로자에게 필요한 열량은?

① 2,800 kcal　② 3,000 kcal　③ 3,200 kcal　④ 3,400 kcal

19 일반적으로 사업장에서 성인남자의 하루 열량으로 어느 정도가 필요한가?

① 1,500 kcal　② 2,000 kcal　③ 2,500 kcal　④ 3,000 kcal

해설 일반적으로 사업장에서 성인남자의 하루열량은 2,500 kcal로 하고 단백질은 77 g, 그리고 식품량은 1,277 g 정도가 적당하다.

20 오염물질에 의한 직업병의 예방대책으로 다음 중 연결이 잘못된 것은? ★★★

① Vit. A - 야맹증　② Vit. D - 곱추병
③ Vit. C - 구순염　④ Vit. K - 혈액응고 장해

해설 Vit. B_1의 결핍으로 각기병이 있고, Vit. B_2가 결핍되면 구순염, 설염, 이밖에 Vit. C는 괴혈병, Vit. E는 불임증과 관계가 있다.

21 다음은 영양소 부족에 의한 결핍증에 대한 사항이다. 잘못 연결된 것은? ★★★

① 비타민 B_1 - 구루병
② 단백질 - 전신부종과 피부반점
③ 비타민 A - 야맹증
④ 비타민 K - 혈액응고 작용

22 노동 강도가 높은 육체적 노동 시 공급해야 할 영양소는?

① 무기질과 탄수화물
② 탄수화물과 비타민 B
③ 지방과 비타민 C
④ 단백질과 무기질

23 다음은 영양소 부족에 의한 결핍증에 대한 사항인 것은?

① 비타민 B_1 - 구루병
② 비타민 E - 생식기능
③ 비타민 A - 야맹증
④ 비타민 K - 혈액응고 작용

해설 구루병(Rickets) → 비타민 C 부족

24 직업성 중독에 특별히 고려되어야 할 영양소가 잘못 짝지어진 것은?

① 벤젠 급성중독 - Vit B_2
② 벤젠 만성중독 - Vit B_6
③ 암모니아중독 - Vit C
④ 일산화탄소중독 - Vit E

해설 CO 중독에는 Vit B_1, 사염화탄소중독은 Vit E, 이황화탄소중독은 Vit B_2, 아연중독에는 철·동·대두단백이 좋다.

25 다음은 유해물질에 효과가 있는 영양소를 설명한 것이다. 잘못 짝지어진 것은 어느 것인가?

① 벤젠 급성 중독 - Vit B_2
② 염소, 사염화탄소 중독 - Vit. E. 니코틴산
③ 일산화탄소 중독 - Vit. B
④ 암모니아 중독 - Vit. A

해설 ④는 Vit C이다. ①에서 B_2는 급성일 때, 만성 중독에서 B_6가 더욱 효과가 있다. 이황화탄소(CS_2) 중독에 Vit B_2, 아연 중독에 철이나 구리, 대두단백질이 효과적이다.

26 고온 환경 내의 근로자가 많이 섭취해야 할 영양소가 아닌 것은?

① 칼슘
② Vit. A. B. C
③ 염분
④ 지방질

해설 ④는 저온환경 내에서 노동을 할 때 필요하다.

27 고온작업으로 비타민 B_1 결핍이 중요 원인인 열중증은 어느 것인가?

① 열성발진 ② 열허탈증 ③ 열사병 ④ 열쇠약

해설 Heat rash(열성발진) : 고온다습지역(땀띠), heat cramps(열경련), heat exhaustion(열피로), heat colapse(열허탈증) : 급성 체력 소모, heat stroke(열사병) : 체온의 급격한 상승, heat retension(울열증), heat prostration(열쇠약) : 고온에 의한 만성 체력 소모(전신권태, 식욕부진)

28 고열 작업자에게 식염수를 공급할 때 보통 몇 %로 하는가?

① 0.1 ② 0.5 ③ 1 ④ 5

29 피로회복에 관한 설명 중 틀리게 짝지어져 있는 것은? ★★

① 육체노동 - 철분 공급 ② 근육노동 - 마사지, 목욕
③ 고열작업 - Vit. B_1 ④ 중근작업(中根作業) - 칼슘강화식품

해설 단백질, 탄수화물은 1 g당 4.1 kcal, 지방은 9.3 kcal의 에너지를 발생한다. 다만, 기초 대사량에는 탄수화물 1, 단백질 0.7~0.9, 지방 0.7 이하의 순으로 환산된다.

30 국민 영양권장량의 영양기준을 설정함에 있어 여러 개념 중에 속하지 않는 것은?

① 영양량 ② 이상량 ③ 지적량 ④ 충분량

해설 영양기준을 설정함에 있어서 건강을 유지하는데 필요한 최저선인 소요량으로부터 지적량, 충분량, 이상량 등 여러 개념이 있는데, 최근에는 영양과잉으로 오는 건강장해도 큰 문제로 대두되고 있으므로 영양량이 많다고 좋은 것은 아니다.

31 국제기구 중 국민의 영양권장량 설정과 관계있는 기구는?

① WHO ② ILO ③ FAO ④ IU

해설 국민의 영양권장량설정은 FAO와 관계가 깊다.

정답 1. ④ 2. ③ 3. ④ 4. ④ 5. ① 6. ③ 7. ③ 8. ② 9. ③ 10. ④
11. ① 12. ② 13. ④ 14. ① 15. ④ 16. ① 17. ② 18. ③ 19. ③ 20. ③
21. ① 22. ② 23. ① 24. ④ 25. ④ 26. ④ 27. ④ 28. ① 29. ① 30. ①
31. ③

과년도 출제 및 예상문제

01 체내조직을 구성하고 분해, 소비되는 물질의 공급원(신체의 조직구성)이 되는 것과 가장 거리가 먼 것은?

① 단백질 ② 무기질 ③ 물 ④ 탄소화물

해설 5대 필수영양소 : 단백질, 탄수화물, 지방질, 무기질, 비타민, 단백질, 탄수화물의 에너지원은 4 kcal/1 g, 지방은 9 kcal/1 g, 무기질은 뼈, 비타민은 성장에 관여
㉠ 신체 열량공급 : 단백질, 탄수화물, 지방질
㉡ 신체 조직구성 : 단백질, 무기질, 물
㉢ 신체 생리작용 : 비타민, 무기질, 물

02 육체적 작업을 하는 근로자가 필요로 하는 영양소 중에서 열량공급의 측면에서 가장 유리한 것은?

① 비타민 ② 지방 ③ 단백질 ④ 탄수화물

해설 지방의 열량 = 9 kcal/1 g 단백질, 탄수화물의 열량 = 4 kcal/1 g

03 영양소 중 지방 1 g이 체내에서 산화, 연소할 때 내는 열량은?

① 4 kcal ② 9 kcal ③ 15 kcal ④ 18 kcal

04 다음 중 가장 많은 열량을 발생하는 영양소는?

① 단백질 ② 탄수화물 ③ 지방 ④ 염분

05 비타민 B1은 신체의 어느 부위를 위하여 특히 주의하여 보급해야 하는가?

① 눈 ② 생식기능 ③ 근육 ④ 혈액

06 크롬을 사고로 먹었을 경우 즉각적 응급조치로써 우유와 그 환원제로 무엇을 섭취시켜야 하는가?

① 비타민 C ② 비타민 B_1 ③ 비타민 B_2 ④ 비타민 E

해설 비타민 C의 특징은 강력한 환원제이며, 결핍증은 괴혈병으로서 잇몸, 피부 등에서 피가 나며 빈혈을 유발한다.

기본영양소	유해물질 중독
비타민 B_1	일산화탄소 중독
비타민 B_2	벤젠 급성, CS_2 중독
비타민 E	사염화탄소 중독

07 암모니아 중독에 효과가 있다고 알려진 영양소로 알맞은 것은?

① 비타민 C ② 비타민 B_1
③ 비타민 B_2 ④ 비타민 E

08 근육노동에 있어서 특히 보급해야 할 비타민은?

① 비타민 A ② 비타민 B_1
③ 비타민 B_6 ④ 비타민 C

09 식품과 영양소에 관한 설명으로 알맞지 않은 것은?

① 영양소는 합성과정인 이화작용과 분해과정인 동화작용으로 진행되는 신진대사를 통하여 얻는다.
② 5대 영양소란 탄수화물, 단백질, 지방질, 무기질 및 비타민을 말한다.
③ 체내성분을 구성하는 데 관여하는 영양소는 주로 단백질, 무기질, 물이다.
④ 지방은 1 g이 체내에서 산화, 연소될 때 9 kcal의 열량을 내어 당질보다 많은 열량을 낸다.

10 국민영양권장량을 결정하는데 있어서 영양기준의 설정개념과 가장 거리가 먼 것은?

① 소요량 ② 지적량 ③ 충분량 ④ 작업량

11 영양기준의 설정을 위한 개념과 가장 거리가 먼 것은?

① 충분량 ② 작업량 ③ 지적량 ④ 이상량

12 작업강도가 높은 근로자의 근육에 호기적 산화로 연소를 도와주는 영양소는?

① 비타민 E ② 비타민 A
③ 비타민 B_1 ④ 비타민 D

정답 1. ④ 2. ② 3. ② 4. ③ 5. ③ 6. ① 7. ① 8. ② 9. ① 10. ④
11. ② 12. ③

Chapter 14

작업과 능률

학습목표

1. 작업 시 소비되는 열량에 따른 작업강도 측정
   - 작업강도에 영향을 미치는 요인
2. 작업강도 평가에 사용되는 작업대사율
3. 작업강도별 대사율의 분류
4. 적정한 작업조건 유지 방법
5. 바람직한 작업 자세
6. 적정한 작업시간과 휴식
7. Flex-time제
8. 교대제와 산업재해
9. 바람직한 교대제와 관리
10. 직업적성

개인의 작업능력은 심폐기능에 의해 좌우되며, 심폐기능이 우수하면 작업능력도 크다고 볼 수 있다. 근로자는 여러 가지 이유로 이직하지만 취업 후 6개월 이내에 노동 부담이 커서 이직하는 경우가 많다. 따라서 노동수명(turn over rate)으로서 피로를 평가하는 것도 한 방법이 된다.

노동에서 온 피로를 회복하여야 할 가정생활이 피로 발생의 큰 원인이 되고 있는 경우가 있어 근로자의 피로도 조사에 있어 직장 외에서의 일반 사회생활에 대하여도 검토되어야 한다. 특히 부녀근로자의 가사노동으로 오는 피로는 산업피로를 증가시킨다.

피로조사는 피로도를 판가름하는데 그치지 않고 산업보건 측면에서는 작업방법과 교대제, 정원제와 재해의 원인 등을 과학적으로 검토하는데 있어서도 중요하다.

1 작업강도

작업을 할 때 소비되는 열량으로 작업의 강도(強度)를 측정하는 방법이다. 이는 하루 중 주 작업, 부대 작업, 휴식시간이 있으나 작업 대사량을 시간에 대한 가중 평균치로 표시한다. 또한 성별, 연령, 체격 조건에 따라 큰 차이를 보이지만 더욱 중요한 것은 다음과 같다.

① 정밀작업일 때
② 작업의 종류가 많을 때
③ 열량 소비량이 많을 때
④ 작업속도가 빠를 때
⑤ 작업이 복잡할 때
⑥ 판단을 요할 때
⑦ 위험을 많이 느낄 때
⑧ 대인접촉이나 제약조건이 빈번할 때 작업강도가 커짐을 알 수 있다. 작업강도를 평가할 때 가장 많이 사용되는 것은 작업대사율이다.

2 작업 강도별 대사율의 분류

작업대사율 또는 에너지 대사율(Relative Metabolic Rate : RMR)

$$= \frac{\text{작업에 소요된 열량} - \text{안정시 소요되는 열량}}{\text{기초대사량}} = \frac{\text{작업대사량}}{\text{기초대사량}}$$

$$= \frac{\text{작업시 산소 소비량} - \text{안정시 산소 소비량}}{\text{기초대사시 산소 소비량}}$$

작업강도	작업대사율	실동률 (%)	성별	총작업 소비열량 (kcal)	1일 소비열량 (kcal)	기타
경작업 (輕)	0～1	80 이상	남 여	920 이하 720 이하	2,200 이하 1,920 이하	사무직, 의자에 앉아서 하는 작업
중등작업 (中)	1～2	80～76	남 여	920～1,250 720～1,020	2,200～2,250 1,920～2,220	지적작업(知的作業), 쉬지 않고 6시간 계속 작업 가능
강작업 (强)	2～4	76～67	남 여	1,250～1,750 1,020～1,420	2,550～3,050 2,220～2,600	계속작업 한계는 대사율 4이다(그 이상이면 휴식이 필요).
중작업 (重)	4～7	67～50	남 여	1,750～2,170 1,420～1,780	3,050～3,500 2,620～2,920	계속작업 한계는 대사율 7이다(그 이상이면 휴식이 필요).
격심작업	7 이상	50 이하	남 여	2,170 이상 1,780 이상	3,500 이상 2,920 이상	근육작업에 해당

※ 기초대사량은 한 개인으로 볼 때 일정하고 체표면적에 비례하며 남자가 여자보다 높다. 또 1분간 대사량을 표준체격 성인남자 0.95 kcal, 여자 0.80 kcal로 할 때 1일 24시간 남자 1,350 kcal, 여자 1,150 kcal로 보고 있다. 여기에는 겨울과 연령이 낮을수록 높고, 수면 시에 10～20% 감소한다는 가정을 한 것이다.

구분	기초대사량의 증가율(%)
보행	150～240
질주	800～1,000
조정운동	200～900
수영	300～700
등산	400～900

일본의 사이또와 오사마가 제시한 작업대사율

- 실동률 = 85 − 5 × RMR
- log(계속작업의 한계시간) = 3.724 − 3.25 log RMR
- 작업량이 큰 RMR이 7인 경우 실동률은 50%, 한계시간은 10분
- RMR이 3인 경우 60%, 2.5시간, RMR이 2인 경우 75%, 3시간 이상 작업이 가능함

3 적정한 작업조건

원인을 규명하여 제거하고 일반 환경개선, 영양보충, 정신위생의 향상 그리고 건강증진이 가장 근본적인 대책이 되겠으나 산업보건관리 입장에서 구체적으로 대책을 나열해 보면 다음과 같다.

① 과중한 노동은 되도록 기계화하여 육체적 부담을 줄이도록 할 것이다. 그러나 정적인 작업은 더 피로하므로 될수록 동적인 작업으로 바꾸도록 한다.

② 작업속도가 적절하여야 작업능률의 향상뿐 아니라 피로도가 적어진다.

③ 적절한 작업시간과 적절한 간격으로 휴식시간을 두어야 한다.
④ 유해 작업 환경을 개선하는 것은 피로를 예방할 뿐 아니라 작업능률의 향상에도 큰 영향을 미친다.
⑤ 불필요한 동작은 피하고 에너지 소모를 적게 한다. 그러기 위해서는 작업에 숙련되어야 하며 훈련이 필요하다.
⑥ 작업에 사용되는 기계와 공구, 그리고 작업 자세는 인간공학적으로 고안되어야 한다.
⑦ 작업능력에는 개인차가 있으므로 개인마다 작업량을 조절해야 한다.
⑧ 충분한 수면은 피로예방과 피로회복에 좋다.
⑨ 작업자가 충분한 영향을 섭취하는 것은 휴식과 더불어 피로방지의 중요한 방법이다.
⑩ 작업시간 중이나 전·후에 간단한 체조, 오락시설을 이용하여 인간관계 및 레크리에이션을 즐기면 피로의 회복과 재생산성에 도움이 된다.

4 작업 자세

부적당한 자세	장 해	바람직한 자세
웅크리는 자세	근육수축지장	작업대에서 물체와 약 30 cm 거리유지
구부리는 자세	순환기 장해	팔 높이(가슴)에서 작업
정적인 자세	혈류 장해	동적인 작업
불안정한 자세	근육 수축	편안한 자세

※ 실제적으로 서거나 앉은 자세가 많으나 작업에 따라 웅크리는 자세, 눕거나 엎드리는 자세가 있으므로 작업지속 시간이나 작업각도, 신체가 받는 부하량을 감안해야 한다.

5 작업 지속시간과 휴식시간

① 노동시간의 단위 : 일(日), 주(週), 연(年)
② Vernon : 노동시간 단축이 생산량에 미치는 결과 제시

작업속도와 밀도의 상승, 단순 반복 작업(단순 수시 작업이나 일련의 조립작업)과 작업 공정이 많아지고 있어 휴식시간의 간격과 양을 결정하는 것이 산업피로를 줄이는 요소가 된다.

또한 모든 근로자가 일하지 않으면 안 되는 중추시간(core time)을 제외하고 주 40시간 내에서 자유 출·퇴근하는 Flex-time제의 실시도 큰 효과가 있다. 서구에서는 주 2~3휴일제(근로시간 40시간)를 채택하고 있으나 우리나라는 주 48시간에서 사업장의 근로자수에 따라 주 40시간제(근로시간 1일 8시간)를 원칙으로 하고 있으며 12시간을 필요에 따라 연장할 수 있다.

6 교대제

① 파동성(biorhythm) : 생활행동의 관습에 의해 생리기능이나 체내물질대사에 주야로 나타나는 현상
② 피로축적 현상 : 야근을 3~4일 이상 하는 경우
③ 시설투자에 대한 감가상각을 위해서 완전 가동을 실시할 때 정신적 긴장, 욕구불만(의욕상실), 위장장해, 수면부족 현상이 항상 수반된다. 그래서 교대제를 실시하고 있는데 격일제, 2교대, 3교대제로 하거나 2조 2교대, 3조 또는 4조 2교대, 3조 3교대, 4조 또는 다조 3교대제로 한다.

바람직한 제도로는 야근의 주기를 4~5일로 하고 연속은 2~3일로 하며 각 반의 근무시간은 8시간으로 해야 한다. 특히 야근 후 다음 반으로 넘어가는 시간은 48시간 이상이 되도록 해야 한다. 2교대면 최저 3조로, 3교대면 4조로 편성하고 40시간 근로일 때는 갑, 을, 병반으로 순환시킨다. 주의할 점은 산모에게는 산후 1년까지 야근을 피해야 하며 근로자가 3 kg의 체중 감소가 있을 때는 정밀 검사를 받도록 권장한다.

7 직업적성

몸과 마음을 통하여 많은 시간을 직장에서 보내므로 인간성을 존중한 직장생활과 적절한 배치, 정기적 검진이 반드시 필요하다. 즉, 노동에 불필요한 낭비, 재해, 질병, 노동수명의 단축현상을 방지하는 데 있다.

최근에는 인간과 기계와의 합리화를 추구하는 인간공학(Ergonomics)의 개념을 충분히 활용하여 작업조건을 해석하고 있다.

1) 취업금지와 신체조건

작업조건	금기 또는 고려해야 할 신체조건
입작업(立作業)	위장병, 탈항(脫肛), 빈혈, 신경통, 정맥류, 자궁탈, 평편족
수지작업	각기증, 신경증
중근작업(重筋作業)	심장질환, 고혈압, 신염, 위궤양, 십이지장궤양, 기관지염, 호흡기 확장증, 내부 분비계질환, 헤르니아, 골관절질환
상시(常時)야근작업	신경증, 야맹증
암실작업	야맹증, 약시, 색맹, 신경증, 난시
정밀작업	교정불능 시각장애, 만성 안질환
고소작업	전간, 고혈압, 빈혈, 저혈압, 정신기능 장해
집단작업	전염성 안질환, 전염성 피부질환, 기타 전염성 질환

작업조건		금기 또는 고려해야 할 신체조건
고립작업		전간, 재해 소질자
한랭작업		고혈압, 류마티스성 질환, 기관지염, 신염, 심장질환, 한랭혈색소뇨
고온작업		고혈압, 위십이지장궤양, 심장질환, 내분비계질환, 신염
소음작업		난청증, 신경증, 청각기능 이상질환, 무한증(無寒症)
진동	국소	다발성 신경염, 관절염, 류마티스성 질환, Raynaud씨병
	전신	내장 하수증, 자궁탈, 다발성 신경염
고기압작업		폐기종, 비만증, 헤르니아, 골관절질환, 심장질환, 빈혈
저기압작업		폐기종, 비만증, 헤르니아, 골관절질환, 심장질환, 빈혈, 내이증(內耳症)
분진작업		폐결핵, 심장질환, 기관지염, 고혈압, 빈혈, 호흡기계 과민성 질환
전리방사선작업		빈혈, 성선질환(性腺疾患)
유해광선작업		백내장, 결막염, 망막염, 시신경염
보행작업		각기증, 평편족, 관절염
납		빈혈, 간질환, 신염, 고혈압, 십이지장궤양, 위궤양, 시신경염, 내분비질환, 신경계질환, 알코올 중독, 심관상동맥성 질환
수 은		정신성질환, 내분비계질환, 신경계질환, 만성장염, 신염, 간질환, 십이지장궤양, 위궤양, 동맥경화
크 롬		상기도염, 호흡기계질환
망 간		중추신경계질환, 전간(癲癎), 정신성질환, 다발성신경염, 간질환, 신염
아 연		당뇨병
황 인		만성 치아 및 치아조직, 간질환
유기인		자율신경계질환, 간질환, 중추신경계질환
아황산가스		상기도염, 기관지염, 만성결막염, 간질환
황화수소		각막염, 신경계질환, 취각장해
이황화탄소		신경계질환, 정신성 질환, 전간, 내분비계질환, 신염, 간질환, 동맥경화, 시신경염, 취각장해
기타 자극성 가스		호흡기계질환, 과민성 체질, 다한증(多汗蒸)

2) 적성검사

구분	내용
신체검사 (체격검사)	• 직업과의 적성 여부 판정 • 신장, 흉위, 체중, 좌고, 상박위, 상지장, 하지장, 지극(指極) 등 (발육과 기형, 영양 상태를 판단)
생리기능검사	• 감각기능 : 시력, 색맹, 청력검사 (교통운수, 정밀 기계작업에 영향) • 심폐기능 : 호흡량, 맥박, 혈압 (근육노동이나 고소 작업에 필요) • 체력검사 : 악력(握力), 배근력(背筋力) (근육노동 평가에 필요)
심리학적 검사	• 지능검사 : 언어, 기억, 추리, 귀납검사 • 지각동작검사(소질검사) : 손재주, 양수 협조능, 수족 협조능, 운동속도능, 형태 지각능 • 기능검사 : 직무에 기본지식, 숙련도, 사고력을 추리형식으로 검사 • 인성검사 : 성격, 태도, 정신상태

학습문제

01 작업자의 작업강도나 양을 조사하여 작업강도의 합리화를 기해야 한다. 육체적 작업강도의 지표로서 사용되는 것은? ★★

① 에너지대사율 ② 직업적성검사
③ 신체기능검사 ④ 신체계측

해설 에너지대사율(Relative Metabolic Rate : RMR)에 따른 작업강도를 분류하면 RMR이 1 이하는 경노동, 1~2는 중등노동, 2~4는 강노동, 4~7은 중(重)노동, 7 이상은 격노동으로 구분한다.

02 작업강도에 영향을 미치는 요인과 거리가 먼 것은? ★★★

① 열량소비량이 클수록 ② 작업속도가 느릴수록
③ 작업 대상의 종류가 많을수록 ④ 작업이 정밀 할수록

해설 작업속도가 빠를수록 작업강도에 영향을 미친다.

03 작업강도에 영향을 미치는 요인이 아닌 것은?

① 작업속도 ② 작업 대상
③ 작업 자세 ④ 작업시간

해설 작업대사율(RMR) = $\frac{\text{작업에 소요된 열량} - (\quad)}{\text{기초 대사량}}$ 에서 (   )에 해당하는 것은?

04 다음 중 작업대사율 공식으로 옳은 것은? ★★★

① $\frac{\text{작업에 소요된 열량} - \text{안정시 열량}}{\text{기초 대사량}}$ ② $\frac{\text{안정시 열량} - \text{작업에 소요된 열량}}{\text{기초 대사량}}$

③ $\frac{\text{호흡에 소요된 열량} - \text{안정시 열량}}{\text{기초 대사량}}$ ④ $\frac{\text{기초 대사량}}{\text{작업 대사량}}$

해설 작업대사율(RMR) 또는 에너지 대사율 $= \frac{\text{작업에 소요된 열량} - \text{안정시 열량}}{\text{기초 대사량}} = \frac{\text{작업 대사량}}{\text{기초 대사량}}$

05 다음의 에너지대사율(RMR)에 대해 틀리게 설명한 것은?

① RMR $= \frac{\text{작업에 소요된 열량} - \text{안정시 열량}}{\text{기초 대사량}}$

② RMR $= \frac{\text{작업에 대사량} - \text{기초 대사량}}{\text{기초 대사량}}$

③ $RMR = \frac{\text{작업시 소요 열량} - \text{안정시 열량}}{\text{기초 대사량}}$

④ $RMR = \frac{\text{근로 대사량}}{\text{기초 대사량}}$

06 작업대사율(RMR)에 관한 공식 중 틀린 것은?

① $RMR = \frac{\text{기초 대사량}}{\text{기초 대사량}}$

② $RMR = \frac{\text{작업 대사량}}{\text{기초 대사량}}$

③ $RMR = \frac{\text{작업시 소요 열량} - \text{안정시 열량}}{\text{기초 대사량}}$

④ $RMR = \frac{(\text{작업시} - \text{안정시})\text{산소 소비량}}{\text{기초 대사시 산소 소비량}}$

07 작업대사율(RMR)의 설명으로 맞지 않는 것은 어느 것인가?

① 작업 대사량 / 기초 대사량
② 기초 대사량 / 작업 대사량
③ 작업시 산소 소비량 - 안정시 산소 소비량/기초대사시 산소 소비량
④ 작업시 소요열량 - 안정시 산소열량/기초 대사량

(해설) 작업대사율(Relative Metabolic Rate)은 에너지 대사율이며 작업으로 소모되는 열량을 계산하기 위해 연령, 성별, 체격의 크기를 고려하여 사용하는 지수이다.

08 작업강도는 열량소비량을 기준으로 하고 있다. 작업대사율(RMR) 또는 에너지대사율은 작업시의 소비열량으로 나타내어 성별, 연령, 체격을 고려하는 지수이다. 작업대사율을 나타내는 방식이 아닌 것은?

① 작업대사량을 기초대사량으로 나눈 값이다.
② (작업시의 소요열량 - 안정시의 열량) / 기초대사량
③ 작업대사율은 총 작업시간을 통한 총 작업 대사량으로 나타낼 수도 있다.
④ 작업대사율은 개별적인 작업동작, 직업별 직업전체에 대하여 생각할 수도 있다.

(해설) 작업대사율(R) $= \frac{\text{작업에 소요된 열량} - \text{안정시 열량}}{\text{기초 대사량}} = \frac{\text{작업 대사량}}{\text{기초 대사량}}$

총 작업시간을 통한 평균작업대사량으로 나타낸다. 하루의 작업시간 동안에는 주작업, 부대작업, 휴식시간 등이 포함되는데 각각의 작업대사량을 소요시간에 대한 가중평균으로 나타낸다.

09 작업대사율 $= \frac{\text{작업에 소요된 열량} - (\quad)}{\text{기초 대사량}}$ 에서 ( )에 해당하는 것은? ★★

① 실동률
② 안정시 열량

③ 1일 소비열량 ④ 작업강도

10 작업대사율(RMR)에 관한 설명으로 틀린 항은?

① 연령은 고려하지 않은 지수
② 작업대사량을 소요시간에 대한 가중평균으로 나타낸 것
③ 산출공식은 작업에 소요된 열량 - 안정시열량 / 기초 대사량
④ 경작업은 0~1, 중작업은 4~7, 격심작업은 7 이상의 값을 나타냄.

11 작업대사율에 관한 설명 중 틀린 것은 어느 것인가?

① 중작업(中作業)은 지적 활동을 포함한다.
② 중작업(重作業)은 작업대사율이 4~7일 때 수시로 휴식시간을 요한다.
③ RMR이 7을 넘으면 짧은 시간 밖에 작업을 할 수 없다.
④ RMR이 7을 넘으면 휴식을 필요로 한다.

해설 RMR이 4를 넘으면 일반적으로 휴식을 필요로 한다.

12 안정 시에 소비에너지는 기초 대사량의 몇 배인가?

① 1.0 ② 1.2 ③ 2 ④ 4

해설 에너지대사율(RMR)을 계산하는 경우 안정 시 소비 에너지는 기초 대사량의 1.2배로 계산된다.

13 기초대사량(근로강도)이 1,500 kcal/day일 때 작업대사량이 시간당 250 kcal가 소비되는 작업을 8 시간동안 했다면 다음 중 어디에 해당되는가? ★

① 경노동 ② 중등노동 ③ 중노동 ④ 격노동

해설 RMR로서 0~1은 경노동, 1~2는 중등노동, 2~4는 강노동, 4~7은 중노동, 7 이상은 격노동이 된
$\frac{\text{작업 대사량}}{\text{기초 대사량}} = \frac{250 \times 8}{1,500} \fallingdotseq 1.3$ 따라서 중등노동에 해당된다.

14 어깨 관절을 사용하여 상지 전체를 움직이는 작업으로 그 대부분이 서서 일하는 것으로 예를 들면 도장이나 벽돌쌓기 등의 작업은 에너지 대사율이 어느 정도인가?

① RMR = 0~1 ② RMR = 2~4
③ RMR = 5~6 ④ RMR = 6~7

해설 사무작업이나 시계수리를 할 수 있는 경작업은 RMR = 0~1이라고 가정한다면 부관절을 이용하여 전완까지를 움직이는 작업이 RMR = 1~2, 전신의 근육을 쓰는 중작업은 RMR = 4 이상의 작업인 것이다. 에너지대사율은 1936년 일본인에 의한 것으로 작업시의 소비 에너지량으로부터 안정시의 소비 에너지량을 빼어 순수하게 작업을 위하여 사용되는 에너지량을 구하여 이 수치가 기초 대사량의 몇 배에 해당되는가를 표시하는 수치인 것이다. 작업에 소요된 에너지량 - 안정 시 열량 즉, RMR = 기초 대사량이다.

15 RMR이 7일 때 계속작업의 한계시간은?

① 10분 ② 30분
③ 1시간 ④ 2.5시간

16 작업대사율(RMR)이 4 이상일 때 최초로 취해야 할 조치는 어느 것인가? ★

① 연속작업 ② 휴식
③ 수시휴식 ④ 영양공급

해설 ③은 7 이상이면 연속작업의 한계가 10분이다.

17 작업시의 소비열량은 1 L의 산소를 소비함으로써 얻어지는 열량으로 계산한다. 또한 안정시의 인체가 생체기능의 유지에 필요로 하는 최소열량을 기초대사량(basal metabolism)이라고 한다. 하루 종일 지속할 수 있는 작업은 기초대사량의 몇 배 이내이겠는가?

① 2배 ② 4배
③ 5배 ④ 10배

해설 수분간의 단시간 작업은 기초 대사량의 10배, 경노동은 2배, 중등노동은 4배까지이다.

18 작업환경관리 상의 작업강도지수인 에너지대사율(RMR)에 관한 사항이다. 적당치 아니한 설명은 어느 것인가?

① RMR 4 이상의 작업에서는 자주 휴식하게 할 필요가 있다.
② RMR 7 이상에서는 커다란 피로상태로 빠질 우려가 있다.
③ RMR 4 이상의 작업은 기계화시켜 작업자의 근육부담을 경감시킨다.
④ 개개의 작업단위에서는 RMR 7이 초과되는 일이 자주 있다.

해설 RMR 7인 경우의 계속작업의 한계시간은 10분이다. 따라서 자주 있어선 아니 된다.

19 작업대사율(RMR : Relative metabolic rate)이란 작업시의 에너지대사량에 대한 기초대사량의 비율이며, 작업대사율이 2인 경작업에서는 실동률이 75%이고, 작업대사율이 4인 중등작업에서는 실동률이 65%이다. 실동률과 RMR은 어떠한 상관성을 갖고 있는가? ★★

① 실동률 = 85 − 5 × RMR ② 실동률 = 85 − 10 × RMR
③ 실동률 = 90 − 10 × RMR ④ 실동률 = 90 − 5 × RMR

해설 사이토가 제시한 식이다.

20 일본의 사이토가 제시한 실동률 공식에서 작업대사율이 4인 중등작업에서의 실동률은 몇 %인가? ★★

① 54% ② 60% ③ 65% ④ 70%

(해설) 실동률(%) = 85 − 5 × RMR(작업대사율)에 대입하면 실동률(%) = 85 − 5 × 4 = 65%
(추가) 기초대사량이 75 kcal/hr, 작업대사량이 225 kcal/hr인 작업수행 시 작업은 실동율, 즉 일을 할 수 있는 능력은?

$$작업대사율(RMR) = \frac{작업대사량}{기대사량} = \frac{225}{75} = 3, \quad \% = 85 - 5 \times 3 = 70\%$$

21 모심기, 광부, 석공, 철강공 등 중근노동(重筋勞動)을 하는 성인 남자의 경우 필요한 열량은 어느 정도인가? ★★

① 2,500 kcal ② 2,700 kcal ③ 3,200 kcal ④ 3,700 kcal

(해설) 20~40대 사이의 60 kg 남자의 경우, 2,700 kcal가 영양 권장량이다.

22 ACGIH(1994)에서 정한 작업대사량에 따른 작업강도 중 경작업의 범위는 얼마인가? ★

① 200 kcal/hr ② 200~350 kcal/hr
③ 400 kcal/hr ④ 350~500 kcal/hr

(해설) ACGIH(1994)는 작업대사량에 따라 작업강도를 다음과 같이 구분하였다.
㉠ 경작업(light work) : 200 kcal/hr 또는 800 btu/hr까지의 작업으로서, 앉거나 서서 손이나 팔로 가벼운 작업을 하는 경우
㉡ 중등도 작업(moderate work) : 200~350 kcal/hr 또는 800~1400 btu/hr의 작업으로써, 중간정도의 중량물을 들거나 밀면서 걷는 경우
㉢ 심한 작업(heavy work) : 350~500 kcal/hr 또는 1400~2000 btu/hr의 작업으로써, 삽질하는 작업이 여기에 속함

□ 작업자세와 동작에 따른 대사량

자세와 동작	대사량 [kcal/min]
앉아 있을 때	0.3
서 있을 때	0.6
걸을 때	2.0~3.0
올라갈 때	높이(수직) 1 m마다 0.8을 더함

□ 작업에 따른 대사량

작업 종류	작업 정도	대사량 [kcal/min]	
		평균	범위
손으로 하는 작업	경작업	0.4	0.2~1.2
	심한 작업	0.9	
한팔 작업	경작업	1.0	0.7~2.5
	심한 작업	1.7	
양팔 작업	경작업	1.5	1.0~3.5
	심한 작업	2.5	
전신 작업	경작업	3.5	2.5~15.0
	중등도 작업	5.0	
	심한 작업	7.0	
	극심한 작업	9.0	

23 표준 동작량을 산출할 때 고려할 사항 중 가장 적당한 것은?

① 노동 강도
② 노동 강도, 피로도 및 노동시간 조사, 소비 칼로리 조사
③ 노동 강도, 피로도 조사, 노동시간 조사
④ 피로도 조사, 노동 강도

24 근육 1 g과 신경조직 1 g과의 산소 소비량의 차이는 어느 정도인가?

① 신경조직은 근육의 20배 소비를 한다.
② 신경조직이 근육의 2배 소비를 한다.
③ 근육도 신경조직도 변하지 않는다.
④ 근육이 신경조직의 20배 소비를 한다.

해설 두뇌나 신경조직을 사용하는 정신작업은 전체로서의 칼로리 소비는 크지 않으나 신경세포의 신진대사가 심하고 고통스런 작업이 된다. 이것은 근육 1 g과 신경조직 1 g을 비교하면 신경조직은 근육의 약 20배의 산소소비를 한다.

25 다음 중 과중노동이란 무엇을 말하는가? ★★

① 개인의 최대 능력 수준에 너무 일찍 도달한 경우
② 근로자들이 자신의 능력에 훨씬 못 미치는 경우
③ 항상 긴장하고 불확실한 미래에 대하여 불안전한 경우
④ 직무에 만족을 못하고 있는 경우

26 과격노동이란?

① 개인의 능력범위 내에서 장시간 일을 많이 하는 경우
② 개인이 자신의 능력범위 이상의 일이 요구되는 경우
③ 근로자들이 자신의 능력에 훨씬 못 미치는 일을 하는 경우
④ 근로자들의 능력에 알맞게 일을 하는 경우

27 작업장에 있어서의 건강영향이나 직업병의 발생에 관하여서는 작업요인도 큰 연관성을 갖고 있다. 이러한 작업요인에 관한 설명 중에서 적합지 아니한 사항은 어느 것인가?

① 작업요인으로서는 적성배치 외에도 작업시간이나 교대제 등의 작업조건도 배려할 필요가 있다.
② 적성배치란 작업자의 생리적, 심리적 특성에 적합한 작업에 작업자를 배치하는 것이다.
③ 근로기준법상의 작업시간으로서는 하루 8시간, 1주 40시간을 원칙으로 하고 있다.
④ 교대제근무에 대한 일주기 리듬의 생리적, 심리적 적응은 불완전하므로 경제적 이유 이 외의 교대제는 하지 않아야 한다.

해설 경제적 요소라고 파악하기 보다는 생산적 요소로 파악하여야 한다.

28 작업관리에 관한 다음의 내용 중에서 적합지 아니한 사항은 어느 것인가?

① 산업피로가 큰 비중을 점유하고 있다.
② 작업시간, 휴식, 휴일은 깊이 연관되어 있다.
③ 자유시간이나 수면시간은 거의 무관하다.
④ 작업강도도 관련성이 깊다.

해설 자유시간이나 수면시간도 깊이 연관되어져 있다.

29 작업을 하는데 가장 적합한 환경을 지적환경(optimum working environment)이라 한다. 지적환경의 평가 방법이 아닌 것은? ★★

① 생리적 방법
② 정신적 방법
③ 생산적 방법
④ 육체적 방법

30 피로를 가장 적게 하고 생산량을 최고로 올릴 수 있는 경제적인 작업속도를 무엇이라고 하는가? ★★★

① 지적 속도
② 완속속도
③ 작업속도
④ 민감속도

해설 지적 속도 : 피로를 가장 적게 하고 생산량을 최고로 올릴 수 있는 경제적인 작업속도를 구하게 되는데 이것을 지적 속도(至的 速度 : optimum speed) 또는 최적속도라고도 한다.

31 다음 중 부적당한 작업조건에 속하지 않는 것은?

① 작업의 과중
② 운동부족
③ 작업의 규칙성
④ 불량 작업 자세

해설 작업의 불규칙, 즉 야간 근무자에게는 불면증이 있을 수 있다.

32 다음 중 바람직한 작업자세가 아닌 것은?

① 작업물체와 눈과의 거리를 약 50 cm(명시거리) 유지토록 한다.
② 정적 작업을 피한다.
③ 불안정한 자세는 피한다.
④ 의자에 앉았을 때는 작업대의 높이와 의자의 높이를 적절하게 한다.

해설 작업을 할 때는 작업물체와 눈과의 거리를 약 30 cm(명시거리) 유지토록 해야 한다.

33 여성근로자의 보호를 위해서 고려해야 할 조건으로 틀리는 것은? ★★

① 주 작업의 근로강도는 RMR 1.0 이하일 것
② 중량물 취급 업무는 중량을 제한할 것
③ 생리휴가·산전·산후 각 6~8주간의 휴가를 줄 것
④ 서서하는 작업은 연속작업 시간을 제한하고 휴식의 횟수와 그 시간을 고려할 것

해설 여성작업자의 주작업의 근로강도는 RMR 2.0 이하로 한다. 중량제한을 16세 이하로서 연속작업은 8 kg, 16~18세는 15 kg, 18세 이상은 20 kg이다.

34 생리적 기능의 적성검사에 포함되지 않는 것은? ★

① 감각기능검사 ② 심폐기능검사
③ 체력검사 ④ 인성검사

해설 ④는 심리학적 적성검사에 속하며 이외에 지능검사, 지각동작검사, 기능검사 등이 있다.

35 다음의 항목 중 근로자의 생리적인 적성검사에 해당되는 것은?

① 체력검사 ② 소질검사
③ 지능검사 ④ 인성검사

해설 생리적인 적성검사에는 감각기능검사와 체력검사가 있다.

36 다음 중 신체적 적성검사에 속하지 않는 것은 어느 것인가?

① 체력검사 ② 신장계측
③ 흉위계측 ④ 체중계측

해설 ①은 생리적 기능검사에 속한다. 참고로 지능검사, 인성검사, 지각동작검사는 심리적 적성 검사에 속한다.

37 다음 항목 중 근로자의 심리적인 적성검사 항목이 아닌 것은

① 지능검사 ② 기능검사
③ 인성검사 ④ 체력검사

해설 체력검사는 생리적인 적성검사 항목이다.

38 다음 중 감각기능 검사에 속하는 것은?

① 양수 협조능 ② 청력검사
③ 언어검사 ④ 추리검사

해설 ㉠ 감각 기능검사 : 시력, 색깔검사 및 청력검사
㉡ 지능 검사 : 언어검사, 기억, 추리 검사 등

39 다음 중 근로자의 언어, 기억, 추리 등에 대해서 검사하는 것을 무엇이라 하는가?

① 지각동작검사 ② 지능검사
③ 기능검사 ④ 인성검사

해설 지능검사 : 언어, 기억, 추리, 귀납 등의 검사로서 근로자의 심리학적 적성검사방법 중의 하나

40 최근에 각국에서 채택하고 있는 주당 근로시간 수는?

① 40시간 ② 44시간

③ 48시간 ④ 50시간

해설 근년 각국에서 주 40시간 노동제를 기준으로 주휴 2일제의 작업시간이 채택되어 가고 있다.

41 작업시간을 단축 실시해야 할 조건에 해당되는 것은?

① 작업내용이 극히 어려울 때 ② 저임 근로 시
③ 신입 사원일 때 ④ 이상 모두

42 작업과 인체의 적응도에서 T. Hatch의 모형이 많이 응용되고 있다. 이것과 관계가 없는 것은 어느 것인가? ★★

① 산소부채(Oxygen debt)
② 항상성 조절 기능의 한계
③ 예방의학과 임상의학의 영역을 구분
④ 파탄(Break down)과 항상성 유지(Homeostasis)의 구분

해설 ① 근육 작업의 강도를 평가할 때 사용하는 말로써 근육 따위에서 급격한 활동이 끝난 후에도 평소수준 이상의 산소가 소비되는 현상을 산소부채라고 한다.

43 작업 시 소비된 산소는 작업 종료 후에도 ( )로서 일정시간 취함으로써 보상된다. ( )에 알맞은 말은? ★★★

① 최대 산소량 ② 최대 산소섭취량
③ 산소부채 ④ 산소곤비

해설 산소부채 : 작업에 소비된 산소는 작업 종료 후에도 산소부채(酸素負債, oxygen debt)로서 일정시간 섭취함으로써 보상되는데 산소부채의 회복이 이루어지기 전에 다시 작업이 시작되면, 그 부채의 회복에는 더 시간이 소요하게 된다. 인체가 산소를 섭취하는 데는 한도가 있으며, 이 최대한도를 산소섭취량(maximum oxygen intake volume)이라고 하는데 위에 말한 인간의 생리적 산소부채에도 한도가 있으므로 인체가 최대 산소부채에 도달하면 의지의 여하를 막론하고 작업이 중단되며 피로곤비(疲勞困憊)하게 된다.

44 다음 중 사업장에서 발생되는 적응이상 증상이 아닌 것은?

① 빈번한 작업 전환 ② 질병으로 인한 직업 훈련시의 부적응
③ 오로지 한 가지 직업에만 종사하는 것 ④ 문제해결 능력의 부족

45 유해위험에 폭로되기 쉬운 취약업무에 속하지 않는 것은?

① 책임소재가 불분명한 임무
② 출장기간 중 처리해야 할 업무
③ 목표가 확실한 임무
④ 상급 정년자의 퇴직 공석에 그 후임자가 새로 임무를 맡아야 할 경우

46 천식이 있는 근로자에게 부적당한 작업은? ★★

① 통신작업 ② 정밀작업
③ 분진작업 ④ 교통

해설 천식환자에게 부적당한 작업은 분진이나 유해가스 등 천식에 영향을 미칠 수 있는 작업이다.

47 현대산업에서 흔히 볼 수 있는 현상이 아닌 것은?

① 인간의 소외화
② 작업속도나 밀도의 감소
③ 자유로운 휴식으로부터 규정된 휴식시간의 관리
④ 원거리 통근과 산업의 고정화

48 다음의 설명 중 적당하지 않은 것은 어느 것인가?

① 주야 전도의 생활을 계속하면 본래의 생리적 리듬이 완전히 역전된다.
② 에너지 대사의 감퇴·호흡·순환기의 심장 등은 보통 오전 4시경에 최저치를 보인다.
③ 주간은 혈액 중의 수분이 세포조직으로 이행한다.
④ 야간은 혈액 중의 수분이 증가한다.

해설 인간의 생활환경 그것을 완전히 주야 역전시키는 일은 곤란하므로 주야전도의 생활을 계속하더라도 본래의 생리적 리듬의 완전한 역전은 있을 수 없다.

49 작업교대 근무제를 채택하는 이유와 관계가 없는 것은?

① 국민생활과 이용자의 편의를 위하여
② 각 회사의 생산 실적을 높이기 위하여
③ 생산과정이 주야로 연속되는 산업을 위하여
④ 시설투자 비용을 조속히 달성하기 위한 생산설비 가동을 위하여

50 교대제 근무에 관한 다음 설명 중 틀린 것은 어느 것인가? ★★

① 교대 근무자에 대해 주간 수면을 할 수 있도록 설비를 갖춘다.
② 교대제 근무에서는 야근을 연속하여 실시하므로 야근에 적응하도록 하는 것도 필요하다.
③ 교대 근무자에 관해서는 일정한 연령에 달하면 야간작업을 제외시킨다.
④ 야근이 끝난 휴일은 연속하여 48시간 정도를 주는 것이 바람직하다.

해설 주간에 충분히 수면을 할 수 있는 설비나 환경이 정비되어 있지 않은 상태에서는 야간근무를 연속하여 하게 할 수 없고 더욱이 야근에 적응시키는 일은 기대할 수 없다.

51 교대제 근무에 관한 설명이다. 옳지 못한 것은?

① 야간근무의 연속은 2~3일 정도가 좋다.

② 각 반의 근무시간은 8시간씩으로 한다.
③ 야근 후 다음 반으로 가는 간격은 최저 58시간을 가지도록 한다.
④ 2교대면 최저 3조의 정원을 그리고 3교대면 4조 편성으로 한다.

해설 야근 후 다음 반으로 가는 간격은 최저 48시간을 가지도록 한다.

52 다음 중 바람직한 교대제도에 속하지 않는 것은?

① 야간근무의 연속은 2~3일 정도가 적당
② 낮 근무 개시시간은 통근 가능한 오전 6시 정도가 적당
③ 각 반의 근무시간은 8시간씩이 적당
④ 평균 주 노동시간은 60시간 기준이 적당

해설 주 평균 노동시간은 40시간을 기준으로 갑반-을반-병반으로 순환하게 된다.

53 다음 중 바람직한 근무 교대제가 아닌 것은?

① 야간 근무 연속일수는 2~3일이 좋다.
② 2교대면 최저 3조로, 3교대면 4조로 편성한다.
③ 야근 후 다음 반으로 가는 간격은 최저 48시간을 유지한다.
④ 평균 주당 작업시간을 48시간으로 하며 갑 → 을 → 병반의 순으로 활용한다.

해설 인간은 주간에 활동(교감신경의 긴장)하고 야간에 휴식을 취해야(부교감 신경의 긴장) 생리적 리듬을 계속할 수 있다. ④는 40시간을 원칙으로 할 때 적용, 주당 48시간 근무는 예전의 법규이다.

54 작업장의 교대제 편성에 있어 작업요건과 그에 따른 방법을 잘못 연결한 것은?

① 근무시간-8시간 교대로 하고, 야근은 짧게
② 근무시간의 순서-정 교대
③ 근무의 연속일수-야근은 2~3일로 조정
④ 야근 교대시간-상오 0시(12시) 이전에 한다.

55 야간 근무의 연속은 며칠 정도가 좋은가?

① 1~2일 ② 2~3일
③ 3~4일 ④ 4~5일

56 다음 중 바람직한 교대제라고 볼 수 없는 것은? ★★★

① 중소기업 : 2조 교대제 ② 대기업 : 3조 3교대제
③ 모든 사업장 : 5조 5교대제 ④ 여유 있는 사업장 : 4조 3교대제

해설 일반적으로 중소기업에서는 2조 교대제, 대기업에서는 3조 3교대제, 여유 있는 사업장에서는 4조 3교대제가 실시되고 있다.

57 다음 중 야근에 부적격한 자가 아닌 사람은?

① 쉽게 피로를 느끼는 사람 ② 왜소자
③ 신경질적인 사람 ④ 위장장해가 있는 사람

58 Flex-time제를 바르게 설명한 것은? ★★★

① 주 40시간 노동제를 기준으로 주휴 2일제의 노동시간
② 연중 3주간의 연차휴가를 정하여 근로자가 원하는 시기에 휴가를 갖는 제도
③ 작업상 전 근로자들이 일하는 중추시간(core time)을 제외한 전후 시간에 있어서 주 40시간의 노동조건 하에서 자유 출퇴근하는 제도
④ 근로자들이 하루 중 자기가 편리한 시간을 정하여 자유 출퇴근하는 제도

59 Flex-time제를 옳게 설명한 것은 어느 것인가?

① 주휴 2일제로 주당 40시간 근로를 원칙으로 하는 제도
② 전 근로자가 일하지 않으면 안 되는 중추시간(core time)을 제외하고 주당 40시간 자유 출퇴근하는 제도
③ 하루 중 자기가 편리한 시간을 정하여 자유 출퇴근하는 제도
④ 교대제 중 3조 4교대를 말한다.

60 다음 중 작업능률을 올리기 위한 방법이 아닌 것은? ★★

① 근로자의 적정배치 ② 합리적인 작업방법
③ 알맞은 작업 자세 ④ 작업시간의 연장

해설 작업시간이 길어지면 산업피로가 증가하고 작업능률도 저하된다.

정답

1. ①	2. ②	3. ④	4. ①	5. ③	6. ①	7. ②	8. ③	9. ③	10. ②
11. ④	12. ②	13. ②	14. ②	15. ①	16. ③	17. ③	18. ④	19. ①	20. ③
21. ②	22. ①	23. ②	24. ①	25. ①	26. ②	27. ④	28. ③	29. ④	30. ①
31. ③	32. ①	33. ①	34. ④	35. ①	36. ①	37. ④	38. ②	39. ②	40. ①
41. ④	42. ①	43. ③	44. ③	45. ③	46. ③	47. ②	48. ①	49. ②	50. ②
51. ③	52. ④	53. ④	54. ①	55. ②	56. ③	57. ②	58. ③	59. ②	60. ④

과년도 출제 및 예상문제

01 작업강도에 관한 설명으로 부적합한 것은?

① 작업강도는 일반적으로 열량소비량을 기준으로 한다.
② 같은 작업을 하는 경우라도 작업자의 성별, 체격 등에 따라 열량소비량이 달라진다.
③ 작업대사량은 작업강도를 작업에 소요되는 열량의 측면에서 보는 하나의 지표이다.
④ 손가락만을 올리는 작업이라도 일정한 속도 이상으로 빨리 움직여 일할 때는 피로가 심하게 되며 또한 작업대사량도 커진다.

02 작업강도에 영향을 미치는 중요한 요인으로 가장 거리가 먼 것은?

① 기초 대사량 ② 작업의 정밀도
③ 작업 자세 ④ 대인접촉 빈도

03 다음 중 작업강도의 일반적인 평가 기준은?

① 혈당치 변화량 ② 작업시간 및 밀도
③ 소비산소량 ④ 열량소비량

04 대사량에 관한 설명으로 알맞지 않은 것은?

① 인체가 안정 시 생체기능 유지에 필요한 최소의 열량을 기초 대사량이라 한다.
② 정신적 노동은 기초 대사량을 50% 이상 증가시킨다.
③ 노동의 강도는 기초 대사량의 2배까지를 경노동으로 구분한다.
④ 노동 시 대사량은 단시간의 동작이면 기초 대사량의 10배까지 될 수 있다.

05 다음 중 작업대사율(Relative Metabolic Rate, RMR)을 올바르게 표현한 것은?

① $\text{작업대사율} = \dfrac{\text{작업에 소요된 열량} - \text{기초 대사량}}{\text{기초 대사량}}$

② $\text{작업대사율} = \dfrac{\text{작업에 소요된 열량} - \text{안정시 열량}}{\text{기초 대사량}}$

③ $\text{작업대사율} = \dfrac{\text{작업시 소요 열량} - \text{기초 대사량}}{\text{안정시 열량}}$

④ $\text{작업대사율} = \dfrac{\text{작업에 소요된 열량} - \text{안정시 열량}}{\text{안정시 열량}}$

06 에너지대사율(Relative Metabolic Rate)을 알맞게 나타낸 것은?

① 작업에 소요된 열량
② 기초 대사량
③ 작업대사량
④ (작업시 소비열량 - 안정시 소비열량) / 기초 대사량

07 어떤 작업의 기초 대사량이 1200 kcal/일, 안정 시 소요되는 열량이 1,440 kcal/일, 작업에 소요된 열량이 4,000 kcal/일 때 작업대사율은?

① 1.1　　② 2.1
③ 3.1　　④ 4.1

해설 $작업대사율 = \frac{작업에\ 소요된\ 열량 - 안정시\ 소요되는\ 열량}{기초\ 대사량} = \frac{작업\ 대사량}{기초\ 대사량}$

$= \frac{4000 - 1440}{1200} = 2.133$

08 다음 조건을 적용하여 계산된 작업 시 소요열량은? (조건, 작업대사율 : 1.5, 안정 시 소모열량 : 700 kcal, 기초대사량 : 600 kcal)

① 1,500 kcal　　② 1,600 kcal
③ 1,700 kcal　　④ 1,800 kcal

09 어떤 작업의 강도를 알기 위하여 작업 시 소요된 열량을 파악한 결과 3,500 kcal로 나타났다. 기초 대사량이 1,300 kcal, 안정 시 열량이 기초 대사량의 1.2배인 경우 작업대사율(RMR)은 얼마인가?

① 0.82　　② 1.22
③ 1.41　　④ 1.49

10 어떤 작업의 강도를 알기 위하여 작업대사율(RMR)을 구하려고 한다. 작업 시 소요된 열량이 5,000 kcal 기초 대사량의 1,200 kcal, 안정 시 열량이 기초 대사량의 1.2배인 경우 작업대사율은?

① 약 1　　② 약 2
③ 약 3　　④ 약 4

해설 RMR = 작업에 소요된 열량 - 안정 시 열량 / 기초 대사량
= 5,000 - 1,440 / 1,200 = 2.966

11 작업대사율(RMR) 계산 시 필요한 인자와 가장 거리가 먼 것은?

① 작업시간　　② 기초 대사량
③ 작업에 소요된 열량　　④ 안정 시 열량

12 작업대사율에 의한 작업 강도의 분류 중 틀린 것은?

① 경작업 : 0~1
② 중등(中等)작업 : 1~2
③ 중(重)작업 : 2~4
④ 격심작업 : 7 이상

해설 중(重)작업 : 4~7

13 작업강도와 작업대사율을 잘못 연결한 것은?

① 경작업(輕作業) : 0~1
② 중작업(重作業) : 1~2
③ 강작업 : 2~4
④ 격심작업 : 7 이상

14 중(重) 작업대사율(RMR)은 얼마인가?

① 1~2
② 2~4
③ 4~7
④ 7 이상

15 작업대사율(RMR)이 4인 경우에 지속가능한 작업시간으로 가장 적절한 것은?

① 15분
② 25분
③ 30분
④ 60분

해설 log(CWT) = 3.274 - 3.25 log(RMR) = 3.724 - 3.25(4) = 1.767
log 제거를 위해 10에 1.767승을 하면 58.5분이 나옴.

16 중등작업에 관한 설명으로 알맞지 않은 것은?

① 작업대사율은 1~2이다.
② 실동률은 80~76%이다.
③ 1일 소비열량(남, kcal)은 3050~3500이다.
④ 쉬지 않고 6시간 계속 작업이 가능하다.

17 작업대사율에 관한 설명 중 틀린 것은?

① 중등작업은 지적활동을 포함한다.
② 중작업은 작업대사율이 4~7일 때이며, 수시로 휴식시간을 요한다.
③ 강작업의 RMR은 2~4일 때이며, 실동률은 76~67% 범위이다.
④ RMR 4를 계속 작업의 한계로 보며, 이를 넘으면 수시로 휴식시간을 부여하여야 한다.

해설 ④ RMR 4 → RMR 7

18 미국산업위생전문가협의회와 우리나라 노동부에서는 작업 시 소비열량에 따라 작업강도를 경작업, 중등작업, 심한작업(중작업)으로 구분하고 있다. 다음 중 중등도 작업에 해당하는 소비열량으로 가

장 적절한 것은?

① 100～250 kcal/hr ② 200～350 kcal/hr
③ 300～450 kcal/hr ④ 400～550 kcal/hr

19 작업에 소요된 열량이 4,500 kcal, 안정 시 열량이 1,000 kcal, 기초 대사량이 1,500 kcal일 때 실동률은? (단, 실동률 = 85 − 5×RMR)

① 70.0% ② 73.4%
③ 84.4% ④ 85.0%

20 기초 대사량이 75 kcal/hr이고, 작업대사량이 225 kcal/hr인 작업을 수행할 때, 작업의 실동률은? (단, 실동률 = 85 − (5×RMR))

① 50% ② 60%
③ 70% ④ 80%

21 격심작업의 실동률(%)은?

① 50 이하 ② 60 이하
③ 65 이하 ④ 70 이하

22 다음 작업대사율(RMR)이 2인 경작업에서 실동률이 75%이고, 작업대사율이 4인 중등작업에서 실동률이 65%인 경우 실동률과 작업대사율(RMR)과의 관계로 바른 것은?

① 75 − 5 × RMR ② 75 − 15 × RMR
③ 85 − 5 × RMR ④ 55 − 15 × RMR

23 기초 대사량이 75 kcal/hr이고, 작업대사량이 225 kcal/hr인 작업을 수행할 때, 작업의 실동률은? (단, 실동률 = 85 − (5×RMR))

① 50% ② 60%
③ 70% ④ 80%

해설 $R = \frac{\text{작업 대사량}}{\text{기초 대사량}} = \frac{225}{75} = 3$, 실동률 $= 85-(5\times3) = 70\%$

24 작업자의 체격과 숙련도, 작업환경에 따라 피로를 가장 적게 하고 생산량을 최고로 올릴 수 있는 경제적인 작업 속도는?

① 단위속도 ② 지적속도
③ 생산속도 ④ 균형속도

25 바람직한 교대제에 대한 설명으로 알맞지 않는 것은?

① 각 반의 근무시간은 8시간씩으로 한다.
② 야근 후 다음 반으로 가는 간격은 최저 48시간을 가지도록 한다.
③ 야근근무의 연속은 일주일(5~7일) 정도가 좋다.
④ 2교대면 최저 3조의 정원을, 그리고 3교대면 4조 편성으로 한다.

해설 야근근무의 연속은 2~3일 정도가 좋다.

26 교대제에 관한 설명으로 알맞지 않은 것은?

① 야근의 주기를 4~5일로 한다.
② 야근 후 다음 반으로 가는 간격은 최소 72시간을 가지도록 하여야 한다.
③ 2교대면 최저 3조로, 3교대면 4조로 편성한다.
④ 근로자의 체중이 3 kg 이상 감소하면 정밀검사를 받아야 한다.

27 교대제에 관한 설명으로 알맞지 않은 것은?

① 2교대면 최저 3조로, 3교대면 최저 4조로 편성한다.
② 야근근무의 연속은 2~3일 정도가 좋다.
③ 각 반의 근무시간은 8시간씩으로 한다.
④ 야근 후 다음 반으로 가는 간격은 최저 24시간을 가지도록 하여야 한다.

28 작업자의 교대제 편성 상의 고려사항과 그에 따른 관리방법에서 가장 거리가 먼 것은?

① 근무시간 : 8시간 교대로 하고, 야근은 짧게 한다.
② 야근근무의 연속일수 : 5~6일로 조정한다.
③ 야근교대시간 : 상오 0시 이전이 바람직하다.
④ 야근 시 가면(假眠) : 1시간 30분 이상으로 한다.

29 바람직한 교대제도와 효과적인 관리에 대한 설명으로 알맞지 않는 것은?

① 야간근무의 연속은 2~3일 이상 연속으로 하지 않는 것이 좋다.
② 근무시간의 간격은 15~16시간 이상으로 하는 것이 좋다.
③ 야근 시 가면은 작업강도에 따라 30분에서 1시간 범위로 하는 것이 좋다.
④ 야근 교대시간은 상오 0시 이전에 이루어지는 것이 좋다.

30 바람직한 교대제와 근무관리에 대한 설명이 잘못된 것은?

① 야간근무는 2~3일 이상 연속으로 하지 않는 것이 좋다.
② 야근 교대시간은 상오 0시 이전에 하는 것이 좋다.
③ 근무시간의 간격은 15~16시간 이상으로 하는 것이 좋다.

④ 야근 시 가면은 작업 피로도에 따라 30분에서 1시간 범위 내에서 실시하는 것이 좋다.

31 바람직한 교대제에 관한 설명으로 알맞지 않은 것은?

① 야근근무의 연속은 4~5일 정도가 좋다.
② 야근 후 다음 반으로 가는 간격은 최저 48시간을 가지도록 한다.
③ 평균 주 작업시간은 40시간을 기준으로 갑반-을반-병반으로 순환하게 된다.
④ 2교대면 최조 3조의 정원을 3교대면 4조 편성으로 한다.

해설 ③ 심리적 검사 방법으로 전신 자각증상을 살펴봄.

32 다음 교대제에 관한 설명 중 거리가 먼 것은?

① 교대제 근무자는 피로, 수면부족, 위장장애, 정서긴장 및 욕구불만 등의 문제점이 있다.
② 야근 후 다음 반으로 가는 간격은 짧을수록 좋다.
③ 2교대면 최저 3조의 정원으로 편성한다.
④ 임신부, 노약자의 경우 야근에서 제외하는 것이 바람직하다.

해설 야근 후 다음 반으로 가는 간격은 길수록 좋으며 최소 48시간을 가지도록 한다.

33 다음 중 생리적 기능검사에 해당하지 않는 것은?

① 감각기능 검사 ② 심폐기능 검사
③ 체력검사 ④ 지각동작 검사

해설 심리학적 기능검사 : 지각동작 검사, 지능검사, 인성검사

34 적절한 직업을 찾기 위한 적성검사의 종류와 거리가 먼 것은?

① 신체검사 ② 생리기능 검사
③ 임상적 검사 ④ 심리학적 검사

35 생리적으로 가능한 작업시간의 한계를 지배하는 가장 중요한 인자는?

① 작업의 내용 ② 작업의 공정
③ 작업의 강도 ④ 작업의 방법

36 다음 Flex-time제에 대한 설명으로 옳은 것은?

① 주 40시간 노동제를 기준으로 격주 휴일제
② 근로자가 원하는 시기에 연월차휴가를 갖는 제도
③ 중추시간(Core time)을 제외한 전후 시간에 출근을 자유롭게 하는 제도
④ 하루 중 자기가 편리한 시간에 자유 출퇴근하는 제도

37 출근인원이 100명인 작업장의 세면장(남자용) 넓이로 가장 알맞은 것은? (단, 후생 시설의 넓이를 정하는 일반적인 식을 적용)

① 15 m^2　　② 10 m^2
③ 5 m^2　　④ 2 m^2

해설 (남자용)$y = 2\times\frac{x}{40}$(x: 출근인원) $= 2\times\frac{100}{40} = 5\ m^2$

38 다음 음용 수 소독 시 잔류염소량의 기준은?

① 0.01 ppm　　② 0.1 ppm
③ 0.2 ppm　　④ 0.3 ppm

39 다음 상수도 소독 시 조류의 발생을 막기 위해서 사용하는 물질은?

① 염소　　② 황산
③ 오존　　④ 황산구리

정답

1. ③	2. ①	3. ④	4. ②	5. ②	6. ④	7. ②	8. ②	9. ④	10. ③
11. ①	12. ③	13. ②	14. ③	15. ④	16. ③	17. ④	18. ②	19. ②	20. ③
21. ①	22. ③	23. ③	24. ②	25. ③	26. ②	27. ④	28. ②	29. ③	30. ④
31. ①	32. ②	33. ④	34. ③	35. ③	36. ③	37. ③	38. ③	39. ④	

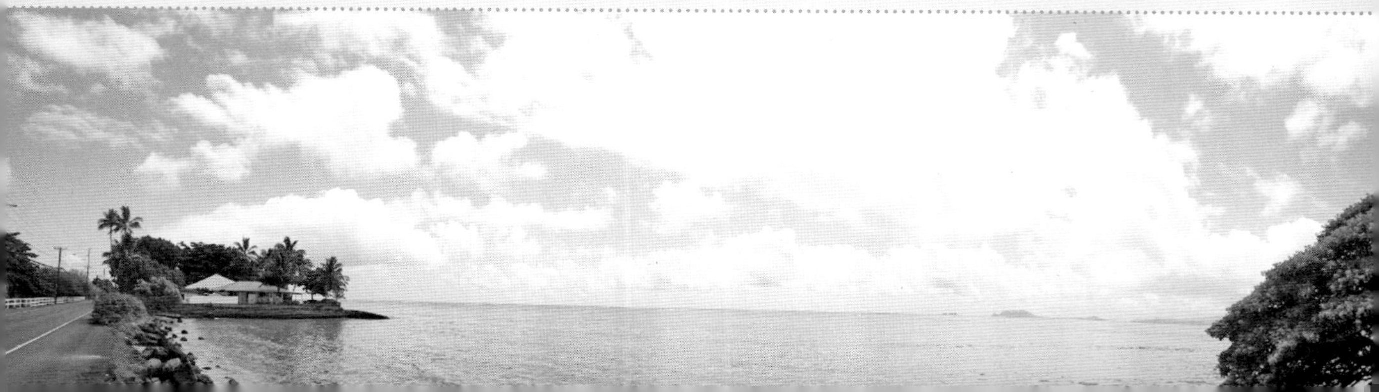

Chapter 15

인간공학

학습목표

1. 인간공학의 개념정의
2. 인간공학이 현대산업에서 중요시하는 이유
3. 기업경영과 인간공학
4. 요통재해의 특징
5. 요통발생에 관여하는 요인
6. 중량물 취급 작업 기준
   - ILO 권고 기준
   - NIOSH 감시기준 및 최대 허용기준
   - 개정된 NIOSH 권고 기준
7. 중량물 취급 지수 산정
8. 중량물 취급 작업의 평가와 대책
9. 중량물 취급 작업 시의 자세

1 개념

현대사회는 산업화시대 → 정보화 사회로 급격이동

① 서비스업, 제조업에서의 단순 반복 작업 등이 증가하여 근골격계질환 발생 위험이 커짐.

② 미국은 1990년부터 누적외상성질환이 직업병 발생의 최고를 차지하며, 1998년 64.2%로 직업병 보상비용이 450~540억 달러를 차지하였음

③ 우리나라 1996년부터 누적외상성질환과 관련된 신체 부담작업 중 요통이 50% 가까이 차지

④ 우리나라는 1999년 이후 큰 폭으로 근골격계질환 발생이 증가하여 2015년에는 전체 직업병자 수의 65.8%(7919명 중 5213명)를 차지하고 있다.

⑤ 앞으로도 서비스업종의 증가, 사무작업의 자동화 추세 등으로 단순 반복 작업이 증가하여 근골격계질환의 발생 증가전망

2 정의

NIOSH에서는「일을 하는 사람의 능력에 업무 요구도 및 사업장의 상태와 조건을 적합하게 맞추는 과학」

- 작업조건을 맞추는 과학 : 작업방법, 작업내용, 작업환경, 기계, 설비 등
- 생산성 증가는 물론 질환이나 상해의 위험을 줄이고 업무만족을 증진시킴

3 인간공학의 현대산업에서 중요성

인간공학이 현대산업에서 중요시되고 있는 이유는

① 근로자는 자동화 또는 자동제어(automation or automatic control)된 생산 과정 속에서 일하고 있으므로 기계와 인간의 문제가 연구되어야 하며,

② 인간 존중의 사상으로 볼 때 종전의 기계는 개선되어야 할 많은 문제를 가지고 있고

③ 생산경쟁이 격심해짐에 따라 이 분야를 합리화함으로써 생산성을 증대시키고자 하는 것임

4 인간공학의 활용

① 활용대상

(ㄱ) 작업 공간, 작업방법, 작업환경, 작업조건

(ㄴ) 기계설비와 조작자 간의 요소별로 이동공간, 조작력, 조작기구, 표시계, 조작과 표시의 조합

② 생산성을 향상시키기 위한 인간공학의 효과를 얻기 위하여서는 이에 관련되는 많은 정보를 얻어 공장 설계부터 관여하여야 한다. 인간공학은 공장의 기계시설 시, 다음의 세 가지 단계로 나누어 검토하게 된다.

(ㄱ) 준비단계 : 인간과 기계가 각기 할 일과 인간·기계관계가 어떠한 상태 하에서 조작될 것인지, 그리고 인간·기계관계의 구성인자의 특성이 무엇인지 등을 명확히 알아내어야 한다.

(ㄴ) 선택단계 : 각 작업을 수행하는 데 필요한 직종간의 연결성, 공장설계에 있어서의 기능적 특성, 제한점, 경제적 효율을 고려하여 세부설계에 고려되도록 한다.

(ㄷ) 검토단계 : 인간과 기계와의 관계 전반에 걸쳐 가능한 한 실험적으로 검토 평가하여 인간과 기계관계에 있어서 비합리적인 점을 수정·보완하도록 한다.

③ 작업자의 신체계측으로부터 일할 수 있는 최대 작업 역을 구한다.

(ㄱ) 최대 작업 역은 상지를 뻗어서 닿는 범위

(ㄴ) 정상 작업 역은 전박과 손으로 조작할 수 있는 범위

5 인간공학적(작업적) 요인

1) 정의

신체의 전부나 일부에 과도한 또는 반복하여 무리한 힘을 가함으로써 또는 부자연스러운 자세나 동작으로 작업함으로써 건강장애를 일으키는 요인

2) 인간공학적 유해요인이란?

- 신체 전부나 일부에 과도한 또는 반복하여 무리한 힘을 가하거나 부자연스러운 자세나 동작으로 작업함으로써 건강장해를 일으키는 요인
- 전신피로(과로, 만성피로증후군)
- 국소피로[근골격계질환(손목, 어깨 등), 요통(허리, 중량물 취급)]

6 누적외상성질환(근골격계질환)

1) 정의

장기간 동안 반복적인 동작으로 동일한 작업을 할 때 생기는 인대, 혈관, 신경, 관절의 이상을 총칭

- 근육계통과 뼈, 신경의 손상을 일으키는 질환인 누적외상성질환, 경견완장애, 근골격계

장애를 통틀어 말함

- 즉, 반복적인 동작, 부적절한 작업자세, 무리한 힘의 사용, 날카로운 면과의 신체접촉, 진동 및 온도 등에 의해 발생하는 건강 장해로서 목, 어깨, 허리, 상·하지의 신경, 근육 및 그 주변 신체조직 등에 나타나는 질환
- 순간적인 혹은 급성의 사건(미끄러짐, 넘어짐, 떨어짐)에 의한 질환이 아닌 점진적이며 만성적인 질환이다.

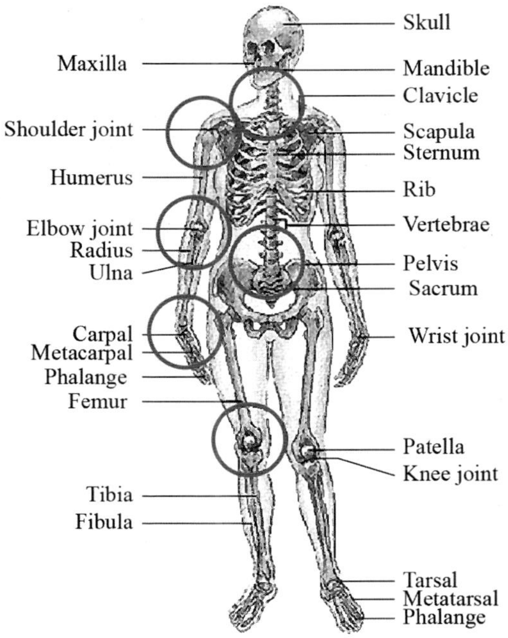

그림 15-1 누적외상성질환 주요 부위

2) 쉽게 느끼는 자각증상

목, 어깨가 결리고, 손목이 붓거나 저리고, 잠을 못 이루는 고통을 동반

3) 근골격계질환의 증상 및 증후

1단계(피로)	2단계(과로)	3단계(곤비)
- 작업 중 통증, 피로감 - 하룻밤 지나면 증상 없음 - 작업능력 감소 없음 - 며칠 동안 지속 악화와 회복 반복	- 작업시간 초기부터 통증 발생 - 하룻밤 지나도 통증 지속 - 화끈거려 잠을 설침 - 작업능력 감소 - 몇 주, 몇 달 지속악화와 회복 반복	- 휴식시간에도 통증 - 하루 종일 통증 - 통증으로 불면 - 작업수행 불가능 - 다른 일도 어려움 통증 동반

① NIOSH(1989)의 **근골격계질환에 대한 증상 기준**

"적어도 1주일 이상 또는 과거 1년간 적어도 한 달에 한번 이상 상지의 관절 부위(목, 어깨, 팔꿈치 및 손목)에서 지속되는 하나 이상의 증상들(통증, 쑤시는 느낌, 뻣뻣함, 화끈거리는 느낌, 무감각 또는 찌릿찌릿함)이 존재하고, 동일한 신체부위에 유사질병과 사고병력이 없어야 하고 증상은 현재의 작업으로부터 시작되어야 한다.

② **근골격계질환의 주요 발생부위**

근골격계질환은 어떤 형태의 작업을 지속적으로 하느냐에 따라 여러 가지 다른 질환으로 나타난다.

㈀ VDT, 조립, 제조 : 수근관터널증후군

㈁ 중량물 취급 : 요추염좌, 추간판탈출증

㈂ 상·하방 움직임 작업 : 경추염좌, 회전근개건염

③ **근골격계질환의 대표적 종류**

㈀ 근막통증후군(목, 어깨의 근육 뭉침)

- 목이나 어깨를 과다 사용하거나 굽히는 자세(동일한 자세로 장시간 작업 시)에서 발생하며, 근육의 통증 및 움직임이 둔화되는 증상이 나타난다.
- 젊은 사람 발생 이유로는 컴퓨터 작업 및 게임을 장시간 할 때 발생한다.
- 치료는 뭉친 근육 스트레칭이 가장 중요하다.

㈁ 수근관증후군(손저림증; 손가락의 저림 및 감각저하, 수지부 근력의 약화)

- 반복적이고 지속적인 손목의 압박이나 손목을 굽히는 자세에서 나타나며, 손가락이 저리고 감각이 저하된다.
- 신경전도검사로 진단

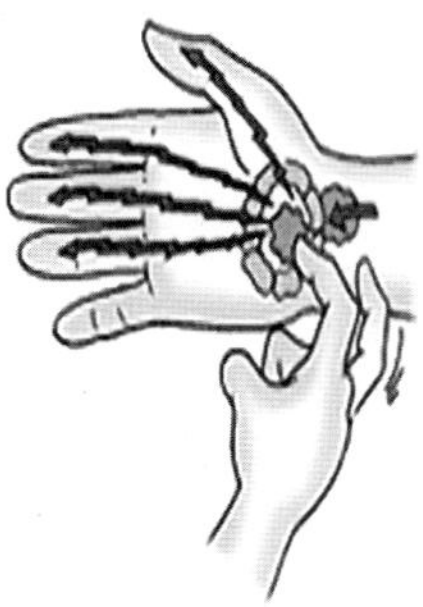

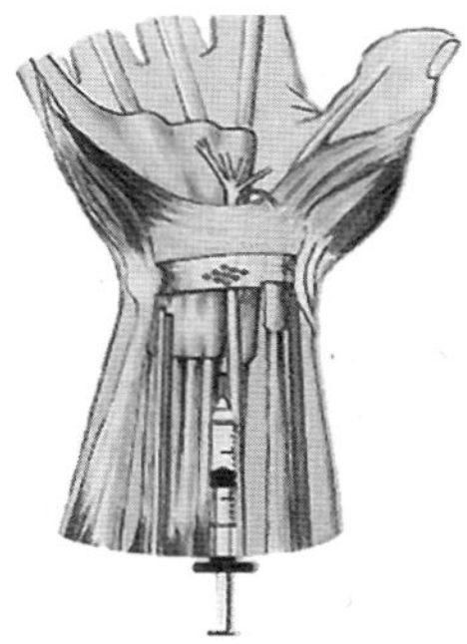

㈂ 내상과염(골프엘보), 외상과염(테니스엘보)

- 전완부를 과다하게 사용할 경우에 발생하며, 팔꿈치 내외쪽에 통증을 유발한다.

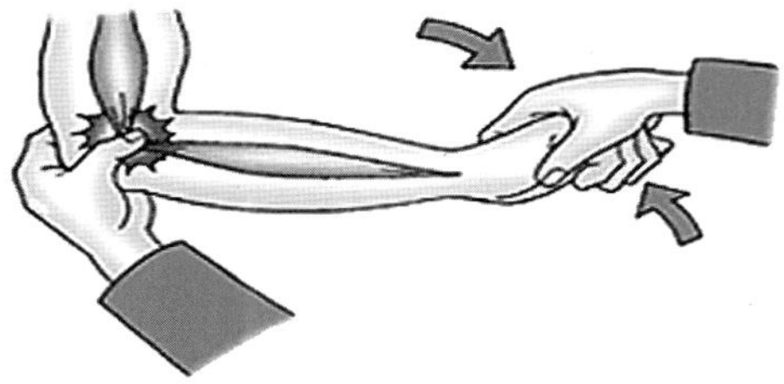

㈃ 수완진동증후군

• 진동하는 공구를 사용할 때 발생한다. 손가락의 혈관이 수축하고 감각이 마비되며 손이 하얗게 변한다.

4) 발생 직업

반복적인 키보드 작업과 고정된 자세에서의 지속된 동작(정적인 자세), 부적합한 작업 자세, 오랜 시간 동안의 작업이 원인

① 목, 어깨, 손목 및 손가락, 허리, 다리 등 근골격계 등에 나타나는 통증과 저림, 쑤심 등의 건강장애

② 은행원, 병원 원무과 직원 ⇒ 돈을 세거나 도장 찍음(수납업무) : 어깨 통증

③ 우체부 : 편지, 소포 분류작업(장시간 서서)

④ 컴퓨터 단말기 취급자

⑤ 전자제품 제조업, 자동 line에 의한 단순 반복(장시간 앉아서)

⑥ 자동차 제조업 : 연마, 용접, 그라인딩, 임팩트 등 무거운 공구 사용(손목)

⑦ 조선업종 : 수공구 사용

5) 발생원인

① 불편한 자세로 일할 때 발생(불량한 작업 자세, 부적절한 작업)
작업대(의자, 책상), 작업공구 등이 인간공학적으로 부적합 할 때

㈀ 컴퓨터 좌판 조립 작업, 장시간 앉아서 근무하는 은행원

㈁ 자동차 밑 부분을 조립

② 동작이 오랫동안 반복해서 일하는 작업(같은 동작으로 장기간 반복 작업, 단순반복작업)

㈀ 반복동작이 많은 일은 근육에 무리를 줌

• 컴퓨터 입·출력 작업

• 전자회사의 자동화 line에 의해 세분화 작업으로 작업내용이 단순하며 힘이 들지는 않으나 매우 정적인 작업으로 어깨나 목에 영향 초래

㈁ 작업이 단순화되고 작업속도가 빨라짐.
반복주기가 짧을수록 뼈마디에 같은 동작을 계속 부여, 근육이 당겨 뼈마디가 상함

③ 무거운 물건을 취급할 때 발생(중량물취급작업)

㈀ 무리한 힘을 지속적으로 사용하면 근육이 손상됨
제한된 작업 공간, 작업 자세에서 Grinder, 연마기, 절단기, 임팩트 등 수공구 사용

㈁ 팔에 힘이 들어가고, 작업자세가 고정되어 사용하는 신체부위(팔, 어깨)의 인대 늘어나거나 순간적 마비발생

④ 진동이 발생하는 작업을 할 때 발생(진동발생작업)
진동 장해는 진동공구사용으로 혈액순환에 문제 발생, 즉 손가락 부위 등 말초신경이 파괴되어 쉽게 피로를 느끼며, 누적된 피로가 해소되지 않음

⑤ 고용 불안에서 오는 스트레스의 영향(접촉스트레스발생작업)
사무자동화는 사무직 근로자뿐만 아니라 모든 업종으로 확대

6) 예방

① 작업시간 간에 충분한 휴식 필요

㈀ 경작업 : 50분 일, 10분 휴식

㈁ 중작업 : 40분 일, 20분 휴식

㈂ 격심작업(삽질, 곡괭이질) : 30분 일, 30분 휴식

② 간단한 체조와 적당한 운동
많이 사용한 부위의 근육을 풀어줌

③ 인간공학적 대책
기계를 사람에게 맞춤

㈀ 책상, 의자, 작업대 높이 조절

㈁ 손에 압력을 적게 줄 수 있도록 작업공구 개선

7 요통장애

1) 정의

요통 : 근골격계의 주요 질환으로 요추에 무리한 압력이나 긴장상태를 가할 때 조직손상이나 피로를 일으켜 요통이 발생한다(디스크도 요통의 원인 중 하나이다).

2) 요통 유발 작업

① 오랜 시간 서서하는 작업
② 무거운 물건을 들거나, 운반할 때
③ 허리를 옆으로 틀어 운반작업
④ 엉거주춤한 자세
⑤ 앉아서 장기간 작업하는 등 불편한 자세나 동작을 취할 때
⑥ 중량물을 옮기는 자세, 허리를 비틀거나 구부리는 자세에서 발생
추간판탈출로 인한 신경압박 및 허리부위에 염좌가 발생하여 통증 및 감각 마비가 옴

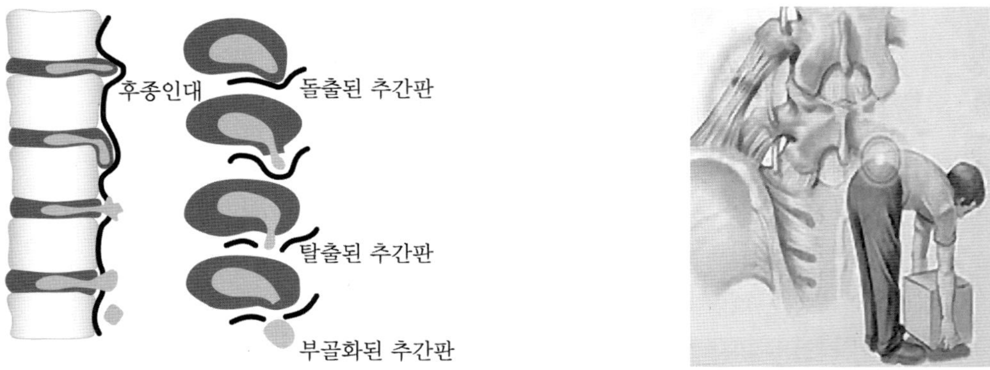

수핵탈출의 정도 　　　　 염좌의 발생

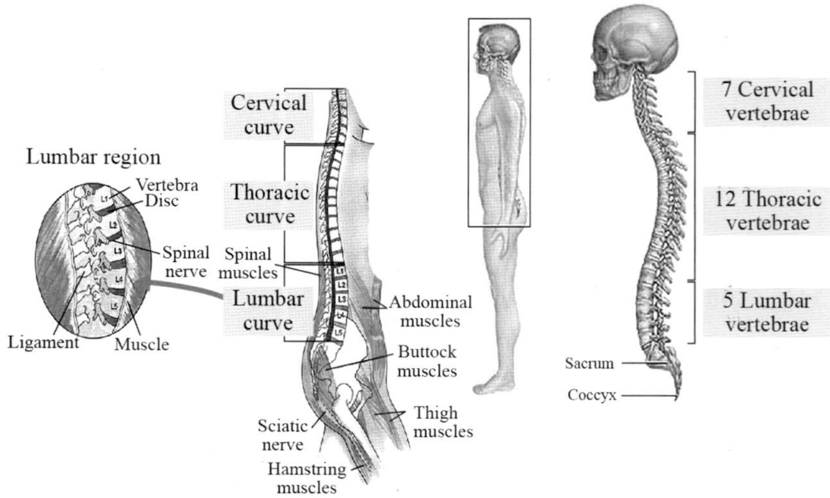

3) 요통장애의 종류

① 디스크 장애 → 근육/인대 피로
② 디스크 건조 → 근육 경련
③ 디스크 손상 → 근육 위축
④ 수핵 누출 → 근육 긴장
⑤ 디스크 이탈 → 인대 긴장

4) 요통장애의 발생원인

① 무리한 힘을 가함 - 중량물 취급
② 부자연스러운 자세
③ 과도한 동작

5) 요통장애 발생에 관여하는 요인

① 작업습관과 개인적인 생활태도
② 물리적 환경 요인 : 작업빈도, 물체의 위치, 무게 및 크기
③ 근로자의 육체적 조건
④ 요통 및 기타 장애(자동차 사고, 넘어짐 등)의 경력

8 중량물 취급 작업 기준

- ILO(국제노동기구) 권고기준(1962)
- NIOSH(미국국립산업안전보건연구원) 기준

1) ILO 권고기준

연령별 및 남녀의 성별에 따른 무게 기준만 설정

- 남자 20~35세 근로자가 들 수 있는 무게 권고치를 24.5 kg으로 제한

⇒ 작업방법(경, 중등, 중작업)을 고려하지 않는 기준으로 작업방법이 다른 경우에는 요통장애가 발생할 수 있으므로 일반기준으로 적용하기에는 매우 불합리함

2) NIOSH 기준

① 종류

(ㄱ) 감시기준(Action Limit : AL, 1981)

(ㄴ) 최대허용기준(Maximum Permissible Limit : MPL, 1981)

(ㄷ) 권고기준(Recommended Weight Limit : RWL, 1994)

② NIOSH 기준의 적용범위

(ㄱ) 보통속도로 두 손을 사용하는 작업

한 손을 사용, 매우 작업속도가 빠른 작업에는 적용할 수 없음

(ㄴ) 물체의 크기 : 폭 $<$ 75 cm

양손으로 들 수 있는 폭이 75 cm보다 작아야만 적용

(ㄷ) 물체를 자연스럽게 드는 작업

허리를 과도하게 굽히거나, 옆으로 트는 작업에는 적용할 수 없음

(ㄹ) 안전한 바닥, 적절한 손잡이 있는 작업

미끄러운 바닥이나 운반물체에 손잡이가 없는 경우에는 더 많은 힘이 적용됨

(ㅁ) 적절한 온도를 유지하는 작업장

온도가 낮은 작업장은 근육이 긴장되어 근육이 제대로 일을 할 수 없으므로 재해의 원인으로 작용

③ NIOSH 기준에 영향을 미치는 요인

(ㄱ) 물체의 무게

(ㄴ) 물체의 위치 → 사람과 물체와의 거리

(ㄷ) 물체의 높이 → 바닥으로부터 물체가 처음 놓여 있는 장소의 높이

(ㄹ) 물체를 들어 올리는 거리

(ㅁ) 작업의 빈도 : 가장 많은 영향

(ㅂ) 작업 시간

④ AL(감시기준) 적용에 중요한 요인

(ㄱ) H : 수평거리

(ㄴ) V : 수직 거리

(ㄷ) D : 이동 거리

(ㄹ) F : 작업 빈도

⑤ 작업장에서 근육, 골격 장애가 발생하는 경우

(ㄱ) 무거운 물체를 취급할 때

(ㄴ) 부피가 큰 물체를 취급할 때

(ㄷ) 물체가 바닥에 놓여 있을 때

㈑ 작업의 빈도가 높을 때

감시기준	
크다. 양호한 작업 기준 AL = 7 kg	작다. 불량한 작업 기준 AL = 3 kg

- 최대허용기준(MPL)은 AL의 3배, 즉 MPL = 3AL에 해당
- 감시기준의 방정식 적용에서 모든 조건이 가장 좋을 때

AL = 40 kg, MPL = 120 kg

- NIOSH에서 개발한 중량물 취급 지수(Lifting Index : LI)

LI = 물체무게(kg) / RWL(kg)

※ RWL(Recommended Weight Limit) : 최근 NIOSH의 개정된 권고 기준

9 중량물 취급 작업의 평가와 대책

1) NIOSH 권고치에 의한 중량물 취급 작업의 분류와 대책

① MPL을 초과한 경우 : 공학적 방법을 적용하여 재설계

② RWL(또는 AL)과 MPL 사이의 영역 : 적절한 근로자의 선택과 적정배치 및 훈련, 작업방법의 개선

③ RWL(또는 AL) 이하 영역 : 권고치 이하, 적절한 작업조건

2) NIOSH 권고치에 영향을 미치는 요인의 크기 순서

① 작업빈도(FF)

② 물체의 수평거리(HF)

③ 수직거리(VF)

④ 이동거리(DF)

10 예방대책

1) 설비 및 기계의 자동화, 기계화

2) 작업 자세 및 동작의 개선

3) 취급중량의 표시

4) 중량물 운반의 최적화
5) 작업 시작 전 및 휴식시간에 간단한 체조 실시
6) 충분한 휴식

11 근골격계질환 관련 법

산업안전보건법 제24조(보건상의 조치) 제1항 제5호 신설

5. 단순반복작업 또는 인체에 과도한 부담을 주는 작업에 의한 건강장해

산업안전보건법시행령 제17조(보건관리자의 직무 등)

단순반복작업 또는 인체에 과도한 부담을 주는 작업에 의한 건강장해 예방을 위한 전반적인 작업관리를 보건관리자의 직무에 포함시켜 담당하도록 한 것으로, 사업장 내 보건전문가로서 근골격계질환에 대한 관리방안을 제시하여 수행되도록 하고, 관련 예방업무(유해요인조사, 작업환경개선, 의학적 관리, 교육훈련, 평가 등)에 참여하고 지원할 수 있도록 하고 있다.

산업안전보건기준에 관한 규칙 제9장

- 산업보건 기준에 관한 규칙을 개정하여 제9장(근골격계부담작업으로 인한 건강장해 예방)을 신설하고 유해요인조사(근골격계 부담작업의 유무조사), 작업환경개선(평가 및 개선), 의학적 조치, 유해성 주지 및 근골격계질환 예방관리프로그램의 수립, 시행 등 구체적 사업주 조치 의무를 규정함
- 평가 및 개선방법으로는 관리적 기법(작업순환, 작업방법 개선, 작업자세 기준 개발) 및 공학적 기법(작업공정개선, 자동화 등)

12 근골격계부담작업의 범위(고용노동부고시 제2003-24호)

1) 산업보건기준에 관한 규칙 제142조(정의) 제1호의 규정에 의하여 근골격계부담작업의 범위는 고용노동부 장관이 정하여 고시하도록 함
2) 근골격계부담작업의 범위를 고시하여 총11개의 부담작업을 규정함
3) 작업형태 : 단순반복작업, 불안전한 작업, 중량물취급작업, 진동공구 취급작업, 날카로운 면과 접촉작업
4) 근골격계부담작업 : 단순반복작업 또는 인체에 과도한 부담을 주는 작업으로서 작업량, 작

업속도, 작업강도 및 작업장 구조 등에 따라 고용노동부 장관이 정하여 고시하는 작업(보건규칙 제142조1호). 다만 단기간작업 또는 간헐적인 작업은 제외한다.

산업보건기준에 관한 규칙의 유해요인 조사 흐름

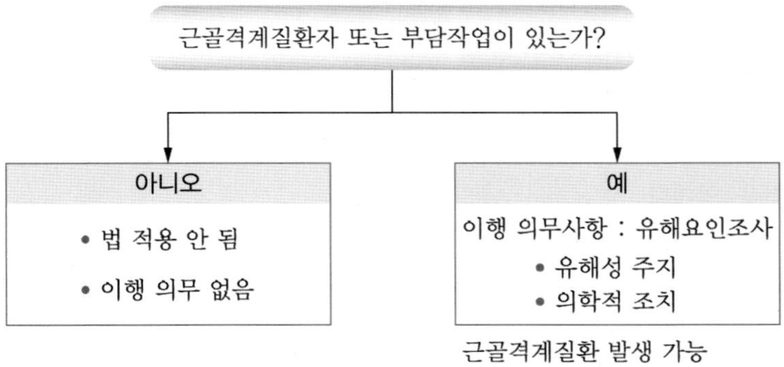

※ 이행 의무사항 : 작업환경개선(실행 가능한 수준까지 노출을 줄임) 3년마다/수시
※ 법 적용 : 예방관리 프로그램 시행, 중량물 표시(5 kg 이상)

근골격계 부담작업

① 정의

단순반복작업 또는 인체에 과도한 부담을 주는 작업으로서 작업량, 작업속도, 작업강도 및 작업장 구조 등에 따라 고용노동부 장관이 정하여 고시하는 작업(보건규칙 제142조 1호)

- 근골격계 부담작업에 해당되는지 여부에 따라 사업주의 유해요인조사, 작업환경개선, 의학적 조치, 유해성 주지 등 조치의무의 발생 여부가 결정된다.

② 내용

근골격계 부담작업이라 함은 다음 각 호의 1에 해당하는 작업을 말한다. 다만 단기간작업 또는 간헐적인 작업은 제외한다.

(ㄱ) 단기간 작업은 2개월 이내에 종료하는 작업 : 건설업, 해체, 보수, 수리 작업을 말하며 간헐적인 작업은 정기적/부정기적으로 이루어지는 작업으로서 연간 총 작업기간의 총 60일을 초과하지 않는 작업을 말함(1년은 365일이며 공휴일, 휴무를 제외하면 280일 정도 근무함)

(ㄴ) 근골격계 부담작업은 단기간작업 또는 간헐적인 작업에 해당되지 않은 작업 중에서 각 호의 1에 해당하는 작업이 주당 1회 이상 지속적이거나 연간 총 60일 이상 이루어지

는 작업을 말함

㈐ 근골격계부담작업 제1호

- 하루에 4시간 이상 집중적으로 자료입력 등을 위해 키보드 또는 마우스를 조작하는 작업 : 반복성
- "하루"란 잔업근무시간을 포함한 1일 총 근무시간을 의미함 : 1일 8시간과 추가근무시간(잔업시간)을 모두 포함
- "4시간" 이상은 근골격계부담작업에 실제 노출된 전체 누적시간을 의미함
- "집중적 자료입력"이란 키보드 또는 마우스로 하는 동작이 지속적으로 이루어지는 것을 의미함

㈑ 근골격계부담작업 제2호

- 하루에 총 2시간 이상 목, 어깨, 팔꿈치, 손목 또는 손(상지)을 사용하여 같은 동작을 반복하는 작업 : 반복성(자동라인의 조립 및 검사작업)

㈒ 근골격계부담작업 제3호

- 하루에 총 2시간 이상 머리 위에 손이 있거나, 팔꿈치가 어깨 위에 있거나, 팔꿈치를 몸통으로부터 들거나, 팔꿈치를 몸통뒤쪽에 위치하도록 하는 상태에서 이루어지는 작업 : 부적절한 작업자세(건물청소작업)

㈓ 근골격계부담작업 제4호

- 지지되지 않은 상태이거나 임의로 자세를 바꿀 수 없는 조건에서, 하루에 총 2시간 이상 목이나 허리를 구부리거나 트는 상태에서 이루어지는 작업 : 부적절한 작업자세[조선업의 좁은 공간 작업(나사조립 등)]

㈔ 근골격계부담작업 제5호

- 하루에 총 2시간 이상 쪼그리고 앉거나 무릎을 굽힌 자세에서 이루어지는 작업 : 부적절한 작업자세(용접 및 용단작업)

㈕ 근골격계부담작업 제6호

- 하루에 총 2시간 이상 지지되지 않은 상태에서 1 kg 이상의 물건을 한 손의 손가락으로 집어 옮기거나, 2 kg 이상에 상응하는 힘을 가하여 한 손의 손가락으로 물건을 쥐는 작업 : 중량물 작업

㈖ 근골격계부담작업 제7호

- 하루에 총 2시간 이상 지지되지 않은 상태에서 4.5 kg 이상의 물건을 한 손으로 들거나 동일한 힘으로 쥐는 작업 : 중량물 작업

㈗ 근골격계부담작업 제8호

- 하루에 10회 이상 25 kg 이상의 물체를 드는 작업 : 택배, 우체국근로자, 서비스업 발달, 대형할인매장 증가

(ㅋ) 근골격계부담작업 제9호
- 하루에 25회 이상 10 kg 이상의 물체를 무릎 아래에서 들거나, 어깨 위에서 들거나, 팔을 뻗은 상태에서 드는 작업

(ㅌ) 근골격계부담작업 제10호
- 하루에 총 2시간 이상, 분당 2회 이상, 4.5 kg 이상의 물체를 드는 작업 : 화장품 제조회사

(ㅍ) 근골격계부담작업 제11호
- 하루에 총 2시간 이상 시간당 10회 이상 손 또는 무릎을 사용하여 반복적으로 충격을 가하는 작업 : 가전제품의 고장상태 확인작업, 가구용품 수리업, 자동차 타이어 부착작업

근골격계질환의 예방

① 제1단계

위험작업 선정; 불편한 자세, 강한 힘, 접촉스트레스, 반복적인 동작, 진동발생 등 근골격계질환 위험작업을 선정한다(근골격계질환자가 발생되었거나, 증상을 호소하는 근로자의 소속 공정을 관리대상 우선순위로 선정).

② 제2단계

위험도 평가; 근골격계질환 증상 설문조사 및 인간공학적 작업분석 평가를 실시한다[증상 설문조사표 및 인간공학적 작업분석 평가기법(예로 RULA, REBA, NLE, OWAS, JSI 등)].

③ 제3단계

작업환경 및 작업방법 개선; 인간공학적 작업분석 평가 및 증상 설문조사 결과 위험도가 높은 공정부터 작업환경 및 작업방법을 개선한다.

※ 근골격계질환 예방 10대 기본수칙

(ㄱ) 작업대 높낮이 조절
(ㄴ) 중량물 운반 보조설비 활용
(ㄷ) 인간공학적으로 설계된 의자 활용
(ㄹ) 작업공구 및 부품함 개선
(ㅁ) 공구 중량 감소 및 보조 지지대 설치
(ㅂ) 피로예방 매트를 작업자 바닥에 설치

㈀ 진동공구 관리 및 방진장갑 착용
㈁ 어깨 및 무릎 보호대 착용
㈂ 피로예방 스트레칭 실시
㈃ 휴식시간은 짧게 여러 번 실시

④ **제4단계**

치료 및 예방; 근골격계질환을 조기에 발견하여 치료할 수 있도록 근골격계질환 증상이 있는 근로자는 즉시 보건관리자에게 알리고 재발을 막기 위해 올바른 작업자세 및 작업방법을 유지하고 근력강화 운동 및 스트레칭을 정기적으로 실시한다.

⑤ **제5단계**

교육 및 예방활동 참여; 사업주 및 근로자를 대상으로 근골격계질환 발생 위험작업 선정 방법, 위험도 평가, 예방활동과 생산성 향상 관계, 근골격계질환 증상 조기보고, 사업주의 적극적인 예방활동 및 근로자의 참여 등을 교육한다.

학습문제

01 다음 중 생산에 관여하는 요소가 아닌 것은?

① 인간 ② 기계
③ 환경 ④ 제품

02 인간공학의 정의에 가장 알맞은 내용은? ★★

① 인간의 생리적·심리적 요소를 연구하여 기계나 설비를 맞추어 설계하는 것
② 인간기계를 병렬로 연결하여 신뢰도를 높이자는 것
③ 인간의 생리적·심리적 조건을 기계나 시설의 조건에 맞추자는 것
④ 기계나 인간에 과오가 있더라도 이중, 삼중의 제어장치를 하여 사고가 발생되지 않도록 하자는 것

(해설) 차피니스(Chapanis)에 따르면 인간공학은, 기계와 그 조작 및 작업환경을 인간의 특성 및 능력과 한계에 잘 조화하도록 설계하기 위한 수단을 연구하는 것으로 인간과 기계의 조화 있는 체계를 갖추기 위한 학문이다.

03 인간공학의 정의를 가장 잘 표현한 것은?

① 기계를 조작하는 인간의 건강을 다루는 학문이다.
② 기계를 조작할 때 인간의 안전을 다루는 학문이다.
③ 작업능률의 향상을 위한 연구 분야이다.
④ 인간과 기계와의 상호관계를 합리화시키기 위해서 연구하는 학문이다.

(해설) Woodson W. E는 인간공학을 "인간과 기계와의 관계를 합리화시키는 것"이라고 정의하였다.

04 다음 중 인간공학 활동의 준비 단계에 속하는 것은? ★★★

① 인간과 기계가 각기 맡은 일과 인간과 기계가 어떠한 상태하에 조작될 것인지를 아는 단계
② 각 작업 및 직종간의 연결성 설비 단계
③ 공작설계에 있어서의 기능성 특성파악 단계
④ 인간과 기계관계의 전반에 걸쳐 될 수 있는 한 실험적으로 검토 평가하는 단계

05 인간공학이 현대산업에서 중요시되고 있는 이유를 잘못 설명하고 있는 것은?

① 자동화 또는 자동 제어된 생산과정 속에서 일하고 있으므로 기계와 인간의 문제가 연구되어야 한다.

② 인간종중의 사상으로 볼 때 종전의 기계는 개선되어야 할 문제점들이 많기 때문이다.
③ 자동화됨에 따라 근로자의 실직과 직업병이 늘기 때문이다.
④ 생산경쟁이 격심해짐에 따라 이 분야를 합리화함으로써 생산량을 증대시키고자 하기 때문이다.

06 인간공학이 현대산업사회에서 중요시되는 이유가 아닌 것은? ★

① 생산성 증대
② 인간존중의 사상에 따른 기계의 개선
③ 기계와 인간의 문제 해결
④ 자동화에 따른 근로자 실직문제 해결

07 기업에 있어서 인간공학의 역할을 가장 잘 표현한 것은?

① 자동화시대에 알맞은 인간관계를 정립시키는 역할을 한다.
② 생산에 있어서 인간과 기계관계를 합리화시키는데 있다.
③ 노무관리와 인간관계를 합리화하는데 있다.
④ 훈련과 기술을 통한 상호관련성을 존중하는데 있다.

08 다음 중 작업장에 있어서 인간공학의 역할이 아닌 것은?

① 인간관계와 기술을 통한 경영
② 근로자의 적성배치와 훈련
③ 생산에 있어서 인간과 기계관계의 합리화
④ 더 많은 생산을 하기 위해 더 많은 노동력의 착취

09 기업의 목적과 그 조직체 내에서 일하고 있는 근로자들의 인간적인 욕구를 조화시키는 요인과 관련이 없는 사항은? ★

① 어떻게 일을 안전하게 할 수 있는가?
② 어떻게 일을 보다 만족스럽게 할 수 있는가?
③ 어떻게 더 건강하게 신체적으로 일 자체를 잘 할 수 있는가?
④ 어떻게 생산성 향상과 재해 발생률을 향상시킬 수 있는가?

10 인간공학에서 고려하여야 할 인간의 특성이 아닌 것은?

① 감각과 지각능력
② 문학과 사상능력
③ 기술과 집단에 대한 적응능력
④ 기능과 운동능력

11 인간공학에서 취급되는 분야에 해당되지 않는 것은 어느 것인가? ★

① 작업환경관리
② 작업방법의 연구
③ 인간의 정신질환 연구
④ 각종 사업장의 시설물 관리

12 다음 중 인간공학의 과제라고 할 수 없는 것은?

① 계단의 발판과 넓이와 높이
② 공장의 작업대 높이와 의자의 높이
③ 종업원 수에 따른 기계의 배치와 기계대수
④ 휴식시간의 연장과 작업시간의 단축

13 다음 중 인간공학의 제한 조건이라고 볼 수 없는 것은?

① 인간성의 억압
② 기업경영을 위한 기계의 기술적 묘사
③ 인원 및 훈련 등 기계시설의 과도한 투자
④ 조화있고 합리적인 인간과 기계의 관계 유지

14 인간공학적 측면에서 인간의 신뢰성을 결정하는 요인이 아닌 것은?

① 경험 년수 ② 긴장수준
③ 주의력 ④ 의식수준

해설 경험 년수는 지식수준, 기술수준과 더불어 의식수준을 결정하는 요인이다.

15 인간공학에서 활용하는 4M에 속하지 않는 것은? ★★

① Man ② Material
③ Media ④ Management

해설 인간공학에서 활용하는 4M이란 man, media, management, machine을 말한다.

16 인간공학에서 soft측면, 즉 작업에 대한 작업장의 시스템 사항이 아닌 것은?

① 작업환경 ② 작업시간
③ 작업방법 ④ 근로자의 속성

17 인간-기계체계의 안전문제에 있어서 고려해야 할 사항이 아닌 것은?

① 전 체계의 안전성의 척도화
② 인간, 기계, 환경에 대한 질적 분석 및 그 대책
③ 인간, 기계, 환경에 대한 양적분석 및 그 대책
④ 인간, 기계에 대한 기능체계분석 및 그 대책

해설 인간-기계체계에서 안전문제를 고려할 때 다음 두 가지의 평가기준을 설정한다.
㉠ 전 시스템의 안전성을 척도화 하는 것이고,
㉡ 인간, 기계 및 환경이 안전성에 미치는 질적, 양적분석과 그 대책이다.

18 다음 중 인간과 기계 기능체계의 연구 목적은?

① 작동과 효율
② 인간과 기계의 작업순
③ 안전과 능률
④ 인간과 기계의 작업속도

해설 인간과 기계를 연결하여 안전과 능률을 연구하면 그것이 인간공학이고, 기계, 시설 및 환경의 안전과 능률을 연구하면 이것이 안전공학이다.

19 다음의 기능 중 인간이 기계보다 성능이 우수한 것은?

① 많은 양의 정보를 오래 보관한다.
② 신속·정확하게 정보를 회수한다.
③ 드물게 발생하는 사상을 감지한다.
④ 반복적인 작업을 신뢰성 있게 수행한다.

해설 인간이 기계보다 성능이 우수한 점은 보관되어 있는 적절한 정보를 회수(상기)하며, 관련되어 있는 수많은 정보항목들을 회수한다는 점이다.

20 생리학적 인체계측대상의 작업분류에 속하지 않는 것은?

① 동적·정적 근력작업
② 신경적 작업
③ 심적 작업
④ 수공작업

해설 작업종류에 따른 측정방법
㉠ 동적 근력작업 : 에너지 대사량, 산소섭취량, CO_2 배출량 등
㉡ 정적 근력작업 : 에너지 대사량과 심박수와의 관계 등
㉢ 신경적 작업 : 심박수, 매최 평균 호흡진폭 등
㉣ 심적 작업 : 플리커치

21 최대 작업역이란? ★★★

① 작업자가 작업할 때 상지(上肢)를 뻗쳐서 닿는 범위
② 작업자가 작업할 때 사지(四肢)를 뻗쳐서 닿는 범위
③ 작업자가 작업할 때 전박(前膊)을 뻗쳐서 닿는 범위
④ 작업자가 작업할 때 어깨를 뻗쳐서 닿는 범위

해설 정상 작업역은 전박과 손으로서 조작할 수 있는 범위를 말한다.

22 정상 작업역이라 함은 위팔을 자연스럽게 수직으로 늘어뜨린 채 아래팔만으로 편하게 뻗쳐 파악할 수 있는 구역을 말한다. 이에 해당하는 거리는?

① 10～26 cm
② 34～45 cm
③ 55～65 cm
④ 65～75 cm

해설 정상 작업역이란 위팔을 자연스럽게 수직으로 늘어뜨린 채, 전완만으로 편하게 뻗어 파악할 수 있는 구역으로 34～45 cm 범위이다.

23 직업성의 경견완증후군과 연관되는 작업이다. 상관되지 아니한 작업은? ★★

① 키펀치작업
② Chain saw에 의한 벌목작업
③ 전화교환작업
④ 금전등록기의 계산 작업

해설 벌목작업은 진동 장해가 주요장해이다.

24 직업성의 경견완증후군(목, 어깨, 팔의 증후군)이 발생되는 요인들이다. 연관되지 아니하는 사항은 어느 것인가?

① 어깨, 팔, 손과 같은 상지의 동일위치로 유지하는 작업요인
② 다리, 무릎, 발과 같은 하지를 반복 사용하는 작업요인
③ 실온, 조명 등의 환경요인, 직장의 인간관계가 나쁜 인적요인
④ 직업성의 경견완증후군에 관하여 인식이 부족한 인적요인

해설 경견완증후군이란 하지를 일컫는 것이 아니다.

25 직업성 요통증(작업요통)이 일어나는 요인으로써 열거 가능한 사항들이다. 적합지 아니한 요인은 어느 것인가? ★

① 작업의 전문화와 분업화로 인하여 동일한 국소운동의 증가
② 중량물의 취급이 과중하고, 동일한 작업자세의 반복성 증가
③ 체력허약이나 운동량증가 등에 수반되는 근력의 저하
④ 부적합한 요추자세 등과 같은 비 생리적 자세의 지속

해설 신체운동의 불균형이나 운동부족 및 불안한 작업 자세 등이 작업요통의 원인이다.

26 중량물 취급에 따른 작업요통의 예방에 관한 사항이다. 부적합한 것은?

① 인력에 의한 작업부분의 기계화 및 자동화로 에너지 절약화를 도모한다.
② 인력으로 중량물을 들어 올리는 경우에는 될 수 있는 한 신체를 낮게 하고 중심을 높게 한다.
③ 벨트컨베이어의 벨트높이나 짐 싣는 높이와 같은 작업면의 높이는 적어도 어깨높이를 초월하여서는 안 된다.
④ 작업을 시작하기 전에 요부(허리부분)를 중심으로 하는 준비체조를 실시한다.

해설 물건을 들 때는 신체중심을 낮게 한다.

27 여성근로자의 중량물 취급 시 신체조직일부의 압력상승에 의해 일어나는 질병은 어느 것인가?

① 요통
② 근육통
③ 자궁하수
④ 복통

28 다음 중 컴퓨터 시각표시단말장치인 VDT(Visual Display Terminal)작업에 있어서 작업부하를 발생시키는 잠재적인 유해요인이라고 볼 수 없는 것은? ★★

① 작업환경 및 작업시간　② 작업강도와 인간공학적 요인
③ 화면표시장치　④ 작업조건과 개인의 적응성

해설 ① 화면표시장치 : 깜빡거림, 밝기　② 작업환경 : 온도, 습도, 환기, 소음
③ 작업시간 : 휴식시간, 휴식방법, 연속작업시간　④ 개인의 적응성 : 적응도, 숙련도
⑤ 작업조건 : 단조로움, 작업강도　⑥ 인간공학적 요인 : 작업 자세 및 배치, 조작방법

29 VDT작업의 특이현상으로써 화면 주시 후에 백색의 물건이 어떤 색으로 보이게 되는가?

① 흑색　② 청색
③ 초록색　④ 핑크색

30 NIOSH에서 제시한 중량물 취급 작업기준 중 감시기준(AL)과 최대허용기준(MPL)의 설정배경을 모두 만족한 경우의 적합한 기준을 바르게 연결한 것은? ★★★

① AL = 40 kg, MPL = 120 kg　② AL = 30 kg, MPL = 70 kg
③ AL = 50 kg, MPL = 100 kg　④ AL = 60 kg, MPL = 150 kg

해설 MPL = 3 × AL

31 중량물 취급 작업에 있어 NIOSH에서 제시한 감시기준(AL)의 계산공식에 적용되는 요인이 아닌 것은? ★★★

① 수평거리　② 이동거리
③ 작업빈도　④ 작업시간

해설 $AL\ [kg] = 40(15/H)(1-0.004|V-75|)(0.7+7.5/D)(1-F/F_{max})$
여기서, H : 수평거리, V : 수직거리, D : 이동거리, F : 작업빈도

32 작업장에서 근육이나 골격장애를 가장 많이 일으키는 원인이 아닌 것은? ★★

① 무거운 물체를 취급할 때　② 부피가 큰 물체를 취급할 때
③ 물체가 바닥에 떨어졌을 때　④ 작업의 빈도가 높을 때

33 NIOSH에서 정하고 있는 중량물 취급 작업기준이 아닌 것은? ★★★

① 감시기준(AL)　② 최대허용기준(MPL)
③ 권고기준(RWL)　④ 허용기준(TLV)

34 중량물 취급 작업에 대한 NIOSH의 기준 적용 시 적용범위에 해당되지 않는 것은? ★★★

① 보통속도로 한 손으로 들어 올리는 작업
② 물체의 폭이 75 cm 이하인 경우
③ 신발이 작업장 바닥에 닿을 때 미끄럽지 않을 경우
④ 작업장 내의 온도가 적정한 경우

35 시각작업의 경우 NIOSH에서 일일 연속작업시간과 휴식시간의 삽입을 2시간 작업, 15분 휴식으로 권고하고 있는 작업은?

① 경작업　② 중등작업
③ 고도의 작업　④ 반복작업

36 다음 중 CTDs의 위험요인이 아닌 것은?

① 작업의 반복성　② 물건을 집는 손힘
③ 작업자세　④ 근로자의 체중

해설 CTDs(Cumulative Trauma Disorders, 누적외상성질환)의 위험유인은 ①, ②, ③ 이외에도 신체압박, 진동, 환경, 작업대의 범위, 작업조작 등 대단히 많다. 이러한 요인들은 연구자나 체크리스트마다 약간의 차이는 있다.

37 다음의 내용 중 서로 다른 용어를 하나 선택하시오. ★★★

① 근골격계질환
② CTDs(Cumulative Trauma Disorders, 누적외상성질환)
③ 뇌혈관계질환
④ VDT(Visual Display Terminal, 시각표시단말기)

해설 근골격계질환과 CTDs는 혼용되어 사용되고 있다. 이들은 단순 반복작업에 의한 신체의 부분에 질환을 초래하는 직업병을 말한다. 이에 비해 뇌혈관계질환은 근골격계질환은 아니고 혈관의 막힘 등으로 일어나는 질환이며, 스트레스가 원인이 될 수 있다. VDT도 CTDs와 혼용되어 사용되나 엄격히 말하면 근골격계 질환을 포함하여 피부질환, 안질환 등도 포함한다.

38 NIOSH의 중량물 들기 작업 기준에 영향을 미치지 않는 변수는 어느 것인가? ★★★

① 물체를 들어 올리고자 하는 거리　② 작업빈도
③ 물체를 이동하고자 하는 거리　④ 진동

해설 ㉠ 물체의 무게
㉡ 물체의 위치, 즉 사람과 물체와의 거리 : 수평거리
㉢ 물체의 높이, 즉 바닥으로부터 물체가 처음 놓여 있는 장소의 높이 : 수직거리
㉣ 물체를 들어 올리는 거리 : 이동거리
㉤ 작업빈도
㉥ 작업시간으로 진동은 CTDs와 관련되어 영향을 미칠 수 있는 변수이다. 요통에도 영향을 미칠 수 있

지만 NIOSH에서 들기 작업의 기준 계산에는 포함되지 않는 변수이다.

39 다음 중 누적외상성질환(CDTs)의 발생이 우려되는 작업(활동)들을 모두 연결한 것은 어느 것인가?
★★★

㉠ 자동차 공장에서 바퀴를 반복해서 조립하는 작업
㉡ TV제조공정에서 반복해서 화면작동을 검사하는 작업
㉢ 은행에서 반복해서 입출금 현황을 모니터를 통해서 확인하는 작업
㉣ 싱크대의 높이가 맞지 않은 부엌에서 일하는 주부
㉤ 컴퓨터 모니터가 눈높이보다 훨씬 높은 위치에서 하루 4시간 이상의 작업

① ㉠, ㉡, ㉢
② ㉢, ㉣, ㉤
③ ㉡, ㉢, ㉣
④ 모두가 해당

정답

1. ④	2. ①	3. ④	4. ①	5. ③	6. ④	7. ②	8. ④	9. ④	10. ②
11. ③	12. ④	13. ④	14. ①	15. ②	16. ①	17. ④	18. ③	19. ①	20. ④
21. ①	22. ②	23. ②	24. ②	25. ③	26. ②	27. ③	28. ②	29. ④	30. ①
31. ④	32. ③	33. ④	34. ①	35. ②	36. ④	37. ③	38. ④	39. ④	

과년도 출제 및 예상문제

01 인간공학에 관한 설명으로 알맞지 않은 것은?

① 기업에 있어서 인간공학의 역할은 생산에 있어 인간과 기계관계를 합리화시키는데 있다.
② 인간공학이 중요시되는 이유는 생산경쟁이 격심해짐에 따라 생산성을 증대시키고자 하기 때문이다.
③ 인간공학에서 고려해야 할 인간의 특성은 민족, 작업환경, 집단에 대한 적응능력 등이다.
④ 인간공학은 공장의 기계설치 시 준비단계, 선택단계, 활용단계별로 나누어 고려되어진다.

02 인간공학에서 고려해야 할 인간의 특성과 거리가 먼 것은?

① 감각과 지각
② 운동력과 근력
③ 감정과 사상능력
④ 기술, 집단에 대한 적응능력

03 기계화 또는 자동화로 인한 인간성 상실의 원인인 심인성 정신장해로 가장 적합한 것은?

① 성격이상
② 노이로제
③ 히스테리
④ 간질

04 인간공학 활용 시에는 3단계를 거쳐야 되는데 선택단계에서 중요시하는 내용은?

① 인간과 기계관계의 구성인자 간 특성
② 인간과 기계가 각기 해야 할 일
③ 인간과 기계관계의 실험적 검토
④ 작업수행에 필요한 직종간의 연결성

해설 ㉠ 구성인자 간 특성 : 준비단계 ㉡ 각기 해야 할 일 : 준비단계 ㉢ 실험적 검토 : 검토단계

05 공장의 기계설계 시 인간공학적으로 인간과 기계관계의 비합리적인 면을 수정 보완하는 단계는?

① 준비단계
② 선택단계
③ 검토단계
④ 결정단계

06 인간공학에서 인간과 기계관계의 구성인자의 특성이 무엇인지를 알아야 하는 단계는?

① 준비단계
② 선택단계
③ 검토단계
④ 구성단계

해설 준비단계 → 선택단계 → 검토단계

07 각 작업을 수행하는데 필요한 직종간의 연결성, 공장설계에 있어서의 기능적 특성, 경제적 효율, 제한점 등을 고려하여 세부설계를 행하는 인간공학의 단계는?

① 준비단계
② 선택단계
③ 적용단계
④ 활용단계

08 생산성 향상을 위해 기계와 작업대의 높이를 조절하고자 한다. 작업자의 신체로부터 일할 수 있는 최대 작업역에 대한 설명이 바르게 된 것은?

① 작업자가 작업할 때 어깨를 뻗어서 닿는 범위
② 작업자가 작업할 때 상지(上肢)를 뻗어서 닿는 범위
③ 작업자가 작업할 때 전박(前膊)과 손으로 조작할 수 있는 범위
④ 작업자가 작업할 때 사지(四肢)를 뻗어서 닿는 범위

09 정상 작업역(作業域)의 범위로 가장 알맞은 것은?

① 상지(上肢)를 뻗어서 닿는 작업범위
② 상지(上肢)를 뻗어서 최대한으로 작업을 할 수 있는 범위
③ 전박(前膊)과 손으로서 조작할 수 있는 범위
④ 전박(前膊)과 상지(上肢)로서 최대한으로 작업 할 수 있는 범위

10 요통발생에 관여하는 요인을 바르게 설명한 것은?

① 물체와 몸의 거리가 멀 경우 지렛대의 역할을 하는 L2/S2디스크에 많은 부담을 주게 된다.
② 일반적으로 요통은 장기간 반복하여 무리한 동작을 할 때 보다 한 번의 과격한 충격에 의하여 발생하는 경우가 많다.
③ 버스 운전기사, 이발사, 미용사, 타이피스트 등의 직업인에게서 요통이 많이 발생하는 것은 부적절한 자세에 기인한다.
④ 연령이 높아짐에 따라 디스크 장해를 유발하는 압력도 증가한다.

11 중량물 취급과 관련하여 요통발생에 관여하는 요인으로 관계가 적은 것은?

① 작업습관과 개인적인 생활태도
② 물리적 환경요인 : 작업빈도, 물체의 위치·무게 및 크기
③ 요통 및 기타 장애(자동차 사고, 넘어짐)의 경력
④ 근로자의 심리상태 및 조건

12 척추의 디스크 중 물체를 들어 올릴 때 및 뛸 때 발생하는 압력은 어느 위치에 대부분 흡수되는가?

① L3/S1 discs
② L4/S1 discs
③ L5/S2 discs
④ L5/S1 discs

13 앉을 때, 서 있을 때, 물체를 들어 올릴 때 및 뛸 때 발생하는 압력이 가장 많이 흡수되는 척추의 디스크는?

① L1/S5 ② L2/S1
③ L3/S2 ④ L5/S1

14 다음 중 미국산업안전보건연구원(NIOSH)의 중량물 취급 작업 기준 중 최대허용기준(MPL)의 설정 배경과 가장 거리가 먼 것은?

① 역학조사 결과 ② 인간공학적 연구결과
③ 정신심리학적 연구결과 ④ 노동생리학적 연구결과

15 중량물 취급 작업 시 NIOSH에서 제시하고 있는 최대허용기준(MPL)에 대한 설명으로 틀린 것은? (단, AL은 감시기준)

① MPL은 3AL에 해당되는 값으로 정신물리학적 연구결과, 남성근로자의 25% 미만과 여성근로자의 1% 미만에서만 MPL 수준의 작업을 수행할 수 있었다.
② 노동생리학적 연구결과, MPL에 해당되는 작업이 요구하는 에너지 대사량은 5 kcal/min를 초과하였다.
③ 인간공학적 연구결과 MPL에 해당되는 작업은 디스크에 3400 N의 압력이 부과되어 대부분의 근로자들이 이 압력에 견딜 수 없었다.
④ 역학조사 결과, MPL을 초과하는 작업에서는 대부분의 근로자들에게 근육, 골격장애가 나타났다.

16 미국산업안전보건연구원(NIOSH)의 중량을 취급 작업 기준에서 적용하고 있는 들어 올리는 물체의 폭은 얼마 이하인가?

① 55 cm 이하 ② 65 cm 이하
③ 75 cm 이하 ④ 85 cm 이하

17 중량물 취급 작업 시 적용되는 감시기준(AL)과 최대 허용기준(MPL)과의 관계를 알맞게 나타낸 것은?

① MPL = 9AL ② MPL = 7AL
③ MPL = 5AL ④ MPL = 3AL

18 미국 국립산업안전보건 연구원(NIOSH)에서 제시한 중량물 취급 작업기준 중 감시기준(AL)과 최대 허용기준(MPL)의 설정배경을 모두 만족한 경우의 적합한 기준을 바르게 연결한 것은?

① AL = 40 kg, MPL = 120 kg ② AL = 30 kg, MPL = 70 kg
③ AL = 50 kg, MPL = 100 kg ④ AL = 60 kg, MPL = 150 kg

해설 감시기준(AL)과 최대 허용기준(MPL)의 관계식 MPL = 3 × AL

19 미국 국립산업안전보건연구원(NIOSH)에서는 중량물 취급작업에 대하여 감시기준(AL)과 최대 허용기준(MPL)의 두 가지 권고치를 설정하였다. 감시기준(AL)이 20 kg일 때 최대 허용기준(MPL)은?

① 40 kg
② 50 kg
③ 60 kg
④ 80 kg

20 중량물 취급 작업에 대하여 미국 NIOSH에서는 감시기준(Action Level)과 최대허용기준(Maximum Permissible Limit)을 설정하고 있다. 감시기준 30kg일 때 최대 허용기준은?

① 60 kg
② 90 kg
③ 120 kg
④ 150 kg

해설 MPL = 3×AL ⇒ MPL = 3×30 = 90 kg

21 중량물 취급하는 동작을 분석하는 대표적인 인간공학 평가도구인 NLE(NIOSH Lifting Equation)를 이용하여 평가할 때 단일 작업 시 RWL(Recommended Weight Limit, 추천 중량 한계)을 구하여야 한다. 다음 중 RWL을 구할 때 고려되지 않는 변수는?

① 대칭지수
② 부하상수
③ 수평계수
④ 빈도계수

해설 대칭지수란 물체위치가 사람의 정중면에서 벗어난 각도에 따른 승수, 즉 몸을 비트는 각도로 비대칭승수라고도 함

22 NIOSH에서 제안한 중량물 취급 작업의 권고치 중 감시기준(AL)을 구하기 위한 식에 포함된 요소의 내용으로 틀린 것은?

① 대상 물체의 수평거리
② 대상 물체의 이동거리
③ 대상 물체의 무게
④ 중량물 취급 작업의 빈도

23 인간공학적인 측면에서 진동공구의 무게는 몇 kg 이상 초과하지 않는 것이 좋은가?

① 3 kg
② 5 kg
③ 10 kg
④ 15 kg

24 주로 앉아서 일하는 사람에게서 발생되는 요통장해를 감소시키기 위한 방법으로 적절치 못한 것은?

① 방석 등을 이용하여 척추의 곡선을 유지하지 않는다.
② 다리가 편안하도록 의자 높이를 조절하고, 상체를 반듯이 펴고 허리를 약간 뒤로 젖힌다.
③ 차나 트랙터에서 내릴 때 뛰어내리지 않는다.
④ 차나 트랙터에서 타고 내릴 때 몸을 회전하지 않는다.

25 누적외상성질환(CTDs : Cumulative Trauma Disorders)의 원인이라고 할 수 없는 것은?

① 작업내용 상 변화가 없거나 휴식시간 없이 손과 팔의 과도한 사용 작업
② 불안전한 자세에서 장기간 고정된 한 가지 작업
③ 작업속도가 빠른 상태에서 힘을 주는 반복 작업
④ 고온 작업장에서 갑작스럽게 힘을 주는 전신 작업

정답 1. ③ 2. ③ 3. ② 4. ④ 5. ③ 6. ① 7. ② 8. ② 9. ③ 10. ③
11. ④ 12. ④ 13. ④ 14. ③ 15. ① 16. ③ 17. ④ 18. ① 19. ③ 20. ②
21. ② 22. ③ 23. ③ 24. ① 25. ④

참고문헌

김광종, 김영환, 나규환, 윤명조, 이성호, 이정환, 정문식 『산업위생관리』 신광출판사, 1997.

김광종, 김정만, 김태형, 김현욱, 노영만, 노재훈, 문덕환, 박동욱, 박두용, 박종안, 박희석, 백남원, 신동천, 신용철, 안규동, 윤충식, 이경남, 이송권, 이윤근, 이진헌, 하권철, 한돈희, 황병문 『산업위생』 신광출판사, 2004.

김경석 『산업위생학』 계축문화사, 1986.

김오식 『산업위생관리기사 시험문제집』 홍문관, 1992.

김오식, 서종원, 이원식, 류일광, 유일재, 차상은 『산업위생기사 필기시험』 신광문화사, 1994.

김치년, 기캐형, 김화일, 박동욱, 박두용, 송영웅, 양원호, 이송권, 윤충식, 하권철, 허용 『핵심 산업보건』 신광출판사, 2008.

고용노동부 『2015년 산업재해 현황』 2016.

고용노동부, 안전보건공단 『위기탈출 재해예방 안전보건매뉴얼 100선』 2015.

박동욱, 백남원 『산업위생학』 한국방송통신대학교 출판부, 2001.

박종안, 차상은, 김현영, 이영세, 원정일, 박정균, 이병수, 박상래, 반정열, 박노춘, 최상구, 이순자, 서재국, 김동수 『작업환경관리』 동화기술, 2000.

박기학, 신은상, 김동욱 『산업위생관리학』 동화기술, 1999.

백남원 『산업위생학 개론』 신광출판사, 1995.

(사)대한석면관리협회 『석면전문가 양성 및 교육인프라 구축 연구 초안』 2010.

대한산업보건협회 『산업보건역사총람』 2000.

산업위생교육연구원 『산업위생관리기사시험 대비』 양재원, 1990.

서광석 『산업위생관리기사』 대학서림, 1994.

서광석 『신 산업위생관리기사』 대학서림, 1998.

이내우, 유일재, 김오식, 최한영 『산업위생관리개론』 신광문화사, 1998.

원정일 『알기 쉬운 산업보건관리』 노동부, 1999.

원정일, 이경덕 『산업위생관리 기사·산업기사』 동화기술, 2004.

일본 중앙노동 재해 방지협회 『위생관리자 시험 표준 문제집』 1987

정용택, 김종오, 손부순, 강주원 『산업위생관리 기사·산업기사』 성안당, 2001.

조규상 『산업보건학』 수문사, 1991.

한돈희, 정춘화 『산업보건위생』 2011.

J·M·S·C 『예방의학』 대광출판사, 1990.

D. Jeff Burton 『Industrial Hygiene Workbook』 Reynolds Graphics, Inc, 1992.

찾아보기

저 / 자 / 소 / 개

■ 원 정 일

충북대학교 안전공학 박사
전) 고용노동부 산업안전보건국 전문위원
(사)한국산업보건학회 부회장
산업위생관리 기술사
현) 충북도립대학교 환경보건과 교수

■ 이 승 길

고려대학교 환경보건학 박사
전) 고려대학교 환경의학연구소 연구교수
순천제일대학교 산업안전과 교수
현) 장안대학교 환경보건과 교수

산업보건학개론

1판 1쇄 발행 2022년 2월 15일

저자 원정일 · 이승길
발행인 서철종
발행처 도서출판 지우북스
주소 경기도 파주시 문발로 115 세종출판벤처타운 209호
전화 031-915-6670(代)
팩스 031-915-6671
이메일 jwbooks@nate.com
홈페이지 www.jwbooks.co.kr
출판등록 제406-251002017-000032호
ISBN 979-11-88673-88-9 93530
정가 29,000원